U0219032

Side Effects of Medical Cancer Therapy
癌症药物治疗的不良反应
（第2版）

主编

【卢森堡】马里奥·A.迪卡托（Mario A. Dicato）

【比利时】埃瑞克·范·卡特森（Eric Van Cutsem）

主译

王　洁　胡　毅　秦海峰

译者（以姓氏汉语拼音为序）

曹宝山	陈克终	储天晴	董桂兰	冯　宇	管静芝
关雅萍	韩　颖	韩志刚	胡兴胜	胡　瑛	黄惠颖
黄宇清	贾喜花	金高娃	李　卉	李全福	李　曦
李晓凤	刘　羽	孟　睿	裴国田	王　芳	王　俊
王力军	王　蕾	谢　辉	杨　宇	张翠英	张明晖
赵　军	朱豪华				

中国协和医科大学出版社

北　京

图书在版编目（CIP）数据

Side Effects of Medical Cancer Therapy: Prevention and Treatment (2nd Ed.)
Edited by Mario A. Dicato and Eric Van Cutsem.
Copyright © 2018 Springer International Publishing AG, part of Springer Nature.
All Rights Reserved.
本书根据中国协和医科大学出版社与施普林格·自然出版公司达成的协议翻译出版。

出版外国图书合同登记：图字 01－2021－2264

癌症药物治疗的不良反应：第 2 版／（卢森堡）马里奥·A. 迪卡托（Mario A. Dicato），（比）埃瑞克·范·卡特森（Eric Van Cutsem）主编；王洁，胡毅，秦海峰主译. —北京：中国协和医科大学出版社，2021.6
ISBN 978－7－5679－1672－2

I. ①癌… II. ①马… ②埃… ③王… ④胡… ⑤秦… III. ①抗癌药－副反应 IV. ①R979. 1

中国版本图书馆 CIP 数据核字（2021）第 013932 号

癌症药物治疗的不良反应（第 2 版）

主　　编：（卢森堡）马里奥·A. 迪卡托（Mario A. Dicato）
　　　　　（比利时）埃瑞克·范·卡特森（Eric Van Cutsem）
主　　译：王　洁　胡　毅　秦海峰
策划编辑：孙阳鹏　　　　　责任编辑：戴小欢
封面设计：张雪松　　　　　责任校对：张　麓
责任印制：卢运霞

出版发行　**中国协和医科大学出版社**
　　　　　（北京市东城区东单三条 9 号　邮编 100730　电话 010－65260431）
网　　址：www. pumcp. com
经　　销：新华书店总店北京发行所
印　　刷：北京联兴盛业印刷股份有限公司
开　　本：787mm×1092mm　　1/16
印　　张：36.5
字　　数：500 千字
版　　次：2021 年 6 月第 1 版
印　　次：2021 年 6 月第 1 次印刷
定　　价：178.00 元
ISBN 978－7－5679－1672－2

译序一

众所周知，肿瘤已经进入精准诊治和多学科综合治疗时代，各种新进展、新理念、新方法日新月异，精彩纷呈，催生了肿瘤诊治领域革命性的发展。尤其近十年来，在精准检测基础上的靶向治疗已深入人心，成为多种肿瘤的临床诊治规范；免疫检查点抑制剂如 PD-1/PD-L1 单抗的研究亦如火如荼。这些新的治疗方法与传统抗肿瘤治疗（如化疗）的结合，从纵深方向极大地拓展和丰富了肿瘤治疗的内涵。

置身于抗肿瘤药物研发史上前所未有的伟大时代，我们关注的焦点通常包括新药新方法所带给肿瘤患者的生存受益，如何更精准地筛选靶向和免疫治疗获益人群，以及如何监测和应对抗肿瘤治疗中的耐药问题。但与此同时，我们还应致力于监测和处理抗肿瘤药物相关不良反应。抗肿瘤新药具有多变的不良反应谱。因此，出版一本关于抗肿瘤药物不良反应管理的著作极为重要。

秦海峰教授敏锐地捕捉到了这一热点问题，带领北京癌症防治学会呼吸道肿瘤药物不良反应管理专业委员会的各位教授，在极短的时间内完成了《癌症药物治疗的不良反应》（第 2 版）的翻译工作，为广大肿瘤界同道奉献了一本系统阐述各种抗肿瘤药物不良反应管理的力作。本书围绕器官特异性的不良反应进行阐述，同时涉及药物遗传学、药代动力学等，尤其针对目前肿瘤诊断中位年龄逐渐增加、各种并存疾病成为肿瘤治疗难题的现状，特增加了肿瘤患者在接受多种药物治疗时的药物相互作用、依从性问题的章节。笔者相信，本书对化疗、免疫治疗和靶向治疗的不良反应管理的临床实践及转化研究均具有重要的指导作用。

王　洁

2021 年 4 月

译序二

随着癌症治疗方式的不断更新和新药的不断涌现，癌症的治疗发生了革命性的改变。其中，分子靶向药物、免疫检测点抑制剂药物拥有独特的作用机制，在提高癌症疗效、带来长期生存获益的同时，由于其毒性谱与传统化疗药物有显著区别，治疗相关不良反应更应被重视。快速精准的不良反应管理需要充分依据不同的治疗策略以及药物独特的作用机制。癌症治疗的毒性谱有差别也有重叠，治疗过程中出现的不良反应不仅直接影响癌症治疗的连续性，而且与生活质量密切相关，严重情况下还可能危及生命。因此，癌症治疗相关不良反应的安全管理在临床工作中具有非常重要的意义。近几年来癌症治疗相关不良反应的预防及治疗策略得到不断发展和完善。通过严密监测、及时上报、积极处理治疗相关不良反应等方式，加强对上市药品的安全监管，可弥补药品上市前研究的不足，积累罕见严重药物不良反应的诊疗经验，提高临床工作者对不良反应的警惕，进一步促进临床安全有效地合理用药。

本书针对各类癌症治疗方式（特别是癌症药物治疗中占有重要地位的分子靶向药物治疗、免疫检测点抑制剂药物治疗等）出现的不良反应，描述其临床特征、分级诊断、处理原则，为临床实践中快速有效地预防、判断、治疗不良反应提供参考和依据，也为癌症治疗中不良反应的规范化管理与新药开发提供思路。

胡　毅

2021 年 4 月

译序三

在精准医疗浪潮席卷全球的今天，癌症的诊疗模式发生着日新月异的变化。尤其是靶向治疗和免疫治疗的发展，对于肿瘤科医生来说，既是机遇也是挑战。幸运的是，在这样的一个时代，我们有了更多的"武器"来对抗肿瘤。例如，通过精准检测、优化药物配置，我们可进一步提高患者的生存获益。但同时我们也面临一个严峻的问题，即新药带来的不良反应不仅影响患者的生活质量甚至可能危及生命。由于这些药物表现出异于一些化疗药物的不良反应，因此加强学习、深化认识、积极预防、及时有效干预变得尤为重要。

从第 1 版到第 2 版，从靶向治疗到免疫治疗，本书为临床工作提供了很有意义的参考，助力我们更好地践行"增效减毒"的理念。非常感谢所有专家的辛苦付出，也非常感谢中国协和医科大学出版社的鼎力支持。

秦海峰

2021 年 4 月

再版序言

之所以要出版该书的第 1 版，是因为在相对较短的时间内，肿瘤学研究发现了一种新的非化学疗法类型的肿瘤药物，其不良反应谱与此前的完全不同。

在第 1 版问世 4 年后，新药物的数量继续大幅增加。从 2009 年 1 月到 2013 年 12 月 31 日，美国 FDA 批准了 51 种药物，用于 63 种适应证（http：//doi.org/10.1001/jamancol.2015.0373.）；从 2014 年 1 月到 2017 年 4 月，约有 45 种新药获得批准（FDA 批准的肿瘤药物可见 http：//www.centerwatch.com），所以是时候更新内容了。

免疫肿瘤学已经发展成为癌症治疗中令人不可忽视的领域，所以本书第 2 版增加了相应的内容。

我们感谢所有作者审阅并更新相关章节。因为随着新药物及其不良反应快速、不断出现，这并非易事。

由于施普林格出版公司英国分社（Springer-UK）的叶夫根尼娅·库特苏基（Evgenia Koutsouki）和雷卡·乌代亚尔（Rekha Udaiyar）给予了耐心和不懈的帮助，才能将这本书整合在一起，我们十分感谢。

【卢森堡】马里奥·A. 迪卡托（Mario A.Dicato）

【比利时】埃瑞克·范·卡特森（Eric Van Cutsem）

序言

许多新药（主要归类为"靶向疗法"）具有不同且非常多样性的不良反应，出版一本有关肿瘤学药物不良反应的书极为必要。由于多年来标准化疗药物的不良反应没有太多变化，特别是在过去的 20 年中，只有少数新的化疗药物上市，所以肿瘤科医生通常非常熟悉这些问题。

在过去的 20 年中，肿瘤学的另一个发展趋势是随着预期寿命的延长，癌症患者在初诊时中位年龄已经增加，目前大约为 70 岁。因此，合并用药已成为肿瘤科的常规诊疗方式，许多患者正在接受多种药物治疗，这使得药物相互作用和患者依从性问题倍增。

在靶向药物如火如荼的使用浪潮之下，其不良反应谱也在增加，特别是每年都有新药被用于治疗多种恶性肿瘤，不良反应谱的变化越发不具有组织依赖性：现在在胃肠道恶性肿瘤的诊疗人员正面临着心脏（用于治疗胃癌的曲妥珠单抗）或皮肤病学（用于治疗大肠癌的 EGFR 抑制剂）的不良反应问题。因此，为了更易查找问题，学科交叉是不可避免的。

在整理一本关于癌症药物相关不良反应的书时，需要面对很多问题。例如是否应按器官、药物、毒性类型或其他因素对不良反应进行分组？这需要找到一个折中方案。因此，除有关药物遗传学、药物代谢动力学、心脏、皮肤病学和支持治疗方面的章节外，本书的大部分内容都是面向器官的。

我感谢那些自发地承担各章节任务的作者。尽管他们中的大多数人在各自的领域都很知名，但许多人后来才意识到，对于本书而言，他们不仅需要对以前研究的课题进行更新，而且必须重新开始。我感谢他们的付出。

特别感谢施普林格出版公司（Springer）的黛安·兰斯巴克（Diane Lamsback）为本书的编写提供不懈的帮助。

【卢森堡】马里奥·A.迪卡托（Mario A.Dicato）

目录

1 药物相互作用和药物遗传学

François Lokiec

摘　要

　　癌症化疗中的药物相互作用是癌症治疗中最常见的现象之一。癌症患者往往同时服用几种药物，不仅是为了治疗癌症，也是为了治疗不良反应和其他继发性疾病。用药的数量往往伴随年龄增加而增加，药物相互作用对老年患者至关重要。因此，这些药物可能会发生药物不良相互作用，并存在重复用药的高风险。其后果包括抗癌药物失效、严重损伤乃至患者死亡。药物遗传学研究基因多态性与个体药物反应之间的关系。近年来，我们对药物代谢酶和分子靶向基因多态性对肿瘤化疗影响的认识进一步深入。药物遗传学的重点是根据患者的基因谱预测药物的疗效和毒性，并进行常规适用的基因检测，为每位患者选择最佳剂量的合适药物。

关键词

　　抗癌药物　药物相互作用　药物遗传学　药效学　药代动力学　细胞色素 P450

1.1 引言

药物相互作用和药物遗传学似乎为癌症化疗的不良反应提出了两个不同的问题。事实上，我们将在本文看到这两种方法并没有什么不同。

癌症化疗中的药物相互作用是癌症治疗中最常见的现象之一。由于治疗指数（therapeutic index）狭窄和抗癌药物的固有毒性，肿瘤药物相互作用特别重要。肿瘤药物与其他药物的相互作用可导致化疗药物的药代动力学或药效学发生微小变化，从而可能显著改变化疗药物的疗效或毒性。药物潜在相互作用的评价不应仅限于抗癌组。当一种药物的作用因另一种药物活性物质的既往或伴随给药而改变时，就会发生药物相互作用。这种相互作用可能导致拮抗、协同或非预期反应[1]。

药物相互作用定义为药物与其他改变患者对药物反应的物质联合给药或联合暴露的药理学或临床反应。据报道，20% 以上的药物不良反应是由药物间相互作用引起的[2]。该发生率在老年人和服用两种或两种以上药物的患者中增加。癌症患者尤其有发生药物相互作用的风险，因为他们可能正在服用许多不同的药物作为癌症治疗或其他疾病管理的一部分[3]。

由于内源性因素和外源性因素的共同作用，药物相互作用可发生在整个药物处置过程中。药物相互作用可能是药代动力学、药效学因素或联合作用机制的结果。药代动力学相互作用涉及一种药物或物质改变另一种药物或物质的吸收、分布、代谢或消除。发生药代动力学相互作用的一个常见情况，是两种药物竞争相同的代谢途径。当该途径饱和时，两种药物均不能完全代谢，导致血清中药物浓度升高并可能导致临床不良后果。当两种药物或物质具有相似的分子靶点但不影响彼此的药代动力学参数时，就会发生药效学相互作用。当同时给予两种或多种具有相似药效学活性的药物时，累加效应可能导致过度反应或毒性。具有相反作用的药物之间的药效学相互作用可降低对一种或两种药物的反应[4-6]。

在本节中，我们有意关注已在癌症患者中充分记录的非预期药物相互作用，其中一个专门的章节描述了抗癌药物和耐药性修饰药物之间的相互作用。因为尽管药效学相互作用是这种关联的目的，但药代动力学相互作用可能是耐药性逆转现象的主要解释。

1.2　药物相互作用的原理

1.2.1　物理相互作用或化学不相容性

癌症患者通常接受静脉注射（Ⅳ）抗癌药物加其他支持性治疗，例如镇吐药、抗生素等。应特别注意同时给药时可能发生的物理和化学相互作用[7]。

癌症患者通常需要使用多种药物进行治疗。实际临床中，单独的癌症化疗方案通常由三种或四种药物组成。支持疗法在整个治疗方案中增加了更多药物，导致（可能）需要同时给予几种药物。此外，抗癌药物作为关键性药物，具有较陡峭的剂量－反应曲线、较低的治疗指数和显著的毒性。产生最佳活性剂量或浓度偏离，无论是增加毒性还是降低疗效，都会以某种方式引起问题。无论哪种方式，结局都可能对患者致命。此外，由于其他药物的混合而导致抗癌药物的化学灭活通常不会出现明显的产品降解。换句话说，即使加入的药物不会引起细胞毒性药物溶液混浊、沉淀或颜色改变，你也不能确定不会有化学灭活。因此，应始终单独给予细胞毒类药物[8]。

所选示例参见以下章节。

1.2.1.1　pH 值影响

某些细胞毒性药物（例如氟尿嘧啶）仅在极端 pH 值下溶解。加入其他药物可引起 pH 值的改变，使氟尿嘧啶发生絮凝。

1.2.1.2　增溶剂

其他细胞毒性药物只能在增溶剂的帮助下保存在溶液中，而增溶剂往往只在特定的浓度范围内有效。在这些范围之外，药物（例如依托泊苷、替尼泊苷、紫杉醇）可能会结晶。

1.2.1.3　增塑剂

增溶剂可能从塑料中浸出增塑剂，从而产生毒性效应（这就是紫杉醇输注必须使用不含 PVC 的输注管路的原因）。相反，亲脂性细胞毒性药物可通过增塑剂从水溶液中提取。

1.2.1.4 吸附

蛋白质对玻璃表面的吸附已有文献对其进行描述。这种现象可能会导致微量给药的生物活性药物丧失活性。

1.2.2 化学反应

化学反应种类很多，如：①水解（例如碱性 pH 值范围内依托泊苷内酯环断裂）；②氧化还原反应（例如铂配位络合物和亚硫酸盐、硫醇）；③光解（例如卡莫司汀［亚硝基脲］或达卡巴嗪［三氮烯］）；④消旋作用（例如碱性溶液中依托泊苷为 CH- 酸性化合物）；⑤形成配位复合物（例如铂衍生物）。

1.2.3 变性

许多蛋白质只在特定的 pH 值和离子强度下稳定（例如重组人粒细胞集落刺激因子在生理盐水中不稳定）。偏离可能导致变性，但在生物活性药物（生长因子、干扰素）的作用下，不一定会出现絮凝现象，生物活性丧失在宏观上则并不明显。

1.2.4 药代动力学相互作用

细胞毒性药物大多不通过口服途径给药，但在酪氨酸激酶抑制剂中，所有的"小分子"都是通过口服给药。因此，我们应该考虑药代动力学的相互作用，包括抗癌药物的吸收、分布、代谢和消除。

1.2.4.1 吸收

许多因素能够减少药物的消化吸收，如药物的离子化程度、药物与消化液的接触（转运问题、消化液缺陷）、胃排空和胃肠动力。食物可延迟胃排空，提高肠道 pH 值，增加肝脏血流量并减慢胃肠道转运，因此可显著影响一些口服药物的药代动力学特征。食物－药物相互作用可对口服抗癌药物的生物利用度产生 4 种药代动力学影响：延迟、减少、增加或不影响吸收。

一些口服抗癌药物是前体药物，在到达体循环之前，需要通过胃肠道和 / 或肝脏中的首过效应进行代谢活化以产生细胞毒活性。卡培他滨、六甲蜜胺、磷酸依托泊苷及磷酸雌莫司汀钠是用于治疗各种肿瘤（包括乳腺癌、结直肠癌、卵巢癌、肺癌、前列腺癌和睾丸癌）且需要进行此类活化的抗癌药物。因此，影响这些药物吸收的因素可能对其药代动力学产生深远的影响。当药物与食物或牛奶同服时，可发现吸收速率和吸收程度下降，根据报道，可分别下降 36% 和 63%[9]。因此，建议在餐前 1 小时或餐后 2 小时与水同服。相比之下，食物仅对氟尿嘧啶（5-FU）的药代动力学产生轻微影响。进食状态下卡培他滨（5-FU 前体药物）的吸收率降低，导致肝脏首过代谢增加，进而降低前药的全身吸收程度[10]。然而，与 5′- 脱氧 -5′- 氟尿苷（5′-DFUR）（5-FU 的前体药物）相比，在卡培他滨的浓度 – 时间曲线下，对面积（AUC）影响更大。因此，卡培他滨的 AUC 变化可能不具有临床意义，因为卡培他滨本身不是活性化合物。

非前体药物的口服抗癌药物的吸收也可能因胃肠道内的代谢而改变[11]。有证据表明肠壁细胞色素 P450 酶（CYP 酶）的活性是改变作为 CYP3A 底物的口服抗癌药生物利用度的重要因素[12]。当口服 CYP3A 底物与肠道 CYP 活性的抑制剂或诱导剂同时给药时，可能发生药物 – 食物、药物 – 草药或药物 – 药物的相互作用。葡萄柚汁是改变肠道 CYP3A 活性的优秀食物之一是葡萄柚汁。已知葡萄柚汁是肠道 CYP3A4 的强效抑制剂，因此可增加多种药物的生物利用度，例如免疫抑制剂环孢素和钙通道阻滞剂硝苯地平[13-16]。

1.2.4.2 电离

消化吸收的完成是通过被动扩散（如非离子型）实现的。大多数能使药物发生电离的物质，可减少药物的消化吸收。碱化剂等物质降低了酸性药物的吸收，而酸性药物（柠檬酸和酒石酸）降低了碱性药物的吸收。

1.2.5 络合

这种类型的相互作用发生在消化过程中，药物形成（与另一种药物或任何其他物质）不可吸收的复合物（例如铝胶体与酸性药物结合）。

1.2.5.1 与消化道黏膜接触

这种拮抗作用包括不同的病理生理环境，如进食和缺乏消化液。

1.2.5.2 胃肠动力

药物主要在肠道水平吸收，存在较宽的黏液表面。当胃排空加快时，该水平吸收受到的影响更大。任何改变胃排空的物质都会影响抗癌药物的肠道吸收动力学。抗胆碱能物质可减慢胃排空，延迟药物的吸收。另外，甲氧氯普胺可加速胃排空，加速相关药物的吸收。

药物扩散的改变

这些修饰在以游离活性形式存在的药物浓度升高或降低时变得明显。

1.2.6 与血浆蛋白结合

药物对血浆蛋白的竞争是发生毒不良反应的最常见原因之一（氨甲蝶呤 - 阿司匹林[17, 18]、氨甲蝶呤 - 吲哚美辛[19]、氨甲蝶呤 - 甲氧苄啶 - 磺胺甲噁唑[20, 21]等）。由于结合位点相同且数量有限，临床医生应非常谨慎地联合使用与蛋白质高度结合的药物（通常为白蛋白）。

组织结合修饰

这种修饰是两种药物竞争组织中相同的结合位点的结果。这种相互作用类似于血浆蛋白结合，但直接进入组织。

代谢相互作用

主要与肝代谢的药物发生代谢相互作用。与其他药物发生代谢相互作用的抗癌药物是由肝酶代谢的药物，这些酶受相关物质的诱导或抑制。主要代谢诱导剂为利福平、螺内酯和苯巴比妥[22, 23]；主要代谢抑制剂为单胺氧化酶抑制剂、三环类抗抑郁药、吩噻嗪类神经阻滞剂和别嘌醇[24, 25]。

消除方面的修改

导致抗癌药物消除变化的药物相互作用主要涉及药物消除。尿消除的改变主要是由于尿 pH 值的改变，表现为肾小球滤过并在近端肾小管分泌物质的离子化发生了改变。药物电离度的增加对应药物尿消除的增加。另外，药物电离减少导致其肾脏消除减少。

其他

我们应该始终考虑到患者本身患有另一种疾病的可能性，这种疾病可能与抗癌药物的药代动力学行为发生相互作用。例如甲状腺功能障碍可能影响药物的药代动力学，例如心血管和呼吸系统。

1.2.7 药效学相互作用

药效学相互作用涉及抗癌药物的治疗作用。它们可以增强或降低药物的抗肿瘤疗效并改变药物毒性不良反应。药效学相互作用主要涉及血液系统、肝脏和肾脏。

1.2.7.1 术语

抗癌药物单独使用可作为治疗作用的参考。药物相互作用的药理学后果总是对相关药物的一种或多种效应进行定量改变。影响的强度、持续时间或两者都可能受到影响。如果是整体效应的增加，相互作用是协同作用或增强作用。如果是整体作用减弱，则相互作用是拮抗作用。

1.2.7.2 协同和拮抗作用

通常，当两种药物作用方向相同时，我们称其为"协同作用"。当观察到的效应是两种效应的总和时，这种效应是相加的。协同作用的主要特点是只影响药物的共同作用。根据作用发生的修饰程度，可将其描述为部分性、相加性（最常见）和协同性。相反，当联合作用产生的作用比单独使用药物有效时，可以观察到拮抗作用。这种对抗可以是完全的，也可以是部分的。

1.2.7.3 增强和拮抗

增强作用的特点是增强作用都属于同一药物。结合中的其他物质不具有这些作用，但与药物结合时能够增加它们的强度。在这种情况下也存在对抗。

值得注意的是，"对抗"一词用于描述两种现象，它们是协同作用的对立和增强作用的对立。通常，两种药物之间的相互作用不是由其作用机制决定的，而是由其药理学后果决定的。这种相互作用叠加假设相互作用的强度足以进行临床转化。

在药代动力学方面检测药物相互作用相对常见，且无药效学影响。

1.3 抗癌药物与其他活性物质的相互作用

很少有研究致力于抗癌药与其他活性物质之间的相互作用，这相当令人惊讶，因为癌症患者虽接受大量药物的治疗，但抗癌药的治疗范围总是很窄。大多数情况下，药物相互作用已经被逐例进行了报告（表 1.1 和表 1.2）。

表 1.1 抗癌药物与其他活性物质间的药物相互作用其他活动

物质	交互实例	参考文献
镇吐药	甲氧氯普胺可增强顺铂和顺铂的协同作用表阿雷素毒性	[26,27]
抗溃疡药	西咪替丁可增加环磷酰胺、亚硝基脲、多柔比星毒性	[28-30]
非甾体抗炎药	NSAIDs 可通过肾小管阻断氨甲蝶呤（MTX）的排出，导致血液中 MTX 水平升高、毒性增加	[31-34]
抗生素	青霉素可延缓 MTX 的排泄	[35]
抗凝剂	有报道称华法林与 5- 氟尿密啶有协同作用	[36]
精神药物	苯二氮䓬类药物能作用于许多抗癌药物	[37-40]

表 1.2 氨甲蝶呤与其他抗癌药物间药物相互作用

物质	交互实例	参考文献
青霉素	氨甲蝶呤排出延迟	[35，41，42]
水杨酸盐	蛋白结合移位和 MTX 毒性增加	[17.18]
非甾体抗炎药	减少氨甲蝶呤的消除和增加毒性	[31-34]

1.3.1 镇吐药

许多抗癌药物可诱发癌症患者的恶心 / 呕吐。出于这些原因，镇吐药通常与癌症治疗联合使用。镇吐药通常通过多巴胺或 5- 羟色胺受体在中枢神经系统水平发挥作用。在镇吐药中，氯丙嗪和甲氧氯普胺通常是药物相互作用中涉及最多的。

1.3.1.1　氯丙嗪

氯丙嗪与咖啡因联合用药可增强烷化剂对一些啮齿类动物移植瘤和人黑色素瘤异种移植系统小鼠的细胞毒性[43]。其作用机制可能与增加肿瘤细胞内滞留、固定 DNA 损伤或非特异性细胞毒性有关。另外，当在播散性恶性肿瘤患者中使用氯丙嗪和咖啡因时，肿瘤细胞毒性并未增强[44]。

1.3.1.2　甲氧氯普胺

甲氧氯普胺可能增强抗癌药物的抗肿瘤活性，因为结构相关化合物（烟酰胺、苯甲酰胺等）可抑制染色质结合酶二磷酸腺苷核糖转移酶[26]。这种酶被 DNA 损伤剂激活，可能在 DNA 修复中起作用。对于这一假说，在异种移植的裸鼠中进行了对抗头颈部鳞状细胞癌的试验。甲氧氯普胺与顺铂同时给药，24 小时和 48 小时后再次给药。与未给予甲氧氯普胺的小鼠相比，顺铂的抗肿瘤活性加倍增强而毒性未增加。在另一项甲氧氯普胺和氯丙嗪的研究中，当对中国仓鼠成纤维细胞进行试验时，表柔比星的细胞毒性活性增强，且无任何内在细胞毒性活性[27]。

1.3.1.3　格拉司琼和昂丹司琼

5- 羟色胺受体阻断剂的发展提供了一个没有多巴胺受体阻断相关的典型不良反应的治疗类别，如严重镇静或锥体外系不良反应。在选择性 5- 羟色胺受体阻滞剂中，格拉司琼和昂丹司琼已被检测到其影响药物细胞毒性的可能性，但没有证据表明这两种化合物能够阻断或增强抗癌药物如顺铂的抗肿瘤特性[45, 46]。

1.3.2　抗溃疡药物

西咪替丁和雷尼替丁是组胺 H_2 受体阻断剂，用于治疗胃酸过多引起的疾病。已有证据表明西咪替丁可以通过抑制肝微粒体细胞色素 P450 酶系统而改变药物代谢[47]。雷尼替丁与微粒子酶的亲和力较低，在临床剂量下，通常不会显著改变微粒子代谢[47]。雷尼替丁与环磷酰胺合用时，不会改变环磷酰胺引起的白细胞减少或粒细胞减少的模式或程度。雷尼替丁给药对两种主要溶瘤性环磷酰胺代谢产物 4- 羟基环磷酰胺和磷酰胺芥子气的曲线下面积值无显著影响，但雷尼替丁给药与显著延长的血浆终末半衰期相关，并会增加无活性的母体药物的曲线下面积[48]。

环磷酰胺、亚硝基脲、多柔比星、丙卡巴肼和六甲基三聚氰胺等抗癌药物，通过肝脏氧化微粒体酶系统进行代谢[28-30]。

西咪替丁与曾使用的抗癌药物之间相互作用的结果是抗肿瘤药物清除率下降导致典型的药代动力学相互作用，从而使其活性和毒性增加[49-51]。

1.3.3 镇痛药（非甾体类抗炎药）

已有研究报告了许多非甾体类抗炎药（NSAIDs）与抗癌药物之间发生药物相互作用的病例。氨甲蝶呤和萘普生之间存在致死性相互作用[52]，且有临床和药代动力学证据表明氨甲蝶呤和酮洛芬之间存在危及生命的相互作用[31]。在后一章中提到，在大剂量给予氨甲蝶呤治疗结束后至少 12 小时，再给予酮洛芬，未观察到氨甲蝶呤药代动力学或毒性异常。肾脏被认为是药物相互作用的部位。

有报告显示，氨甲蝶呤和 / 或 5-FU 与吲哚美辛之间可能存在相互作用[32]。已知吲哚美辛在体外可增强氨甲蝶呤的细胞杀伤作用，在解释吲哚美辛 – 氨甲蝶呤相互作用时，除肾脏损害外的其他作用机制也很重要，例如置换和向恶性细胞内转运增加[33]。抑制前列腺素合成可能参与了吲哚美辛对氨甲蝶呤细胞毒性的影响。

有报告显示，顺铂和吲哚美辛之间在体外和体内均存在药代动力学相互作用[34]。由于吲哚美辛和顺铂都为高度蛋白结合，这种相互作用使游离的顺铂浓度增加。

吗啡、可卡因和阿托品刺激胆碱和氮芥转运至 L5178Y 成淋巴细胞[53]和白血病白细胞[54]，因为烷化剂蓄积对其细胞毒性具有重要意义。

1.3.4 抗菌药物

对于因血液系统恶性肿瘤或实体瘤而接受治疗的患者，抗菌治疗对其相当常见。已有广泛研究证实抗癌药物对抗生素活性的影响[55]，但抗生素对抗癌药物抗肿瘤活性的影响却很少被讨论。

抗生素对抗癌药物毒性的影响存在少量报道，如青霉素与呋塞米联合使用可损害氨甲蝶呤的肾分泌并导致毒性增加[41]。青霉素还可抑制氨甲蝶呤在家兔和猴肾切片中的蓄积并延迟氨甲蝶呤的消除[35]。有报道显示，卡那霉素、新霉素和青霉素可降低氨甲蝶呤抗肿瘤效应，原因是降低了氨甲蝶呤的细胞摄取[42]。庆大霉素为氨基糖苷类药物，具有肾脏毒性，可增强氨甲蝶呤对肾小管的毒性肾效应[56]。

甲氧苄啶 – 磺胺甲噁唑和奈替米星可增强表柔比星氧自由基的形成。

两性霉素 B 等抗真菌药物可增强许多抗癌药物（多柔比星、长春新碱、洛莫司汀）对小鼠白血病细胞的细胞毒性[57]。两性霉素 B 也被认为可以增强多柔比星、环磷酰胺和卡莫司汀对于人类肿瘤的治疗作用[58]。

1.3.5　其他

抗凝剂（如双香豆素）会增加丝裂霉素 C 的酶活性，生成活性烷基化代谢产物，并导致随后的细胞毒性增加[59]。另一种抗凝剂华法林对小鼠 Lewis 肺癌和人类小细胞肺癌有抑制作用[60]。另有报道显示，5-FU 与华法林之间有协同作用[36]。

精神类药物经常用于老年癌症患者的治疗。这些精神类药物的使用会影响抗肿瘤药物的活性。地西泮可通过抑制中心粒分离，阻断前 S 期细胞，并诱导有丝分裂停滞在前中期[37, 38]，同时还可增强多柔比星和米托蒽醌的细胞毒性[39]。阿米替林是一种三环类抗抑郁药，可使血脑屏障通透性发生改变，增强药物渗透性，从而进入中枢神经系统[40]。

支气管扩张剂常用于气道阻塞或有明显喘息的患者。常用的支气管扩张剂如 β- 肾上腺素受体激动剂和甲基黄嘌呤类药物可升高肥大细胞和支气管平滑肌中 3′, 5′- 环 AMP 的水平，从而抑制介质的产生并降低肌肉收缩性。

环 AMP 是其他细胞事件中的第二信使，支气管扩张剂可能影响肿瘤细胞并与癌症治疗发生相互作用[61]。有人提出，环 AMP 存在对多柔比星细胞毒性效应的相互作用[62]。

1.4　抗癌药物 – 抗癌药物相互作用

因为通常化疗方案中至少包括三种不同的抗肿瘤药物，所以抗癌药物之间的相互作用非常重要。这就是为什么需要了解并考虑药物之间发生相互作用的可能性。药物相互作用通常涉及以下两个方面，发生相互作用的药物可能为临床治疗所需的药物，也可能为不常用的药物。

1.4.1 调控

抗癌药物的调控作用是通过一种化合物来完成的，该化合物可以改变抗癌药物生化药理学某些方面以改善其治疗指数。临床抗癌药物调控的最好例子是亚叶酸对 5-FU 的调控，这将在本书的另一章中讨论。

5-FU 调控的另一个例子是氨甲蝶呤（methotrexate，MTX）和 5-FU 联合给药[63]。MTX 和 5-FU 的相互作用比较复杂，从理论上假设了两者的拮抗作用和协同作用。通过改变参与三元复合物形成的还原型叶酸池，MTX 可能会阻碍 5-FU 对胸苷酸合成酶的抑制[64, 65]。抑制嘌呤从头合成，则可用于氟嘧啶核苷酸掺入的核酸合成也有所减少。然而，潜在消极和积极影响的净平衡似乎有利于协同作用。MTX/5-FU 相互作用最合理的机制可能是通过增加磷酸核糖焦磷酸（一种嘌呤从头合成所需的中间体）水平来实现抑制嘌呤的合成[66]。

1.4.2 不良药物相互作用

抗癌药物之间的不良作用可能相当频繁，因为已经记录了 800 多种化疗方案（血液恶性肿瘤加实体瘤）。理论上，在有限的空间内开展抗癌药物相互作用的课题研究似乎是一项不可能完成的任务，但实际情况并非如此。事实上，文献中报告的抗癌药物组之间的相互作用极少。因此，给出针对多化疗方案规划的逻辑标准更为重要。

为了获得比单独用药更好的抗肿瘤反应，联合用药时应该区分肿瘤敏感性和毒性不良反应。换句话说，药物联合应该叠加每种药物的抗肿瘤特性而不增加其毒性不良反应。联合用药的基本原则之一是联合不具有相同毒性作用的药物。

由于某些药物具有相同的毒性作用而不宜联合，如氨甲蝶呤和顺铂的肾毒性，第二代药物不具有相同的毒性。例如，卡铂和曲美瑞星没有其相应第一代药物的肾毒性作用，因此顺铂与曲美瑞星[67]和卡铂与氨甲蝶呤[68]的联合更具可行性，而且更安全。

1.5　抗癌药物与耐药修饰剂的药物相互作用

肿瘤细胞通过几个系统抵抗癌症化疗。大量的耐药修饰剂被应用于临床，以避免多药耐药（MDR），这是化疗失败的最常见原因之一。为了逆转MDR，抗癌药物与耐药性修饰药物之间的联合导致药理学相互作用[69]。

药效学相互作用可以定义为理想的相互作用，但问题在于，药效学是否直接作用于靶器官，还是基于抗癌药物的药代动力学改变？换言之，抗肿瘤药物在不使用调节剂给药时的最大耐受剂量通常已充分确立，但当与MDR调节剂联合给药时，抗癌药的最大耐受剂量则并非如此。临床医生在制定抗癌化疗和多药耐药调节剂联合方案时应备加谨慎。

1.6　药物遗传学

药物遗传学将基因结构的变异与人群中与对药物和其他外来化学品的治疗或毒性不良反应相关的表型变异相关联[70]。药物遗传学研究方法包括，①明确药物药代动力学或药效学中观察到的变异与编码作为药物作用靶点或药物消除介质的蛋白质的个体基因等位基因变异之间的相关性；②阐明产生可变蛋白质功能的生化和分子机制；③开发探针药物测试程序和预测动物模型以更精确地定义遗传学在人群中产生可变药物反应中的作用；④开发简单的基因测试以预测非预期的药物反应，以此指导临床医生选择适当的药物和药物剂量[71-73]。

个性化用药管理（包括DNA检测）对于癌症的正确治疗是极其重要的，因为找到正确的药物和剂量是非常重要的。这对于研究遗传学的人来说并不奇怪。研究表明，在影响患者药物应答的所有临床因素（如年龄、性别、体重、总体健康状况和肝功能）中，遗传因素占有相当大的比例[74-76]。

在伊立替康研发早期，研究人员观察到药物的活性代谢产物SN-38通过葡萄糖醛酸化过程从体内清除[77]。一个名为UGT1A1的基因负责将葡糖苷酸基团黏附到药物上[78, 79]。葡萄糖醛酸苷一旦与化合物结合，就很容易从胆汁中排出。例如胆红素和体内的许多雌激素分子都是葡萄糖醛酸化的。伊

立替康是经历该过程的几种抗癌药物之一。研究人员发现，人群中有约 10%
的人，其 UGT1A1 基因发生了变化，从而阻碍了他们执行该葡萄糖醛酸化
过程的能力[80]。这种改变没有明显的表型，通常的胆红素试验或患者的
某些外在表现都能检测到。当 UGT1A1 基因发生改变（称为 UGT1A1*28）
的患者接受标准剂量的伊立替康治疗时，他们发生重度甚至致死性嗜中性
粒细胞减少症的风险非常高，这种疾病会显著降低机体抵抗感染的能力。
UGT1A1*28 基因改变可导致吉尔伯特综合征，吉尔伯特综合征是一种缺乏
胆红素葡萄糖醛酸化的疾病[81, 82]。2004 年，美国食品药品监督管理局审查
了 UGT1A1*28 的数据，并决定将该基因变化作为严重毒性的风险因素纳入
伊立替康的说明书中。（TA）6/（TA）6 为正常基因型，一般情况下，如果
未给予已知与伊立替康存在相互作用的其他药物，则伊立替康的给药剂量不
会发生变化。（TA）6/（TA）7 杂合子基因型患者具有中等 UGT1A1 活性，
嗜中性粒细胞减少风险可能增加，但临床结果存在差异且此类患者可耐受正
常起始剂量。（TA）7/（TA）7 纯合子基因型患者的伊立替康起始剂量应至
少降低一个水平[83]。但精确的减少剂量尚不清楚，应根据个体患者对治疗
的耐受性考虑后续剂量调整。

最近的研究表明，高达 35% 的雌激素受体（ER）阳性乳腺癌女性患者
可能因为药物相互作用及其基因构成而导致他莫昔芬治疗失败[84]。这些女
性将他莫昔芬转化为活性化合物恩多昔芬的能力受损，导致复发风险大幅升
高[85]。DNA 检测和对这些患者的总体药物治疗方案的仔细分析提供了可用
于提高其生存率的证据。目前有超过 500 000 名女性服用他莫昔芬，这项研
究具有广泛的影响。

他莫昔芬是广泛用于治疗和预防 ER 阳性乳腺癌的前体药物。在 IS 每年
约 120 000 例新发 ER 阳性乳腺癌患者中，41 000 例患者将死亡；42 000 例
患者预计将因 2D6 慢代谢表型而导致他莫昔芬治疗失败。潮热是常见的不
良反应之一，通常用选择性 5- 羟色胺再摄取抑制剂（SSRIs）进行治疗，其
中许多是 CYP2D6 的强效抑制剂，苯酚将中间代谢者转化为 2D6 慢代谢者，
现在证明对他莫昔芬活化为恩多昔芬至关重要。恩多昔芬的受体亲和力比他
莫昔芬高 100 倍，有效性高 30 ~ 100 倍。同时服用一种抑制剂的 CYP2D6 基
因正常的代谢者的恩多昔芬水平低 58%，并且可能在大约 35% 对他莫昔芬
无应答的患者组中。CYP2D6、*3、*4、*5 和 *6 纯合子的代谢水平为野生

型的 26%。CYP2D6*4/*4 慢代谢者的乳腺癌复发风险比为 3.12。2D6 PM 表型患者的 2 年无复发生存率为 68%，正常代谢者为 98%[85, 86]。这表明广泛的基因型检测和治疗药物监测可以使目前 35%ER 阳性乳腺癌患者中的许多他莫昔芬治疗失败者获得成功结果[87]。

二氢嘧啶脱氢酶（dihydrolipoamide dehydrogenase，DPD）是嘧啶碱基（如胸苷和氟尿嘧啶）降解过程中的限速酶[88]。DPD 也是参与结构相关化合物，如 5- 氟尿嘧啶降解的主要酶。5-FU 是一种广泛使用的抗癌药物[89, 90]。在基于 5-FU 的癌症化疗中，突变型二氢嘧啶脱氢酶（human dihydropyrimidine dehydrogenase，DPYD）等位基因杂合子患者的严重毒性发生率高于野生型 DPYD 等位基因纯合子患者。对于 DPYD 等位基因突变体纯合子患者，5-FU 的不良反应通常是致命的[91, 92]。

基于催化活性和突变频率，预测杂合子（–/+）至二轻嘧啶脱氢酶的频率为 3%，该突变的跨种族线预测为 1∶1000 纯合子（+/+）。

目前研究认为，5-FU 的 DPD 试验适用于正在接受或考虑接受含 5-FU 化疗的任何患者。在癌症患者中进行该筛查时，建议在 5-FU 治疗前直接测定 DPD 活性。尽管该试验寻找导致 DPD 酶缺乏症的最常见遗传变异体，但不排除其他因素或遗传变异体导致 DPD 活性下降的可能性[93, 94]。

1.7 总结

药物相互作用与药理结果是非常重要的因素之一。更多的肿瘤学家通常仅会意识到抗肿瘤药物间的相关性，因为他们知道每个相关成分的毒性不良反应，但他们很少意识到抗癌药物和其他药物治疗的药理学作用。

随着越来越多有效和可靠的基因技术的不断问世，在不久的将来，患者接受化疗的方式也会发生变化。基于此，肿瘤学家和临床药理学家应鼓励将药物遗传学研究和 DNA 收集纳入临床药物开发的早期阶段。即使是在剂量降低后，基因减少药物失活 / 消除也可诱发复发性毒性或无法解释的毒性，当确定涉及一种新药物系统处置的多态性基因时，应在Ⅰ～Ⅱ期临床试验中进行前瞻性表型 / 基因型相关性分析，这在最近的两项Ⅰ期和药物遗传学研究中已有所体现。药物遗传学已经成为肿瘤学中一个新颖且具有挑战性的研究领域。

（李　曦　译）

参考文献

［1］FINLEY R S. Drug interactions in the oncology patients［J］. Semin Oncol Nurs. 1992, 8: 95–101.

［2］KUHLMANN J, MUCK W. Clinical-pharmacologic strategies to assess drug interaction potential during drug development［J］. Drug Saf. 2001, 24: 715–725.

［3］BALDUCCI L. Pharmacology of antineoplastic medications in older cancer patients［J］. Oncology. 2009, 23: 78–85.

［4］EVANS W E, MCLEOD H L. Pharmacogenomics-drug disposition, drug targets, and side effects［J］. N Engl J Med. 2003, 348: 538–545.

［5］WEINSHILBOUM R. Inheritance and drug response［J］. N Engl J Med. 2003; 348: 529–537.

［6］SCRIPTURE C D, SPARREBOOM A, FIGG W D. Modulation of cytochrome P450 activity: implica?tions for cancer therapy［J］. Lancet Oncol. 2005, 6: 780–789.

［7］WILLIAM D A, LOKICH J. A review on the stability and compatibility of antineoplastic drugs for multiple-drug infusions. Cancer Chemother Pharmacol［J］. 1992, 31: 171–181.

［8］NEWTON D W. Drug incompatibility chemistry［J］. Am J Health Syst Pharm. 2009, 66: 348–357.

［9］GUNNARSSON P O, DAVIDSON T, ANDERSSON S B, et al. Impairment estramustine phosphate absorption by concurrent intake of milk and food［J］. Eur J Clin Pharmacol. 1990, 38: 189–193.

［10］REIGNIER B, VERWEIJ J, DIRIX L, et al. Effect of food on the pharmacokinetics of capecitabine and its metabolites following oral administration in cancer patients［J］. Clin Cancer Res. 1998, 4: 941–948.

［11］SINGH B N, MALHTROTA B K. Effects of food on the clinical pharmacokinetics of anticancer agents: underlying mechanisms and implications for oral chemotherapy［J］. Clin Pharmacokinet. 2004, 43: 1127–1156.

［12］ZHANG Y, BENET L Z. The gut as a barrier to drug absorption: combined role of cytochrome P450 3A and P-glycoprotéine［J］. Clin Pharmacokinet. 2001, 40: 159–168.

［13］BAILEY D G, ARNOLD J M, SPENCE J D. Grapefruit juice and drugs［J］. Clin Pharmacokinet. 1994, 26: 91–98.

［14］HE K, IYER K R, HAYES R N, et al. Inactivation of cytochrome P450 3A4 by bergamottin, a component of grapefruit juice［J］. Chem Res Toxicol. 1998, 11: 252–259.

［15］EDWARDS D J, BELLEVUE F H, WOSTER P M. Identification of 6′, 7′-dihydroxybergamottin, a cytochrome P450 inhibitor, in grapefruit juice［J］. Drug Metab Dispos. 1996, 24: 1287–1290.

［16］VERONESE M L, GILLEN L P, BURKE J P, et al. Exposure dependent inhibition of intestinal and hepatic CYP3A4 in vivo by grapefruit juice［J］. J Clin Pharmacol. 2003, 43:

831–839.

[17] LIEGLER D G, HENDERSON E S, HAHN M A. The effect of organic acids on renal clearance of methotrexate in man [J] . Clin Pharmacol Ther. 1969, 10: 849–857.

[18] MANDEL M A. The synergistic effect of salicylates on methotrexate toxicity [J] . Plast Reconstr Surg. 1976, 57: 733–739.

[19] MAICHE A G. Acute renal failure due to concomitant interaction between methotrexate and indomethacin [J] . Lancet. 1986, 1: 1390.

[20] THOMAS M H, GUTTERMAN L A. Methotrexate toxicity in a patient receiving trimethoprim sulfamethoxazole [J] . J Rheumatol. 1986, 13: 440–441.

[21] MARICIC M, DAVIS M, GALL E P. Megaloblastic pancytopenia in a patient receiving concurrent methotrexate and trimethoprim-sulfamethoxazole treatment [J] . Arthritis Rheum. 1986, 29: 133–135.

[22] BURNS J S, CONNEY A H. Enzyme stimulation and inhibition in the metabolism of drugs [J] . Proc R Soc Med. 1965, 58: 955–960.

[23] REMMER H. Induction of drug metabolizing enzyme system in the liver [J] . Eur J Clin Pharmacol. 1972, 5: 116–136.

[24] SOLOMON H M, ABRAMS W B. Interactions between digitoxin and other drugs in man [J] . Am Heart J. 1972, 83: 277–280.

[25] VESELL E S, PASSANITI T C, GREENE F E. Impairment of drug metabolism in man by allopurinol and nortriptiline [J] . N Engl J Med. 1970, 283: 1484–1488.

[26] KJELLEN E, WENNERBERG J, PERO R. Metoclopramide enhances the effect of cisplatin on xenografted squamous cell carcinoma of the head and neck [J] . Br J Cancer. 1989, 59: 247–250.

[27] HENRIKSSON R, GANKVIST K. Epirubicin cytotoxicity but not oxygen radical formation is enhanced by four different anti-emetics [J] . Med Oncol Tumor Pharmacother. 1989, 59: 175–178.

[28] DORR R T, SOBLE M J, ALBERTS D S. Interaction of cimetidine but not ranitidine with cyclophosphamide in mice [J] . Cancer Res. 1986, 46: 1795–1799.

[29] HESS W A, KORNBLITH P L. Combination of lomustine and cimetidine in the treatment of a patient with malignant glioblastoma: a case report [J] . Cancer Treat Rep. 1985, 69: 733–735.

[30] VOLKIN R L, SHADDUCK R K, WINKELSTEIN A, et al. Potentiation of carmustine-cranial irradiation induced myelosuppression by cimetidine [J] . Arch Intern Med. 1986, 142: 243–245.

[31] THYSS A, MILANO G, KUBAR J, et al. Clinical and pharmacokinetic evidence of life-threatening interaction between methotrexate and ketoprofen [J] . Lancet. 1986, 1: 256–258.

[32] ELLISON N M, SERVI R J. Acute renal failure and death following sequential in-

termediate-dose methotrexate and5-FU: a possible adverse effect due to concomitant indomethacin administration [J] . Cancer Treat Rep. 1985, 69: 342–343.

[33] GAFFEN J D, BENNETT A, BARER M R. A new method for studying cell growth in suspension, and its use to show that indomethacin enhances cell killing by methotrexate [J] . J Pharm Pharmacol. 1985, 37: 261–263.

[34] OGINO M, OKINAGA S, KAIBARA M, et al. NSAID indomethacin enhanced cytostatic effect of cisplatinum on the proliferation of prostaglandin-producing and non–producing cancers in cell line. In: Eicosanoids and bioactive lipids in cancer and radiation injury [M] . Boston: Springer, 1989.

[35] NIERENBERG D W. Competitive inhibition of methotrexate accumulation in rabbit kidney slices by non steroidal anti-inflammatory drugs [J] . J Pharmacol Exp Ther. 1983, 226: 1–6.

[36] KIRSCH W, SCHULZ D, VAN BURSKIRK J, et al. Effects of sodium warfarin and other cariostatic agents on malignant cells: a study of drug synergy [J] . J Med. 1974, 5: 69–82.

[37] CLARKE G D, RYAN P J. Tranquilizers can block mitogenesis in 3T3 cells and induce differentiation in Friend cells [J] . Nature. 1980, 287: 160–161.

[38] FEIF C. Diazepam induces mitotic arrest at prometaphase by inhibiting centrilar separation [J] . Nature. 1981, 291: 247–248.

[39] JUVEKAR A S, CHITNIS M P, ADVANI S H. In vitro modulation of Adriamycin and mitoxantrone cytotoxicity by hyperthermia and diazepam in human chronic myeloid leukemia cells [J] . Neoplasma. 1987, 34: 199–204.

[40] RAICHLE M E, HARTMAN B K, EICHLING J O, et al. Central noradrenergic regulation of cerebral blood flow and vascular permeability [J] . Proc Natl Acad Sci. 1975, 72: 3726–3730.

[41] NIERENBERG D W. Toxic reaction to methotrexate in a patient receiving penicillin and furosemide: a possible interaction [J] . Arch Dermatol. 1983, 119: 449–450.

[42] ZAGER R, FRISBY S, OLIVERIO V. The effect of antibiotics and cancer chemo-therapeutic agents in the cellular transport and antitumor activity of methotrexate in L1210 murine leukemia [J] . Cancer Res. 1973, 33: 1670–1676.

[43] OSIEKA R, GLATTE P, PANNENBÄCKER R, et al. Enhancement of semustine-induced cytotoxicity by chlorpromazine and caffeine in a human melanoma xenograft [J] . Cancer Treat Rep. 1986, 70: 1167–1171.

[44] COHEN M H, SCHOENFELD D, WOLTER J. Randomized trial of chlorproma-zine, caffeine and methylCCNU in disseminated melanoma [J] . Cancer Treat Rep. 1980, 64: 151–153.

[45] GODDARD P M, JONES M, POLLARD L A, et al. The5-HT3 antagonist BRL 43694, does not compromise the efficacy of cisplatin in tumour-bearing mice [J] . Cancer

Chemother Pharmacol. 1991, 25: 377–379.

［46］HALL T J, CAMBRIDGE G, JAMES P R. Development of a co-culture system with induced HEPG2 cells and K562 cells for examining drug metabolism in vitro. Studies with cyclophosphamide, ondansetron and cisplatin［J］. Res Commun Chem Pathol Pharmacol. 1991, 72: 161–168.

［47］HANDE K, COMBS G, SWINGLE R, et al. Effects of cimetidine and ranitidine on the metabolism and toxicity of hexamethylmelamine［J］. Cancer Treat Rep. 1986, 70: 1443–1445.

［48］ALBERTS D S, MASON-LIDDIL N, PLEZIA P M, et al. Lack of ranitidine effects on cyclophosphamide bone marrow toxicity or metabolism: a placebo-controlled clinical trial ［J］. J Natl Cancer Inst. 1991, 83: 1739–1743.

［49］HARVEY V J, SLEVIN M L, DILLOWAY M R. The influence of cimetidine on the pharmacokinetics of 5-fluorouracil［J］. Br J Clin Pharmacol. 1984, 18: 421–430.

［50］BRENNER D E, COLLINS J C, HANDE K R. The effects of cimetidine upon the plasma pharmacokinetics of doxorubicin in rabbits［J］. Cancer Chemother Pharmacol. 1986, 18: 219–222.

［51］DORR R T, ALBERTS D S. Cimetidine enhancement of cyclophosphamide antitumor activity［J］. Br J Cancer. 1982, 45: 35–43.

［52］SINGH R R, MALAVIYA A N, PANDEY J N, et al. Fatal interaction between methotrexate and naproxen［J］. Lancet. 1986, 1: 1390.

［53］GOLDENBERG G J. Drug-induced stimulation of nitrogen mustard and choline transport and other system in L5178Y lymphoblasts［J］. Cancer Res. 1974, 34: 2511–2516.

［54］GOLDENBERG G J. Drug-induced stimulation of nitrogen mustard and choline by normal and leukemic human cells in vitro［J］. Cancer Res. 1976, 36: 978–982.

［55］GIERINGER J H, WENZ A F, JUST H M, et al. Effect of 5-fluorouracil, mitoxantrone, methotrexate, and vincristine on the bacterial activity of ceftriaxone, ceftazidime, cefotiam, piperacillin, and netilmicin［J］. Chemotherapy. 1986, 32: 418–424.

［56］SPECTOR G N, GLEISER C A, CHAN R C, et al. Effects of gentamicin and irradiation of the toxicity of high-dose methotrexate in rats［J］. Cancer Treat Rep. 1980, 64: 989–991.

［57］VALERIOTE F, MEDOFF G, DIECKMAN J. Potentiation of anticancer cytotoxicity against sensitive and resistant AKR leukemia by amphotericin B_1［J］. Cancer Res. 1979, 39: 2041–2045.

［58］PRESENT C, KLAHR C, SANTALA R. Amphotericin B induction sensitivity to Adriamycin, 1, 3-bis (2chloroethyl)-nitrosourea(BCNU)plus cyclophosphamide in human neoplasia［J］. Ann Intern Med. 1977, 86: 47–51.

［59］KEYES S R, ROCKWELL S, SARTORELLI A C. Enhancement of mitomycin C cytotoxicity to hypoxic tumor cells by dicumarol in vivo and in vitro［J］. Cancer Res. 1985,

45: 213–216.

［60］ZACHARSKI L R. Basis for selection of anticoagulant drugs for therapeutic trials in human malignancy［J］. Haemostasis. 1986, 16: 300–320.

［61］GRANKVISK K, BERSTRÖM P, JONSSON Ö, et al. Pharmacologic interactions with quinoid antitumor drugs［J］. Free Radic Res Commun. 1990, 8: 383–390.

［62］DI MARCO A, DASDIA T, PASTORI W. Interaction of calcium ions and cAMP on the cytotoxic effect of doxorubicin［J］. Tumori. 1984, 30: 217–221.

［63］SOTOS G A, GROGAN L, ALLEGRA C J. Preclinical and clinical aspects of biomodulation of 5-fluorouracil［J］. Cancer Treat Rev. 1994, 20: 11–49.

［64］DOROSHOW J H, NEWMAN E M. Fluoropyrimidine biochemical modulation in colon cancer. Pharmacology relevant in both the laboratory and the clinic［J］. J Clin Oncol. 1991, 9: 365–367.

［65］BERTINO J R, MINI E, FERNANDES D J. Sequential methotrexate and5-fluorouracil: mechanism of synergy［J］. Semin Oncol. 1983, 10: 2–5.

［66］DAMON L E, CADMAN E, BENZ C. Enhancement of 5-fluorouracil antitumor effects by the prior administration of methotrexate［J］. Pharmacol Ther. 1989, 43: 155–185.

［67］HUDES G R, LACRETA F, WALCZAK J, et al. Pharmacokinetic study of trimetrexate in combination with cisplatin［J］. Cancer Res. 1991, 51: 3080–3087.

［68］KENNEDY P, EISENBERG M, SILVA H, et al. Toxicity of carboplatin(CBDCA)in combination with methotrexate(MTX)in patients with metastatic squamous cell carcinoma of the head and neck(SCCHN)［J］. Proc ASCO. 1987, 6: 136.

［69］LUM B L, FISHER G A, BROPHY N A, et al. Clinical trials of modulation of multidrug resistance［J］. Cancer. 1993, 72: 3503–3514.

［70］BODDY A, IDLE J. The role of pharmacogenetics in chemotherapy: modulation of tumor response and host toxicity［J］. Cancer Surv. 1993, 17: 79–104.

［71］RIOUX P P. Clinical trials in pharmacogenetics and pharmacogenomics: methods and applications［J］. Am J Health Syst Pharm. 2000, 57: 887–898.

［72］MORIDANI M, MAITLAND-VAN DER ZEE A H, SASAKI H, et al. AAPS-FIP summary workshop report: pharmacogenetics in individualized medicine: methods, regulatory, and clinical applications［J］. APPS J. 2009, 11: 214–216.

［73］MARSH S, MCLEOD H L. Cancer pharmacogenetics［J］. Br J Cancer. 2004, 90: 8–11.

［74］EVANS W, RELLING M. Pharmacogenomics: translating functional genomics into rational therapeutics［J］. Science. 1999, 286: 487–491.

［75］KRYNETSKI E, EVANS W. Pharmacogenetics of cancer therapy: getting personal［J］. Am J Hum Genet. 1998, 63: 11–16.

［76］VESSEL E. Advances in pharmacogenetics and pharmacogenomics［J］. J Clin Pharmacol. 2000, 40: 930–938.

［77］GUPTA E, LEISTINGI T M, MICK R, et al. Metabolic fate of irinotecan in humans: correlation of glucuronidation with diarrhea［J］. Cancer Res. 1994, 54: 3723–3725.

［78］IYER L, WHITINGTON P, ROY S K, et al. Genetic basis for glucuronidation of SN-38: role of UGT*1 isoform［J］. Clin Pharmacol Ther. 1997, 61: 164.

［79］WASSERMAN E, MYARA A, LOKIEC F, et al. Severe CPT-11 toxicity in patients with Gilbert's syndrome: two cases report［J］. Ann Oncol. 1997, 8: 1049–1051.

［80］BOSMA P J, CHOWDHURY J R, BAKKER C, et al. The genetic basis of the reduced expression of bilirubin UDP-glucuronosyltransferase 1 in Gilbert's syndrome［J］. N Engl J Med. 1995, 333: 1171–1175.

［81］KÖHLE C, MÖHRLE B, MÜNZEL P A, et al. Frequent cooccurrence of the TATA box mutation associated with Gilbert's syndrome(UGT1A1*28) with other polymorphisms of the UDP-glucuronosyltransferase-1 locus(UGT1A6*2 and UGT1A7*3)in Caucasians and Egyptians［J］. Biochem Pharmacol. 2003, 65, 1521–1527.

［82］IYER L, DAS S, JANISCH L, et al. UGT1A1*28 polymorphism as a determinant of irinotecan disposition and toxicity［J］. Pharmacogenomics J. 2002, 2: 43–47.

［83］MARCUELLO E, ALTÉS A, MENOYO A, et al. UGT1A1gene variations and irinotecan treatment in patients with metastatic colorectal cancer［J］. Br J Cancer. 2004, 9: 678–682.

［84］SACHSE C, BROCKMOLLER J, BAUER S, et al. Cytochrome P450 2D6 variants in a Caucasian population: allele frequencies and phenotypic consequences［J］. Am J Hum Genet. 1997, 60: 284–295.

［85］GOETZ M P, RAE J M, SUMAN V J, et al. Pharmacogenetics of tamoxifen biotransformation is associated with clinical outcomes of efficacy and hot flashes［J］. J Clin Oncol. 2005, 23: 9312–9318.

［86］GOETZ M P, KNOX S K, SUMAN V J, et al. The impact of cytochrome P450 2D6 metabolism in women receiving adjuvant tamoxifen［J］. Breast Cancer Res Treat. 2007, 101: 113–121.

［87］HOSKINS J M, CAREY L A, MCLEOD H L. Cyp2D6 and tamoxifen: DNA matters in breast cancer［J］. Nat Rev Cancer. 2009, 9: 56–86.

［88］DIASIO R B, HARRIS B E. Clinical pharmacology of5-fluorouracil［J］. Clin Pharmacokinet. 1989, 16: 215–237.

［89］MILANO G, ETIENNE M C, CASSUTO-VIGUIER E, et al. Influence of sex and age on fluorouracil clearance［J］. J Clin Oncol. 1992, 10: 1171–1175.

［90］DIASIO R B, LU Z. Dihydropyrimidine dehydrogenase activity and fluorouracil chemotherapy［J］. J Clin Oncol. 1994, 12: 2239–2242.

［91］FLEMING R A, MILANO G, GASPARD M H, et al. Dihydropyrimidine dehydrogenase activity in cancer patients［J］. Eur J Cancer. 1993, 29A: 740–744.

［92］ZH L, ZHANG R, DIASIO R B. Dihydropyrimidine dehydrogenase activity in human peripheral blood mononuclear cells and liver: population characteristics, newly identified deficient patients, and clinical implication in5-fluorouracil chemotherapy ［J］. Cancer Res. 1993, 53: 5433–5438.

［93］ALBIN N, JOHNSON M R, DIASIO R B. cDNA cloning of bovine liver dihydro-pyrimidine dehydrogenase ［J］. DNA Seq. 1996, 6: 243–250.

［94］JOHNSON M R, WANG K, TILLMANNS S, et al. Structural organization of the human dihydropyrimidine dehydrogenase gene ［J］. Cancer Res. 1997, 57: 1660–1663.

2 乳腺癌

Matteo Lambertini, Philippe Aftimos, Andrea Gombos, Ahmad Awada, and Martine Piccart

摘 要

　　乳腺肿瘤科医生日常需要全面衡量疾病的各项特征才能为患者制订合适的治疗方案，这些特征包括诊断乳腺癌时的疾病分期、患者的年龄、绝经与否、疾病的进展状态、治疗相关靶点的表达状态如激素受体及HER-2基因表达情况等。同时，治疗带来的相关不良反应、患者存在的合并症情况以及自身意愿均是医生需要权衡的方面。

　　本文将分别阐述乳腺癌四种主要药物治疗方式，包括化疗、内分泌治疗、靶向治疗及骨改良药物治疗的不良反应，介绍它们的使用方法、不良反应监测和管理方式。

关键词

　　乳腺癌　化疗　内分泌治疗　靶向治疗　骨改良药物治疗　不良反应

2.1 引言

为女性乳腺癌患者选择合适的治疗方案，需要综合考量患者和疾病的特征，前者包括年龄、月经状态和合并症情况，后者包括肿瘤的分期（早期乳腺癌还是晚期转移性乳腺癌），激素受体的表达情况及 HER-2 基因扩增与否，既往治疗方案及治疗效果，疾病进展的程度及转移病灶的部位（内脏转移还是骨及软组织转移）和疾病进展的时间。

乳腺癌术后辅助治疗的主要目的是消灭微小转移病灶，即部分乳腺癌细胞已经从乳腺和局部淋巴结溢出，但尚未形成可检测到的转移灶。

晚期乳腺癌患者的治疗目标旨在改善患者的生活质量和延长患者的生存期。一但患者通过一线治疗取得进展，他们后续的治疗将面临更大的挑战，因为治疗方案的有效率会下降。对于序贯内分泌治疗、抗 HER-2 靶向治疗及基于化疗为主的治疗方案皆是如此。

通常而言，联合治疗方案较单药治疗的有效率有所提高，但治疗相关的毒性不良反应也随之增加。

在乳腺癌患者的每个治疗阶段，都需要对各种治疗方案的利弊进行仔细评估，包括治疗引起的不良反应和严重的毒性不良反应，均是评估的基础及重要组成部分。

本文将对乳腺癌化疗、内分泌治疗、靶向治疗和骨改良治疗的主要不良反应进行综述。

2.2 化疗

2.2.1 化疗药物及一般毒性不良反应的分类

2.2.1.1 抗微管类药物（紫杉类、伊沙匹隆、艾日布林和长春花碱类）

在乳腺癌患者的化疗药物中，抗微管类药物占很大比例。这些化合物可以促进肿瘤细胞内微管聚合，稳定已聚合的微管，使细胞内大量微管聚集（微管动力稳定剂，如紫杉类、伊沙匹隆）或抑制肿瘤细胞内微管蛋白的聚合，抑制纺锤体的形成，稳定微管并降低微管聚合物质量，使细胞分裂停止于 M 期（非紫衫类微管动力抑制剂，如艾日布林、长春花碱）[1]。抗微管药物具有周围神经病变和骨髓抑制的毒性，经过 4 个周期多烯紫杉醇化疗后，有多达 30% 的[2]患者头发不能完全再生。

2.2.1.2　蒽环类药物（多柔比星、表柔比星、米托蒽醌、多柔比星脂质体和聚乙二醇化多柔比星脂质体）

蒽环类药物抑制拓扑异构酶 II，拓扑异构酶 II 是一种参与 DNA 的松弛、分离和裂解的酶，蒽环类药物通过抑制拓扑异构酶 II 从而抑制 DNA 的转录和复制。此外，蒽环类药物可通过碱基对间的插入导致 DNA 螺旋的部分解绕，并可导致自由基的形成，进而对细胞膜[3]产生负面影响。蒽环类药物具有心肌损伤、骨髓抑制和致恶心 / 呕吐的毒性。

2.2.1.3　抗代谢类药物（5- 氟尿嘧啶、氨甲蝶呤、卡培他滨，吉西他滨）

抗代谢类药物与嘧啶或嘌呤的前体在结构上有相似性，而嘧啶或嘌呤是 DNA 的组成部分。因此，抗代谢物药物可通过阻止这些分子并入 DNA 而干扰 DNA 的合成。此外，叶酸和叶酸衍生的辅因子在这些途径中是必不可少的。叶酸的拮抗剂也提供有用的细胞毒性，存在三种类型：核苷类似物、胸苷酸合成酶抑制剂和二氢叶酸还原酶抑制剂。它们往往对处于 S 期的细胞[4]具有最大的毒性。抗代谢类药物常见的毒性包括黏膜炎、腹泻和骨髓抑制。

2.2.1.4　烷化剂（环磷酰胺、顺铂、卡铂）

烷化剂是细胞周期非特异性药物，它们可与 DNA 中的碱基形成共价键，导致 DNA 链的交叉连接或 DNA 因修复失败而断裂。断裂或交联的 DNA 无法完成正常的复制或细胞分裂。此外，断裂或交叉连接的 DNA 是细胞周期检查点的激活剂，可以促进肿瘤细胞凋亡[5]。烷化剂具有相似的毒性，即骨髓抑制、性腺功能障碍和少量肺纤维化。它们还可能引起第二原发肿瘤，特别是白血病。表 2.1 详细列出了乳腺癌化疗药物的不良反应。

表 2.1 乳腺癌化疗药物的不良反应（2016 年更新）

作用机制	药物	处方（NA/A/M）剂量调整	处方的最低要求	特有的不良反应	改善不良反应的标准测试
抗微管类药物：稳定微管	紫杉醇 a	A/M（任意线）静脉注射剂量：80~90mg/m²，每周 或 175mg/m²，每 3 周的第 2 天，仅在转移情况下	无	过敏反应	无
				关节痛/肌痛	无
				周围神经病变（感觉）	神经评估
				心动过缓和低血压	监测生命体征
	多烯紫杉醇 b	A/M（任意线）静脉注射剂量：75~100mg/m²，每 3 周第 1 天	无	过敏反应	无
				液体潴留	无
				周围神经病变（感觉）	神经评估
				脱发	无
				皮疹/瘙痒	无
				指甲变化	无
				手足综合征	无
				流泪	无
				关节痛/肌痛	无

作用机制	药物	处方（NA/A/M）常用剂量调整	处方的最低要求	特有的不良反应	改善不良反应的标准测试
抗微管类药物：稳定微管	纳米白蛋白结合型紫杉醇 c	M 静脉注射剂量：260mg/m² 每 3 周的第 1 天或每周 100～150mg/m²	适用于治疗联合化疗失败的转移性乳腺癌或辅助化疗后 6 个月内复发的乳腺癌。除非有临床禁忌证，既往化疗中应包括一种蒽环类抗癌药	周围神经病变 眼部 / 视觉障碍 骨髓抑制（嗜中性粒细胞减少）	神经评估 无 无
	伊沙匹隆 g	M 静脉注射剂量：40mg/m² 每 3 周的第 1 天	单药：紫杉烷、蒽环类药物、卡培他滨化疗失败后；与卡培他滨联合：用于紫杉烷和蒽环类药物治疗失败后	周围神经病变 骨髓抑制（嗜中性粒细胞减少） 过敏反应	神经评估 监测血细胞计数 无
抗微管类药物：抑制微管	艾日布林 h	M 三线或以上，静脉注射剂量：1.4mg/m²，每 3 周的第 1 天和第 8 天	先前的治疗应该包括在辅助或转移阶段蒽环和紫杉类药物	骨髓抑制（嗜中性粒细胞减少） 周围神经病变 QT 间期延长	监测 LFT 和血细胞计数 神经评估 充血性心力衰竭缓慢性心律失常患者的心电图监测，已知的药物，包括 I a 和 III 类抗心律失常药和电解质异常

27

续表

作用机制	药物	处方（NA/A/M）常用剂量调整	处方的最低要求	特有的不良反应	改善不良反应的标准测试
抗微管类药物：抑制微管	长春瑞滨 [i]	M 一线和以上，静脉注射剂量：20～25mg/m²，每周	NA	急性呼吸困难和严重的支气管痉挛 [j、k]	无
				便秘/肠梗阻	无
				神经病变	无
				胸痛	无
				含瘤组织疼痛	无
蒽环类	多柔比星 [m]、表柔比星 [n]	A/M 静脉注射剂量：多柔比星和表柔比星联合用药时的剂量是 50～60mg/m²，75～100mg/m²，第3周1次	N/A	心脏毒性：急性、慢性、迟发性	基线时的心脏评估，包括临床检查、心电图以及使用放射性核素血管造影（MUGA扫描）或超声心动图评估左室射血分数（见表），一旦累积剂量超过临床界值，应按上述方法完成定期心脏评估，并在每次蒽环类药物使用前监测 CHF 的临床症状
				高尿酸血症（罕见）	基线和监测 EUC
				局部外渗	静脉穿刺困难患者输液部位的监测中心静脉置管（CVAD）与对照研究

续表

作用机制	药物	处方（NA/A/M）常用剂量调整	处方的最低要求	特有的不良反应	改善不良反应的标准测试
蒽环类	脂质体多柔比星[o]	M 静脉注射剂量：常用剂量 40～45mg/m^2，每 4 周 1 次	EMA 批准但不是美国 FDA 批准的适应证	急性输液反应	监测首次输液
				手足综合征	监测患者的症状（麻木或刺痛）
				口腔炎	监测患者每个周期的症状
				心脏毒性：急性、慢性、迟发性	基线时的心脏评估，包括临床检查、心电图以及使用放射性核素血管造影（MUGA 扫描）或超声心动图评估左室射血分数 一旦累积剂量超过临界值（见表），应按上述方法完成定期心脏评估，并在每次蒽环类药物使用前监测 CHF 的临床症状
	聚乙二醇化多柔比星脂质体多柔比星[q]	M 静脉注射剂量：60～75mg/m^2，每 3 周的第 1 天	一线与环磷酰胺联用	心脏毒性	基线时的心脏评估，包括临床检查、心电图、左室射血分数评估（MUGA）或超声心动图
抗代谢药	5-FU[r]/卡培他滨[s]	5-FU A 剂量：常用于静脉推注 500～600mg/m^2 卡培他滨，M 口服剂量：2000～2500mg/m^2，早晚各 1 次，第 1～14 天，每 3 周 1 次	卡培他滨单药治疗：用于紫杉烷或蒽环类药物失败或禁用蒽环类药物 卡培他滨联合治疗：用于含蒽环类药物治疗失败后	心脏毒性（急性心肌梗死、心绞痛、心律失常、心搏骤停、心力衰竭和心电图改变）	高危患者考虑冠状动脉缺血的心脏评估（可能包括心脏压力测试、冠状动脉造影）
				卡培他滨：手足综合征（手足皮肤反应）	无
				高胆红素血症	监测 LFT

续表

作用机制	药物	处方（NA/A/M）常用剂量调整	处方的最低要求	特有的不良反应	改善不良反应的标准测试
	吉西他滨ᵗ	M 一线或以上注射剂量：1000mg/m²，每3周的第1天、第8天	一线与紫杉醇联合或单药维持治疗	肝酶升高	监控肝功能（LFT）
				溶血性尿毒症综合征（HUS）	监测肾功能和血细胞计数
				急性呼吸困难和严重肺毒性（肺水肿、间质性肺炎和成人呼吸窘迫综合征）	无
				发热/流感样症状	无
				皮疹	无
抗代谢药	氨甲蝶呤ᵘ	A/M 注射剂量：40mg/m²，每4周的第1天、第8天	无	血管毒性（血栓性微血管性疾病、静脉闭塞性疾病、缺血性改变和坏死）	无
				肝毒性	监测肝功能（LFT）
				肺毒性：急性、亚急性或慢性（炎症、肺部感染和肺淋巴细胞ʷ）	无
				神经毒性[鞘内（IT）和高剂量氨甲蝶呤]	无

续表

作用机制	药物	处方（NA/A/M）常用剂量调整	处方的最低要求	特有的不良反应	改善不良反应的标准测试
	环磷酰胺 [x]	在辅助治疗或治疗转移性肿瘤中静脉注射剂量：500~600mg/m²，每3周的第1天；口服剂量：每天100mg/m²，D1~14 每4周1次或每天50mg 连续服用	无	心脏毒性（心电图改变，心肌酶升高，心肌炎，心肌环死）	基线心电图
				出血性膀胱炎	无
				免疫原性：减少皮肤试验抗原（如结核菌素纯化蛋白衍生物）	无
				间质纤维化	无
		辅助治疗	无	鼻塞或面部不适	无
				放射回忆反应	无
				抗利尿激素分泌异常综合征（SIADH）	无
				继发性恶性肿瘤	无
				液体潴留和稀释性低钠血症	无
烷化剂	卡铂 [z]	A/M 注射剂量：AUC 6	HER2＋或转移性患者的辅助治疗	骨髓抑制（最常见的是血小板计数减少，但白细胞计数减少，嗜中性粒细胞减少和贫血也可发生）	监测血细胞计数
				超敏反应	
				肾毒性	监测肾功能

31

癌症药物治疗的不良反应（第2版）

续表

作用机制	不良反应的危险因素及预防建议	不良反应管理的建议	老年人（≥65岁）	新陈代谢	排泄	穿透血-脑屏障
	使用皮质类固醇前，是否使用抗组胺药（H₁和H₂阻滞剂）	停止输液 如果出现低血压，给予吸氧和水化的支持疗法 静脉注射皮质类固醇和抗组胺药 如果症状轻微并且已经完全恢复，可以较慢的速度重新开始输液 如果出现过敏反应，应进行治疗 下次输液前的预防药物：皮质类固醇和抗组胺药缓慢输液 如果发生了过敏反应，患者不应再次使用皮质类固醇和抗组胺药				
抗微管类药物：稳定微管	无	使用对乙酰氨基酚、巴喷丁和泼尼松（如果严重）对症治疗，不建议减少剂量	清除降低	肝细胞色素P450酶主要是CYP2C8/9和CYP3A4	经胆汁排泄	不能透过血-脑屏障
	既往神经毒性化疗的频率和严重程度与累积剂量有关	主要是感觉神经病变。毒性可能是剂量限制性的。2级神经病变：紫杉醇减少25%；3级和4级：停用紫杉醇				
	无	这些通常是轻微的，发生在给药过程中，不需要治疗，有报道罕见的，严重的心脏传导异常，应采取适当的治疗与持续心电监测				

32

续表

作用机制	不良反应的危险因素及预防建议	不良反应管理的建议	老年人（≥65岁）	新陈代谢	排泄	穿透血-脑屏障
	使用皮质类固醇前，是否使用抗组胺药（H₁ 和 H₂ 阻滞剂）	停止输液 如果出现低血压，给予吸氧和水化的支持疗法 静脉注射皮质类固醇和抗组胺药 如果症状轻微并且已经开始输液，可以较慢的速度重新开始输液 如果出现过敏反应，应进行治疗 下次输液前的预防药物：皮质类固醇和抗组胺药缓慢输液 应用色甘酸钠预防严重反应 如果发生了过敏反应，患者不应再次使用				
抗微管类药物：稳定微管	预先使用地塞米松或甲基泼尼松龙°	如果停止治疗，症状是缓慢可逆的；然而，症状治疗可能需要早期使用利尿剂或胸膜腔放液 通常累积剂量 > 600mg/m² 出现 2 级神经病变：多烯紫杉醇剂量降低 25%；3 级和 4 级：停用多烯紫杉醇	无	CYP3A	主要是胆汁/粪便排泄	在动物研究中发现低水平可透过血-脑屏障
	无	自限性；偶有头发再生不良持续脱发				
	避免使用带香味的护肤品	自限性；抗组胺药治疗瘙痒				

33

续表

作用机制	不良反应的危险因素及预防建议	不良反应管理的建议	老年人（≥65岁）	新陈代谢	排泄	穿透血-脑屏障
	涂深色指甲油也有好处	在治疗过程中戴上冷冻手套引起的血管收缩可减少指甲毒性 一旦停止治疗，表面的变化就会消失 如有必要，用局部抗生素或抗真菌药物治疗甲床感染				
	无	服用维生素B，治疗可能有效果	无	CYP3A	主要是胆汁/粪便排泄	在动物研究中发现低水平可透过血脑屏障
	无	经累积给药后发生，中位数为 $400mg/m^2$，使用人工泪液或其他眼保湿剂治疗可改善症状，如症状严重，则必须排除泪管阻塞 d				
	无	对乙酰氨基酚、非甾体抗炎药、加巴喷丁、泼尼松（如症状严重）对症治疗 在治疗过程中，不建议减少剂量				
抗微管类药物：稳定微管	受既往和/或伴随神经毒性药物治疗的影响（剂量依赖性）	3级停药直至症状缓解，随后的周期剂量减少，感觉神经病变的严重症状在停药后22天的中位数有所改善 f	与紫杉醇相比有所改善	肝（主要通过CYP2C8，少量CYP 34A）	广泛非肾的排泄	无证据
	高于推荐剂量	最常见的是可逆性角膜炎和视物模糊，持续性视神经损伤报告罕见				
	粒细胞集落刺激因子（G-CSF）的应用 嗜中性粒细胞数 $< 1.5 \times 10^9/L$ 时给予治疗	通常是快速可逆的 使用抗生素治疗发热，发热性嗜中性粒细胞减少症患者应使用适当的抗生素治疗 持续超过1周的嗜中性粒细胞减少在随后的治疗周期中降低治疗剂量				

续表

作用机制	不良反应的危险因素及预防建议	不良反应管理的建议	老年人（≥65岁）	新陈代谢	排泄	穿透血-脑屏障
	糖尿病患者或既往有周围神经病变的患者或患者发生严重神经病变的风险可能增加 先前用神经毒性药物治疗并不能预测神经病变的发展	感觉症状通常在停药后 12 周内恢复到基线或 1 级				
	嗜中性粒细胞数 <1.5×10⁹/L 时不给予治疗	严重嗜中性粒细胞减少或血小板减少的患者延误给药并减小后期的剂量				
抗微管类药物：稳定微管	对多氧乙基蓖麻油或其衍生物的过敏反应的危险因素 术前静脉注射皮质类固醇和抗组胺药（H₁ 和 H₂ 阻滞剂）	停止输液 如果低血压，给予氧和水化的支持疗法 静脉注射皮质类固醇和抗组胺药 如果症状轻微且完全恢复，输液可以较慢的速度重新开始，如果发生过敏反应则进行治疗 下次输液前的预防：静脉注射皮质类固醇和抗组胺药 缓慢输注 如果发生了过敏反应，患者不应再次使用	无影响，但临床试验数据有限	肝通过 CYP3A4	排泄物	无证据

续表

作用机制	不良反应的危险因素及预防建议	不良反应管理的建议	老年人（≥65岁）	新陈代谢	排泄	穿透血-脑屏障
	肝转氨酶（>3×ULN）和胆红素>1.5×ULN升高嗜中性粒细胞计数<1.5×10⁹/L时给予治疗	对发热性嗜中性粒细胞减少或4级嗜中性粒细胞减少持续7天以上的患者延迟给药并减少随后的剂量	无影响，但临床试验数据有限			
	无	患有3级或4级周围神经病变的患者降到2级或更低		排泄物	排泄物	无证据
	高危患者忌用	在开始治疗前纠正低钾血症或低镁血症，并在治疗期间定期监测电解质 避免在先天性长QT综合征患者中使用				
抗微管类药物：抑制微管	危险因素包括同时使用的丝裂霉素	可能对以咳嗽、呼吸困难、低氧血症和间质浸润为特征的支气管扩张剂有反应；可能有反应 可能对皮质类固醇治疗和氧疗有反应 可能缓解症状				
	先前接受其他神经毒性化疗可能导致累积毒性	轻度到中度周围神经病变在停用后通常是可逆的 也可导致严重便秘（G3~G4），麻痹性肠梗阻，肠梗阻，坏死和/或穿孔		肝细胞色素P450酶主要是CYP2C8/9和CYP3A4	经胆汁排泄	在动物实验中，血浆水平与脑脊液浓度相当[1]
	无	心血管疾病或胸部肿瘤是一个危险因素 第一次给药后，肿瘤部位可在注射30分钟内出现急性疼痛综合征				
	无	通常持续1小时到几天 必要时可使用皮质类固醇和麻醉性镇痛				

续表

作用机制	不良反应的危险因素及预防建议	不良反应管理的建议	老年人（≥65岁）	新陈代谢	排泄	穿透血－脑屏障
蒽环类	必须计算累积剂量，并按累积剂量进行监测	LVEF比正常值下限下降10%，在任何水平减少20%，或LVEF绝对值≤45%表示心脏功能恶化 诊断蒽环类药物引起的心脏毒性的"金标准"是心肌内活检。但由于其具有侵袭性，很少使用 充血性心力衰竭的处理包括低盐饮食、利尿剂，血管紧张素转换酶抑制剂或血管紧张素受体阻滞剂、强心剂和心脏移植	多柔比星：无信息 表柔比星：清除率可能降低	多柔比星：在肝和其他组织中由醛酮还原酶产生 表柔比星：广泛的肝代谢，也被其他器官代谢，包括红细胞	多柔比星：胆汁为主，肝胆为主； 表柔比星：快速清除血浆中的原体化合物	不能透过血－脑屏障
	高危患者的预防治疗包括积极补液，停用引起高尿酸血症（如噻嗪类利尿剂）或酸性尿液（如水杨酸盐）的药物、监测电解质并根据需要补充、碱化尿液、口服别嘌呤醇/尿酸降解酶，必要时血液透析。注意：对口服药物不能耐受的患者可静脉给别嘌呤醇	肿瘤溶解综合征的治疗包括维持目标尿量＞100ml/h的积极水化作用，使用别嘌呤醇碳酸氢钠或酸性尿酸降解酶将尿液pH值维持在7.0，补充和维持血清电解质（钙、磷酸盐、肾功能、LDH和尿酸），必要时液体透析				

续表

作用机制	不良反应的危险因素及预防建议	不良反应管理的建议	老年人（≥65岁）	新陈代谢	排泄	穿透血-脑屏障
	确保有充分的静脉通路 用药时间 15～20 分钟 观察沿静脉的红斑条纹和/或面部潮红	外渗处理：停止注射/输液、断开静脉导管 通过现有的插管或 CVAD，尽可能多地停用药物 用不褪色的笔在皮肤上做记号 尽快给外渗区域拍张照片 抬高并压迫肢体 如果合适，在 10～25 分钟内将 98%～99% 的二甲基亚砜（DMSO）局部涂抹在皮肤上	多柔比星：无信息 表柔比星：清除率可能降低	多柔比星：在肝和其他组织中由醛酮还原酶产生 表柔比星：广泛的肝代谢，也被其他器官代谢，包括红细胞	多柔比星：胆汁为主，肝胆排为主；快速清除血浆中的原体化合物	不能透过血-脑屏障
蒽环类	初始给药速度不能超过 1mg/min	减慢或中断注射抗组胺剂 H$_2$ 受体阻滞剂的速率	无药代动力学影响	同多柔比星	与相同剂量的常规多柔比星相比，其 AUC 要大 2～3 个数量级	不能透过血-脑屏障

续表

作用机制	不良反应的危险因素及预防建议	不良反应管理的建议	老年人（≥65岁）	新陈代谢	排泄	穿透血-脑屏障
	如果出现症状，考虑增加给药间隔 吡哆醇（50~150mg/d）可以用于预防而不影响抗肿瘤活性 预防性使用皮质类固醇可能有好处ᵖ 避免皮肤压力源/减少压力的措施 注射后的个人防护装备（如避免皮肤上贴胶带、日晒、热水、压力或皮肤摩擦）	轻度反应在1~2周内自然消退，更严重的反应可能需要停止治疗，皮质类固醇的使用可能有助于缓解症状				
蒽环类	发生频率比传统的多柔比星要低 对于以前接受过蒽环类药物治疗的患者或有心血管病史的患者应予以重视。在这类患者中，应更频繁地进行LVEF评估 必须计算累积剂量，并按累积剂量进行监测	治疗充血性心力衰竭同多柔比星/表柔比星	无药代动力学影响	同多柔比星	与相同剂量的常规多柔比星相比，其AUC要大2~3个数量级	不能透过血-脑屏障

39

续表

作用机制	不良反应的危险因素及预防建议	不良反应管理的建议	老年人（≥65岁）	新陈代谢	排泄	穿透血-脑屏障
蒽环类药物	发生频率比传统的多柔比星要低 对于以前接受过蒽环类药物治疗的患者或有心血管病史以重视 在这类患者中应更频繁地进行LVEF评估，必须计算累积剂量，并按累积剂量进行监测	治疗充血性心力衰竭同多柔比星/表柔比星	在<65岁和≥65岁的患者中，心脏的安全性相当	经肝胆代谢	经肝胆排泄	无相关的证据
抗代谢药	患者筛查	危险因素包括冠状动脉疾病史。治疗包括停用5-FU/卡培他滨	在PK方面没有明显的临床差异，由于肾功能受损，需要实行细胞毒培他滨的不良反应，这应该会导致卡培他滨的剂量减少	肝	经肾排泄	有限的证据表明HER2+BC与抗her剂联合使用
	行为矫正：避免穿紧合脚的鞋子或重复按压手和胸，在患处涂含羊毛脂的面霜	行为改变反应≥2级（皮肤改变伴有疼痛但不影响功能）当症状缓解到1级时，剂量重新开始				
	无	如果高胆红素血症≥2级（血清胆红素>正常上限的1.5倍），应中断治疗，直到高胆红素血症消退，可能需要减少后续给药剂量				
	无	通常2/3的患者的短暂和可逆的肝酶升高很少有临床意义，而目没有证据表明长时间或累积剂量存在肝毒性	随着年龄的增加，清除率降低，半衰期增加	细胞内核苷激酶	经肾排泄	没有相关的数据

作用机制	不良反应的危险因素及预防建议	不良反应管理建议	老年人（≥65岁）	新陈代谢	排泄	穿透血-脑屏障
	无	在吉西他滨治疗期间和治疗后不久出现（治疗结束后4~8周，可达数月）；密切监测肾功能，特别是肾功能受损患者；治疗方法包括去除免疫复合物（血浆置换、免疫吸附或换血），抗血小板/抗凝治疗，免疫抑制剂应用于化疗和血浆置换。利妥昔单抗已成功应用于化疗引起的病死率很高的溶血性尿毒综合征合征患者				
	危险因素包括先前接受过纵隔放疗 在这类患者中使用时要谨慎	急性呼吸困难通常是自限性的，吸氧可使症状缓解 严重的肺毒性通常发生在几个周期后，但也可能发生在第1个周期后 停用药物和早期支持治疗，使用支气管扩张剂，皮质类固醇，利尿剂和/或氧疗后可能逆转毒性，但有报道称再次使用后可再次出现致命的肺毒性	随着年龄的增加，清除率降低，半衰期增加	细胞内核苷激酶	经肾排泄	没有相关的数据
	无	症状轻微且短暂，低剂量的对乙酰氨基酚可以缓解症状				
	无	对局部皮质类固醇和抗组胺药无剂量限制反应				
抗代谢药	通常在累积剂量为10000mg/m² 或在联合治疗环境下更常见	按血管毒性类型处理				

41

续表

作用机制	不良反应的危险因素及预防建议	不良反应管理的建议	老年人（≥65岁）	新陈代谢	排泄	穿透血-脑屏障
	避免使用乙醇、药物或中草药，这些可能增加肝毒性的风险	肝酶可能会随着治疗周期的延长而增加，停药1个月后恢复到正常处理水平				
	无	亚急性毒性包括呼吸困难、干咳、发热、裂纹、发汗、肺纤维化和胸腔积液。治疗包括终止氨甲蝶呤和皮质类固醇治疗。不建议重新使用 个别致病性肺淋巴瘤在停药后复发，应接受条件性致病菌肺部感染的治疗。不建议重新使用	随着年龄的增加，清除率降低，半衰期增加	肝细胞内	经肾排泄	在 CNS 中的浓度为（10～30）：1[v]
抗代谢药	鞘内注射氨甲蝶呤：无菌性脑膜炎，氢化可的松或口服皮质类固醇 脊髓病：危险因素包括频繁使用氨甲蝶呤、同步放疗 脑白质病：危险因素包括全脑放射治疗和静脉注射氨甲蝶呤	氨甲蝶呤鞘内注射：无菌性脑膜炎（数小时内起病）：无须治疗。横贯性脊髓病（数小时或数天内起病）：无须特殊干预，恢复后，患者不应再次使用 白质脑病（发病延迟）：没有统一的治疗方法。注：其他神经后遗症包括脑病、癫痫发作、神经功能缺损、腰骶神经根病、神经源性膀胱和猝死，可以再使用。亚急性神经毒性-卒中样综合征（发病约在给药后6天）：在儿分钟到几天内消退，再使用可能发生如上所述的真性脑病				

续表

作用机制	不良反应的危险因素及预防建议	不良反应管理的建议	老年人（≥65岁）	新陈代谢	排泄	穿透血-脑屏障
烷化剂	危险因素包括胸部或纵隔放射治疗和使用蒽环类药物 不良反应与累积剂量不相关 发生在高剂量（每天60mg/kg或数天内120~270mg/kg）	支持性治疗				
	危险因素包括长期使用、高剂量、输液速度、水化不良、排尿量减少，同时暴露于其他泌尿生殖系统毒性药物或接受盆腔放疗；鼓励在治疗前24~48小时和治疗期间口服液体。给药应尽早完成，以避免药物滞留在膀胱内夜滞留在膀胱内；其他措施包括使用美司钠（剂量<2g/m²很少需要），导尿，膀胱冲洗、静脉利尿水化，高水化（不推荐常规使用）	停用环磷酰胺，增加液体摄入量，保持血小板计数在500000/mm³；膀胱炎：一线治疗：高水化；二线治疗：膀胱冲洗；三线治疗：膀胱注入前列腺素或细菌迟发性膀胱炎（通常由继发性病毒或细胞病毒感染引起）：细菌病原体，巨细胞病毒（CMV）和腺病毒培养；高水化±膀胱灌洗；对分离出的病原体进行治疗	在临床无显著性差异	肝细胞色素P450酶。主要是CYP2B6[c]	酶催化氧化成有活性和无活性的代谢物，从尿中排出	能够穿透血-脑屏障
	无	无				
	危险因素包括长期暴露、暴露于有毒性的其他药物和肺放射治疗	这种情况可能是不可逆转的和致命的，需停止用药和开始使用皮质类固醇，排除其他肺毒性的原因，如机会性感染	在临床无显著性差异	肝细胞色素P450酶。主要是CYP2B6	酶催化氧化成有活性和无活性的代谢物，从尿中排出	能够穿透血-脑屏障

续表

作用机制	不良反应的危险因素及预防建议	不良反应管理的建议	老年人（≥65岁）	新陈代谢	排泄	穿透血-脑屏障
	与快速注入人相关放疗输注速度-同歇输注不是静脉输液	镇痛药、减充血剂、抗组胺药、鼻腔给药类固醇或异丙托品				
	无	通常情况下，经过几天的治疗后，可以使用局部类固醇或非甾体类抗炎药治疗放射相关性皮炎	在临床无显著性差异	肝细胞色素P450酶。主要是CYP2B6	酶催化氧化成有活性和无活性的代谢物，从尿中排出	能够穿透血-脑屏障
	通常使用>50mg/kg的剂量，为防止出血性膀胱炎而能大量补液会加重病情	自限性利尿剂治疗可能有用停止排尿				
	无	个别恶性肿瘤的治疗				
烷化剂	与30~40mg/kg的剂量有关	在治疗24小时内是自限性的				
	危险因素包括既往性的化疗，不良反应，年龄增加，肾功能受损和并发骨髓抑制治疗剂量依赖性目可以根据Calvert·AUC的剂量公式使用药物剂量达到最小化	基于Calvert·AUC的剂量公式使用药物可纠正贫血	由于年龄相关性肾功能损害，清除率可能降低	细胞内	经肾排泄	能够通过血-脑屏障
	与反复暴露于铂类药物相关的铂类治疗有关，特别是与第二疗程的铂类治疗有关，发生过敏反应	在某些情况下，可以继续使用卡铂治疗，预防性使用皮质类固醇和抗组胺药物和/或脱敏治疗				
	根据Calvert·AUC的剂量公式	无				

注：a. 百时美施贵宝：紫杉醇®药品专论

b. 赛诺菲：多烯紫杉醇药品专论

c. PICCART M J, KLIJN J, PARIDAENS R, et al. Corticosteroids significantly delay the onset of docetaxel-induced fluid retention: Final results of a randomized study of the european organization for research and treatment of cancer investigational drug branch for breast cancer[J]. J ClinOncol. 1997, 15: 3149-3155.

d. ESMAELI B, HIDAJI L, ADININ R B, et al. Blockage of the lacrimal drainage apparatus as a side effect of docetaxel therapy[J]. Cancer. 2003, 98: 504-507.

e. 新基制药：白蛋白结合型紫杉醇药品专论

f. GRADISHAR W J, TJULANDIN S, DAVIDSON N, et al. Phase Ⅲ trial of nanoparticle albumin-bound paclitaxel compared with polyethylated castor oilbased paclitaxel in women with breast cancer[J]. J Clin Oncol. 2005, 23: 7794-7803.

g. 百时美施贵宝：伊沙匹隆®药品专论

h. 卫材：艾日布林®药品专论

i. Pharmaceuticals PF: 诺维本®药品专论

j. ROUZAUD P, ESTIVALS M, PUJAZON M C, et al. Respiratory complications of the vinorelbine-mitomycin combination[J]. Rev Mal Respir. 1999, 16: 81-84.

k. OLI AK, OSMAN MN, KODURI M, et al. A case report of vinorelbine monotherapyrelated acute bronchospasm and non-st elevation acute coronary syndrome[J]. Tenn Med. 2011, 104: 47-48.

l. GREGORY R K, SMITH I E. Vinorelbine--a clinical review[J]. Br J Cancer. 2000, 82: 1907-1913.

n. Medicines TP: 多柔比星产品专论

m. Medicines TP: 表柔比星产品专论

o. Janssen: Caelyx®产品专论

p. ALBERTS D S, MUGGIA F M, CARMICHAEL J, et al. Efficacy and safety of liposomal anthracyclines in phase Ⅰ / Ⅱ clinical trials[J]. Semin Oncol. 2004, 31: 53-90.

q. Agencies EM: Myocet®：产品特性概要

r. 信息：5- 氟尿嘧啶产品信息

s. 基因泰克：希罗达®产品专论

t. 礼来：健择®产品专论

u. 辉瑞：氨甲蝶呤产品专论

v. QIN D, MA J, XIAO J, et al. Effect of brain irradiation on blood-csf barrier permeability of chemotherapeutic agents[J]. Am J Clin Oncol. 1997, 20: 263-265.

w. EBEO C T, GIRISH M R, BYRD R P, et al. Methotrexate-induced pulmonary lymphoma[J]. Chest. 2003, 123: 2150-2153.

y. CHANG T K, WEBER G F, CRESPI C L, et al. Differential activation of cyclophosphamide and ifosphamide by cytochromes p-450 2b and 3a in human liver microsomes[J]. Cancer Res. 1993, 53: 5629-5637.

信息：卡铂产品信息

2.2.1.5 剂量密集型化疗

剂量密集指的是在治疗周期间隔缩短的情况下给药。人类恶性肿瘤，特别是乳腺癌，通常是通过非线性动力学增长的，在这种情况下，更密集地使用细胞毒性药物将是杀灭残余肿瘤细胞[6]的更有效方法。随着骨髓生长因子如粒细胞集落刺激因子（G-CSF）[7]的问世，使得在不引起严重毒性的情况下给予剂量密集型化疗成为可能。

基于蒽环类药物和紫杉类药物的化疗已成为高危乳腺癌患者的主要辅助治疗，与生存预后[8]改善相关。与标准间隔的相同方案相比，剂量密集型化疗显著增加了贫血、血小板计数减少和黏膜炎[9]发生的风险。

2.2.2 选择性化疗毒性的发生率及处理

这部分概述了一些与乳腺癌相关的常见化疗和治疗不良反应。乳腺癌患者中通常描述的许多常用的细胞毒性药物常见的不良反应，如骨髓抑制和胃肠道毒性在这本书的其他章节中已有回顾。下面将详细讨论几种不良反应。

2.2.2.1 发热性嗜中性粒细胞减少症

发热性嗜中性粒细胞减少症是一些化疗策略下一种危及生命的情况，正确的预防和 / 或管理策略，将在本书第 16 部分进行详述。

就乳腺癌化疗而言，需要特别注意的是接受多烯紫杉醇化疗的患者：使用多烯紫杉醇的发热性嗜中性粒细胞减少症的发生率，在 $100mg/m^2$ 时，为 15% ~ 25%[10, 11]。在这种情况下，强烈推荐预防性使用 G-CST。以蒽环类药物为基础的方案与发热性嗜中性粒细胞减少中度风险相关（10% ~ 20%）[12]。将 5- 氟尿嘧啶加到蒽环类和环磷酰胺方案中被证明没有生存效益，但有更高的毒性（包括骨髓毒性）[13]。

发热性嗜中性粒细胞减少症在其他一些"流行"的乳腺癌化疗方案中不常见，如"CMF"（环磷酰胺、氨甲蝶呤、5- 氟尿嘧啶）、每周使用紫杉醇、长春瑞滨或卡培他滨。

2.2.2.2 化疗所致呕吐的处理

管理化疗引起的恶心 / 呕吐是对所有接受乳腺癌化疗的患者的必不可少的照护，将在本书第 18 部分进行描述。

用于乳腺癌的化疗方案具有不同的诱导呕吐潜力（表 2.2）[14, 15]。

表 2.2　乳腺癌化疗药物致敏性

致敏水平	乳腺癌化疗药物
高呕吐风险（在没有预防措施的情况下，呕吐频率大于 90%）	多柔比星 / 表柔比星与环磷酰胺的联合应用 环磷酰胺 $IV > 1500mg/m^2$ 多克索鲁比辛 $> 60mg/m^2$ 埃皮鲁比辛 $> 90mg/m^2$
中度呕吐风险（30% ~ 90% 的呕吐频率）	卡铂 环磷酰胺 $IV \leqslant 1500mg/m^2$ 环磷酰胺口服 $\leqslant 100mg/（m^2 \cdot d）$ 多克索鲁比辛 $\leqslant 60mg/m^2$ 埃皮鲁比辛 $\leqslant 90mg/m^2$ 氨甲蝶酯 $IV \leqslant 250mg/m^2$
呕吐风险低（10% ~ 30% 的呕吐频率）	多烯紫杉醇 多柔比星脂质体 5- 氟尿嘧啶 吉西他滨 $50mg/m^2 <$ 氨甲蝶呤 $< 250mg/m^2$ 紫杉醇 紫杉醇白蛋白 环磷酰胺口服（$<100mg/（m^2 \cdot d）$ 氨甲蝶呤口服 卡培他滨 艾日布林 伊沙匹隆
最小呕吐风险（<10% 的呕吐频率）	氨甲蝶呤 $< 50mg/m^2$ 长春瑞滨

同样，在蒽环类和环磷酰胺中添加 5- 氟尿嘧啶与较高毒性相关，包括 ≥ 3 级恶心 / 呕吐，且无生存益处[13]。

2.2.2.3　周围神经病变

几种类型的细胞毒性药物可诱发化疗引起的周围神经病变（CIPN）（表 2.1 对诱发神经病变的药物进行了详细综述）。紫杉烷类、伊沙匹隆、长春瑞滨、艾日布林和铂类是最可能导致乳腺癌患者神经病变的原因。

CIPN 的发生是停止化疗最常见的原因之一，其发生可影响患者长期生活质量。虽然神经病是一种常见的并发症，并与必要的剂量减少有关，但它的发展似乎与较高的复发风险或较低的生存率无关[16]。

糖尿病和酗酒等共病易使患者因化疗导致的神经纤维损伤[17]。常见症状包括灼烧感、刺痛、感觉丧失、行走困难、使用手指困难、平衡差、对温度敏感、反应丧失、便秘。严格预防 CIPN 是管理的基石。这需要每次化疗前对患者进行规律的神经系统评估。CIPN 通常会随着时间的推移逐渐消退，但也可能是不可逆的。根据美国临床肿瘤学会（ASCO）的指南，目前尚无推荐的预防 CIPN[18]的药物。对于已发生的 CIPN，已提出推荐使用度洛西汀[18]。评估三环类抗抑郁药（去甲替林或地昔帕明）、加巴喷丁和一种复合外用凝胶（含巴氯芬、盐酸氨基三联嗪和氯胺酮）的研究还未得出明确结论；然而，可以基于这些药物在其他神经性疼痛状况中的有利数据来使用[18]。药物遗传学研究可能会揭示出某些基因型具有更大的 CIPN 风险[19]。

2.2.2.4 心力衰竭

蒽环类药物是治疗乳腺癌的高效药物，但具有诱发心力衰竭的缺点。常见急性、慢性和迟发性心脏毒性。急性心脏毒性与剂量无关，可立即发生于单剂量蒽环类药物后，通常会出现心电图等变化，如心律失常、T 波变平、ST 抑制、QT 间期延长[20]。它通常是短暂的，不需要治疗干预[20]。很少发生心包炎、心肌炎或心力衰竭。慢性心脏毒性以不可逆的心肌病的形式出现，与剂量有关且开始时无症状[20]。一般在治疗 1 年内出现症状和左心室射血分数减低[20]。暴露于蒽环类多年后发生的迟发性心脏毒性也有报道，并被认为是剂量相关和不可逆的。慢性和迟发性蒽环类相关心脏毒性的机制似乎与自由基的产生有关，从而导致心肌细胞氧化应激和死亡[21]。蒽环类药物的心脏毒性风险与剂量有关。在一项 III 期试验（$n = 613$）的回顾性分析中，在累积剂量为 $400mg/m^2$ 的情况下，发生多柔比星相关充血性心力衰竭的估计累积百分比为 5%，在 $550mg/m^2$ 的情况下为 26%，在 $700mg/m^2$ 剂量情况下为 48%[22]。

由于存在心肌病的风险，终生最大剂量限制了蒽环类药物的持续使用（表 2.1）[23]。除了累积剂量，患者存在几个特征（如已存在的心脏病/高血压/糖尿病、早年曾暴露于蒽环类、既往纵隔放射治疗、老年）可能会提前出现这种不良反应[21]。与抗 HER2 药物联合使用与心脏毒性的风险增加有关，本文将进一步讨论[24]。在这种情况下，低剂量时可能发生心脏毒性。

表 2.1 描述了蒽环类药物引起的心力衰竭的治疗。降低蒽环类药物心脏毒性的几种方法已被证实。右雷佐生是一种螯合剂，通过与细胞内铁离子的结合起作用，在有蒽环类药物存在的情况下可以防止羟基自由基的形成[25]。因此，这种化合物可以防止心脏损伤。不幸的是，一项纳入了 682例晚期乳腺癌患者的Ⅲ期试验显示，该药物虽然具有显著的心脏保护作用，但客观反应率较低（46.8% vs 60.5%；95%CI：–25% ~ –2%；$P = 0.019$）[26]。ASCO 指南不推荐常规使用右雷佐生用于辅助治疗或以多柔比星为基础的化疗，但在转移性乳腺癌已经接受超过 $300mg/m^2$ 的多柔比星治疗的患者和持续多柔比星维持治疗的患者中，右雷佐生可能是有益的[27]。第二种方法是改变蒽环类药物的化疗时间安排。回顾性研究显示当多柔比星 1 周给 1 次（而不是每 3 周给 1 次）、累积剂量为 $550mg/m^2$ 时明显降低了临床上心肌病发生率[28]。第三种方法是延长蒽环类药物的注射时间：美国得州大学 MD安德森癌症中心的非随机数据表明，给药 96 小时的蒽环类药物与一次性给药相比具有心脏保护作用[29]。两种新的蒽环类药物（聚乙二醇化多柔比星脂质体和非聚乙二醇化多柔比星脂质体）值得特别提及，因为它们降低了心脏毒性。一线研究表明，这两种药物具有较低的心脏毒性，且具有相似的抗肿瘤作用[30, 31]。

一项贝叶斯 meta 分析表明多柔比星脂质体比多柔比星对心脏的毒性小（OR 为 0.60；95% CI：0.34% ~ 1.07%），但在心脏毒性上与表柔比星比较无差异（OR 为 0.95；95%CI：0.39% ~ 2.33%）[32]。多柔比星比非蒽环类药物的心脏毒性更强（OR 1.57；95% CI：0.90% ~ 2.72%）[32]。

2.2.2.5 胃肠道不良反应：黏膜炎、腹泻和便秘

腹泻是某些化疗药物（如 5- 氟尿嘧啶和卡培他滨）的不良反应。腹泻与体液和电解质丢失以及生活质量下降有关。3 级或 4 级毒性可能需要降低剂量（这可能会影响化疗方案的疗效）。其他引起腹泻的原因，如感染，应始终进行鉴别。

评估应包括完整的血细胞计数、血生化检查和大便中细菌、真菌、寄生虫或病毒病原体的分析。可能需要进行腹部影像学检查，有时还需要进行内镜检查以排除引起腹泻的混杂原因。

化疗引起的腹泻的治疗指南已经出版[33]。处理的基础是补液和补充电解质，对于持续腹泻和／或长期嗜中性粒细胞减少的患者应使用抗生素。应该鼓励饮食上的改变，如避免乳糖、咖啡因饮料和乙醇[34]。化疗引起的腹泻的药物治疗涉及洛哌丁胺等药物[35]。其他有益的药物包括阿片类药物和奥曲肽[36]。3 级或 4 级毒性也可能需要降低化疗剂量（有关个别化疗药物的详细管理（表 2.1）。

在蒽环类药物、5- 氟尿嘧啶、卡培他滨和氨甲蝶呤治疗中，化疗诱发的黏膜炎可能是剂量限制性毒性。联合治疗时，黏膜炎既往史和以往的治疗周期以及几种与患者相关的危险因素（如营养不良等合并症）可能会增加口腔黏膜炎的风险和严重程度[37]。

对于降低患黏膜炎的风险和严重程度的预防措施是很重要的：应消除创伤的来源（如锋利的边缘和不合适的假体），避免疼痛的刺激（如热食和饮料以及坚硬、尖锐或辛辣食物）[37]。有效的口腔卫生至关重要[37]。

对于预防或治疗口腔黏膜炎，现有证据不支持接受化疗的患者进行牙科保健，生理盐水、碳酸氢钠、混合药物漱口水和氯己定[38]。因此，没有推荐使用生理盐水漱口的建议。相反，可以使用白开水[37]。

治疗主要是通过良好的口腔卫生、漱口水和镇痛来解决[39]。含谷氨酰胺[40]、AES-14[41]和各种生长因子[42-44]等药物的小型试验已进行了探索，但结果尚无定论。激光治疗对黏膜炎的预防和治疗有效[45]。多塞平漱口水（0.5%）可能可有效治疗口腔黏膜炎引起的疼痛[37]。

便秘通常与药物的使用相关，如 5-HT3 受体阻滞剂、止泻药或阿片类药物治疗。影像学检查应排除便秘的恶性原因，如脊髓压迫或恶性肿瘤引起的肠梗阻。

应鼓励改变生活方式，如增加膳食纤维、运动和增加液体摄入量。也可以使用通便药物治疗。

2.2.2.6　认知功能障碍

化疗药物的神经毒性也影响到认知功能。已经使用过各种术语来描述这种现象："化疗脑"或"化疗雾"[46]。在治疗中患者通常描述得很模糊和困难。然而，迄今，化疗神经毒性在引起认知功能障碍中的机制仍不清楚。

随着人们对这种情况的认识增加，产生了大量的文献资料。对 6 项研究的荟萃分析显示，接受乳腺癌辅助化疗的女性受到了认知障碍的影响[47]。大多数研究倾向于报告神经心理测试的综合认知影响，其中最受影响的功能是言语学习和记忆以及注意力，这与前纹状体功能障碍是一致的[48-50]。在乳腺癌患者中已经看到了这一点，化疗周期数的增加会引起剂量依赖性毒性的增加，这与较低的神经心理学评分有关[51]。尽管偶发性报道率很高（>60% 的患者）[52]，但似乎只有少数（15%~25%）接受过化疗的女性受到影响[53]。

认知功能障碍可在化疗结束后持续数年，而 5-氟尿嘧啶已被认为是潜在的影响认知药物[54, 55]。然而，一项包含 17 项神经心理学研究的荟萃分析显示，标准的乳腺癌化疗方案结束后至少 6 个月，认知缺陷的平均严重程度似乎很小，并且局限于言语能力和视觉空间能力领域[56]。

患者和家属需要接受相关的教育。根据 ASCO 指南的建议，初级保健临床医师应询问患者是否存在认知障碍，并应评估认知障碍的可逆影响因素，尽可能进行最佳治疗[57]。此外，建议有认知功能障碍迹象的患者进行评估和康复，包括团体认知训练[57]。

2.2.2.7　体貌改变和性功能障碍

化疗的其他少见的不良反应包括性功能障碍。乳房切除术（有或没有乳房重建）和肿块切除术的外科手术干预已改变了身体形象和性行为[58, 59]。接受放射治疗的女性可能会受到放射皮肤损害、乳房感觉变化、疲劳或手臂活动度的影响[60]。ASCO 指南建议初级保健临床医师应评估患者的身体影响/外观问题，并提供合适的自适应装备（如乳房假体）和/或手术的选择[57]。化疗也与性功能障碍有关[61]。

在性功能障碍的评估中，三种量表［亚利桑那性体验量表、女性性功能指数（FSFI）和性问题量表］被认为最符合可接受心理测量特性的标准[62]。在一项对 100 名女性的研究中，通过 FSFI 问卷对乳腺癌及其治疗导致的性功能障碍进行评估，并将阈值定为 FSFI 得分 <26[63]。75% 的应答者报告性功能障碍，83% 的患者将其性功能障碍归因于化疗[63]。83% 的患者认为导致性功能障碍的其他因素包括焦虑，46% 的患者认为导致性功能障碍的因素

与伴侣关系的改变有关[63]。对整个治疗过程及以后的性症状进行评估，可以促进潜在的和具体的干预措施的使用[63]。此外，建议初级保健临床医师应评估可逆的性功能障碍的影响因素，并在适当的时候进行治疗[57]。

对于性功能障碍的治疗，应酌情转诊患者接受心理教育支持、团体治疗、性咨询、婚姻咨询或强化心理治疗[57]。一项正在进行的随机研究正在调查一项基于网络的认知行为治疗项目对缓解乳腺癌患者的性生活和亲密问题的有效性[64]。

应该为阴道干燥者提供非激素的水基润滑剂和润肤霜[57]。对于患有绝经期性交困难的乳腺癌患者，在插入前将利多卡因液体敷在外阴前庭上，可使性交舒适[65]。

2.2.2.8 生育

卵巢早衰的发生包括暂时性或永久性闭经；即使在化疗后有月经周期或有规律的月经周期，由于细胞毒性疗法对其卵巢储备的损害，女性仍然有更年期提前的危险[66]。治疗引起的卵巢早衰的发展，对年轻乳腺癌幸存者的整体健康产生负面影响，并伴有多种不良反应（如潮热、出汗、乳房疼痛或敏感、阴道干燥、白带、缺乏性欲和体重增加）[67]。此外，卵巢功能的丧失与不孕的风险密切相关：生育问题是年轻乳腺癌患者的主要关注因素，而这又可能引起困扰并可能影响与治疗有关的决定[68]。

所有对保留生育能力感兴趣的年轻患者都应在诊断后尽快在多学科环境中接受生育咨询[69-72]。

乳腺癌患者有几种可能保留生育能力的选择：胚胎或卵母细胞冷冻保存、卵巢组织冷冻保存以及化疗期间使用促黄体释放素激动剂暂时抑制卵巢[73]。这些策略将在第13部分中讨论。

2.2.2.9 继发性恶性肿瘤

蒽环类和/或烷化剂的辅助化疗已被认为是继发性恶性肿瘤发生的危险因素，主要是伴或不伴有白血病前骨髓增生异常综合征（myelody splastic syndrome，MDS）的急性髓细胞性白血病（acute myeloid leukemia，AML）。风险与累积剂量成正比[21]。接受标准剂量蒽环类药物为基础的化疗的患者发生 AML/MDS 的风险相对较低。在降低乳腺癌的复发率和死亡率方面，与这种治疗方法相关的益处非常高，并且通常大大超过了发生继发性恶性肿瘤的最低风险[21]。

对 19 项接受表柔比星辅助治疗的早期乳腺癌患者的随机对照试验（$n=$ 9796）的荟萃分析，AML/MDS 的 8 年累积发病率为 0.55%（95%CI：0.33~0.78），并且风险与表柔比星剂量有关[74]。同样，标准剂量多柔比星后 AML/MDS 的风险似乎小于 1%[75]。

已经观察到，发生与治疗有关的白血病的乳腺癌患者倾向于有个人和家族史，提示具有遗传性，并且经常在乳腺癌易患基因中携带种系突变[76]。

对于接受嗜中性粒细胞减少症高风险（> 20%）或中等风险（10%~ 20%）的化疗方案的患者，应预防性使用 G-CSF 作为支持治疗，患者或疾病相关的危险因素可能会增加继发性恶性肿瘤的总体风险，并最终支持剂量密集型化疗[7, 12]。使用 G-CSF 会增加 AML/MDS 的风险［绝对风险增加 0.41%；95%CI：0.10~0.72；$P = 0.009$；相对风险（RR）1.92；95%CI：1.19~3.07；$P = 0.007$］[77]。然而，在接受 G-CSF 支持治疗的化疗患者中，全因死亡率降低了（由于更大的化疗剂量强度和更少的并发症）[77]。

2.3 内分泌治疗

内分泌治疗是肿瘤学中第一种具有抗肿瘤活性的"靶向"疗法，仅限于乳腺癌表达雌激素受体（estrogen roceptor，ER）和 / 或孕激素受体（progesterone receptor，PR）的患者。在晚期和早期疾病阶段，这是对 2/3 乳腺癌患者都极为有效的治疗方式。它也被认为是该疾病的有效预防方法，但考虑到其不良反应，高危女性的使用率很低。

根据它们的作用机制，可以将其分为三大类：SERM（选择性雌激素受体调节剂）结合 ER 并干扰其转录活性；选择性雌激素受体下调剂（氟维司群），它结合 ER 并加速其破坏；芳香化酶抑制剂（AI），其抑制芳香化酶，从而显著降低绝经后妇女体内的雌激素水平。

他莫昔芬是选择性雌激素受体调节剂（SERM）家族的配体，已经在临床上使用了 30 多年。他莫昔芬的推荐剂量为每天 20mg，在辅助治疗中的持续时间为 5 年。5 年以上可提高无病生存期和降低死亡率[78, 79]。他莫昔芬既可作为雌激素激动剂也可作为阻滞剂，取决于靶器官。在乳腺肿瘤组织中，它能够竞争性地阻断雌激素的增殖作用。相反，它在骨骼、子宫和心血管系统中表现出雌激素激动剂作用。

氟维司群（Faslodex）下调雌激素受体，并且无他莫昔芬的部分激动剂作用。在临床限于后线应用。目前批准的氟维司群剂量是在第 0、14 和 28 天肌内注射 500mg，此后每 28 天 1 次[80]。

与他莫昔芬相比，第三代芳香化酶抑制剂（依西美坦、阿那曲唑和来曲唑）显示出对晚期乳腺癌的更好治疗效果，但对总生存期无显著影响[81-83]。与单独使用他莫昔芬治疗 5 年相比，在提前或在他莫昔芬治疗 2~3 年后，绝经后患者接受 AI 的辅助治疗与疾病复发风险降低相关[84]。如今，许多新近被诊断出患有激素受体阳性可手术乳腺癌的绝经后患者都使用了 AI，特别是当他们的复发风险为中到高时。使用的最佳时机和持续时间尚未完全阐明。

在绝经前患者中，ABCSG-12 试验显示，与他莫昔芬加卵巢功能抑制相比，阿那曲唑和卵巢功能抑制联合治疗 3 年，无病生存期无差异，并且总生存期明显更差[85]。在 SOFT 和 TEXT 试验的综合分析中，与他莫昔芬和卵巢功能抑制相比，依西美坦和卵巢功能抑制 5 年略有提高无病生存率（5 年绝对获益 4%）[86]。总体生存结论尚未成熟[86]。

有关各种 AI 的相对疗效和毒性的数据开始出现：NCIC CTG MA.27 试验，绝经后激素受体阳性原发性乳腺癌患者使用依西美坦（类固醇 AI）和阿曲唑（非类固醇 AI）的比较显示出对疾病的类似控制，不良反应略有不同[87]。接受依西美坦治疗的患者较少发生高三酰甘油血症和高胆固醇血症，骨质疏松症的可能性较小[87]。尽管阿那曲唑引起的骨质疏松发生率较高，但骨折发生率相似[87]。两组的肌肉骨骼和心血管症状相似[87]。FACE 试验的结果还未发表，该试验比较了约 4000 例 ER 阳性、淋巴结阳性乳腺癌患者接受来曲唑和阿那曲唑治疗的区别。

这三种内分泌治疗药物的不良反应具有共同的特征，如与雌激素抑制有关的潮热，但也显示出明显的差异，在很大程度上可由其不同的作用机制解释。这些差异在大型辅助治疗临床试验中得到了很好的研究，在超过 40000 例受试者女性中，比较了他莫昔芬与 AI 或一种 AI 与其他方案比较（超过数千例患者的 2 项试验）[84]。对于氟维司群，仅在涉及较少患者的较小型晚期治疗随机试验的背景下与他莫昔芬或 AI 进行比较[88-91]。这些毒性在表 2.3 中进行了描述，并将在后面更详细地讨论。

2.3.1　妇科不良反应

SERM 在某些器官（如子宫）中显示雌激素激动剂作用。子宫内膜异常包括良性增生、子宫良性息肉或子宫内膜癌。长期使用他莫昔芬治疗发生子宫内膜癌的风险低，并且发生时间距治疗结束还需数年。要注意的是，他莫昔芬治疗 10 年患子宫内膜癌的风险实际上是使用 5 年者的两倍（3.1% vs 1.6%）[78]。据报道，氟维司群的妇科症状少于他莫昔芬（3.9% vs 6.3%）[90]。AI 没有子宫内膜的不良反应，ATAC 和 BIG 1-98 试验中，与接受 5 年他莫昔芬治疗相比，接受 AI 的患者的妇科症状明显较少[92, 93]。与使用他莫昔芬治疗 5 年的女性相比，服用他莫昔芬 2 ~ 3 年后换用 AI，报告了较少的妇科症状[93, 94]。目前，根据美国妇产科学院的建议，无症状的妇女在使用他莫昔芬的情况下，不建议通过阴道超声（T vs ）进行主动筛查或子宫内膜活检[95]。在 237 例接受他莫昔芬治疗的女性中，T vs 的常规随访发现，子宫内膜厚度为 10mm 时活检，假阳性率仍很高，导致医源性并发症发生率很高。52 例女性进行宫腔镜检查和刮除术，仅 1 例无症状患者诊断子宫内膜癌，4 例子宫穿孔[96]。因此，常规的年度妇科检查是他莫昔芬监测的一种选择。应该对患者进行教育，以报告任何异常的阴道出血、分泌物或少量出血。尽管子宫内膜癌是罕见的事件，但有时可能致命。因此，应通过诊断性宫腔镜检查和子宫内膜活检检查每一种异常的妇科症状。如果发展为非典型子宫内膜增生，应停止他莫昔芬治疗[97]。在这种情况下，AI 是绝经后女性的另一种选择，但它们会诱发阴道干燥，从而导致性欲减退。非激素润滑剂可用于缓解症状。由于全身吸收的危险，应避免使用含雌激素的阴道制剂。

表 2.3 内分泌治疗的不良反应

药物常规剂量和时间表	适应证	最低处方要求	最常见的不良作用与罕见的不良作用	特殊检查	预防/控制不良反应的建议
他莫昔芬 20mg 口服，每日一次	预防 新辅助/辅助 晚期	HR 阳性	潮热		服用抗抑郁药（如文法拉辛）或中枢作用的抗高血压药物——肾上腺素受体激动剂，可乐定
			情绪紊乱		心理支持
			月经周期紊乱		年轻和有生育能力的女性使用 IUD
			脂肪肝		监测肝功能
			血栓形成事件		手术前或不能活动时，提前停止服用数周，如果飞行时长超过 4 小时，应考虑预防性抗凝
			妇科事件：阴道分泌物、子宫息肉、子宫内膜异常（增生、癌症）	经阴道超声（不建议主动筛查）	每年妇科检查，异常阴道出血时宫腔镜和子宫内膜活检
			白内障		报告视力障碍
AI 阿那曲唑 1mg 口服，每日一次 来曲唑 2.5mg 口服，每日一次 依西美坦 25mg 口服，每日一次	辅助 晚期	HR 阳性	关节痛和肌痛		镇痛消炎药，无效换用其他 AI，葡萄糖胺可能有帮助，鼓励体育锻炼，残障人士可换用他莫昔芬
			骨质流失	每 1~2 年进行骨密度测定	改变生活方式，补充钙和维生素 D，对于骨质疏松的患者以及有骨折风险的患者使用双磷酸盐治疗，如 65 岁以上、低 BMI、髋部骨折家族史、50 岁以前有骨折史、目前正在使用类固醇、正在吸烟

续表

药物常规剂量和时间表	适应证	最低处方要求	最常见的不良作用与罕见的不良作用	特殊检查	预防/控制不良反应的建议
			心血管事件		定期筛查心血管危险因素，如高血压和高胆固醇血症
			高胆固醇血症		血脂监测，如血清胆固醇水平升高服用他汀类药物
			潮热		服用抗抑郁药（如文法拉辛）或中枢作用的抗高血压药物——肾上腺素能受体激动剂，可乐定
			阴道干燥/性欲减退		非激素局部润滑剂可缓解症状，避免使用含雌激素的阴道制剂
			认知障碍		指导患者报告任何记忆障碍和处理速度障碍
氟维司群 500mg 肌内注射，第0、15、28天，此后每28天1次	晚期	HR 阴性	注射部位反应		正确的注射方式，局部并发症可冰敷
			关节痛		镇痛和消炎药，鼓励患者体育锻炼
			血栓形成事件		手术前或不能活动时，提前停止服用数周，飞行时长超过4小时，应预防性抗凝
			潮热		服用抗抑郁药（如文法拉辛）或中枢作用的抗高血压药物——肾上腺素能受体激动剂，可乐定

2.3.2 血栓形成

一些辅助和前瞻性研究已经证实，在应用他莫昔芬治疗期间，发生静脉血栓形成事件的风险增加。与此类患者相比，早期行 AI 辅助治疗的患者，其血栓形成的发生率则显著降低[92-94, 98]。因外科手术导致需长时间卧床的女性发生这种严重毒性反应的风险更高，在这种情况下，强烈推荐中断数周的治疗。此外，在确诊为他莫昔芬相关静脉血栓形成的患者中，V 因子（Leiden）突变的发生率相比未发生静脉血栓形成的患者高出近 5 倍。因此，携带这种遗传变异的女性不推荐应用他莫昔芬[99]。在开始 SERM 或氟维司群治疗之前，必须详细了解患者的个人及家族史来筛查血栓形成事件。如存在可疑之处，应进行完整的凝血系统检查，包括以下血液学检测：活性蛋白 C、抗磷脂抗体、抗凝血酶、蛋白 C 及蛋白 S 的抗性。此外，V 因子和凝血酶原的基因表型也可会提供有用信息。

在氟维司群和他莫昔芬的头对头研究中，两种治疗措施发生静脉血栓形成事件的风险[90]相当。因此，应用氟维司群治疗的患者应与他莫昔芬治疗的患者一样，早期接受血栓预防性干预。

2.3.3 潮热

血管舒缩症状是乳腺癌患者雌激素缺乏的常见并发症，这一症状导致患者生活质量下降，并且依从性较差。与辅助治疗中应用芳香化酶抑制剂和挽救治疗中应用氟维司群相比，应用他莫昔芬治疗的患者这种不良事件的发生率似乎略高。不同研究报告的发病率为 35% ~ 40%[92-94, 98]。绝经前接受卵巢功能抑制联合他莫昔芬[100]或 AI[86]治疗的患者中，发生率更高，约为 90%。成功的管理是具有挑战性的。应用非雌激素药物进行干预对减少潮热[101]症状显示出一定的疗效，如选择 5- 羟色胺 – 去甲肾上腺素再摄取抑制剂文拉法辛 75mg/d；抗高血压中枢肾上腺素能受体激动剂可乐定 0.1mg/d。

2.3.4 眼病

在大型 NSABP-1 前瞻性研究[102]中，他莫昔芬组的白内障发生率明显高于安慰剂组。该不良事件发生率为 2.77%，其中 1% 的患者接受了白内障手术。当患者出现任何视觉异常时应及时反馈，并且对有症状的患者应进行眼科相关检查。对 63 例出现眼毒性的患者进行前瞻性随访，发现 4 例出现视网膜病变。停用他莫昔芬后，视网膜浑浊是不可逆的[103]。

2.3.5 肌肉骨骼痛

根据多个辅助治疗研究中的毒性数据表明，关节痛是芳香化酶抑制剂的主要不良反应，约在 35% 的女性中可见，是导致依从性差的首要原因。在SOFT 和 TEXT 试验中的依西美坦治疗组，超过 80% 的绝经前患者出现关节痛[86]。为使患者消除疑虑，应向其说明此症状是可控的，并随着时间推移可逐渐改善，且停药后可逆。应鼓励患者定期进行体育锻炼。非甾体抗炎药（NSAIDs）、环氧合酶 -2 抑制剂等药物干预和阿片类镇痛药的使用有助于缓解症状[104]。如果疼痛控制不理想，可以考虑改用另一种 AI 类药物，出现长期致残的情况下，他莫昔芬仍可推荐作为替代方案。

2.3.6 骨质疏松

应用 AI 类药物导致的哪怕是检测不出的雌激素缺乏，也会导致骨质疏松和骨折风险增加。这与 SERM 类药物对骨骼的保护作用形成鲜明对比。在 ATAC 和 TEAM 试验中，服用 5 年阿那曲唑或依西美坦[94, 98]的女性骨质疏松的发生率为 10%~11%。在 IES 和 TEAM 研究中（他莫昔芬后序贯依西美坦治疗 2~3 年），只有 6% 的患者出现骨质疏松[94, 98]。应用依西美坦和卵巢功能抑制治疗的绝经前患者骨质疏松的发生率更高（38%）。

在辅助治疗中，据报道应用 5 年 AI 类药物的患者骨折发生率为5%~11%[92, 93, 98]。而在接受 500mg 的氟维司群治疗的患者中，仅有一人出现骨质疏松症[80]。

强烈推荐所有开始接受 AI 治疗的女性均应用双能 X 射线吸收法（dual-energy X-ray absorptiometry，DEXA）来测量骨密度（bone mineral density，BMD），并全面评估因骨质疏松导致骨折的危险因素，如年龄超过 65 岁、低 BMI、髋部骨折家族史、50 岁内出现过骨折史、目前使用皮质类固醇激素治疗或吸烟和酒精摄入量增加[105]。那些基线便出现骨质减少或分类为"高风险"的患者，应每 1~2 年进行一次骨密度监测。为保持骨骼健康，应考虑改变生活方式，并适当补充维生素 D（≥ 800UI/d）和钙（1200~1500mg/d）[106]。

当前的 ASCO 指南推荐，如出现骨质疏松（T 评分 ≤ 2.5），应及时考虑双膦酸盐治疗。欧洲专家小组建议，对于所有 T 评分 ≤ 2.0 或 ≥ 2.0 有骨折临床危险因素[107]的患者，临床应考虑常规应用双膦酸盐，以防止因抗肿瘤治疗而导致的骨质流失。

最新研究表明，在应用芳香化酶抑制剂进行辅助治疗的女性当中，每年使用地舒单抗 60mg（一种完全抗 RANK 配体的人源性抗体）治疗 2 次与其BMD 显著增加呈正相关[108, 109]。

2.3.7 心血管事件

心血管事件包括心肌缺血和脑卒中。在实验中，对应用芳香化酶抑制剂在心血管安全性方面进行监测的标准较差，此外，数据可能仍不成熟。与单用他莫昔芬[92, 93]相比，早期单用 AI 类药物进行辅助治疗的患者心血管事件的发生率未见提高。然而，通过对一项共计纳入 30 023 例患者，包括7 项有关辅助治疗的实验的荟萃分析发现，芳香化酶抑制剂组的心血管疾病风险（包括心肌梗死、心绞痛和心力衰竭）明显高于 5 年他莫昔芬组或更换方案组（芳香化酶抑制剂组为 4.2%，他莫昔芬组为 3.4%，OR = 1.26，95%CI: 1.10 ~ 1.43，$P < 0.001$）[110]。在 NSABP-P1 研究中，他莫昔芬与安慰剂相比，不能增加缺血性心脏病的风险。严重的冠脉综合征的发生率为0.94% ~ 1.12%[102]。在 SOFT 和 TEXT 试验的联合分析中，只有 0.7% 接受依西美坦和卵巢功能抑制剂治疗的患者发生了心血管事件[86]。治疗期间，血清胆固醇水平的升高是众所周知的现象，它可能是导致心肌缺血的风险增加的一个参数。因此，强烈建议在接受芳香化酶抑制剂治疗的女性中定期筛查心血管危险因素。对于应用 AI 类药物的具有缺血性心脏病病史的绝经后患者来说，在仔细评估乳腺癌复发风险的基础上，考虑序贯方案可能优于前期应用 AI，这对于那些低或中度复发风险的女性来说尤为重要。

2.3.8 认知功能障碍

来自大型辅助治疗研究的有关认知功能的数据非常有限且相互矛盾。但是，一项 BIG 1-98 的子研究通过对治疗 5 年和停止治疗 1 年后的患者的检查，发现了经不同的内分泌药物治疗导致的相关认知功能障碍的差异。接受来曲唑治疗的患者的综合认知得分高于接受他莫昔芬治疗的患者，且停药后发现病情好转[111]。TEAM 试验的一项横断面研究与这些发现相吻合，表明接受依西美坦治疗的患者比接受他莫昔芬治疗的患者具有更好的认知能力[112]。在绝经前的年轻患者中，对 SOFT 研究进行的一小部分亚组分析中发现，没有证据显示在他莫昔芬或依西美坦辅助内分泌治疗中，增加卵巢功能抑制剂会显著影响整体认知功能[113]。这些数据具有局限性且尚未成熟，因此无法得出肯定的结论，也没有针对长期应用激素治疗期间应如何监测认知功能损害的合理化建议。

2.4 靶向药物

曲妥珠单抗是一种结合 HER2 跨膜受体胞外部分的单克隆 IgG1 类人源化鼠抗体[114]。自 1998 年上市以来，无论是在转移性乳腺癌还是早期乳腺癌当中，曲妥珠单抗已成为治疗 HER2 阳性乳腺癌患者的坚实基础[115-121]。这种口服的小分子靶向药物可抑制 HER2 和表皮生长因子受体（EGFR 或 HER1）的酪氨酸激酶活性。现已被批准与卡培他滨或来曲唑联合用于治疗 HER2 阳性的转移性乳腺癌，并已在（新）辅助治疗[122, 123]的临床试验中进行了评估。

越来越多的新型抗 HER2 药物使得 HER2 阳性乳腺癌的患者有了新的希望。

帕妥珠单抗是一种结合 HER2 二聚化结构域的单克隆抗体[124]，因此可抑制 HER2 二聚体的形成，包括 HER2-HER3 异二聚体。基于两项大型的Ⅲ期临床研究[125-127]，现已批准帕妥珠单抗与紫杉类化疗药物和曲妥珠单抗联合使用，用于 HER2 阳性的乳腺癌的新辅助治疗及转移性乳腺癌的一线治疗[115]。

恩美曲妥珠单抗（T-DMI）是将曲妥珠单抗与真菌毒素美坦素（DM-1）相结合的抗体偶联药物，其可将抗微管剂（DM1）特异性传递至 HER2 阳性细胞内[128]。基于两项Ⅲ期临床研究[129, 130]的结果，T-DM1 已被获批用于治疗 HER2 阳性的转移性乳腺癌[115]，且 T-DM1 的不良反应显著低于标准对照组。

来那替尼是一种有效的不可逆的泛 HER 激酶抑制剂，对 HER2 阳性的转移性乳腺癌患者[131]有显著疗效。一项针对 HER2 阳性早期乳腺癌患者的大型Ⅲ期临床研究显示，术后行曲妥珠单抗辅助治疗 1 年后应用来那替尼 / 安慰剂作为扩展辅助治疗[132]，来那替尼组的无病生存期明显优于安慰机组。

贝伐珠单抗作为一种关键的抗血管内皮生长因子的人源化单克隆抗体，已被批准用于治疗转移性乳腺癌[133-134]，同时也被 EMA 批准与紫杉醇或卡培他滨联合用于转移性乳腺癌的一线治疗。可联合内分泌药物用于雌激素受体阳性的转移性乳腺癌治疗的新型药物已获得相关监管机构的批准。依维莫司是一种西罗莫司衍生物，它通过与 mTORC1 的变构结合抑制 mTOR。在 BOLERO-2 Ⅲ期临床试验[135]阳性结果中得知，该药被批准与依西美坦联合用于非甾体类芳香化酶抑制剂治疗失败后的 ER 阳性的转移性乳腺癌的治疗。基于 PALOMA-1 Ⅱ期临床研究[136]结果，帕博西林作为一种可口服生物利用的高选择性的小分子 CDK4/6 抑制剂，被批准与来曲唑联合用于雌激素受体阳性转移性乳腺癌的一线治疗。基于 PALOMA-3 Ⅲ期临床试验的结果显示，美国 FDA 和 EMA 已批准帕博西林联合氟维司群合用于内分泌治疗失败的激素受体阳性的乳腺癌患者[137]。靶向药物的不良反应不同于传统的细胞毒性药物。虽然特异性靶向打击恶性肿瘤细胞意味着应该保留正常细胞，但靶向药物的确已被证实具有很多不良反应，这些不良反应通常会导致减量，延迟甚至中断治疗。靶向药物的不良反应可分为"种类特异性"和"剂量特异性"。

众所周知，单克隆抗体可立即产生输液反应，但生物技术的进步已减少了此类事件的发生。

小分子抑制剂通常会导致腹泻和皮疹。它们主要通过细胞色素 P450 3A4 代谢，因此与不经肝代谢的单克隆抗体相反，它们会受到多种药物相互作用的影响。

所有抗 HER2 药物都可能导致左心室心肌功能障碍，当它们与具有心脏毒性的化疗药物联合或序贯使用时需谨慎。

贝伐珠单抗是作用于 VEGF 的经典药物，它的不良反应包括高血压、出血、血栓形成、延缓伤口愈合以及轻度的心功能障碍。表 2.4 总结了治疗乳腺癌的靶向药物的适应证[132, 133, 138-159]、主要不良反应以及监测不良反应需要完成的检查项目。处理主要不良反应的办法已在表 2.1、表 2.2、表 2.3、表 2.4 中给出。

表 2.4　靶向制剂的不良反应

常用药物剂量和用药时间表	处方的背景和最低要求	最常见的不良反应 vs 罕见的不良反应	发生率	用于监测不良反应的特殊测试（如有）	关于预防/管理不良反应的建议
贝伐珠单抗	紫杉醇或卡培他滨联合治疗转移性乳腺癌	高血压	0.8%～17.9%，15mg/kg vs 7.5mg/kg，发病率较高	治疗期间每 2～3 周监测 1 次血压。合并肾疾病的癌症患者的目标 BP=135/85	接受适当的降压治疗。注意药物相互作用：硝苯地平（谨慎使用）、维拉帕米、地尔硫卓和 CYP3A4 抑制剂（禁忌）。首选 ACE 抑制剂主要是因为蛋白尿。高血压危象或重度高血压性脑病患者停用贝珠单抗；未经内科治疗控制的重度高血压患者停用贝伐珠单抗后继续定期监测血压
		蛋白尿	0.8%～3.9%	尿试纸分析蛋白尿每次给药前 24 小时尿液采集，尿试纸 2+ 或 2+ 以上为蛋白尿	肾病综合征患者停用贝伐珠单抗，中度至重度蛋白尿患者停用贝伐珠单抗（≥ 2g/24h）；没有关于中度蛋白尿患者使用贝伐珠单抗的数据
		伤口愈合并发症	0.4%～1.5%	临床建议	选择性手术前 28 天停用贝伐珠单抗，手术后 28 天使用贝伐珠单抗，如果手术伤口完全愈合，需排除伤口未愈合、活动性胃溃疡和骨折的患者
		胃肠穿孔	0.4%～2.5%	主要取决于疾病部位	排除过去 6 个月内有腹腔瘘、胃肠道感染或腹腔内脓肿的患者，如果是抑制胃肽（GIP）停止贝伐珠单抗治疗

续表

常用药物剂量和时间表	处方的背景和最低要求	最常见的不良反应 vs 罕见的不良反应	发生率	用于监测不良反应的特殊测试（如有）	关于预防/管理不良反应的建议
贝伐珠单抗	转移性乳腺癌联合紫杉醇或卡培他滨	出血	0.4%~5.4%	临床建议 CBC	不排除中枢转移肿瘤患者因严重出血事件停用贝伐单抗，不应禁用抗凝，不应禁用小剂量阿司匹林
		血栓形成事件	0.7%~6.5%（将 ATE 和 VTE 组合在一起）	主要是动脉血栓事件	高危患者（≥65岁，有动脉血栓或栓子病史）预防性小剂量阿司匹林治疗；严重动脉血栓事件后停用贝伐单抗
		心血管事件（CHF）	1.6%。不同剂量或伴随的化疗药物未见差异	治疗结束后每隔 3~4 个月和 6~8 个月分别行超声心动图，MUGA 核素心动图检查。放射性示踪剂、血清生物标志物和遗传多态性的研究正在进行中	停用贝伐单抗。启动 ACE 抑制剂或血管紧张素受体阻滞剂（ARB）+β受体阻滞剂+利尿剂
		颌骨坏死	0.3%~0.4%。接受双膦酸盐治疗的患者较高；与化疗相比，BEV 似乎不会增加风险	临床评价，X 线，CT 扫描	

续表

常用药物剂量和用药时间表	处方的背景和最低要求	最常见的不良反应 vs 罕见的不良反应	发生率	用于监测不良反应的特殊测试（如有）	关于预防/管理不良反应的建议
曲妥珠单抗	新佐剂、佐剂和转移环境中 HER2 阳性（IHC3＋或 IHC2＋，FISH 比值＞2.2）乳腺癌	无症状左心室收缩功能障碍	在转移性环境中 11%～17%，在辅助环境中联合化疗时为 0～18.6%。与相结合为 4%		开始使用 ACE 抑制剂。请参阅管理程序
			当联合紫杉烷和蒽环类药物时，在转移性环境中为 2%。当联合蒽环类药物时为 16%。在佐剂内中为 0～3.8%。联合治疗时＜1%。分泌治疗时大量预处理的患者中有 4% 使用单一药物治疗	超声心动图，MUGA 核素扫描每 12 周 1 次。放射性示踪剂，血清生物标志物和遗传学多态性的研究正在进行中	
		症状性充血性心力衰竭			
		输液反应	25%～38% 的第一次输液出现轻度到中度反应。严重反应（过敏反应）＜1%，包括发热、发冷、有时还会恶心、呕吐、疼痛、头痛、头晕、呼吸困难、皮疹和虚弱	临床评估。症状通常发生在服用曲妥珠单抗的 24 小时内	对于呼吸困难或临床显著低血压的患者，应中断输液，直到症状完全消除。因为输液反应过敏反应，血管性水肿，同质性肺炎或急性呼吸窘迫综合征。强烈建议用曲妥珠单抗的患者永久停药。输液速度减慢。使用对乙酰氨基酚、苯海拉明和/或哌替啶，皮质类固醇

续表

常用药物剂量和时间表	处方的背景和最低要求	最常见不良反应 vs 罕见的不良反应	发生率	用于监测不良反应的特殊测试（如有）	关于预防／管理不良反应的建议
帕妥珠单抗	HER2 阳性（IHC3 + 或 IHC2 +，FISH 比值 > 2.2）新辅助和转移环境中的乳腺癌	无症状左心室收缩功能障碍	单用帕妥珠单抗 6.9%，帕妥珠单抗联合非蒽环类药物化疗 3.4%，帕妥珠单抗联合曲妥珠单抗 6.5%	治疗期间每 12 周做 1 次超声心动图，MUGA 核素扫描	请参阅治疗程序
		症状性充血性心力衰竭	单独使用帕妥珠单抗 0.3%，帕妥珠单抗联合非蒽环类药物化疗 1.1%，帕妥珠单抗联合曲妥珠单抗 1.1%		
		腹泻	所有等级为 51% 和 5.4%～7.3%，等级 3.64%；与曲妥珠单抗联用为 64%	患者的症状。NCI-CTC 分级	必要时的洛哌丁胺支持治疗
		恶心	24%～27%，无 3～4 级；与曲妥珠单抗联用时为 4.27%	患者症状	
		乏力	22%～24%，3 级为 2.4%；与曲妥珠单抗联用时为 33%	患者症状	镇吐药由主治医师自行决定
		皮疹，包括过敏反应	20%，没有 3 级或 4 级	临床主诉	
		呕吐	15%，3 级 2.5%	患者症状	镇吐药物由主治医师自行决定

续表

常用药物剂量和时间表	处方的背景和最低要求	最常见的不良反应 vs 罕见的不良反应	发生率	用于监测不良反应的特殊测试（如有）	关于预防/管理不良反应的建议
T-DM1	HER2阳性（IHC3+或IHC2+和FISH比例>2.2）转移性乳腺癌	血小板减少症	3级或4级有8%	给药前的全血细胞计数（CBC）	剂量从3.6mg/kg减少到3mg/kg，直至2.4mg/kg
		乏力	3级或4级有4.5%；所有等级共65.2%		
		恶心	3级或4级有0.9%；所有等级共50.9%	患者症状	镇吐药由主治医师决定
		头痛	1级的有40.2%		常用镇痛药
		低钾血症	3级或4级的有8.9%；所有等级共24.1%	给药前化验	补K$^+$，与呕吐、腹泻或利尿剂的使用无关
拉帕替尼	HER2阳性（IHC3+或IHC2+和FISH比例>2.2）转移性乳腺癌，在曲妥珠单抗治疗后进展的乳腺癌	腹泻	单药治疗为19%~48%，与卡培他滨联合应用为60%，3/4级为13%；与曲妥珠单抗联合应用为60%，3级为9%；与来曲唑联合应用为63%	患者的症状 NCI-CTC分级（美国立癌症研究所的常规毒性判定标准）	见管理程序
		皮疹	22%~44%，取决于是单药、联合化疗或内分泌治疗。3级为6%，没有4级	痤疮样毛囊炎皮疹：面部、头皮、胸部和背部的炎性丘疹和脓疱	见管理程序。维甲酸未提示

续表

常用药物剂量和时间表	处方的背景和最低要求	最常见的不良反应 vs 罕见的不良反应	发生率	用于监测不良反应的特殊测试（如有）	关于预防/管理不良反应的建议
拉帕替尼	HER2 阳性（IHC3+ 或 IHC2+ 和 FISH 比例 > 2.2）转移性乳腺癌，在曲妥珠单抗治疗后进展的乳腺癌	其他皮肤病	1% ~ 4%	毛发紊乱、皮肤干燥、瘙痒/荨麻疹、指甲疾病	润肤剂、避免日光
		肝毒性	1.5%有 3 级 ALT 升高，0.3% 严重肝损伤伴高胆红素血症	监测 LFT（肝功）和胆红素；与 MHC II 型等位基因 HLA-DQA1*02：01 的关联	避免药物相互作用，特别是 CYP3A4 诱导剂；筛查其他原因（病毒性肝炎、血色素沉着症等）；停止治疗
		左室收缩功能障碍		超声心动图，MUGA 核素显像，心脏生物标志物（肌酐激酶、肌钙蛋白、脑钠肽）	可逆。见管理程序

续表

常用药物剂量和时间间隔表	处方的背景和最低要求	最常见的不良反应 vs 罕见的不良反应	发生率	用于监测不良反应的特殊测试（如有）	关于预防/管理不良反应的建议
来那替尼	正在进行 HER2 阳性（IHC3 + 或 IHC2 + 和 FISH 比例 > 2.2）乳腺癌的临床试验	腹泻	3 级或 4 级有 21%；所有等级共 93%	患者的症状 NCI-CTC 分级 血检 便检	尽管有最佳的药物治疗 3 级仍持续超过 2 天，或与发热或脱水有关：维持来那替尼治疗，直到恢复至 1 级或恢复基线水平；考虑预防性止泻药物 如果复发或恢复 > 1 周，将剂量减少到 160mg，然后 120mg
		乏力	2% 的 3 级或 4 级所有等级共 24%	患者的症状	3 级持续 3 天以上，维持至恢复；如果复发，减少剂量
		恶心	3 级或 4 级有 2%；所有等级共 36%	患者的症状	镇吐药由主治医师决定
		呕吐	3 级或 4 级有 4%；所有等级共 31%	患者的症状	若 3 级或以上，则维持治疗；如果复发，则维持剂量减少
		皮疹	18%，无 3 级或 4 级	临床评估	见皮修管理程序
阿法替尼	正在进行 HER2 阳性（IHC3 + 或 IHC2 + 和 FISH 比例 > 2.2）乳腺癌的临床试验	腹泻	87% ~ 95%，18% ~ 20%3 级	患者的症状 NCI-CTC 分级 血检 便检	见管理程序
		皮肤反应	88% ~ 95%，9.8% ~ 19%3 级	临床评估	见管理程序

2.4.1 心血管毒性

在首次报道的曲妥珠单抗联合化疗治疗晚期 HER2 阳性[116]的乳腺癌患者的Ⅲ期临床试验中，心功能不全是主要的不良事件。当与蒽环类药物联用时，其发生率高达 27%。这一出乎意料的发现对辅助治疗的实验设计产生了影响，该实验招募了 12 000 多例患者，并采用蒽环类药物和曲妥珠单抗的序贯方式给药，当左室射血分数出现下降并达到阈值时，便遵循前瞻性心功能监测及停止规则进行处理。正因如此，实验中呈现出的心脏毒性发生率较低，为 0.4% ~ 3.6%。考虑到乳腺癌复发率和死亡率大幅度下降，因此这一不良反应也是可以被接受的[116-119]。尽管其原因尚未完全阐明，曲妥珠单抗引起的相关性左室收缩功能障碍（left ventricular systolic dysfunction，L vs D）已被归类为 2 型化疗相关性心脏毒性（chemotherapy related cardiotoricity CRCT）。它是通过曲妥珠单抗阻断心肌细胞中的 ErbB2-ErbB4 信号传导来介导的，该途径被认为在保护心肌细胞免受应激损害方面发挥作用。与蒽环类药物相关性心肌损害造成的 1 型 CRCT 相反，曲妥珠单抗引起的 L vs D 与剂量无关，这类损伤通过药物干预后有可能逆转，并且有机会尝试再挑战[160]。影响 LVEF 下降的潜在危险因素包括高龄、高血压及基线时 LVEF 处于正常范围内的低值[24, 116, 161]。已给出首次给药方案及监测和管理心脏事件的指导建议（图 2.1）[162]。

试验中曲妥珠单抗引起的心脏毒性的报道促使了研究者对应用拉帕替尼和来那替尼的患者进行密切的心脏监测。结果发现，即使在应用过曲妥珠单抗和蒽环类药物治疗的患者中，这些药物引起心脏毒性的概率也是较低的。此外，大多数的左室射血分数下降都是无症状的，且几乎普遍可逆。尽管与曲妥珠单抗一样，拉帕替尼的心脏毒性似乎是 2 型 CRCT，理论的发展阐述了较低的发生率，包括抑制 HER2/HER4 异源二聚体信号的或 ATP 生成非 ATP 耗竭的弱效力[163]。

因为血管内皮生长因子对发生应激或损伤后的心肌细胞的存活起到重要作用[164]，所以以 VEGF 途径为靶点的药物也会引起左室功能下降。一项关于应用贝伐珠单抗治疗转移性乳腺癌的荟萃分析显示，与对照组[133]相比，应用贝伐珠单抗的患者发生左室收缩功能障碍的概率增加。但总体发病率较低，且与剂量及同期应用的化疗药物种类无关[133]。早期的数据显示，随着治疗的中断和调节心脏药物[165]的干预，心功能可以得到恢复。贝伐珠单抗也是造成罕见的动静脉血栓形成的原因[147]。

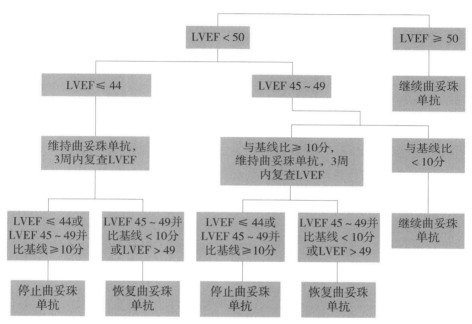

图 2.1　对曲妥珠单抗致心功能不全患者的处理[162]

2.4.2　高血压

众所周知，高血压是抗肿瘤血管生成药物的一种不良反应。因果假说包括贝伐珠单抗对肾血管的作用以及抑制一氧化氮[166]的产生。在每个周期用药期间需密切监测和管理血压，当出现异常升高时，可应用常规的降压药进行控制。当高血压和神经症状（如头痛、视力受损等）控制不佳时，可考虑停用贝伐珠单抗。这可能是应用贝伐珠单抗[140]导致的非常罕见的可逆性后部白质脑病综合征引起的。

2.4.3　输液反应

大多数抗肿瘤药物具有输液反应，其中单克隆抗体引起输液反应的风险最大，这些反应常常发生在输注过程中或输注结束后，大多数为轻到中度，表现出的临床症状也各不相同，如发热、寒战、头痛、恶心、瘙痒、皮疹等。严重者可出现低血压、荨麻疹、支气管痉挛，但很少出现心搏骤停。输液反应发生机制是免疫介导的：由 IgE 介导的细胞因子释放和Ⅰ型超敏反应。最新技术正在着力研发完全人源化的单克隆抗体，尽可能地减少过敏反应。在单克隆抗体中，曲妥珠单抗发生输注反应的概率最高，但大多为轻到中度。大多数患者再次用药时，未出现输液反应，但当出现过敏反应、血管性水肿或急性呼吸窘迫综合征时应考虑永久停药。

贝伐珠单抗的输液反应发生率较低，在结直肠癌[167]的大型临床试验中接近 3.1%。然而，暂时没有关于既往出现过严重输液反应的患者接受再挑战的安全性数据。医护人员在输注这些药物时也应随时准备好抢救药品，如肾上腺素、皮质类固醇、静脉注射抗组胺剂、支气管扩张剂、氧气和血管升压剂。

2.4.4　肝毒性

据报道，在接受拉帕替尼治疗的患者中出现了关于肝的不良事件。肝毒性主要是肝细胞损伤[157]。对 16 项临床试验的数据进行回顾性分析，3 级 ALT/AST 升高的发生率为 1.5%，符合海氏评价标准[158]且伴有黄疸的肝损伤约 0.3%。一项研究报道了 138 名服用拉帕替尼[168]治疗的患者，其中 4 人因肝损伤停药，1 人因肝功能衰竭导致死亡。

重度肝损伤的机制尚未完全阐明，这可能与免疫介导的超敏反应有关，而拉帕替尼也被证实是 CYP3A4[169]的抑制剂。此外，最近的药物遗传学评估已经确定了拉帕替尼诱导的肝损伤与 4 个 MHC Ⅱ类等位基因之间的关系。统计数据表明与 HLADQA1*02：01[157]有密切的相关性。

如何管理取决于肝毒性的严重程度。鉴别诊断包括病毒性肝炎、血色素沉着症、α-1 抗胰蛋白酶缺乏症和肝进行性疾病。临床医师必须了解药物之间的相互作用，避免使用 CYP3A4 诱导剂以及其他导致肝损伤的药物，如扑热息痛。

据报道，其他种类的酪氨酸激酶抑制剂也是具有肝毒性的，LFT 升高则应警惕乳腺癌中使用的所有可能造成肝损伤的小分子靶向药，包括来那替尼[170]。在治疗 HER2 阳性转移性乳腺癌[171] 中，曾有报道表明 T-DM1 可导致 AST/ALT 的升高。

2.4.5　胃肠穿孔、伤口愈合并发症和出血

这些是抗肿瘤血管生成药物的主要并发症，但在接受贝伐珠单抗治疗的转移性乳腺癌患者中，这些并发症的发生率较低，且很少出现腹胀。存在中枢神经系统转移的患者也可接受抗血管生成药物的治疗。建议择期手术前 4 周至手术后 4 周停用贝伐珠单抗，以减少伤口愈合并发症。

2.4.6　腹泻

腹泻作为一种不良事件存在于酪氨酸激酶抑制剂（tyrosine kinase inhibitor，TKI）的Ⅰ至Ⅲ期临床试验中。到目前为止，它是导致大多数减量、停药的主要原因。因此，这些小分子靶向药的疗效大大减低[170]。服用拉帕替尼可较早出现腹泻，常出现在治疗前几天（6 天以内），腹泻程度较轻，通常不需要干预。

然而，为了防止脱水和电解质紊乱，必须要密切观察患者病情变化。针对 TKI 引起的腹泻，应用常规止泻药物即可控制。应鼓励患者注重饮食结构，避免药物之间相互作用。极少出现需要住院补液、应用奥曲肽及抗生素的病例。

鉴别诊断包括感染性肠炎和吸收不良。分泌性腹泻表现为粪便中高钠、高氯，不含黏液脓血、白细胞或艰难梭菌毒素。应用来那替尼常常会导致腹泻。其病理生理机制为通过 EGFR 对氯离子分泌的抑制作用而导致的[172]。活检通常没有黏膜损伤，但通过对来那替尼Ⅰ期试验的分析表明，小肠和十二指肠的黏膜腺体会出现轻度扩张和变性[173]。

曲妥珠单抗联合拉帕替尼或曲妥珠单抗联合帕妥珠单抗双重阻断 HER2 会加重腹泻，这时则需要及时和积极的治疗。一旦在应用泛 ERB TKI[33] 类药物时出现腹泻，则可应用前面提到的化疗相关性腹泻的管理办法进行处理（图 2.2）。

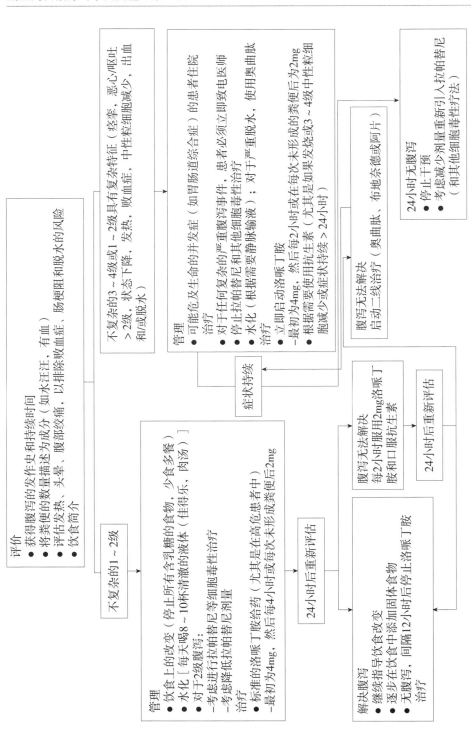

图 2.2　使用 HER1/HER2 酪氨酸激酶抑制剂治疗患者腹泻的管理 [156]

74

2.4.7 皮疹

皮疹被认为是抗 ErbB1 靶向药物的一类毒性反应。由于拉帕替尼针对 EGFR 和 HER2，应用这些药物的乳腺癌患者通常会出现类似毛囊炎的典型痤疮样皮疹。皮疹呈炎性丘疹和脓疱，常常分布在面部、头皮、胸部和背部等有皮脂腺的区域。这种皮疹与寻常痤疮的区别在于缺少粉刺，组织切片表现为化脓性毛囊炎和浅表性毛囊炎[174]。应用拉帕替尼出现这种不良反应的概率低于其他 ErbB1 抑制剂。大约一半口服拉帕替尼的患者在治疗的前两周会出现皮肤毒性。然而，大多程度较轻，且可自愈，几乎不需要进行干预、减量或停药。

治疗取决于病变的类型（脓疱或丘疹）和分布范围。如果身体表面超过 50% 的皮肤受到影响，则应该停止治疗。处理办法已经给出（图 2.3）[156, 175]。

目前没有确凿的证据表明，治疗乳腺癌的相关药物引起的皮疹及其严重程度与肿瘤反应或疾病转归有关，正如西妥昔单抗、厄洛替尼和吉非替尼[176, 177]等其他抗 EGFR 药物一样。应用拉帕替尼联合曲妥珠单抗对 HER2 进行双重阻断的新辅助和辅助化疗实验（NeoALTTO 和 ALTTO Ⅲ期临床研究）表明，早期出现皮疹的患者获益更大[178, 179]。

关于皮肤毒性的更多细节将在本书的其他地方进行讨论。

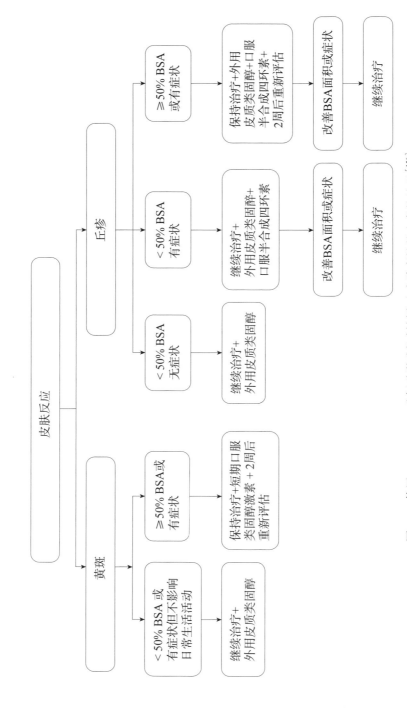

图 2.3 使用 HER1/HER2 酪氨酸激酶抑制剂发生皮肤毒性的患者的处理 [156]

2.4.8 间质性肺炎

TKI 引起的间质性肺炎是一种非常罕见的不良事件，这种不良反应可能致命。首个获批的酪氨酸激酶抑制剂伊马替尼[180]对此进行了阐述。后续报道的大多数病例中均有相关描述，如用于治疗非小细胞肺癌的抗 EGFR 酪氨酸激酶抑制剂埃罗替尼[181, 182]和吉非替尼[183]，以及 mTOR 抑制剂依维莫司。仅有少数病例是致命的[183]，而大多数则在停药和使用皮质类固醇后可缓解[184]，并且可尝试再挑战[183]。TKI 引起的间质性肺炎的机制尚不明确，但通常被认为是类似过敏性肺炎、闭塞性细支气管炎或嗜酸性肺炎的特异性疾病[185]。因为临床症状与充血性心力衰竭、感染和淋巴管癌的表现非常相似，所以诊断也是排除的一种方法。

在依维莫司尚未用于治疗雌激素受体阳性的晚期乳腺癌之前，TKI 很少会导致这类并发症。其中最详尽的阐述来自拉帕替尼的扩大使用研究，其中 0.2%（7/4283）的患者出现了肺部事件，其中 3 例肺炎，2 例间质性肺炎，2 例肺浸润[186]。在整个拉帕替尼治疗中[186]，与其相关的间质性肺炎的发生率为 0.3%（36/12，795），且所有不良反应都是可逆的。拉帕替尼和来那替尼的其他不良反应主要是呼吸困难，而不是间质性肺炎。应用 T-DM1[171]治疗的患者中发生肺炎的概率为 1.1%。

值得强调的是与 mTOR 抑制剂相关的非感染性肺炎，因为它在人群中的罹患率较高（激素受体阳性转移性乳腺癌）。其发病机制尚不明确，可能与暴露于隐性抗原后的细胞介导的自身免疫反应或 T 细胞介导的迟发型超敏反应有关。也有人推测，mTOR 抑制剂可能通过限制肺结构的破坏性重塑来发挥部分作用。幸运的是 3 级和 4 级的不良反应相对较少（3 级为 3%）。遵循一些规律（图 2.4），快速地明确诊断和积极地治疗可以降低发生严重并发症的风险[187]。

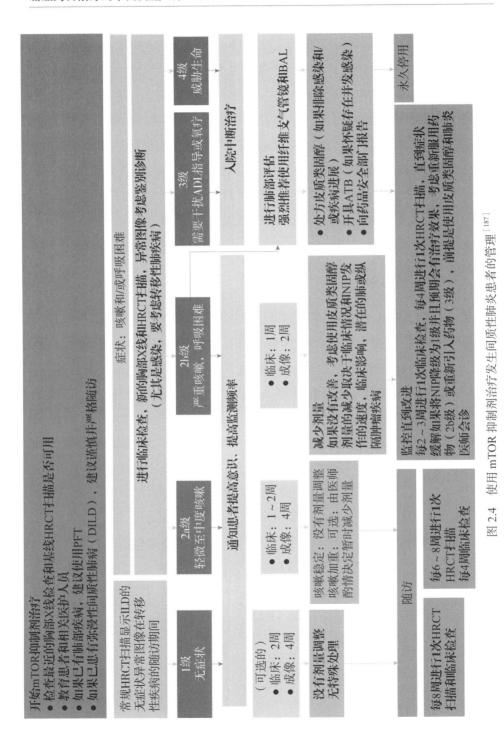

图 2.4　使用 mTOR 抑制剂治疗发生间质性肺炎患者的管理[187]

2.4.9　血液学毒性

血液毒性不是靶向药物的常见不良事件，然而使用 CDK4-6 抑制剂（如帕博西尼）时，嗜中性粒细胞减少却时常发生，幸运的是这些短暂的嗜中性粒细胞减少没有导致发热性嗜中性粒细胞减少症[136, 137]。

乳腺癌靶向药物的另一个血液学不良事件为血小板计数减少。依维莫司和帕博西尼的发生率 < 20%，而 T-DM1 的发生率可高达 32%[135-137]。T-DM1 引起的血小板减少是不完全可逆的，其中 2% 的患者出现了 3 级或 4 级的出血[171]。

2.5　骨改良剂

乳腺癌易转移至骨骼，引发多种临床症状，如疼痛、高钙血症和骨折，从而降低患者生活质量。

众所周知，双膦酸盐可用来预防骨转移相关事件（skeletal-velated event，SRE），因此它可用于晚期乳腺癌的支持治疗。考虑到唑来膦酸在雌激素水平较低时可降低乳腺癌的复发率，因此其有望被应用于辅助治疗。如以下两种情况可考虑联合唑来膦酸：年轻女性应用 LHRH 激动剂联合他莫昔芬或阿那曲唑或 55 岁以上的绝经后女性行辅助内分泌治疗[107, 188]。

地舒单抗是一种完全人源化单克隆抗体，其特异性结合人核因子 κB 受体激活蛋白配体（RANKL）。RANKL 可刺激破骨细胞活性，从而促进肿瘤细胞增殖、转移和存活。通过破坏这种活性，地舒单抗减少了骨吸收、肿瘤引起的骨破坏和 SRE[189]。在这一适应证中，目前已被证实每 4 周皮下注射 1 次地舒单抗，其在延迟或预防乳腺癌骨转移患者的 SRE 方面优于唑来膦酸[190]。在接受芳香化酶抑制剂的绝经后乳腺癌患者中，地舒单抗可降低临床骨折的风险和疾病复发的风险，而不增加毒性[109]。

双膦酸盐和 RANKL 单克隆抗体具有相同的毒性反应，但其发生率不同。有关详情，请参阅本书其他内容。

（金高娃　李　卉　李全福　张翠英　译）

参考文献

［1］ZHOU J, GIANNAKAKOU P. Targeting microtubules for cancer chemotherapy［J］. Curr Med Chem Anticancer Agents. 2005, 5(1): 65–71.

［2］MARTÍN M, RUIZ SIMÓN A, RUIZ BORREGO M, et al. Epirubicin plus cyclo-phosphamide followed by docetaxel versus epirubicin plus docetaxel followed by capecitabine as adjuvant therapy for node-positive early breast cancer: results from the GEICAM/2003-10 study［J］. J Clin Oncol. 2015, 33(32): 3788–3795.

［3］TANNOCK I F, HILL R P, BRISTOW R G, et al. The basic science of oncology. 4th ed［M］. New York: McGraw-Hill Medical Publishing Division. 2005.

［4］KAYE S B. New antimetabolites in cancer chemotherapy and their clinical impact［J］. Br J Cancer. 1998, 78(Suppl 3): 1–7.

［5］TAKIMOTO C H, CALVO E. Principles of oncologic pharmacotherapy. In: Pazdur R, Wagman LD, Camphausen KA, Hoskins WJ, editors. Cancer management: a multidisciplinary approach. 11th ed［M］. London: UBM Medica. 2008.

［6］NORTON L A. Gompertzian model of human breast cancer growth［J］. Cancer Res. 1988, 48(24 Pt 1): 7067–7071.

［7］SMITH T J, BOHLKE K, LYMAN G H, et al. Recommendations for the use of WBC growth factors: American Society of Clinical Oncology clinical practice guideline update［J］. J Clin Oncol. 2015, 33(28): 3199–3212.

［8］BONILLA L, BEN-AHARON I, VIDAL L, et al. Dose-dense chemotherapy in nonmetastatic breast cancer: a systematic review and meta-analysis of randomized controlled trials［J］. J Natl Cancer Inst. 2010, 102(24): 1845–1854.

［9］PETRELLI F, CABIDDU M, COINU A, et al. Adjuvant dosedense chemotherapy in breast cancer: a systematic review and meta-analysis of randomized trials［J］. Breast Cancer Res Treat. 2015, 151(2): 251–259.

［10］SPARANO J A, WANG M, MARTINO S, et al. Weekly paclitaxel in the adjuvant treatment of breast cancer［J］. N Engl J Med. 2008, 358(16): 1663–1671.

［11］SWAIN S M, JEONG J-H, GEYER C E, et al. Longer therapy, iatrogenic amenorrhea, and survival in early breast cancer［J］. N Engl J Med. 2010, 362(22): 2053–2065.

［12］AAPRO M S, BOHLIUS J, CAMERON D A, et al. 2010 update of EORTC guidelines for the use of granulocyte-colony stimulating factor to reduce the incidence of chemotherapy-induced febrile neutropenia in adult patients with lymphoproliferative disorders and solid tumours［J］. Eur J Cancer. 2011, 47(1): 8–32.

［13］DEL MASTRO L, DE PLACIDO S, BRUZZI P, et al. Fluorouracil and dose-dense chemotherapy in adjuvant treatment of patients with earlystage breast cancer: an open-label, 2 × 2 factorial, randomised phase 3 trial［J］. Lancet. 2015, 385(9980):1863–1872.

［14］HESKETH P J, KRIS M G, GRUNBERG S M, et al. Proposal for classifying the acute emetogenicity of cancer chemotherapy［J］. J Clin Oncol. 1997, 15(1):103–109.

［15］GRUNBERG S M, WARR D, GRALLA R J, et al. Evaluation of new antiemetic agents and definition of antineoplastic agent emetogenicity--state of the art［J］. Support Care Cancer. 2011, 19(Suppl 1):S43–S47.

［16］SCHNEIDER B P, ZHAO F, WANG M, et al. Neuropathy is not associated with clinical outcomes in patients receiving adjuvant taxane-containing therapy for operable breast cancer［J］. J Clin Oncol. 2012, 30(25):3051–3057.

［17］QUASTHOFF S, HARTUNG H P. Chemotherapy-induced peripheral neuropathy ［J］. J Neurol. 2002, 249(1):9–17.

［18］HERSHMAN D L, LACCHETTI C, DWORKIN R H, et al. Prevention and management of chemotherapy-induced peripheral neuropathy in survivors of adult cancers: American Society of Clinical Oncology clinical practice guideline［J］. J Clin Oncol. 2014, 32(18):1941–1967.

［19］SCHNEIDER B P, LI L, RADOVICH M, et al. Genome-wide association studies for taxane-induced peripheral neuropathy in ECOG-5103 and ECOG-1199［J］. Clin Cancer Res. 2015, 21(22):5082–5091.

［20］BARRETT-LEE P J, DIXON J M, FARRELL C, et al. Expert opinion on the use of anthracyclines in patients with advanced breast cancer at cardiac risk［J］. Ann Oncol. 2009, 20(5):816–827.

［21］TURNER N, BIGANZOLI L, DI LEO A. Continued value of adjuvant anthracyclines as treatment for early breast cancer［J］. Lancet Oncol. 2015, 16(7):e362–e369.

［22］SWAIN S M, WHALEY F S, EWER M S. Congestive heart failure in patients treated with doxorubicin: a retrospective analysis of three trials［J］. Cancer. 2003, 97(11):2869–2879.

［23］CURIGLIANO G, CARDINALE D, SUTER T, et al. Cardiovascular toxicity induced by chemotherapy, targeted agents and radiotherapy: ESMO Clinical Practice Guidelines［J］. Ann Oncol. 2012, 23(Suppl 7):vii155–166.

［24］SEIDMAN A, HUDIS C, PIERRI M K, et al. Cardiac dysfunction in the trastuzumab clinical trials experience［J］. J Clin Oncol. 2002, 20(5):1215–1221.

［25］SAWYER D B. Anthracyclines and heart failure［J］. N Engl J Med. 2013, 368(12):1154–1156.

［26］SWAIN S M, WHALEY F S, GERBER M C, et al. Cardioprotection with dexrazoxane for doxorubicin-containing therapy in advanced breast cancer［J］. J Clin Oncol. 1997, 15(4):1318–1332.

［27］HENSLEY M L, HAGERTY K L, KEWALRAMANI T, et al. American Society of Clinical Oncology 2008 clinical practice guideline update: use of chemotherapy and radiation therapy protectants［J］. J Clin Oncol. 2009, 27(1):127–145.

［28］VON HOFF D D, LAYARD M W, BASA P, et al. Risk factors for doxorubicin-induced congestive heart failure［J］. Ann Intern Med. 1979, 91(5):710–717.

［29］LEGHA S S, BENJAMIN R S, MACKAY B, et al. Reduction of doxorubicin cardiotoxicity by prolonged continuous intravenous infusion［J］. Ann Intern Med. 1982, 96(2):133–139.

［30］BATIST G, RAMAKRISHNAN G, RAO C S, et al. Reduced cardiotoxicity and preserved antitumor efficacy of liposome-encapsulated doxorubicin and cyclophosphamide com- pared with conventional doxorubicin and cyclophosphamide in a randomized, multicenter trial of metastatic breast cancer［J］. J Clin Oncol. 2001, 19(5):1444–1454.

［31］O'BRIEN MER, WIGLER N, INBAR M, et al. Reduced cardiotoxicity and com- parable efficacy in a phase III trial of pegylated liposomal doxorubicin HCl (CAELYX/Doxil) versus conventional doxorubicin for first-line treatment of metastatic breast cancer［J］. Ann Oncol. 2004, 15(3):440–449.

［32］YAMAGUCHI N, FUJII T, AOI S, et al. Comparison of cardiac events associated with liposomal doxorubicin, epirubicin and doxorubicin in breast cancer: a Bayesian network meta-analysis［J］. Eur J Cancer. 2015, 51(16):2314–2320.

［33］BENSON A B, AJANI J A, CATALANO R B, et al. Recommended guidelines for the treatment of cancer treatment-induced diarrhea［J］. J Clin Oncol. 2004, 22(14):2918–2926.

［34］KORNBLAU S, BENSON A B, CATALANO R, et al. Management of cancer treat- ment-related diarrhea. Issues and therapeutic strategies［J］. J Pain Symptom Manag. 2000, 19(2):118–129.

［35］PALMER K R, CORBETT C L, HOLDSWORTH C D. Double-blind cross-over study comparing loperamide, codeine and diphenoxylate in the treatment of chronic diarrhea ［J］. Gastroenterology. 1980, 79(6):1272–1275.

［36］GOUMAS P, NAXAKIS S, CHRISTOPOULOU A, et al. Octreotide acetate in the treatment of fluorouracil-induced diarrhea［J］. Oncologist. 1998, 3(1):50–53.

［37］PETERSON DE, BOERS-DOETS C B, BENSADOUN R J, et al. Management of oral and gastrointestinal mucosal injury: ESMO Clinical Practice Guidelines for diagnosis, treat- ment, and follow-up［J］. Ann Oncol. 2015, 26(Suppl 5):v139–v151.

［38］MCGUIRE D B, FULTON J S, PARK J, et al. Systematic review of basic oral care for the management of oral mucositis in cancer patients［J］. Support Care Cancer. 2013, 21(11):3165–3177.

［39］RUBENSTEIN E B, PETERSON D E, SCHUBERT M, et al. Clinical practice guidelines for the prevention and treatment of cancer therapy-induced oral and gastrointestinal mucositis［J］. Cancer. 2004, 100(9 Suppl):2026–2046.

［40］ANDERSON P M, SCHROEDER G, SKUBITZ K M. Oral glutamine reduces the duration and severity of stomatitis after cytotoxic cancer chemotherapy［J］. Cancer. 1998, 83(7):1433–1439.

［41］PETERSON D E, JONES J B, PETIT R G. Randomized, placebo-controlled trial of Saforis for prevention and treatment of oral mucositis in breast cancer patients receiving anthracycline-based chemotherapy [J]. Cancer. 2007, 109(2):322–331.

[42] WYMENGA A N, VAN DER GRAAF W T, HOFSTRA L S, et al. Phase I study of transforming growth factor-beta3 mouthwashes for prevention of chemotherapy-induced mucositis [J]. Clin Cancer Res. 1999, 5(6):1363–1368.

[43] GORZEGNO G, CERUTTI S, SPERONE P, et al. Effect of granulocyte macrophage colony stimulating factor (GM-CSF) mouthwash on grade III chemotherapy-induced oral mucositis [J]. Proc Am Soc Clin Oncol. 1999, 18:584.

[44] HEJNA M, KÖSTLER W J, RADERER M, et al. Decrease of duration and symptoms in chemotherapy-induced oral mucositis by topical GM-CSF: results of a prospective randomised trial [J]. Eur J Cancer. 2001, 37(16):1994–2002.

[45] BJORDAL J M, BENSADOUN R-J, TUNÈR J, e al. A systematic review with meta-analysis of the effect of low-level laser therapy (LLLT) in cancer therapyinduced oral mucositis [J]. Support Care Cancer. 2011, 19(8):1069–1077.

[46] HERMELINK K. Chemotherapy and cognitive function in breast cancer patients: the so-called chemo brain [J]. J Natl Cancer Inst Monogr. 2015, 2015(51):67–69.

[47] FALLETI M G, SANFILIPPO A, MARUFF P, et al. The nature and severity of cognitive impairment associated with adjuvant chemotherapy in women with breast cancer: a meta-analysis of the current literature [J]. Brain Cogn. 2005, 59(1):60–70.

[48] POPPELREUTER M, WEIS J, KÜLZ A K, et al. Cognitive dysfunction and subjective complaints of cancer patients. a cross-sectional study in a cancer rehabilitation centre [J]. Eur J Cancer. 2004, 40(1):43–49.

[49] BENDER C M, PACELLA M L, SEREIKA S M, et al. What do perceived cognitive problems reflect. J Support Oncol. 2008, 6(5):238–242.

[50] MEYERS C A. How chemotherapy damages the central nervous system [J]. J Biol. 2008, 7(4):11.

[51] AHLES T A, SAYKIN A J, FURSTENBERG C T, et al. Neuropsychologic impact of standard-dose systemic chemotherapy in long-term survivors of breast cancer and lymphoma [J]. J Clin Oncol. 2002, 20(2):485–493.

[52] WEFEL J S, SALEEBA A K, BUZDAR A U, et al. Acute and late onset cognitive dysfunction associated with chemotherapy in women with breast cancer [J]. Cancer. 2010, 116(14):3348–3356.

[53] AHLES T A, ROOT J C, RYAN E L. Cancer and cancer treatment-associated cognitive change: an update on the state of the science [J]. J Clin Oncol. 2012, 30(30):3675–3686.

[54] HAN R, YANG Y M, DIETRICH J, et al. Systemic 5-fluorouracil treatment causes a syndrome of delayed myelin destruction in the central nervous system [J]. J Biol. 2008, 7(4):12.

[55] KREUKELS B P C, HAMBURGER H L, DE RUITER M B, et al. ERP amplitude and latency in breast cancer survivors treated with adjuvant chemotherapy [J]. Clin Neuro-

physiol. 2008, 119(3):533–541.

［56］JIM H S L, PHILLIPS K M, CHAIT S, et al. Meta-analysis of cognitive functioning in breast cancer survivors previously treated with standard-dose chemotherapy［J］. J Clin Oncol. 2012, 30(29):3578–3587.

［57］RUNOWICZ C D, LEACH C R, HENRY N L, et al. American Cancer Society/ American Society of Clinical Oncology breast cancer survivorship care guideline［J］. J Clin Oncol. 2016, 34(6):611–635.

［58］SCHOVER L R, YETMAN R J, TUASON L J, et al. Partial mastectomy and breast reconstruction. A comparison of their effects on psychosocial adjustment, body image, and sexuality［J］. Cancer. 1995, 75(1):54–64.

［59］WILMOTH MC, ROSS JA. Women's perception. Breast cancer treatment and sexuality［J］. Cancer Pract. 1997, 5(6):353–359.

［60］Bakewell RT, Volker DL. Sexual dysfunction related to the treatment of young women with breast cancer［J］. Clin J Oncol Nurs. 2005, 9(6):697–702.

［61］AVIS NE, CRAWFORD S, MANUEL J. Psychosocial problems among younger women with breast cancer. Psychooncology［J］. 2004, 13(5):295–308.

［62］BARTULA I, SHERMAN KA. Screening for sexual dysfunction in women diagnosed with breast cancer: systematic review and recommendations［J］. Breast Cancer Res Treat. 2013, 141(2):173–185.

［63］GOLDFARB SB, DICKLER M, SIT L, et al. Sexual dysfunction in women with breast cancer: prevalence and severity［J］. J Clin Oncol. 2009, 27(15s):9558.

［64］HUMMEL SB, VAN LANKVELD JJDM, OLDENBURG HSA, et al. Internet-based cognitive behavioral therapy for sexual dysfunctions in women treated for breast cancer: design of a multicenter, randomized controlled trial［J］. BMC Cancer. 2015, 15:321.

［65］GOETSCH MF, LIM JY, CAUGHEY AB. A practical solution for dyspareunia in breast cancer survivors: a randomized controlled trial［J］. J Clin Oncol. 2015, 33(30):3394–3400.

［66］LEE SJ, SCHOVER LR, PARTRIDGE AH, et al. American Society of Clinical Oncology recommendations on fertility preservation in cancer patients［J］. J Clin Oncol. 2006, 24(18):2917–2931.

［67］HOWARD-ANDERSON J, GANZ PA, BOWER JE, et al. Quality of life, fertility concerns, and behavioral health outcomes in younger breast cancer survivors: a systematic review［J］. J Natl Cancer Inst. 2012, 104(5):386–405.

［68］RUDDY KJ, GELBER SI, TAMIMI RM, et al. Prospective study of fertility concerns and preservation strategies in young women with breast cancer［J］. J Clin Oncol. 2014, 32(11):1151–1166.

［69］LOREN AW, MANGU PB, BECK LN, et al. Fertility preservation for patients with cancer: American Society of Clinical Oncology clinical practice guideline update［J］. J Clin

Oncol. 2013, 31(19):2500–2510.

［70］PECCATORI FA, AZIM HA JR, ORECCHIA R, et al. Cancer, pregnancy and fertility: ESMO Clinical Practice Guidelines for diagnosis, treatment and follow-up［J］. Ann Oncol. 2013, 24(Suppl 6):vi160–170.

［71］LAMBERTINI M, DEL MASTRO L, PESCIO MC, et al. Cancer and fertility preservation: international recommendations from an expert meeting［J］. BMC Med. 2016, 14(1):1.

［72］PALUCH-SHIMON S, PAGANI O, PARTRIDGE AH, et al. Second international consensus guidelines for breast cancer in young women (BCY2)［J］. Breast. 2016, 26:87–99.

［73］LAMBERTINI M, GINSBURG ES, PARTRIDGE AH. Update on fertility preservation in young women undergoing breast cancer and ovarian cancer therapy［J］. Curr Opin Obstet Gynecol. 2015, 27(1):98–107.

［74］PRAGA C, BERGH J, BLISS J, et al. Risk of acute myeloid leukemia and myelodysplastic syndrome in trials of adjuvant epirubicin for early breast cancer: correlation with doses of epirubicin and cyclophosphamide［J］. J Clin Oncol. 2005, 23(18):4179–4191.

［75］SMITH R E, BRYANT J, DECILLIS A, et al. Acute myeloid leukemia and myelodysplastic syndrome after doxorubicin-cyclophosphamide adjuvant therapy for operable breast cancer: the National Surgical Adjuvant Breast and Bowel Project Experience［J］. J Clin Oncol. 2003, 21(7):1195–1204.

［76］CHURPEK J E, MARQUEZ R, NEISTADT B, et al. Inherited mutations in cancer susceptibility genes are common among survivors of breast cancer who develop therapy-related leukemia［J］. Cancer. 2016, 122(2):304–311.

［77］LYMAN G H, DALE D C, WOLFF D A, et al. Acute myeloid leukemia or myelodysplastic syndrome in randomized controlled clinical trials of cancer chemotherapy with granulocyte colony-stimulating factor: a systematic review［J］. J Clin Oncol. 2010, 28(17):2914–2924.

［78］DAVIES C, PAN H, GODWIN J, et al. Long-term effects of continuing adjuvant tamoxifen to 10 years versus stopping at 5 years after diagnosis of oestrogen receptor-positive breast cancer: ATLAS, a randomised trial［J］. Lancet. 2013, 381(9869):805–816.

［79］GRAY R G, REA D, HANDLEY K, et al. aTTom: long-term effects of continuing adjuvant tamoxifen to 10 years versus stopping at 5 years in 6953 women with early breast cancer［J］. J Clin Oncol. 2013;31(suppl):abstr 5.

［80］DI LEO A, JERUSALEM G, PETRUZELKA L, et al. Final overall survival: fulvestrant 500 mg vs 250 mg in the randomized CONFIRM trial［J］. J Natl Cancer Inst. 2014, 106(1):djt337.

［81］BONNETERRE J, THÜRLIMANN B, ROBERTSON J F, et al. Anastrozole versus tamoxifen as first-line therapy for advanced breast cancer in 668 postmenopausal women: results of the Tamoxifen or Arimidex Randomized Group Efficacy and Tolerability study［J］. J Clin

Oncol. 2000, 18(22):3748–3757.

［82］MOURIDSEN H, GERSHANOVICH M, SUN Y, et al. Phase Ⅲ study of letrozole versus tamoxifen as first-line therapy of advanced breast cancer in postmenopausal women: analysis of survival and update of efficacy from the International Letrozole Breast Cancer Group ［J］. J Clin Oncol. 2003, 21(11):2101–2109.

［83］PARIDAENS R J, DIRIX L Y, BEEX L V, et al. Phase Ⅲ study comparing exemestane with tamoxifen as first-line hormonal treatment of metastatic breast cancer in postmenopausal women: the European Organisation for Research and Treatment of Cancer Breast Cancer Cooperative Group ［J］. J Clin Oncol. 2008, 26(30):4883–4893.

［84］DOWSETT M, FORBES J F, BRADLEY R, et al. Aromatase inhibitors versus tamoxifen in early breast cancer: patient-level meta-analysis of the randomised trials ［J］. Lancet. 2015, 386(10001):1341–1352.

［85］GNANT M, MLINERITSCH B, STOEGER H, et al. Zoledronic acid combined with adjuvant endocrine therapy of tamoxifen versus anastrozol plus ovarian function suppression in premenopausal early breast cancer: final analysis of the Austrian Breast and Colorectal Cancer Study Group Trial 12 ［J］. Ann Oncol. 2015, 26(2):313–320.

［86］PAGANI O, REGAN M M, WALLEY B A, et al. Adjuvant exemestane with ovarian suppression in premenopausal breast cancer ［J］. N Engl J Med. 2014, 371(2):107–118.

［87］GOSS P E, INGLE J N, PRITCHARD K I, et al. Exemestane versus anastrozole in postmenopausal women with early breast cancer: NCIC CTG MA. 27—a randomized controlled phase Ⅲ trial ［J］. J Clin Oncol. 2013, 31(11):1398–1404.

［88］OSBORNE C K, PIPPEN J, JONES S E, et al. Double-blind, randomized trial comparing the efficacy and tolerability of fulvestrant versus anastrozole in postmenopausal women with advanced breast cancer progressing on prior endocrine therapy: results of a North American trial ［J］. J Clin Oncol. 2002, 20(16):3386–3395.

［89］HOWELL A, ROBERTSON J F R, QUARESMA ALBANO J, et al. Fulvestrant, formerly ICI 182,780, is as effective as anastrozole in postmenopausal women with advanced breast cancer progressing after prior endocrine treatment ［J］. J Clin Oncol. 2002, 20(16):3396–3403.

［90］HOWELL A, ROBERTSON J F R, ABRAM P, et al. Comparison of fulvestrant versus tamoxifen for the treatment of advanced breast cancer in postmenopausal women previously untreated with endocrine therapy: a multinational, double-blind, randomized trial ［J］. J Clin Oncol. 2004, 22(9):1605–1613.

［91］JOHNSTON S R, KILBURN L S, ELLIS P, et al. Fulvestrant plus anastrozole or placebo versus exemestane alone after progression on non-steroidal aromatase inhibitors in postmenopausal patients with hormone-receptor-positive locally advanced or metastatic breast cancer (SoFEA): a composite, multicentre, phase 3 randomised trial ［J］. Lancet Oncol. 2013, 14(10):989–998.

［ 92 ］BUZDAR A, HOWELL A, CUZICK J, et al. Comprehensive side-effect profile of anastrozole and tamoxifen as adjuvant treatment for early-stage breast cancer: long-term safety analysis of the ATAC trial［ J ］. Lancet Oncol. 2006, 7(8):633–643.

［ 93 ］MOURIDSEN H, GIOBBIE-HURDER A, GOLDHIRSCH A, et al. Letrozole therapy alone or in sequence with tamoxifen in women with breast cancer［ J ］. N Engl J Med. 2009, 361(8):766–776.

［ 94 ］COOMBES R C, KILBURN L S, SNOWDON C F, et al. Survival and safety of exemestane versus tamoxifen after 2-3 years' tamoxifen treatment (Intergroup Exemestane Study): a randomised controlled trial［ J ］. Lancet. 2007, 369(9561):559–570.

［ 95 ］American College of Obstetricians and Gynecologists Committee on Gynecologic Practice. ACOG committee opinion. No. 336: Tamoxifen and uterine cancer［ J ］. Obstet Gynecol. 2006, 107(6):1475–1478.

［ 96 ］GERBER B, KRAUSE A, MÜLLER H, et al. Effects of adjuvant tamoxifen on the endometrium in postmenopausal women with breast cancer: a prospective long-term study using transvaginal ultrasound［ J ］. J Clin Oncol. 2000, 18(20):3464–3470.

［ 97 ］NERI F, MAGGINO T. Surveillance of endometrial pathologies, especially for endometrial cancer, of breast cancer patients under tamoxifen treatment［ J ］. Eur J Gynaecol Oncol. 2009, 30(4):357–360.

［ 98 ］VAN DE VELDE C J H, REA D, SEYNAEVE C, et al. Adjuvant tamoxifen and exemestane in early breast cancer (TEAM): a randomised phase 3 trial［ J ］. Lancet. 2011, 377(9762):321–331.

［ 99 ］GARBER J E, HALABI S, TOLANEY S M, et al. Factor V Leiden mutation and thromboembolism risk in women receiving adjuvant tamoxifen for breast cancer［ J ］. J Natl Cancer Inst. 2010, 102(13):942–949.

［ 100 ］FRANCIS P A, REGAN M M, FLEMING G F, et al. Adjuvant ovarian suppression in premenopausal breast cancer［ J ］. N Engl J Med. 2015, 372(5):436–446.

［ 101 ］BOEKHOUT A H, VINCENT A D, DALESIO O B, et al. Management of hot flashes in patients who have breast cancer with venlafaxine and clonidine: a randomized, double-blind, placebo-controlled trial［ J ］. J Clin Oncol. 2011, 29(29):3862–3868.

［ 102 ］FISHER B, COSTANTINO J P, WICKERHAM D L, et al. Tamoxifen for the prevention of breast cancer: current status of the National Surgical Adjuvant Breast and Bowel Project P-1 study［ J ］. J Natl Cancer Inst. 2005, 97(22):1652–1662.

［ 103 ］PAVLIDIS N A, PETRIS C, BRIASSOULIS E, et al. Clear evidence that long-term, low-dose tamoxifen treatment can induce ocular toxicity. A prospective study of 63 patients［ J ］. Cancer. 1992, 69(12):2961–2964.

［ 104 ］DENT S F, GASPO R, KISSNER M, et al. Aromatase inhibitor therapy: toxicities and management strategies in the treatment of postmenopausal women with hormone-sensitive early breast cancer［ J ］. Breast Cancer Res Treat. 2011, 126(2):295–310.

［105］HILLNER B E, INGLE J N, CHLEBOWSKI R T, et al. American Society of Clinical Oncology 2003 update on the role of bisphosphonates and bone health issues in women with breast cancer［J］. J Clin Oncol. 2003, 21(21):4042–4057.

［106］BODY J-J. Prevention and treatment of side-effects of systemic treatment: bone loss［J］. Ann Oncol. 2010, 21(Suppl 7):vii180–185.

［107］HADJI P, COLEMAN R E, WILSON C, et al. Adjuvant bisphosphonates in early breast cancer: consensus guidance for clinical practice from a European Panel［J］. Ann Oncol. 2016, 27(3):379–390.

［108］ELLIS G K, BONE H G, CHLEBOWSKI R, et al. Effect of denosumab on bone mineral density in women receiving adjuvant aromatase inhibitors for nonmetastatic breast cancer: subgroup analyses of a phase 3 study［J］. Breast Cancer Res Treat. 2009, 118(1):81–87.

［109］GNANT M, PFEILER G, DUBSKY P C, et al. Adjuvant denosumab in breast cancer (ABCSG-18): a multicentre, randomised, double-blind, placebo-controlled trial［J］. Lancet. 2015, 386(9992):433–443.

［110］AMIR E, SERUGA B, NIRAULA S, et al, Toxicity of adjuvant endocrine therapy in postmenopausal breast cancer patients: a systematic review and meta-analysis［J］. J Natl Cancer Inst. 2011, 103(17):1299–1309.

［111］PHILLIPS K-A, RIBI K, SUN Z, et al. Cognitive function in postmenopausal women receiving adjuvant letrozole or tamoxifen for breast cancer in the BIG 1-98 randomized trial［J］. Breast. 2010, 19(5):388–395.

［112］SCHILDER C M, SEYNAEVE C, BEEX L V, et al. Effects of tamoxifen and exemestane on cognitive functioning of postmenopausal patients with breast cancer: results from the neuropsychological side study of the tamoxifen and exemestane adjuvant multinational trial［J］. J Clin Oncol. 2010, 28(8):1294–1300.

［113］PHILLIPS K-A, REGAN M M, RIBI K, et al. Adjuvant ovarian function suppression and cognitive function in women with breast cancer［J］. Br J Cancer. 2016, 114(9):956–964.

［114］SLIWKOWSKI M X, LOFGREN J A, LEWIS G D, et al. Nonclinical studies addressing the mechanism of action of trastuzumab (Herceptin)［J］. Semin Oncol. 1999, 26(4 Suppl 12):60–70.

［115］WOLFF A C, HAMMOND M E H, HICKS D G, et al. Recommendations for human epidermal growth factor receptor 2 testing in breast cancer: American Society of Clinical Oncology/College of American Pathologists clinical practice guideline update［J］. J Clin Oncol. 2013, 31(31):3997–4013.

［116］SLAMON D J, LEYLAND-JONES B, SHAK S, et al. Use of chemotherapy plus a monoclonal antibody against HER2 for metastatic breast cancer that overexpresses HER2［J］. N Engl J Med. 2001, 344(11):783–792.

［117］MARTY M, COGNETTI F, MARANINCHI D, et al. Randomized phase Ⅱ trial of the efficacy and safety of trastuzumab combined with docetaxel in patients with human epidermal growth factor receptor 2-positive metastatic breast cancer administered as first-line treatment: the M77001 study group ［J］. J Clin Oncol. 2005, 23(19):4265–4274.

［118］PICCART-GEBHART M J, PROCTER M, LEYLAND-JONES B, et al. Trastuzumab after adjuvant chemotherapy in HER2-positive breast cancer ［J］. N Engl J Med. 2005, 353(16):1659–1672.

［119］JOENSUU H, KELLOKUMPU-LEHTINEN P-L, BONO P, et al. Adjuvant docetaxel or vinorelbine with or without trastuzumab for breast cancer ［J］. N Engl J Med. 2006, 354(8):809–820.

［120］PEREZ E A, SUMAN V J, DAVIDSON N E, et al. Sequential versus concurrent trastuzumab in adjuvant chemotherapy for breast cancer ［J］. J Clin Oncol. 2011, 29(34):4491–4497.

［121］SLAMON D, EIERMANN W, ROBERT N, et al. Adjuvant trastuzumab in HER2-positive breast cancer ［J］. N Engl J Med. 2011; 365(14):1273–1283.

［122］GEYER C E, FORSTER J, LINDQUIST D, et al. Lapatinib plus capecitabine for HER2-positive advanced breast cancer ［J］. N Engl J Med. 2006, 355(26):2733–2743.

［123］JOHNSTON S, PIPPEN J, PIVOT X, et al. Lapatinib combined with letrozole versus letrozole and placebo as first-line therapy for postmenopausal hormone receptor-positive metastatic breast cancer ［J］. J Clin Oncol. 2009, 27(33):5538–5546.

［124］FRIEDLÄNDER E, BAROK M, SZÖLLOSI J, et al. ErbB-directed immunotherapy: antibodies in current practice and promising new agents ［J］. Immunol Lett. 2008, 116(2):126–140.

［125］BASELGA J, CORTÉS J, KIM S-B, et al. Pertuzumab plus trastuzumab plus docetaxel for metastatic breast cancer ［J］. N Engl J Med. 2012, 366(2):109–119.

［126］SWAIN S M, BASELGA J, KIM S-B, et al. Pertuzumab, trastuzumab, and docetaxel in HER2-positive metastatic breast cancer ［J］. N Engl J Med. 2015, 372(8):724–734.

［127］GIANNI L, PIENKOWSKI T, IM Y-H, et al. Efficacy and safety of neoadjuvant pertuzumab and trastuzumab in women with locally advanced, inflammatory, or early HER2-positive breast cancer (NeoSphere): a randomised multicentre, open-label, phase 2 trial ［J］. Lancet Oncol. 2012, 13(1):25–32.

［128］KROP I E, BEERAM M, MODI S, et al. Phase Ⅰ study of trastuzumab-DM1, an HER2 antibody-drug conjugate, given every 3 weeks to patients with HER2-positive metastatic breast cancer ［J］. J Clin Oncol. 2010, 28(16):2698–2704.

［129］VERMA S, MILES D, GIANNI L, et al. Trastuzumab emtansine for HER2-positive advanced breast cancer ［J］. N Engl J Med. 2012, 367(19):1783–1791.

［130］KROP I E, KIM S-B, GONZÁLEZ-MARTÍN A, et al. Trastuzumab emtansine versus treatment of physician's choice for pretreated HER2-positive advanced breast cancer (TH3RESA): a randomised, open-label, phase 3 trial [J] . Lancet Oncol. 2014, 15(7):689–699.

[131] BURSTEIN H J, SUN Y, DIRIX L Y, et al. Neratinib, an irreversible ErbB receptor tyrosine kinase inhibitor, in patients with advanced ErbB2-positive breast cancer [J] . J Clin Oncol. 2010, 28(8):1301–1307.

[132] CHAN A, DELALOGE S, HOLMES F A, et al. Neratinib after trastuzumab-based adjuvant therapy in patients with HER2-positive breast cancer (ExteNET): a multicentre, randomised, double-blind, placebo-controlled, phase 3 trial [J] . Lancet Oncol. 2016, 17(3):367–377.

[133] MILES D W, DIÉRAS V, CORTÉS J, et al. First-line bevacizumab in combination with chemotherapy for HER2-negative metastatic breast cancer: pooled and subgroup analyses of data from 2447 patients [J] . Ann Oncol. 2013, 24(11):2773–2780.

[134] RELF M, LEJEUNE S, SCOTT P A, et al. Expression of the angiogenic factors vascular endothelial cell growth factor, acidic and basic fibroblast growth factor, tumor growth factor beta-1, platelet-derived endothelial cell growth factor, placenta growth factor, and pleiotrophin in human primary breast cancer and its relation to angiogenesis [J] . Cancer Res. 1997, 57(5):963–969.

[135] BASELGA J, CAMPONE M, PICCART M, et al. Everolimus in postmenopausal hormone-receptor-positive advanced breast cancer [J] . N Engl J Med. 2012, 366(6):520–529.

[136] FINN R S, CROWN J P, LANG I, et al. The cyclin-dependent kinase 4/6 inhibitor palbociclib in combination with letrozole versus letrozole alone as first-line treatment of oestrogen receptor-positive, HER2-negative, advanced breast cancer (PALOMA-1/TRIO-18): a randomised phase 2 study [J] . Lancet Oncol. 2015, 16(1):25–35.

[137] TURNER N C, RO J, ANDRÉ F, et al. Palbociclib in hormone-receptorpositive advanced breast cancer [J] . N Engl J Med. 2015, 373(3):209–219.

[138] BRUFSKY A M, HURVITZ S, PEREZ E, et al. RIBBON-2: a randomized, double-blind, placebo-controlled, phase Ⅲ trial evaluating the efficacy and safety of bevacizumab in combination with chemotherapy for second-line treatment of human epidermal growth factor receptor 2-negative metastatic breast cancer [J] . J Clin Oncol. 2011, 29(32):4286–4293.

[139] HAMILTON E P, BLACKWELL K L. Safety of bevacizumab in patients with metastatic breast cancer [J] . Oncology. 2011, 80(5–6):314–325.

[140] AVASTIN. Bevacizumab [M] . South San Francisco: Genentech. 2011.

[141] CHOBANIAN A V, BAKRIS G L, BLACK H R, et al. Seventh report of the Joint National Committee on prevention, detection, evaluation, and treatment of high blood pressure [J] . Hypertension. 2003, 42(6):1206–1252.

[142] CHEN H X, CLECK J N. Adverse effects of anticancer agents that target the VEGF pathway [J] . Nat Rev Clin Oncol. 2009, 6(8):465–477.

[143] BESSE B, LASSERRE S F, COMPTON P, et al. Bevacizumab safety in patients

with central nervous system metastases [J]. Clin Cancer Res. 2010, 16(1):269–278.

[144] NGHIEMPHU P L, GREEN R M, POPE W B, et al. Safety of anticoagulation use and bevacizumab in patients with glioma [J]. Neuro Oncol. 2008, 10(3):355–360.

[145] HAMBLETON J, SKILLINGS J, KABBINAVAR F, et al. Safety of low-dose aspirin (ASA) in a pooled analysis of 3 randomized, controlled trials (RCTs) of bevacizumab (BV) with chemotherapy (CT) in patients (pts) with metastatic colorectal cancer (mCRC) [J]. J Clin Oncol. 2005, 23(16S):3554.

[146] DIRIX L Y, ROMIEU G, PROVENCHER L, et al. Safety of bevacizumab (BV) plus docetaxel (D) in patients (pts) with locally recurrent (LR) or metastatic breast cancer (mBC) who developed brain metastases during the AVADO phase III study [J]. Cancer Res. 2009, 69(suppl 2):292s.

[147] SCAPPATICCI F A, SKILLINGS J R, HOLDEN S N, et al. Arterial thromboembolic events in patients with metastatic carcinoma treated with chemotherapy and bevacizumab [J]. J Natl Cancer Inst. 2007, 99(16):1232–1239.

[148] CHOUEIRI T K, MAYER E L, JE Y, et al. Congestive heart failure risk in patients with breast cancer treated with bevacizumab [J]. J Clin Oncol. 2011, 29(6):632–638.

[149] VAN POZNAK C. Osteonecrosis of the jaw and bevacizumab therapy [J]. Breast Cancer Res Treat. 2010, 122(1):189–191.

[150] KAUFMAN B, MACKEY J R, CLEMENS M R, et al. Trastuzumab plus anastrozole versus anastrozole alone for the treatment of postmenopausal women with human epidermal growth factor receptor 2-positive, hormone receptor-positive metastatic breast cancer: results from the randomized phase III TAnDEM study [J]. J Clin Oncol. 2009, 27(33):5529–5537.

[151] CHUNG C H. Managing premedications and the risk for reactions to infusional monoclonal antibody therapy [J]. Oncologist. 2008, 13(6):725–732.

[152] LENIHAN D, SUTER T, BRAMMER M, et al. Pooled analysis of cardiac safety in patients with cancer treated with pertuzumab [J]. Ann Oncol. 2012, 23(3):791–800.

[153] BASELGA J, GELMON K A, VERMA S, et al. Phase II trial of pertuzumab and trastuzumab in patients with human epidermal growth factor receptor 2-positive metastatic breast cancer that progressed during prior trastuzumab therapy [J]. J Clin Oncol. 2010, 28(7):1138–1144.

[154] GIANNI L, LLADÓ A, BIANCHI G, et al. Open-label, phase II, multicenter, randomized study of the efficacy and safety of two dose levels of Pertuzumab, a human epidermal growth factor receptor 2 dimerization inhibitor, in patients with human epidermal growth factor receptor 2-negative metastatic breast cancer [J]. J Clin Oncol. 2010, 28(7):1131–1137.

[155] BURRIS H A, RUGO H S, VUKELJA S J, et al. Phase II study of the antibody drug conjugate trastuzumab-DM1 for the treatment of human epidermal growth factor receptor 2 (HER2)-positive breast cancer after prior HER2-directed therapy [J]. J Clin Oncol. 2011, 29(4):398–405.

［156］MOY B, GOSS P E. Lapatinib-associated toxicity and practical management recommendations［J］. Oncologist. 2007, 12(7):756–765.

［157］SPRAGGS C F, BUDDE L R, BRILEY L P, et al. HLA-DQA1*02:01 is a major risk factor for lapatinib-induced hepatotoxicity in women with advanced breast cancer［J］. J Clin Oncol. 2011, 29(6):667–673.

［158］MOY B, RAPPOLD E, WILLIAMS L, et al. Hepatobiliary abnormalities in patients with metastatic cancer treated with lapatinib［J］. J Clin Oncol. 2009, 27(15S):1043.

［159］PEREZ E A, KOEHLER M, BYRNE J, et al. Cardiac safety of lapatinib: pooled analysis of 3689 patients enrolled in clinical trials［J］. Mayo Clin Proc. 2008, 83(6):679–686.

［160］JONES A L, BARLOW M, BARRETT-LEE P J, et al. Management of cardiac health in trastuzumab-treated patients with breast cancer: updated United Kingdom National Cancer Research Institute recommendations for monitoring［J］. Br J Cancer. 2009, 100(5):684–692.

［161］RUSSELL S D, BLACKWELL K L, LAWRENCE J, et al. Independent adjudication of symptomatic heart failure with the use of doxorubicin and cyclophosphamide followed by trastuzumab adjuvant therapy: a combined review of cardiac data from the National Surgical Adjuvant breast and Bowel Project B-31 and the North Central Cancer Treatment Group N9831 clinical trials［J］. J Clin Oncol. 2010, 28(21):3416–3421.

［162］SUTER T M, PROCTER M, VAN VELDHUISEN D J, et al. Trastuzumab-associated cardiac adverse effects in the herceptin adjuvant trial［J］. J Clin Oncol. 2007, 25(25):3859–3865.

［163］AZIM H, AZIM H A, ESCUDIER B. Trastuzumab versus lapatinib: the cardiac side of the story［J］. Cancer Treat Rev. 2009, 35(7):633–638.

［164］GIORDANO F J, GERBER H P, WILLIAMS S P, et al. A cardiac myocyte vascular endothelial growth factor paracrine pathway is required to maintain cardiac function［J］. Proc Natl Acad Sci U S A. 2001, 98(10):5780–5785.

［165］MONSUEZ J-J, CHARNIOT J-C, VIGNAT N, et al. Cardiac side-effects of cancer chemotherapy［J］. Int J Cardiol. 2010, 144(1):3–15.

［166］KAMBA T, MCDONALD D M. Mechanisms of adverse effects of anti-VEGF therapy for cancer［J］. Br J Cancer. 2007, 96(12):1788–1795.

［167］ALLEGRA C J, YOTHERS G, O'CONNELL M J, et al. Initial safety report of NSABP C-08: A randomized phase III study of modified FOLFOX6 with or without bevacizumab for the adjuvant treatment of patients with stage II or III colon cancer［J］. J Clin Oncol. 2009, 27(20):3385–3390.

［168］GOMEZ H L, DOVAL D C, CHAVEZ M A, et al. Efficacy and safety of lapatinib as first-line therapy for ErbB2-amplified locally advanced or metastatic breast cancer［J］. J Clin Oncol. 2008, 26(18):2999–3005.

［169］TENG W C, JW O, NEW L S, et al. Mechanism-based inactivation of cytochrome P450 3A4 by lapatinib［J］. Mol Pharmacol. 2010, 78(4):693–703.

［170］LORIOT Y, PERLEMUTER G, MALKA D, et al. Drug insight: gastrointestinal and hepatic adverse effects of molecular-targeted agents in cancer therapy ［J］. Nat Clin Pract Oncol. 2008, 5(5):268–278.

［171］DIÉRAS V, HARBECK N, BUDD G T, et al. Trastuzumab emtansine in human epidermal growth factor receptor 2-positive metastatic breast cancer: an integrated safety analysis ［J］. J Clin Oncol. 2014, 32(25):2750–2757.

［172］URIBE J M, KEELY S J, TRAYNOR-KAPLAN A E, et al. Phosphatidylinositol 3-kinase mediates the inhibitory effect of epidermal growth factor on calcium-dependent chloride secretion ［J］. J Biol Chem. 1996, 271(43):26588–26595.

［173］WONG K-K, FRACASSO P M, BUKOWSKI R M, et al. A phase I study with neratinib (HKI-272), an irreversible pan ErbB receptor tyrosine kinase inhibitor, in patients with solid tumors ［J］. Clin Cancer Res. 2009, 15(7):2552–2558.

［174］BUSAM K J, CAPODIECI P, MOTZER R, et al. Cutaneous side-effects in cancer patients treated with the antiepidermal growth factor receptor antibody C225 ［J］. Br J Dermatol. 2001, 144(6):1169–1176.

［175］LACOUTURE M E. Mechanisms of cutaneous toxicities to EGFR inhibitors ［J］. Nat Rev Cancer. 2006, 6(10):803–812.

［176］PERÉZ-SOLER R, SALTZ L. Cutaneous adverse effects with HER1/EGFR-targeted agents: is there a silver lining ［J］. J Clin Oncol. 2005, 23(22):5235–5246.

［177］KRIS M G, NATALE R B, HERBST R S, et al. Efficacy of gefitinib, an inhibitor of the epidermal growth factor receptor tyrosine kinase, in symptomatic patients with non-small cell lung cancer: a randomized trial ［J］. JAMA. 2003, 290(16):2149–2158.

［178］AZIM H A, AGBOR-TARH D, BRADBURY I, et al. Pattern of rash, diarrhea, and hepatic toxicities secondary to lapatinib and their association with age and response to neoadjuvant therapy: analysis from the NeoALTTO trial ［J］. J Clin Oncol. 2013, 31(36):4504–4511.

［179］SONNENBLICK A, DE AZAMBUJA E, AGBOR-TARH D, et al. Lapatinib-related rash and breast cancer outcome in the ALTTO phase Ⅲ randomized trial ［J］. J Natl Cancer Inst. 2016, 108(8):djw037.

［180］BERGERON A, BERGOT E, VILELA G, et al. Hypersensitivity pneumonitis related to imatinib mesylate ［J］. J Clin Oncol. 2002, 20(20):4271–4272.

［181］VAHID B, ESMAILI A. Erlotinib-associated acute pneumonitis: report of two cases ［J］. Can Respir J J Can Thorac Soc. 2007, 14(3):167–170.

［182］MAKRIS D, SCHERPEREEL A, Copin M C, et al. Fatal interstitial lung disease associated with oral erlotinib therapy for lung cancer ［J］. BMC Cancer. 2007, 7:150.

［183］CHANG S-C, CHANG C-Y, CHEN C-Y, et al. Successful erlotinib rechallenge after gefitinibinduced acute interstitial pneumonia ［J］. J Thorac Oncol. 2010, 5(7):1105–1106.

［184］KUO L-C, LIN P-C, WANG K-F, et al. Successful treatment of gefitinibinduced acute interstitial pneumonitis with high-dose corticosteroid: a case report and literature review

［J］. Med Oncol Northwood. 2011, 28(1):79–82.

［185］YOKOYAMA T, MIYAZAWA K, KURAKAWA E, et al. Interstitial pneumonia induced by imatinib mesylate: pathologic study demonstrates alveolar destruction and fibrosis with eosinophilic infiltration［J］. Leukemia. 2004, 18(3):645–646.

［186］CAPRI G, CHANG J, CHEN S-C, et al. An open-label expanded access study of lapatinib and capecitabine in patients with HER2-overexpressing locally advanced or metastatic breast cancer［J］. Ann Oncol. 2010, 21(3):474–480.

［187］ALBIGES L, CHAMMING'S F, DUCLOS B, et al. Incidence and management of mTOR inhibitor-associated pneumonitis in patients with metastatic renal cell carcinoma［J］. Ann Oncol. 2012, 23(8):1943–1953.

［188］COLEMAN R, POWLES T, PATERSON A, et al. Early Breast Cancer Trialists'Collaborative Group (EBCTCG), et al. Adjuvant bisphosphonate treatment in early breast cancer: meta-analyses of individual patient data from randomised trials［J］. Lancet. 2015, 386(10001):1353–1361.

［189］ROODMAN G D. Mechanisms of bone metastasis［J］. N Engl J Med. 2004, 350(16): 1655–1664.

［190］STOPECK A T, LIPTON A, BODY J-J, et al. Denosumab compared with zoledronic acid for the treatment of bone metastases in patients with advanced breast cancer: a randomized, double-blind study［J］. J Clin Oncol. 2010, 28(35):5132–5139.

3 肺癌

Solange Peters and Stefan Zimmermann

摘 要

　　肺癌的全身治疗依赖于对疾病进行准确分期以及确定关键的肿瘤相关预测性生物标志物，但是也需要对患者情况进行谨慎评估，包括患者对每一具体治疗方案的耐受性及患者的意愿。因此，对不良事件以及药物毒性相关的所有干预措施的扎实知识，在最佳决策制定过程中是必不可少的。

　　患者被诊断为肺癌时大多为已有转移的晚期，预后不佳。全身性姑息治疗仍然是主要治疗手段。

　　本文介绍可选择用于治疗的标准药物及其各自的毒性。本文的第二部分讨论早期非小细胞肺癌（non-small cell lung carcinoma，NSCLC）和小细胞肺癌（small cell lung carcinoma，SCLC）多种治疗方案的不良反应，这些治疗通常是使用相同的细胞毒性药物，用于联合手术及放射治疗。

关键词

　　非小细胞肺癌　小细胞肺癌　不良反应　酪氨酸激酶抑制剂　含铂双药　联合方案

3.1　非小细胞肺癌

肺癌是全球范围内人类癌症死亡的首位死因。由于病死率高，发病率及死亡率均反映了吸烟流行状况的演变。尽管大多数发展中国家男性发病率已经达到峰值，然而只有少数几个预防政策较先进的国家出现女性发病率减少的特征[1]。

大多数 NSCLC 患者诊断时为疾病晚期，其预后不佳且无治愈可能。对于较早的 I 期和 II 期患者（cT1a cN0 ~ cT2c cN1，根据第 8 版 TNM 分期系统），早期可行手术治疗。对于 II 期和一些 IB 期患者，手术之后行辅助化疗[2]，为患者提供了长期生存的最好机会。对于局部晚期不可手术切除的患者，推荐行放化疗，可以采用同步（优先推荐）或序贯的方式。IV 期患者，推荐行全身姑息治疗，包括细胞毒性药物化疗，免疫检查点抑制剂以及根据分子分型决定的 NSCLC 患者亚群中进行系列靶向治疗[3]。

3.1.1　晚期 NSCLC 的全身治疗

传统疗法是依据患者体能状态、并发症以及预期毒副反应谱决定晚期 NSCLC 的全身治疗。虽然目前仍然考虑这些因素，但是随着进展加入了影响治疗选择的更多因素，比如，组织学（鳞状细胞癌和非鳞状细胞癌）、驱动基因状态、程序性死亡配体 1（PD-L1）表达水平以及患者意愿——尤其考虑了维持治疗以及后线的治疗方案。

3.1.1.1　晚期 NSCLC 的一线治疗

非鳞 NSCLC

明确非鳞 NSCLC 患者恶性表型驱动基因的改变状况，为使用靶向治疗提供了机会，因此在非鳞 NSCLC 治疗前必须进行基因检测。在这些基因改变中，表皮生长因子受体（epidermal growth factor receptor，EGFR）突变和间变性淋巴瘤激酶（anaplalastic lymphoma kinase，ALK）重排两种基因决定了非鳞 NSCLC 的一线靶向治疗[3]。EGFR 敏感突变预示一线使用吉非替尼、厄洛替尼、阿法替尼或达克替尼等 EGFR 酪氨酸激酶抑制剂（tyrosine kinase inhibitors，TKIs）可提高缓解率、无进展生存期（progression-free survival，

PFS）以及生活质量[4]。经荧光原位杂交（fluorescence in situ hybridization，FISH）、逆转录聚合酶链反应（reverse transcription PCR，RT-PCR）或免疫组织化学染色（immunohistochem istry staining，IHC）明确的 ALK 基因重排预示着克唑替尼、色瑞替尼 / 阿来替尼以及布加替尼 / 劳拉替尼对其有效[5, 6]。经 FISH、RT-PCR 或 IHC 明确的 ROS1 基因重排预示着克唑替尼对其有效[7]。

无 EGFR 突变或 ALK、ROS1 重排时，首选含铂双药化疗[8]。对于 PD-L1 高表达患者（肿瘤细胞染色至少 50%），给予抗 PD-1 免疫检查点抑制剂帕博利珠单抗单药治疗是更为有效的选择[9]。

总体而言，在 PS 0-1 和一些 PS2 患者中，不论年龄、组织学类型和性别，患者的总生存期和生活质量都可以从化疗中获益[10]。预期的毒副反应谱是确定治疗方案的重要决定因素。除了耐受性问题，药物或者组合方案的细微差异也是值得一提的。联合顺铂方案比联合卡铂方案表现出反应率提高并且生存期有延长的可能性[11]。基于培美曲塞的联合方案，尤其是与顺铂联合时，比基于多烯紫杉醇或吉西他滨的联合方案略有生存优势[12, 13]。在卡铂 / 紫杉醇中增加贝伐珠单抗比单独化疗提高了缓解率及总体生存期[14, 15]。继续以培美曲塞维持治疗可以改善 PFS 及总生存时间（overall survival，OS）[16, 17]。

鳞状细胞癌

对于非鳞非小细胞肺癌，肿瘤 PD-L1 水平高表达时（至少 50% 肿瘤细胞染色），帕博利珠单抗是其标准治疗[9]。对于其他组织学类型，基于含铂治疗的吉西他滨联合方案可以考虑为首选方案，但是其他双药联合方案可以有类似的疗效[10, 18]。在顺铂和吉西他滨治疗方案中增加耐昔妥珠单抗，靶向作用于 EGFR 抗体，可改善其 OS。回顾性分析显示，这种获益仅限于表达 EGFR 的鳞状细胞肺癌[19, 20]。

3.1.1.2 EGFR 和 ALK 阴性晚期非鳞 NSCLC 的二线及后线的全身治疗

与多烯紫杉醇单药化疗相比，靶向作用于 PD-1/PD-L1 轴的免疫检查点抑制剂纳武利尤单抗、帕博利珠单抗和阿替利珠单抗显著延长了 OS[21, 22]。二线后的治疗或患者不适合应用免疫检查点抑制剂时，常规推荐多烯紫杉醇[23]和培美曲塞[24]化疗。患者不适合行化疗时，厄洛替尼是一个可选择方案[25]，但是对于 PFS 的改善劣于多烯紫杉醇[26]。多烯紫杉醇联合抗血管生成药物雷莫昔单抗[27]或尼达尼布[28]比单用多烯紫杉醇可以改善患者 OS。

3.1.1.3 晚期鳞状 NSCLC 的二线及后线的全身治疗

同样地，联合应用纳武利尤单抗、帕博利珠单抗和阿替利珠单抗与多烯紫杉醇单药化疗相比，可以显著延长患者 OS[22, 29]。二线后的治疗或患者不适合应用免疫检查点抑制剂时，常规推荐多烯紫杉醇[23]。患者不适合行化疗时厄洛替尼是一个备选方案[25]，但是对于 PFS 的改善劣于多烯紫杉醇[26]。阿法替尼是另一种可选择方案，有研究显示，阿法替尼相比厄洛替尼，在 PFS 和 OS 方面均有改善[30]。多烯紫杉醇联合抗 VEGFR 的抗血管生成药物雷莫芦单抗[27]比单用多烯紫杉醇可以改善 OS。

3.1.1.4 EGFR 和 ALK 阳性晚期非鳞 NSCLC 的二线及后线的全身治疗

大多数患者在开始行第一代或者第二代 EGFR TKI 治疗后 9～12 个月，肿瘤将出现进展，可再次行肿瘤活检或者液体活检[31]以进行分子分析。有一半的患者会出现获得性耐药机制，最常见的是 EGFR 基因 20 外显子 T790M 突变。因此，第三代 EGFR TKI 奥希替尼是首选治疗方案[32]。对于没有检测到 T790M 突变的患者，含铂双药化疗仍然是标准治疗方案。

同样地，大多数患者在一线开始行 ALK TKI 克唑替尼治疗的 12 个月内肿瘤将会出现进展。目前第二代抑制剂阿来替尼[33]、色瑞替尼[34]和布加替尼[35]是进展后可以选择的标准治疗方案，并且有更强的颅内活性，对 ALK 基因突变具有更广泛活性的新型 ALK 抑制剂目前正在研制中。

3.1.1.5 姑息性放疗

姑息性放疗可以用于治疗疼痛性转移（骨、皮肤、软组织）和局部（如中枢神经系统或脊髓压迫）或原发性肿瘤引起的并发症（咯血、腔静脉受压以及支气管阻塞所致的肺不张）。在采用新的放射治疗技术的早期，应用领域的限制通常会限制此治疗相关的毒性，主要包括局部炎症相关症状和疲劳。罕见的不良反应是放射回忆综合征（radiation recall syndrome，RRS），这是一种给药后发生在身体先前照射部位的皮肤炎症性反应，这种现象可以在暴露于电离辐射后数日至数年发生。

3.1.1.6 晚期 NSCLC 全身性治疗的不良反应

酪氨酸激酶抑制剂的临床不良反应

EGFR TKIs

一线使用第一代 EGFR TKIs 厄洛替尼和吉非替尼以及第二代 EGFR

TKIs 阿法替尼和达克替尼从治疗到失败的时间长达 14.7 个月[36, 37]。由于药物应用时间延长，即使很低级别的不良反应也可能对生活质量产生负面影响。总体而言，最常见的是靶向抑制野生型 EGFR 而产生的不良反应，包括皮肤和胃肠道毒性。超过 5% 的患者发生高级别（≥ 3 级）不良反应，包括阿法替尼[38, 39]所致的皮疹（14.6% ~ 16.2%）、腹泻（5.4% ~ 14.4%）和口腔炎 / 黏膜炎（5.4%），吉非替尼和厄洛替尼[40-46]所致的皮疹（2.3% ~ 29.3%）、腹泻（1% ~ 8%）和乏力（2.3% ~ 8%）。超过 80% 的患者出现 1 ~ 2 级皮肤毒性，包括皮肤干燥、瘙痒和痤疮样皮疹。预防性口服四环素治疗有效。外用糖皮质激素可用于治疗 1 ~ 2 级皮疹，尽管在随机试验中未进行评估，仍然推荐在对四环素耐药的 ≥ 3 级皮疹病例中使用全身性糖皮质激素或小剂量视黄酸[47]。其他典型皮肤毒性包括毛发改变（如卷曲）和甲沟炎，有时会发展为化脓性肉芽肿样病变。TKIs 最常见的胃肠道不良反应是腹泻，出现于 90% 的患者，通常应用洛哌丁胺治疗，还会发生恶心、食欲减低和口腔炎。5% ~ 15% 的患者出现乏力。

不常见但是潜在的致死性并发症包括急性间质性肺疾病（interstital lung disease，ILD）和急性肝炎[48]。在唯一的一项大型头对头比较目前所用 TKIs 的试验中，显示阿法替尼比吉非替尼所致皮肤及胃肠道毒性更常见更严重，而吉非替尼所致肝酶升高更为常见[36]。值得注意的是，所有的随机试验均报道了相比细胞毒性化学治疗，使用 TKI 可在生活质量评价中获益。

特异性作用于 EGFR 突变的第三代 TKI 奥希替尼对 EGFR WT 基本无抑制作用，因此显著降低了皮肤及胃肠道毒性的发生率。这些毒性不良反应在大部分患者中为非剂量限制性。但是，奥希替尼仅限应用于 NSCLC 耐药的 EGFR TKI T790M 阳性患者，目前尚待一线应用的试验结果[32]。

ALK TKIs

第一代 ALK TKI 克唑替尼治疗持续的中位时间是 10.9 个月[5]，而第二代 ALK TKIs 阿来替尼和色瑞替尼在未经克唑替尼治疗患者的中位 PFS 为 16 个月[6, 34]。这种情况下，级别低的不良反应将影响生活质量。克唑替尼治疗所致常见高级别的不良反应（≥ 3 级）为转氨酶升高（14%）和嗜中性粒细胞降低（11%）。常见不良反应（任意级别）为视觉障碍（71%）、腹泻（11%）、水肿（49%）、呕吐（46%）、便秘（43%）、转氨酶升高（36%）和乏力（29%）。1%～4% 的患者可发生严重的致命性肺炎。克唑替尼会导致男性患者性功能快速减退，有时需要进行睾丸激素替代治疗[49]。克唑替尼也会导致窦性心动过缓及 QTc 延长。

二代 TKIs 色瑞替尼和阿来替尼的毒副反应谱有细微的不同，其中，色瑞替尼所致明显的胃肠道毒性包括各种级别的腹泻（85.5%）、恶心（77.4%）、呕吐（71.8%）和食欲明显减退（53.2%）[50]。一项两个 ALK TKIs 对照的大型研究证明了阿来替尼的毒性作用低，其所致 ≥ 3 级的副反应发生率为 26.2%～41%，而克唑替尼组同类级别的不良反应发生率为 50%～51.9%；两种药物导致的所有常见的不良反应，阿来替尼组均有明显改善，任意级别的不良反应分别为：腹泻（8.7%～12% vs 45%～73.1%）、恶心（10.7%～14% vs 48%～74%）、呕吐（5.8%～7% vs 38%～57.7%）、食欲减退（1% vs 20.2%）和视觉障碍（1% vs 54.8%）[51, 52]。

抗血管生成药物的不良反应

贝伐珠单抗

贝伐珠单抗及其他 VEGF 抑制剂的不良反应与其作用机制相关[53]。高级别的不良反应（3 级或以上）比较少见，包括血栓栓塞（8%）、高血压（6%）、出血（4%）、蛋白尿（肾病范围，3%）和肺出血（1%）。最常见治疗相关的严重不良反应是肺栓塞（1%）及深静脉血栓形成（1%）。治疗相关死亡发生率为 3%。发生出血往往级别较低，8% 的患者因此导致永久性停止治疗。需要注意的是，由于严重肺出血及食管气管瘘的发生率高，贝伐珠单抗不可以与胸部放疗同时应用。同样的不良反应限制了该药物治疗鳞状细胞肺癌。对未经治疗、预处理或有隐匿性脑转移的患者使用，未见增加颅内出血风险[54]。其他不良反应包括伤口愈合延迟、乏力和很少发生的可逆性后部脑病综合征[55]。

尼达尼布

多烯紫杉醇联合尼达尼布治疗显著增加了腹泻（所有级别的发生率在联合组和单用多烯紫杉醇组分别为 42.3% vs 21.8%，≥ 3 级的不良反应分别为 6.6% vs 2.6%）、食欲减退（所有级别的发生率分别为 22.2% vs 9.3%，≥ 3 级非常罕见）和呕吐（所有级别的发生率分别为 16.9% vs 9.3%，非常罕见 ≥ 3 级）的发生率。由于血液学毒性，多烯紫杉醇减量发生率更高（15.6%

vs 11.9%）。常见转氨酶升高但是可逆。联合尼达尼布后高血压、出血和胃肠道穿孔发生率未见增加。而言，联合治疗组由于不良反应所致的永久性停药发生率未见增加[28]。

雷莫芦单抗

当雷莫芦单抗与多烯紫杉醇联合应用时，雷莫芦单抗所致多烯紫杉醇剂量调整的发生率比单用多烯紫杉醇更为常见（33% vs 23%）。3级或以上不良反应包括嗜中性粒细胞减少性发热（16% vs 10%）。与已知抗血管生成药物所致不良反应相似，雷莫芦单抗导致更多的出血或者出血事件（29% vs 15%），3级或4级出血发生率未见增加。咯血和肺出血发生率未见增加。其他3级或更严重的不良反应少见，其中包括乏力（14% vs 10%）和高血压（6% vs 2%）[27]。

化疗的临床不良反应

顺铂

顺铂最常见的不良反应包括乏力、恶心/呕吐、血液学毒性、神经毒性、肾毒性和耳毒性。顺铂仍然是最强的致吐药物之一，推荐预防性应用一种神经激肽1拮抗剂、一种5HT3拮抗剂和糖皮质激素[56]。骨髓抑制在很大程度上取决于常用双药方案中的伴随用药。顺铂所致的神经毒性表现为多发性外周神经病变，是一种剂量限制性不良反应，其发生率和严重程度与总累积剂量密切相关。还可能出现感觉功能减退、感觉迟钝、感觉异常及自主神经调节异常。

耳毒性表现以影响高频听力的剂量依赖性感觉神经性听力损失为特征，伴有耳鸣，通常也为剂量限制性。由于此不良反应为双侧并且具有不可逆性，必须早期发现、早期更改治疗方案。肾毒性是剂量限制性毒性，主要表现为急性和慢性肾功能不全。长期药物暴露、血浆高浓度、预先存在肾脏疾病和伴随使用肾毒性药物将加重此不良反应。电解质紊乱比较常见，可表现为低镁血症甚至范尼可综合征。

卡铂

为了减低药物治疗毒性而研发的卡铂，替代顺铂应用则更为方便。但是其血液毒性相比顺铂明显增加，包括严重的嗜中性粒细胞减少、贫血和血小板减少症[57]。与顺铂相比，耳毒性、神经毒性及肾毒性的发生率下降，但是电解质紊乱发生率高达 5%。恶心 / 呕吐的发生率比顺铂显著降低，常规推荐使用神经激肽 1 受体拮抗剂和抗 5HT3 帕洛诺司琼加地塞米松组合作为预防性用药[56]。需要注意的是，其可有多达 15% 的输液反应发生率，比较常见发生于广泛应用此药物治疗的患者中[58]。预防性给予脱敏治疗可以成功防止重新给予卡铂治疗时此类反应的再次发生。

培美曲塞[12, 16, 24]

培美曲塞通常是腺癌一线治疗方案中与铂类联合应用的组合部分，单药可用于继续维持性治疗。培美曲塞最常见的不良反应是骨髓毒性。同时给予维生素 B_{12} 与叶酸可将其血液学毒性降低到适度水平，3 级和 4 级嗜中性粒细胞减少症的发生率仅 15%。有报道显示，其恶心 / 呕吐的发生率低于 5%。常见的 1~2 级不良反应是便秘。

吉西他滨[59, 60]

吉西他滨的毒性通常较轻并且停药后可逆转。最常见的不良反应是流感样症状，发生率约 50%，出现发热或关节痛。也常出现不伴肾脏或者心脏功能衰竭的水肿[61]。很少发生 3~4 级骨髓抑制，包括贫血（5%）、血小板减少症（1%）、白细胞计数减少（7%）和嗜中性粒细胞减少（22%），嗜中性粒细胞减少相关性感染罕见。3~4 级肝毒性发生率高达 10%。恶心 / 呕吐较常见但是级别较低，并且使用一种镇吐药物如地塞米松、5-HT3 受体拮抗剂或多巴胺受体拮抗剂即可以有效预防。据报道严重肺毒性的发生率为 0.1%~1.4%[62, 63]；吉西他滨极少引起药物所致的血栓性微血管病变[64]。

多烯紫杉醇[23, 65]

多烯紫杉醇最常见的不良反应是骨髓毒性和乏力。多烯紫杉醇所致的 3 或 4 级嗜中性粒细胞减少的发生率在 40%~60%（根据剂量不同），嗜中性粒细胞减少性发热的发生率超过 10%。非血液学毒性包括脱发、指甲改变、轻度恶心 / 呕吐以及表现为皮疹和瘙痒的过敏反应。累积性液体潴留有时表现为剂量限制性，可以通过预防应用糖皮质激素延迟发生[66]。多烯紫杉醇所致的超敏反应罕见。

免疫治疗的临床不良反应

纳武利尤单抗、帕博利珠单抗、阿替利珠单抗和度伐利尤单抗

抗 PD-1/PD-L1 单抗单药治疗耐受性良好[21, 22, 29, 67]。最常见的治疗相

关 3 级不良反应是乏力（1%）和恶心（1%），最常见的治疗相关严重不良反应是肺炎（1%~4%）。总体而言，3 级或 4 级不良反应发生率不超过 15%。任何级别都可发生的最常见不良反应是乏力（16%）、恶心（12%）、食欲减退（10%）、皮疹（9%）、腹泻（8%）、甲状腺功能减退（7%）以及肝转氨酶升高（3%）。对于中度严重的免疫相关不良反应，通常是短暂停止给药直到不良反应降为 1 级或更轻，若在 1 周内未看到症状好转则给予糖皮质激素治疗。对于更严重的免疫相关副反应（3 级或以上），推荐永久性停药，并且需要给予糖皮质激素（最小为相当于 1mg/kg 的泼尼松剂量）。如果 48 小时未见症状改善，需要考虑给予英夫利昔单抗或其他免疫调节药，而后将糖皮质激素逐渐减量至停药至少 1 个月。

纳武利尤单抗显著改善了基线水平起始的健康状况，减缓了生活质量下降的速度，持续治疗中的患者，其平均症状负担得到有意义的改善[68, 69]。

既往已存在自身免疫性疾病的患者未被纳入肺癌免疫检查点抑制剂的临床研究中。回顾性研究给予这类患者纳武利尤单抗或帕博利珠单抗治疗后，显示已存在的自身免疫性疾病暴发，需要行免疫抑制治疗，多数为轻度而且大多数患者能够继续治疗[70]。

3.1.2　局部晚期 NSCLC 的全身性治疗

局部晚期 NSCLC 治疗模式多种，包括化疗、放疗，部分可手术，通常为ⅢA 期（N_2）。

不可切除的ⅢB 期 NSCLC 行放化疗，优先推荐同步进行[71]。最佳系统性放疗模式尚未确定，含顺铂双药化疗在随机研究中显示结果最佳[72]，毒副反应谱与晚期肿瘤化疗中所观察到的一致。然而无论诱导化疗[73]、巩固化疗[74]，还是巩固靶向治疗[75]均未见总生存获益，同步放化疗后行度伐利尤单抗巩固治疗成为新的标准治疗[76]。

3.1.3　早期 NSCLC 治疗

3.1.3.1　手术

肺叶切除和系统性淋巴结清扫术是早期（Ⅰ期和Ⅱ期）NSCLC 的标准治疗方法。通过解剖性肺段切除完成的肺叶部分切除术在肿瘤小于 1cm 的

Ⅰ期 NSCLC 患者中可以获得与肺叶切除同样的生存率，而且并发症少，术后肺功能更佳[77, 78]。预计大型医院行肺叶切除术后 30 天的死亡率低于 2%[79]。治疗前检测肺功能是手术风险的预测指标[80-82]。

解剖性切除目前的实施依据是基于 1 秒强制呼气量（forced expired volume in 1s，FEV_1）和肺一氧化碳扩散能力（carbon monoxide diffusing capacity，DLCO）的 Bolliger 和 Miller 算法。预测的 FEV_1 和 DLCO 的百分比与行手术切除的患者预后相关（医院及整体死亡率）。虽然存在多样性，同时也发现医院容量和外科医生的技能与术后并发症和死亡率有关[83]。虽然Ⅰ期和Ⅱ期 NSCLC 患者很少实施全肺切除，但是全肺切除，尤其右全肺切除术，与围手术期高死亡率相关[84]。

微创电视辅助肺叶切除术与开放性肺叶切除术的局部复发率相当。虽然有数据显示全身性复发率降低，5 年死亡率提高，但是由于多数为非随机研究，即使极有可能，仍然很难确定病例选择的影响[85]。纵隔淋巴结彻底清扫术未增加肺癌患者行肺全切除术的比例，并且对预后有积极影响[86, 87]。

行肺切除术后，存在一定比例的患者生活质量显著降低，其中 28% 为身体因素，15% 为心理因素。术前身体机能较好的患者和心理健康评分较差的患者，存在较高术后身体恶化的风险。术后 1 秒呼气量（postoperative FEV_1，$ppoFEV_1$）较低且术前社交功能和心理健康得分较高的患者，术后发生情绪恶化的风险较高。与整体人群比较，近一半患者于术后 3 个月出现身体机能降低及情绪抑郁[88]。切除范围、年龄以及辅助治疗，与术后 6 个月时生活质量相关的临床身体机能下降相关[89]。

3.1.3.2　辅助化疗

虽然采取了最佳的手术治疗方法，但根据病理分期行切除的 NSCLC 患者，其 5 年生存率为 25% ~ 75%。由 NSCLC 合作组进行的一项大型荟萃分析显示，含铂化疗提高了患者的 5 年生存率，ⅠB 期提高 5%（从 55% 到 60%）[2-5, 8, 9]，Ⅱ期提高 5%（从 40% 到 45%）[3-5, 8-10]，Ⅲ期提高 5%[3-5, 8-10]（从 30% 到 35%）[2, 90]。另一项大型荟萃分析显示，给予ⅠA 期 NSCLC 辅助化疗有不利的影响[91]。长春瑞滨或依托泊苷联合顺铂是最常用的方案。长春瑞滨联合顺铂辅助化疗常多发相关血液毒性，85% 的患者发生高级别的嗜中性粒细胞减少。常见非血液学毒性包括乏力和恶心 / 呕吐。治疗相关死亡发生率大约为 2%，主要死因为感染[92]。总体而言，辅助化疗的依从性以及因此而产生的剂量强度及总剂量无法令人满意。共计有 59% 的患者接受了 240mg/m² 顺铂，此参数可能比选择第二种化合物更重要[91, 93]。有 14% 患者仅化疗 1 周期，10% 患者仅化疗 2 周期，主要原因是患者拒绝（35%）、毒性不良反应（34%）及早期死亡或者疾病进展（9%）。术后开始行化疗的中位间隔时间为 39 天（7% 患者 > 60 天）。

随着随访时间的延长，辅助化疗对复发的有益作用并未降低，并且未增加继发恶性肿瘤的数量。然而，5 年后因化疗导致患者的非肺癌死亡因素可能增加，而预防肺癌死亡的持续获益却可能降低，但是并不能说明辅助化疗的获益无意义[94]。非肺癌组患者行含顺铂化疗后发生非癌症死亡的数量具有统计学意义，其主要原因是感染、心血管和呼吸系统疾病[95]。

3.1.3.3 术后放疗

未完全切除时须行术后放疗（postoperative radiotherapy，PORT）（ESMO指南）。

然而，PORT 对于 Ⅰ 期和 Ⅱ 期的早期患者生存有不利影响[96, 97]。这与 N_2 的病例相反，在 N_2 病例中，残留微小病变可能会超过 PORT 所致疾病的发病率。由于受限于仅有回顾性数据可以分析，选择患者的混杂因素可能对结果的解释产生偏差，PORT 的负面影响可能与放疗相关毒性有关，目前建议在根治性切除后再行 PORT。

3.2 小细胞肺癌

小细胞肺癌（SCLC）约占原发肺肿瘤的 15%。SCLC 大多与烟草暴露相关，并且以倍增时间迅速及早期出现转移为特征。确诊时无症状患者不足 10%。在肺癌的所有组织亚型中，SCLC 对化疗和放疗最敏感，但是预后依然不理想。根据第 7 版 TNM 系统对 SCLC 进行分期并根据退伍军人管理局肺癌研究组发起的两期系统进行分期，将患者分为局限期（Ⅰ A ~ Ⅲ B 期）或广泛（Ⅳ 期）。局限期定义为病变局限于一侧胸腔（即病变可以被纳入一个"可包容"的放射野内）。约 1/3 的患者在临床被定义为"局限期"，但是多数患者已经存在亚临床转移性病变。目前的治疗标准在过去的 20 年间未曾改变，大多数进展局限于放疗方法的改进。局限期或广泛期高加索患者的一线标准化疗方案依然是顺铂或卡铂联合依托泊苷。若病变局限于胸腔的一个可纳入的放射野内的局限期 SCLC 患者可以行放疗，目前数据支持在第一或第二个化疗周期内开始行放射治疗，使用超分割放射疗法。

3.2.1　局限期病变

局限期 SCLC 的标准治疗方法是胸腔放疗和全身化疗相结合的联合治疗。两项荟萃分析显示，同时接受化疗和胸部放疗的患者生存期较只接受化疗患者有改善[98, 99]，但仅有小部分患者（15%～25%）可实现长期缓解。放疗的最佳时机或者同步或者序贯，尚未明确，但有较强的证据支持早期进行与含铂化疗同步的放疗，其治疗效果优于化疗后序贯放疗[100, 101]。

同步放化疗相比序贯治疗，可增加骨髓抑制发生率，高级别的白细胞减少发生率分别为 88% 和 54%[102]。与非血液学毒性类似，同步治疗组有更多发生感染及食管炎的倾向。在含铂化疗的研究中，早行放疗和晚行放疗的患者，发生严重肺炎的组间差别无统计学意义，范围在 2%～17%。治疗方法为口服糖皮质激素。尽管生物有效剂量不同，放疗分割可能也发挥了作用，一项研究显示，每天 2 次放疗比每天 1 次放疗生存获益[103]。超分割放疗所致的食管炎发生率，显著高于每天 1 次分割放疗，并且偶尔需要管饲。

3.2.2　广泛期病变

由于病变早期容易发生播散，化学治疗是 SCLC 患者早期的主要治疗手段。高加索患者的标准治疗方案包括顺铂和依托泊苷，已经证明此方案与以往的方案例如环磷酰胺、多柔比星和长春新碱疗效相当，但是患者耐受性更佳[104]。不良反应主要是血液学毒性，尤其是嗜中性粒细胞减少，其中 30%～40% 为 3～4 级。重组粒细胞集落刺激因子（granulocyte colony-stimulating factor，G-CSF）可有效预防粒细胞减少症。非血液学毒性主要是胃肠道反应，很少出现高级别的恶心 / 呕吐的不良反应。除脱发外，其他所有明显的临床非血液学毒性发生率均不足 4%。一项Ⅲ期研究显示，胸腔放疗可显著减少 2 年总生存的胸腔内复发，因此目前胸腔放疗用于治疗有反应的广泛期 SCLC 患者[105]，未见发生严重的毒性不良反应，最常见的 3 级或更高级别的毒性不良反应是疲劳（11% vs 9%）和呼吸困难（3% vs 4%）。

3.2.3 预防性脑照射

对于一线治疗有反应的患者，无论分期如何通常给予预防性脑照射（prophylactic cranial irradiation，PCI）。预防性脑照射对于局限期和广泛期患者均可明显减少脑转移的累积发生率，同时改善了局限期 SCLC 患者的生存率[106-108]。PCI 对于化疗有反应的广泛期 SCLC 患者的生存影响尚不确定[109]。

PCI 可引起更多的早出现和晚出现疲劳（分别发生于 6 周和 3 个月时）、早出现和晚出现的食欲减低、恶心 / 呕吐以及早出现和晚出现的腿无力。

由于难以评估长期毒性和异常的认知缺陷，导致已有的研究结果相互矛盾。与 25Gy 的总剂量相比，36Gy 的总剂量可导致神经功能明显恶化（定义为任意神经心理学测试的降低）并增加神经毒性（定义为在至少一项无脑转移记录的神经认知测试中出现恶化），在死亡率和随后脑转移的高发生率方面无任何获益[110]。其他研究报道了 PCI 对早期生活质量有负面影响，对功效评价的负面影响有限，在 6 周到 3 个月，其在角色、情感和认知功能方面的差异最大，然后逐渐降低[111]。目前记忆保护策略（如保护海马体的 PCI）正在评估中。

3.2.4 二线治疗

对复发患者给予二线化疗，其目的是改善生存及维护生活质量。二线治疗是口服或静脉给予经典药物拓扑替康。口服拓扑替康与安慰剂相比，可延长总生存期，即使对于停止治疗间隔很短的患者（< 60 天）也可以获益，而且延缓了生活质量的恶化[112]。血液学毒性是口服拓扑替康的主要毒性不良反应，60% 患者出现高级别的嗜中性粒细胞减少。最常见的非血液学毒性是腹泻和乏力。早期死亡（< 30 天）少见，很有可能可以改善包括气短、睡眠障碍和乏力在内的所有症状。除了这种长期应用的标准治疗外，目前研究人员在细胞毒性免疫疗法方面亦开展了深入研究，应用抗 CTLA4 和抗 PD1 抗体的双免疫检查点抑制剂联合治疗，取得了可喜的早期结果[113]。

（胡　瑛　王　芳　译）

参考文献

［1］STEWART B, WILD C. World cancer report 2014［R］. Lyon: International Agency for Research on Cancer. 2014.

［2］MORGENSZTERN D, DU L, WAQAR S N, et al. Adjuvant che?motherapy for patients with T2N0M0 NSCLC［J］. J Thorac Oncol. 2016, 11: 1729–1935.

［3］NOVELLO S, BARLESI F, CALIFANO R, et al. Metastatic non-small-cell lung cancer: ESMO clinical practice guidelines for diagnosis, treatment and follow-up［J］. Ann Oncol. 2016, 27: v1–v27.

［4］LEE J K, HAHN S, KIM D W, et al. Epidermal growth factor receptor tyrosine kinase inhibitors vs conventional chemotherapy in non-small cell lung cancer harbor?ing wild-type epidermal growth factor receptor: a meta-analysis［J］. JAMA. 2014, 311: 1430–1437.

［5］SOLOMON B J, MOK T, KIM D W, et al. First-line crizotinib versus chemotherapy in ALK-positive lung cancer［J］. N Engl J Med. 2014, 371: 2167–2177.

［6］SORIA J C, TAN D S W, CHIARI R, et al. First-line ceritinib versus platinum-based chemotherapy in advanced ALK-rearranged non-small-cell lung cancer (ASCEND-4): a ran-domised, open-label, phase 3 study［J］. Lancet. 2017, 389(10072): 917–929.

［7］SHAW A T, OU S H, BANG Y J, et al. Crizotinib in ROS1-rearranged non-small-cell lung cancer［J］. N Engl J Med. 2014, 371(21): 1963–1971.

［8］PUJOL J L, BARLESI F, DAURES J P. Should chemotherapy combinations for advanced non-small cell lung cancer be platinum-based? A meta-analysis of phase Ⅲ randomized trials［J］. Lung Cancer. 2006, 51: 335–345.

［9］RECK M, RODRIGUEZ-ABREU D, ROBINSON A G, et al. Pembrolizumab versus chemotherapy for PD-L1-positive non-small-cell lung cancer［J］. N Engl J Med. 2016, 375(19): 1823–1833.

［10］NSCLC Meta-Analyses Collaborative Group. Chemotherapy in addition to sup-portive care improves survival in advanced non-small-cell lung cancer: a systematic review and meta?analysis of individual patient data from 16 randomized controlled trials［J］. J Clin Oncol. 2008, 26: 4617–4625.

［11］ARDIZZONI A, BONI L, TISEO M, et al. Cisplatin-versus carboplatin-based che-motherapy in first-line treatment of advanced non-small-cell lung cancer: an individual patient data meta-analysis［J］. J Natl Cancer Inst. 2007, 99: 847–857.

［12］SCAGLIOTTI G V, PARIKH P, VON PAWEL J, et al. Phase Ⅲ study comparing cisplatin plus gemcitabine with cisplatin plus pemetrexed in chemotherapy-naive patients with advanced-stage non-small-cell lung cancer［J］. J Clin Oncol. 2008, 26: 3543–3551.

［13］LI M, ZHANG Q, FU P, et al. Pemetrexed plus platinum as the first-line treatment option for advanced non-small cell lung cancer: a meta-analysis of randomized controlled trials［J］. PLoS One. 2012, 7: e37229.

［14］SANDLER A, GRAY R, PERRY M C, et al. Paclitaxel-carboplatin alone or with bevacizumab for non-small-cell lung cancer［J］. N Engl J Med. 2006, 355: 2542–2550.

［15］SORIA J C, MAUGUEN A, RECK M, et al. Systematic review and meta-analysis of randomised, phase Ⅱ / Ⅲ trials adding bevacizumab to platinum-based chemotherapy as first-line treatment in patients with advanced non-small-cell lung cancer［J］. Ann Oncol. 2013, 24: 20–30.

［16］PAZ-ARES LG, D E MARINIS F, DEDIU M, et al. PARAMOUNT: Final overall survival results of the phase Ⅲ study of maintenance pemetrexed versus placebo immediately after induction treatment with pemetrexed plus cisplatin for advanced nonsquamous non-small-cell lung cancer［J］. J Clin Oncol. 2013, 31: 2895–902.

［17］PAZ-ARES L, DE MARINIS F, DEDIU M, et al. Maintenance therapy with peme-trexed plus best supportive care versus placebo plus best supportive care after induction therapy with pemetrexed plus cisplatin for advanced non-squamous non-small-cell lung cancer (PARA-MOUNT): a double-blind, phase 3, randomised controlled trial［J］. Lancet Oncol. 2012, 13: 247–255.

［18］SCHILLER J H, HARRINGTON D, BELANI C P, et al. Comparison of four che-motherapy regimens for advanced non-small-cell lung cancer［J］. N Engl J Med. 2002, 346: 92–98.

［19］THATCHER N, HIRSCH F R, LUFT A V, et al. Necitumumab plus gemcitabine and cisplatin versus gemcitabine and cisplatin alone as first-line therapy in patients with stage Ⅳ squamous non-small-cell lung cancer (SQUIRE): an open-label, randomised, controlled phase 3 trial［J］. Lancet Oncol. 2015, 16: 763–774.

［20］PAZ-ARES L, SOCINSKI M A, SHAHIDI J, et al. 1320_PR: subgroup analyses of patients with epidermal growth factor receptor (EGFR)-expressing tumors in SQUIRE: a ran-domized, multicenter, open-label, phase Ⅲ study of gemcitabine cisplatin (GC) plus necitumumab (N) versus GC alone in the first-line treatment of patients (pts) with stage Ⅳ squamous non-small cell lung cancer(sq-NSCLC)［J］. J Thorac Oncol. 2016, 11: S153.

［21］BORGHAEI H, PAZ-ARES L, HORN L, et al. Nivolumab Versus docetaxel in ad-vanced nonsquamous non-small-cell lung cancer［J］. N Engl J Med. 2015, 373: 1627–1639.

［22］RITTMEYER A, BARLESI F, WATERKAMP D, et al. Atezolizumab versus docetaxel in patients with previously treated non-small-cell lung cancer (OAK): a phase 3, open-label, multicentre randomised controlled trial［J］. Lancet. 2017, 389(10066): 255–265.

［23］SHEPHERD F A, DANCEY J, RAMLAU R, et al. Prospective randomized trial of docetaxel versus best supportive care in patients with non-small-cell lung cancer previously treated with platinum-based chemotherapy［J］. J Clin Oncol. 2000, 18: 2095–2103.

［24］HANNA N, SHEPHERD F A, FOSSELLA F V, et al. Randomized phase Ⅲ trial of pemetrexed versus docetaxel in patients with non-small-cell lung cancer previously treated with chemotherapy［J］. J Clin Oncol. 2004, 22: 1589–1597.

［25］SHEPHERD F A, RODRIGUES PEREIRA J, CIULEANU T, et al. Erlotinib in previously treated non-small-cell lung cancer［J］. N Engl J Med. 2005, 353: 123–132.

［26］ZHAO N, ZHANG X C, YAN H H, et al. Efficacy of epidermal growth factor receptor inhibitors versus chemotherapy as second-line treatment in advanced non-small-cell lung cancer with wild-type EGFR: a meta-analysis of randomized controlled clinical trials［J］. Lung Cancer. 2014, 85: 66–73.

［27］GARON E B, CIULEANU T E, ARRIETA O, et al. Ramucirumab plus docetaxel versus placebo plus docetaxel for second-line treatment of stage IV non-small-cell lung cancer after disease progression on platinum-based therapy (REVEL): a multicentre, double-blind, randomised phase 3 trial［J］. Lancet. 2014, 384: 665–673.

［28］RECK M, KAISER R, MELLEMGAARD A, et al. Docetaxel plus nintedanib versus docetaxel plus placebo in patients with previously treated non-small-cell lung cancer (LUME-Lung 1): a phase 3, double-blind, randomised controlled trial［J］. Lancet Oncol. 2014, 15: 143–155.

［29］BRAHMER J, RECKAMP KL, BAAS P, et al. Nivolumab versus docetaxel in advanced squamous-cell non-small-cell lung cancer［J］. N Engl J Med. 2015, 373: 123–135.

［30］SORIA J C, FELIP E, COBO M, et al. Afatinib versus erlotinib as second-line treatment of patients with advanced squamous cell carcinoma of the lung (LUX-Lung 8): an open-label randomised controlled phase 3 trial［J］. Lancet Oncol. 2015, 16: 897–907.

［31］OXNARD G R, THRESS K S, ALDEN R S, et al. 135O_PR: plasma genotyping for predicting benefit from osimertinib in patients with advanced NSCLC［J］. J Thorac Oncol. 2016, 11: S154.

［32］JANNE P A, YANG J C, KIM D W, et al. AZD9291 in EGFR inhibitor-resistant non-small-cell lung cancer［J］. N Engl J Med. 2015, 372: 1689–1699.

［33］SHAW A T, GANDHI L, GADGEEL S, et al. Alectinib in ALK-positive, crizotinib-resistant, non-small-cell lung cancer: a single-group, multicentre, phase 2 trial［J］. Lancet Oncol. 2016, 17: 234–242.

［34］KIM D W, MEHRA R, TAN D S, et al. Activity and safety of ceritinib in patients with ALK-rearranged non-small-cell lung cancer (ASCEND-1): updated results from the multi-centre, open-label, phase 1 trial［J］. Lancet Oncol. 2016, 17: 452–463.

［35］KIM D W, TISEO M, AHN M J, et al. Brigatinib in patients with crizotinib-refractory anaplastic lymphoma kinase?positive non-small-cell lung cancer: a randomized, multicenter phase II trial［J］. J Clin Oncol. 2017, 35(22): 2490–2498.

［36］PARK K, TAN E H, O'BYRNE K, et al. Afatinib versus gefitinib as firstline treatment of patients with EGFR mutation-positive non-small-cell lung cancer (LUX-Lung 7): a phase 2B, open-label, randomised controlled trial［J］. Lancet Oncol. 2016, 17: 577–589.

［37］MOK T, CHENG Y, ZHOU X, et al. Dacomitinib versus gefitinib for the first-line treatment of advanced EGFR mutation positive non-small cell lung cancer (ARCHER 1050): a randomized, open-label Phase Ⅲ trial［J］. J Clin Oncol. 2017, 18(11): 1454–1466.

［38］YANG J C, HIRSH V, SCHULER M, et al. Symptom control and quality of life in LUX-Lung 3: a phase Ⅲ study of afatinib or cisplatin/pemetrexed in patients with advanced lung adenocarcinoma with EGFR mutations［J］. J Clin Oncol. 2013, 31: 3342–3350.

［39］GEATER S L, XU C R, ZHOU C, et al. Symptom and quality of life improvement in LUX-Lung 6: an open-label phase Ⅲ study of afatinib versus cisplatin/gemcitabine in Asian patients with EGFR mutation-positive advanced non-small-cell lung cancer［J］. J Thorac Oncol. 2015, 10: 883–889.

［40］CHEN G, FENG J, ZHOU C, et al. Quality of life (QoL) analyses from OPTIMAL (CTONG-0802), a phase Ⅲ, randomised, open-label study of first-line erlotinib versus chemotherapy in patients with advanced EGFR mutation-positive non-small-cell lung Cancer (NSCLC) ［J］. Ann Oncol. 2013, 24: 1615–1622.

［41］ROSELL R, CARCERENY E, GERVAIS R, et al. Erlotinib versus standard chemotherapy as first-line treatment for European patients with advanced EGFR mutation-positive non-small-cell lung cancer(EURTAC): a multicentre, open-label, randomised phase 3 trial［J］. Lancet Oncol. 2012, 13: 239–246.

［42］WU Y L, ZHOU C, LIAM C K, et al. First-line erlotinib versus gemcitabine/cisplatin in patients with advanced EGFR mutation-positive non-small-cell lung cancer: analyses from the phase Ⅲ, randomized, open-label, ENSURE study［J］. Ann Oncol. 2015, 26: 1883–1889.

［43］DI MAIO M, LEIGHL N B, GALLO C, et al. Quality of life analysis of TORCH, a randomized trial testing first-line erlotinib followed by second-line cisplatin/gemcitabine chemotherapy in advanced non-small-cell lung cancer［J］. J Thorac Oncol. 2012, 7: 1830–1844.

［44］HAN J Y, PARK K, KIM S W, et al. First-SIGNAL: first-line single agent iressa versus gemcitabine and cisplatin trial in never-smokers with adenocarcinoma of the lung［J］. J Clin Oncol. 2012, 30: 1122–1128.

［45］FUKUOKA M, WU Y L, THONGPRASERT S, et al. Biomarker analyses and final overall survival results from a phase Ⅲ, randomized, openlabel, first-line study of gefitinib versus carboplatin/paclitaxel in clinically selected patients with advanced non-small-cell lung cancer in Asia(IPASS)［J］. J Clin Oncol. 2011, 29: 2866–2874.

［46］OIZUMI S, KOBAYASHI K, INOUE A, et al. Quality of life with gefitinib in patients with EGFR-mutated non-small cell lung cancer: quality of life analysis of North East Japan Study Group 002 Trial［J］. Oncologist. 2012, 17: 863–870.

［47］LACOUTURE M E, ANADKAT M J, BENSADOUN R J, et al. Clinical practice guidelines for the prevention and treatment of EGFR inhibitor-associated dermatologic toxicities ［J］. Support Care Cancer. 2011, 19: 1079–1095.

［48］GREENHALGH J, DWAN K, BOLAND A, et al. First-line treatment of advanced epidermal growth factor receptor(EGFR)mutation positive non-squamous non-small cell lung cancer［J］. Cochrane Database Syst Rev. 2016, 5: CD010383.

［49］RAMALINGAM S S, SHAW A T. Hypogonadism related to crizotinib therapy: implications for patient care［J］. Cancer. 2012, 118: E1–E2.

［50］FELIP E, ORLOV S, PARK K, et al. Phase 2 study of ceritinib in ALKi-naïve patients(pts)with ALK-rearranged (ALK+)non-small cell lung cancer(NSCLC): whole body responses in the overall pt group and in pts with baseline brain metastases(BM)［J］. Ann Oncol. 2016, 27: 12080.

［51］HIDA T, NOKIHARA H, KONDO M, et al. Alectinib versus crizotinib in patients with ALK-positive non-small-cell lung cancer(J-ALEX): an open-label, randomised phase 3 trial［J］. Lancet. 2017, 390(10089): 29–39.

［52］PETERS S, CAMIDGE D R, SHAW A T, et al. Alectinib versus crizotinib in untreated ALK-positive non-small-cell lung cancer［J］. N Engl J Med. 2017, 377(9): 829–838.

［53］CRINO L, DANSIN E, GARRIDO P, et al. Safety and efficacy of first-line bevaci-zumab-based therapy in advanced non-squamous non-small-cell lung cancer (SAiL, MO19390): a phase 4 study［J］. Lancet Oncol. 2010, 11: 733–740.

［54］SANDLER A, HIRSH V, RECK M, et al. An evidence-based review of the incidence of CNS bleeding with anti-VEGF therapy in non-small cell lung cancer patients with brain metastases［J］. Lung Cancer. 2012, 78: 1–7.

［55］SCLAFANI F, GIUSEPPE G, MEZYNKSI J, et al. Reversible posterior leukoen-cepha lopathy syndrome and bevacizumab in breast cancer［J］. J Clin Oncol. 2012, 30: e257–e259.

［56］ROILA F, MOLASSIOTIS A, HERRSTEDT J, et al. 2016 MASCC and ESMO guideline update for the prevention of chemotherapy- and radiotherapy-induced nausea and vomiting and of nausea and vomiting in advanced cancer patients［J］. Ann Oncol. 2016, 27: v119–v133.

［57］AZZOLI C G, KRIS M G, PFISTER D G. Cisplatin versus carboplatin for patients with metastatic non-small-cell lung cancer--an old rivalry renewed［J］. J Natl Cancer Inst. 2007, 99: 828–829.

［58］MARKMAN M, KENNEDY A, WEBSTER K, et al. Clinical features of hypersen-sitivity reactions to carboplatin［J］. J Clin Oncol. 1999, 17: 1141.

［59］ANDERSON H, LUND B, BACH F, et al. Single-agent activity of weekly gemcit-abine in advanced non-small-cell lung cancer: a phase II study［J］. J Clin Oncol. 1994, 12: 1821–1826.

［60］GRIDELLI C, CIGOLARI S, GALLO C, et al. Activity and toxicity of gemcitabine and gemcitabine + vinorelbine in advanced non-small-cell lung cancer elderly patients: phase II data from the Multicenter Italian Lung Cancer in the elderly study (MILES)randomized trial ［J］. Lung Cancer. 2001, 31: 277–284.

［61］AAPRO M S, MARTIN C, HATTY S. Gemcitabine—a safety review［J］. Anti-Cancer Drugs. 1998, 9: 191–201.

［62］BARLESI F, VILLANI P, DODDOLI C, et al. Gemcitabine-induced severe pulmonary toxicity［J］. Fundam Clin Pharmacol. 2004, 18: 85–91.

［63］ROYCHOWDHURY DF, CASSIDY CA, PETERSON P, et al. A report on serious pulmonary toxicity associated with gemcitabine-based therapy［J］. Investig New Drugs. 2002, 20: 311–315.

［64］LEAL F, MACEDO LT, CARVALHEIRA JB. Gemcitabine-related thrombotic microangiopathy: a single-centre retrospective series［J］. J Chemother. 2014, 26: 169–172.

［65］DANCEY J, SHEPHERD FA, GRALLA RJ, et al. Quality of life assessment of second-line docetaxel versus best supportive care in patients with non-small-cell lung cancer previously treated with platinum-based chemotherapy: results of a prospective, randomized phase Ⅲ trial［J］. Lung Cancer. 2004, 43: 183–194.

［66］PICCART M J, KLIJN J, PARIDAENS R, et al. Corticosteroids significantly delay the onset of docetaxel-induced fluid retention: final results of a randomized study of the European Organization for Research and Treatment of Cancer Investigational Drug Branch for Breast Cancer. J Clin Oncol［J］. 1997, 15: 3149–3155.

［67］HERBST R S, BAAS P, KIM D W, et al. Pembrolizumab versus docetaxel for previously treated, PD-L1-positive, advanced non-small-cell lung cancer (KEYNOTE-010): a randomised controlled trial［J］. Lancet. 2016, 387: 1540–1550.

［68］RECK M, COON C, TAYLOR F, et al. Evaluation of overall health status in patients with advanced squamous non-small cell lung cancer treated with nivolumab or docetaxel in CheckMate 017［J］. Eur J Cancer. 2015, 51: 141.

［69］HORN L, BRAHMER J, RECK MZ, et al. Phase 3, randomized trial(CheckMate 057)of nivolumab vs docetaxel in advanced non-squamous non-small cell lung cancer: subgroup analyses and patient reported outcomes［J］. Ann Oncol. 2015, 26: ix125.

［70］MENZIES A M, JOHNSON D B, RAMANUJAM S, et al. Anti-PD-1 therapy in patients with advanced melanoma and preexisting autoimmune disorders or major toxicity with ipilimumab［J］. Ann Oncol. 2016, 28(2): 368–376.

［71］AUPERIN A, LE PECHOUX C, ROLLAND E, et al. Meta-analysis of concomitant versus sequential radiochemotherapy in locally advanced non-small-cell lung cancer［J］. J Clin Oncol. 2010, 28(13): 2181–2190.

［72］SENAN S, BRADE A, WANG L H, et al. PROCLAIM: randomized phase Ⅲ trial of pemetrexed-cisplatin or etoposide-cisplatin plus thoracic radiation therapy followed by consolidation chemotherapy in locally advanced nonsquamous non-small-cell lung cancer［J］. J Clin Oncol. 2016, 34(9): 953–962.

［73］VOKES E E, HERNDON J E, KELLEY M J, et al. Induction chemotherapy followed by chemoradiotherapy compared with chemoradiotherapy alone for regionally advanced unresectable stage Ⅲ Non-small-cell lung cancer: cancer and leukemia group B［J］. J Clin Oncol. 2007, 25(13): 1698–1704.

［74］HANNA N, NEUBAUER M, YIANNOUTSOS C, et al. Phase Ⅲ study of cisplatin, etoposide, and concurrent chest radiation with or without consolidation docetaxel in patients with inoperable stage Ⅲ non-small-cell lung cancer: the Hoosier Oncology Group and U. S. Oncology［J］. J Clin Oncol. 2008, 26(35): 5755–5760.

［75］KELLY K, CHANSKY K, GASPAR L E, et al. Phase Ⅲ trial of maintenance gefitinib or placebo after concurrent chemora diotherapy and docetaxel consolidation in inoperable stage Ⅲ non-small-cell lung cancer: SWOG S0023［J］. J Clin Oncol. 2008, 26(15): 2450–2456.

［76］PACIFIC trial. AstraZeneca press release［R］. England: Imfinzi significantly reduces the risk of disease worsening or death in the phase Ⅲ PACIFIC trial for Stage Ⅲ unresectable lung cancer. 2017.

［77］KATES M, SWANSON S, WISNIVESKY J P. Survival following lobectomy and limited resection for the treatment of stage I non-small cell lung cancer ≤ 1cm in size: a review of SEER data［J］. Chest. 2011, 139: 491–496.

［78］DAI C, SHEN J, REN Y, et al. Choice of surgical procedure for patients with non-small-cell lung cancer 1 to 2cm among lobectomy, segmentectomy, and wedge resection: a population-based study［J］. J Clin Oncol. 2016, 34: 3175–3182.

［79］CHEUNG M C, HAMILTON K, SHERMAN R, et al. Impact of teaching facility status and high-volume centers on outcomes for lung cancer resection: an examination of 13469 surgical patients［J］. Ann Surg Oncol. 2009, 16(1): 3.

［80］BRUNELLI A, REFAI M, Salati M, et al. Predicted versus observed FEV1 and DLCO after major lung resection: a prospective evaluation at different postoperative periods［J］. Ann Thorac Surg. 2007, 83: 1134–1139.

［81］BARNETT S A, RUSCH V W, ZHENG J, et al. Contemporary results of surgical resection of non-small cell lung cancer after induction therapy: a review of 549 consecutive cases［J］. J Thorac Oncol. 2011, 6: 1530–1536.

［82］FERGUSON M K, VIGNESWARAN W T. Diffusing capacity predicts morbidity after lung resection in patients without obstructive lung disease［J］. Ann Thorac Surg. 2008, 85: 1158–1164. discussion 64-65.

［83］OTAKE H, YASUNAGA H, HORIGUCHI H, et al. Impact of hospital volume on chest tube duration, length of stay, and mortality after lobectomy［J］. Ann Thorac Surg. 2011, 92, 1069–1074.

［84］WAHI R, MCMURTREY M J, DECARO L F, et al. Determinants of perioperative morbidity and mortality after pneumonectomy［J］. Ann Thorac Surg. 1989, 48: 33–37.

［85］YAN T D, BLACK D, BANNON P G, et al. Systematic review and meta-analysis of randomized and nonrandomized trials on safety and efficacy of video-assisted thoracic surgery lobectomy for early-stage non-small-cell lung cancer［J］. J Clin Oncol. 2009, 27: 2553–2562.

［86］ALLEN M S, DARLING G E, PECHET T T, et al. Morbidity and mortality of major pulmonary resections in patients with early-stage lung cancer: initial results of the randomized, prospective ACOSOG Z0030 trial [J]. Ann Thorac Surg. 2006, 81(3): 1013-1020

[87] SAJI H, TSUBOI M, YOSHIDA K, et al. Prognostic impact of number of resected and involved lymph nodes at complete resection on survival in non-small cell lung cancer [J]. J Thorac Oncol. 2011, 6: 1865–1871.

[88] POMPILI C, BRUNELLI A, XIUME F, et al. Predictors of postoperative decline in quality of life after major lung resections [J]. Eur J Cardiothorac Surg. 2011, 39: 732–737.

[89] MOLLER A, SARTIPY U. Predictors of postoperative quality of life after surgery for lung cancer. J Thorac Oncol. 2012, 7: 406–411.

[90] ARRIAGADA R, AUPERIN A, BURDETT S, et al. Adjuvant chemotherapy, with or without postoperative radiotherapy, in operable non-small-cell lung cancer: two meta-analyses of individual patient data [J]. Lancet. 2010, 375: 1267–1277.

[91] PIGNON J P, TRIBODET H, SCAGLIOTTI G V, et al. Lung adjuvant cisplatin evaluation: a pooled analysis by the LACE Collaborative Group [J]. J Clin Oncol. 2008, 26: 3552–3559.

[92] DOUILLARD J Y, ROSELL R, DE LENA M, et al. Adjuvant vinorelbine plus cisplatin versus observation in patients with completely resected stage IB-ⅢA non-small-cell lung cancer(Adjuvant Navelbine International Trialist Association [ANITA]): a randomised controlled trial [J]. Lancet Oncol. 2006, 7: 719–727.

[93] WAKELEE H A. E1505: adjuvant chemotherapy +/– bevacizumab for early stage NSCLC—outcomes based on chemotherapy subsets [J]. J Clin Oncol. 2016, 34(suppl 15): 8507.

[94] ARRIAGADA R, DUNANT A, PIGNON J P, et al. Long term results of the international adjuvant lung cancer trial evaluating adjuvant Cisplatin based chemotherapy in resected lung cancer [J]. J Clin Oncol. 2010, 28: 35–42.

[95] FOSSA S D, GILBERT E, DORES G M, et al. Noncancer causes of death in survivors of testicular cancer [J]. J Natl Cancer Inst. 2007, 99: 533–544.

[96] LALLY B E, ZELTERMAN D, COLASANTO J M, et al. Postoperative radiotherapy for stage Ⅱ or Ⅲ non-small-cell lung cancer using the surveillance, epidemiology, and end results database [J]. J Clin Oncol. 2006, 24: 2998–3006.

[97] BURDETT S, RYDZEWSKA L, TIERNEY J, et al. Postoperative radiotherapy for non-small cell lung cancer [J]. Cochrane Database Syst Rev. 2016, 9: CD002142.

[98] PIGNON J P, ARRIAGADA R, IHDE D C, et al. A meta-analysis of thoracic radiotherapy for small-cell lung cancer [J]. N Engl J Med. 1992, 327: 1618–1624.

[99] ARRIAGADA R, PIGNON J P, IHDE D C, et al. Effect of thoracic radiotherapy on mortality in limited small cell lung cancer. A meta-analysis of 13 randomized trials among 2140 patients [J]. Anticancer Res. 1994, 14(1B): 333–335.

[100] PIJLS-JOHANNESMA M C, DE RUYSSCHER D, LAMBIN P, et al. Early versus

late chest radiotherapy for limited stage small cell lung cancer [J] . Cochrane Database Syst Rev. 2005, 1: CD004700.

[101] SPIRO S G, JAMES L E, RUDD R M, et al. Early compared with late radiotherapy in combined modality treatment for limited disease small-cell lung cancer: a London Lung Cancer Group multicenter randomized clinical trial and meta-analysis [J] . J Clin Oncol. 2006, 24: 3823–3830.

[102] TAKADA M, FUKUOKA M, KAWAHARA M, et al. Phase III study of concurrent versus sequential thoracic radiotherapy in combination with cisplatin and etoposide for limited-stage small-cell lung cancer: results of the Japan Clinical Oncology Group Study 9104 [J] . J Clin Oncol. 2002, 20: 3054–3060.

[103] TURRISI A T, KIM K, BLUM R, et al. Twice-daily compared with once-daily thoracic radiotherapy in limited small-cell lung cancer treated concurrently with cisplatin and etoposide [J] . N Engl J Med. 1999, 340: 265–271.

[104] ROTH B J, JOHNSON D H, EINHORN L H, et al. Randomized study of cyclo-phosphamide, doxorubicin, and vincristine versus etoposide and cisplatin versus alternation of these two regimens in extensive small-cell lung cancer: a phase III trial of the Southeastern Cancer Study Group [J] . J Clin Oncol. 1992, 10: 282–291.

[105] SLOTMAN B J, VAN TINTEREN H, PRAAG J O, et al. Use of thoracic radio-therapy for extensive stage small-cell lung cancer: a phase 3 randomised controlled trial [J] . Lancet. 2015, 385: 36–42.

[106] PECHOUX C L, SUN A, SLOTMAN B J, et al. Prophylactic cranial irradiation for patients with lung cancer [J] . Lancet Oncol. 2016, 17: e277–e293.

[107] AUPERIN A, ARRIAGADA R, PIGNON J P, et al. Prophylactic cranial irradiation for patients with small-cell lung cancer in complete remission. Prophylactic cranial irradiation overview collaborative group [J] . N Engl J Med. 1999, 341: 476–484.

[108] SLOTMAN B, FAIVRE-FINN C, KRAMER G, et al. Prophylactic cranial irradia-tion in extensive small-cell lung cancer [J] . N Engl J Med. 2007, 357: 664–672.

[109] TAKAHASI T, YAMANAKA T, SETO T, et al. Prophylactic cranial irradiation versus observation in patients with extensivedisease small-cell lung cancer: a multicentre, ran-domised, open-label, phase 3 trial [J] . Lancet Oncol. 2017, 18(5): 663–671.

[110] WOLFSON A H, BAE K, KOMAKI R, et al. Primary analysis of a phase II ran-domized trial Radiation Therapy Oncology Group(RTOG)0212: impact of different total doses and schedules of prophylactic cranial irradiation on chronic neurotoxicity and quality of life for patients with limited-disease small-cell lung cancer [J] . Int J Radiat Oncol Biol Phys. 2011, 81: 77–84.

[111] SLOTMAN B J, MAUER M E, BOTTOMLEY A, et al. Prophylactic cranial irra-diation in extensive disease small-cell lung cancer: short-term healthrelated quality of life and patient reported symptoms: results of an international Phase III randomized controlled trial by

the EORTC Radiation Oncology and Lung Cancer Groups ［J］. J Clin Oncol. 2009, 27: 78–84.

［112］O'BRIEN M E, CIULEANU T E, TSEKOV H, et al. Phase Ⅲ trial comparing supportive care alone with supportive care with oral topotecan in patients with relapsed small-cell lung cancer ［J］. J Clin Oncol. 2006, 24: 5441–5447.

［113］ANTONIA S J, LOPEZ-MARTIN J A, BENDELL J, et al. Nivolumab alone and nivolumab plus ipilimumab in recurrent small-cell lung cancer(CheckMate 032): a multicentre, open-label, phase 1/2 trial ［J］. Lancet Oncol. 2016, 17: 883–895.

4 胃肠道肿瘤：胃肠道肿瘤治疗中临床相关药物诱发毒性的筛选

Julie Bogaert, Pieter-Jan Cuyle, and Eric Van Cutsem

摘 要

随着胃肠道肿瘤患者化疗方案可选择性的显著增加及预后的改善，深入了解化疗的不良反应变得越来越重要，以便尽量降低使用这些药物带来的负面影响。化疗药物通常存在一系列潜在的不良反应。在本文中，我们特别关注一些胃肠道肿瘤常用药物引起的常见和/或相关且更具临床挑战性的不良反应。氟嘧啶类药物可引起心脏毒性，最常见的是心绞痛样胸痛。了解氟尿嘧啶的分解代谢，可能需要对患者进行二氢嘧啶脱氢酶（dihydropyrimdine dehydrogenase，DPD）检测，以避免DPD缺乏患者出现严重的氟尿嘧啶相关毒性。奥沙利铂引起的神经毒性可能是其使用相关的最重要的临床问题。随着奥沙利铂应用的增多，过敏反应的报道也越来越频繁，在临床应用上也越来越具有挑战性。结直肠癌靶向药物的引入也导致了一些特殊问题：①抗血管内皮生长因子相关的不良反应，其中动脉血栓形成和胃肠道穿孔虽然相对少见，但与患者密切相关；②抗表皮生长因子受体相关的不良反应，包括皮疹、低镁血症，过敏反应也很常见。了解潜在的原因、机制、危险因素，并制定治疗指南，使这些不良反应更易被大多患者接受，但不良反应总是要与抗癌药物的活性和获益相平衡。

关键词

氟尿嘧啶　DPD　奥沙利铂　伊立替康　血管内皮生长因子　表皮生长因子受体　贝伐珠单抗　西安昔单抗　帕尼单抗

4.1 氟嘧啶类：氟尿嘧啶和卡培他滨

自 20 世纪 50 年代末以来，氟尿嘧啶（5-FU）作为一种细胞毒性化疗药物，一直被用于治疗各种类型的实体恶性肿瘤，如乳腺、食管、喉部、胃肠道和泌尿生殖道的实体恶性肿瘤。由于 5-FU 在胃肠道的吸收具有可变性，降解时间短，因此必须静脉注射[1]。目前使用 5-FU 的最佳治疗方案如下：有研究表明，与 5-FU 的大剂量口服方案相比，注射治疗导致的不良事件更少。卡培他滨是一种口服 5-FU 前体药物，在胃癌和结直肠癌中毒性尚可，疗效尚佳[2]。卡培他滨经过三步酶促反应转化为 5-FU，主要发生于肝脏和肿瘤细胞中，从而获得较高的肿瘤内药物浓度。

氟尿嘧啶及其前体药物卡培他滨的不良反应见表 4.1。氟尿嘧啶相关的严重不良反应可导致严重的后果甚至死亡，这表明药物基因组学在识别有增加毒性风险的患者中具有重要作用。氟嘧啶引起的心脏毒性相对少见，停药后通常可逆，但这种并发症可能危及生命，造成致命的后果。

表 4.1　胃肠道肿瘤常用细胞性毒药物的常见不良反应

氟尿嘧啶（5-FU）	卡培他滨	奥沙利铂	伊立替康
血液学毒性	血液学毒性	血液学毒性	血液学毒性
黏膜炎 / 腹泻	黏膜炎 / 腹泻	恶心 / 呕吐	恶心 / 呕吐
口腔炎	手足综合征	神经毒性	黏膜炎 / 腹泻
手足综合征	心脏不良事件	输液反应	脱发
心脏不良事件			

4.1.1　5-FU 引起的心脏毒性

5-FU 相关心脏毒性的发生率在文献报道中差异很大，但大多数研究数据显示低于 3%[3]。但实际发病率可能更高，因为无症状缺血性心电图（electro cardio graphy，ECG）的变化也会发生[4]，这种不良反应有时可能是致命的[3]。心绞痛样胸痛是心脏毒性最常见的症状。据报道高达 89% 的心脏毒性患者会出现此症状[3]，少见症状包括心悸和不适。有研究显示了充血性心力衰竭、心源性休克、心脏骤停和猝死的心电图特征，其心电图表现可能包括心肌缺血、心肌梗死和心律失常[5]。血清心肌酶水平通常正常，超声心动图可显示短暂或持续，局部或整体心肌功能减退和心肌顿抑[3]。冠状动脉造影通常没有发现明显的冠状动脉粥样硬化。由于5-FU的血清半衰期很短，心脏毒性大多数发生在氟尿嘧啶治疗期间或治疗后几个小时内，症状通常在停药后不久完全缓解。

5-FU相关心脏毒性的病理生理机制尚不完全清楚，可能为多因素导致。基于无相关冠心病临床特征和心电图表现的情况，这种现象通常是5-FU引起的冠状动脉痉挛[6]。不过，也有研究者提出了其他机制。动物模型和超声心动图研究的数据表明，5-FU代谢物对心肌细胞有直接毒性作用，可导致中毒性心肌炎和心肌病[4,5]。5-FU引起心脏毒性的危险因素尚未明确，对于既往存在心脏病所产生的影响仍然存在争议[3]，既往或现在对心脏的辐射都可能会促进心脏毒性。5-FU/卡培他滨对心肌的毒性作用呈时间依赖性。与短期（注射）5-FU相比，持续进行5-FU输注会更频繁地出现心脏症状[5]。卡培他滨的药代动力学与持续输注5-FU的药代动力学相似，其心脏毒性的发生率与5-FU相似[7]。其他经批准的口服5-FU类药物，S1和三氟嘧啶/替吡拉西，也可能引起类似的心脏不良事件。

在开始5-FU化疗治疗前进行基线心电图检查可有助于后期评估心脏毒性。有心脏病史的患者建议进行基线超声心动图检查[3,4]。怀疑发生心脏毒性的患者应接受心脏监测，因为可能存在危及生命的心力衰竭和恶性心律失常的风险；如存在此类风险，应该立即停用5-FU。可以使用硝酸盐和/或钙拮抗剂进行对症治疗[3]。然而，对于这些药物的治疗效果，报道并不一致，也没有前瞻性研究可以借鉴。当患者既往发生心脏事件后再次使用5-FU时，复发的风险非常高，高达82%~100%[3]。使用预防性抗心绞痛药物能否降低复发风险尚未确定，但对于症状轻微的患者，建议继续使用5-FU。在出现严重不可耐受反应的情况下，常建议使用雷替曲塞替代5-FU[8]。

4.1.2　二氢嘧啶脱氢酶缺乏症

二氢嘧啶脱氢酶（DPD）是氟尿嘧啶类药物分解代谢的主要限速酶。在过去的20年中，研究人员对DPD缺乏与发生氟尿嘧啶严重相关毒性之间的关系进行了广泛研究。接受以 5-FU 为基础的化疗患者可能会出现严重甚至危及生命的不良事件，包括嗜中性粒细胞减少、嗜中性粒细胞减少性感染、口腔炎、腹泻和脱发，预计 DPD 缺乏占发生严重不良反应病例数量的 50%～75%[9]。

由人二氢嘧啶脱氢酶（DPYD）基因编码的 DPD，位于 1p22 染色体上，包含 23 个外显子。这种 DPYD 基因的功能缺失突变导致部分或完全缺乏代谢 5-FU 或其前体药物的能力，解释了毒性增加的风险。DPD 的活性在正常人群和不同种族的人群中差异很大。部分 DPD 缺乏症（低 DPD 活性）患者在总人口中的患病率预计为 3%～5%[10, 11]。最初认为完全性 DPD 缺乏是患有各种神经症状的儿科患者的常染色体隐性遗传病[10, 12]。

在 DPYD 基因编码区已经发现了 50 多个基因突变，但是大多数变对酶活性没有影响[9, 10]。最突出且研究最多的 DPYD 变异是内含子 14 剪接位点的一个点突变（c.1905＋1G＞A，同义词 I vs 14＋1G＞A 或 DPYD*2A），既往研究显示，在给药氟尿嘧啶后可引起高达 29% 的 Ⅲ～Ⅴ级毒性报告[13]。在最近的一项前瞻性试验中发现了相互矛盾的结果，该试验得出的结论是，严重的毒性不能完全归因于 DPYD 基因多态性[14]。此外，有人认为，不同下游作用基因中的附加酶和多态性也可能在 5-FU 降解和毒性中发挥作用[9]。DPYD 编码序列的显著变异性及基因研究相互矛盾的结果，造成基因型与表型相关性的困难，并对在日常实践中应用基于基因型的策略预测氟尿嘧啶严重毒性造成了很大限制[9]。

另外，一些评估 DPD 功能的筛选试验（基于表型的策略）已经被开发出来用以预测氟尿嘧啶引起的代谢受损情况[9, 10, 15]。酶活性可以通过在体外测定外周血单个核细胞，也可以通过血浆或尿二氢尿嘧啶 / 尿嘧啶（UH2/U）的比值来预测。初步功能试验还有无创性尿嘧啶呼气试验，即吸入尿嘧啶 -2-^{13}C 后呼出 $^{13}CO_2$ 或给予 5-FU 试验剂量，然后进行药代动力学分析，是另一种可行性方法。目前实施系统预处理功能性 DPD 测试和随后基于 DPD 的 5-FU 剂量调整的临床数据有限。但这些数据表明，这种方法是可行的，可减少治疗相关的严重毒性不良反应而不损失治疗效果[9, 16]。

预测和预防 5-FU 相关的严重毒性不良反应具有成本效益，可以提高患者的生活质量，减少化疗或放疗的时间，从而改善患者的预后[9]。系统性

DPD 测试的确切相关性以及基因或功能测试在日常实践中是否更实用和更具预测性，这些都是有待回答的问题。然而，基因检测显然更受到青睐。因此，大多数机构没有对 DPD 缺乏症进行常规筛查。但是，如果临床表现出非常严重的毒性，特别是在 5-FU 治疗的早期，则需要进行 DPD 检测，避免以后出现严重毒性，继而威胁生命。

4.2 奥沙利铂

奥沙利铂是第三代铂衍生物之一，已针对不同类型的恶性肿瘤进行了研究，并在治疗胃肠道肿瘤（包括食管癌、胃癌、胰腺癌和结直肠癌）方面特别有效[17]。奥沙利铂联合氟尿嘧啶 / 亚叶酸（FOLFOX）或卡培他滨（XELOX）已成为大肠癌辅助治疗和姑息治疗的重要方法[18]。奥沙利铂是顺铂的一个可替代方案，毒性较弱，尤其是在治疗胃癌和胰腺癌时导致的肾毒性方面。常见不良反应见上文表 4.1。奥沙利铂引起的神经毒性和过敏性输液反应是公认的剂量限制性毒性，在临床实践中经常遇到，可能导致永久停药。

4.2.1 奥沙利铂引起的神经毒性

奥沙利铂引起的神经毒性（OXIN）是奥沙利铂使用引起的最常见临床相关不良事件[18]。它是一种累积性和剂量限制性并发症，通常由于暴露在寒冷环境中而引发或发生恶化。不良事件的通用术语标准通常用于对 OXIN 进行分级和监测。大约一半接受治疗的患者出现 2 级以上神经病变，10% ~ 20% 的患者出现 3 级神经病变[19, 20]。高达 90% 的患者在奥沙利铂停药后，周围神经病变会发生逆转，但是有时会延迟很长时间。据报道，患者在最后一次使用奥沙利铂以及手术后，症状持续时间可长达 8 周，在某些情况下，神经病变可能持续数月或数年甚至可能不完全可逆。

奥沙利铂有急性型和慢性型两种类型神经病变[17, 18]。在奥沙利铂输注期间或输注后 1 ~ 2 天内可出现急性感觉和 / 或运动神经毒性。它起病迅速，以感觉异常和感觉障碍为特征，影响上肢和下肢的肢端部分；冷暴露明显加重。口周和咽喉区也可能受累，可能导致急性呼吸窘迫。急性运动神经病变与肌肉过度活动的症状有关，如下颌紧绷、抽筋和肌肉痉挛，这些症状会影响小腿、大腿、手和下颌，妨碍运动。急性症状通常在 1 周内自行消失，但后续每次给予奥沙利铂后常会复发，通常在每次疗程后强度略有增加。

慢性奥沙利铂相关神经病变是一种剂量限制性慢性感觉神经病变，累及四肢，可导致功能障碍甚至步态共济失调，治疗时间较长。随着奥沙利铂累积剂量的增加，病情加重。

导致毒素产生的病理生理机制尚不清楚。在急性期，奥沙利铂的代谢副产物草酸盐，可导致神经元电压门控钙依赖性钠通道的功能障碍，破坏细胞内稳态，引起神经元兴奋性过度[21, 22]。在慢性病变中，铂类化合物在神经元中的积累可能导致神经元萎缩。有几项研究试图确定药物基因组标记（单核苷酸多态性或 SNPs）可诱发患者出现严重的神经毒性，但到目前为止，还没有此类标记被证实可用于临床[23, 24]。

为了避免奥沙利铂出现严重、持久的神经毒性以及药物失效，通常需要逐渐减少剂量、延迟使用或停用，但对总体治疗效果没有明显影响。事实上，在转移性结直肠癌中，由于这种累积性神经病变，已经形成了"走走停停"的策略[25, 26]。一些试验研究了钙和镁的神经保护作用。钙和镁作为草酸螯合剂，可以减少草酸盐对电压门控钠离子通道的影响，从而降低毒性的严重程度[27]。虽然钙和镁经常使用在奥沙利铂治疗前后，但其在客观神经毒性评估的使用和时机上缺乏标准化和长期神经病变数据，往往导致不同的结论，而且最近的一项随机试验并没有证明钙和镁对神经毒性的发生有好处[28]。目前对一些药物如抗抑郁药和抗惊厥药的神经保护作用已经进行了试验研究，Weickhart 等最近发表的一篇综述很好地总结了这些试验结果[17]。小规模 III 期临床试验结果显示，文拉法辛能降低奥沙利铂治疗患者发生急性和慢性周围神经病变的概率[29]。但目前还没有有力的证据支持这些药物在奥沙利铂相关神经病变的预防或治疗中的系统应用。急性奥沙利铂诱发的喉咽部神经病变常与过敏性喉血管水肿混淆，但通常可通过延长奥沙利铂输注时间至 6 小时来控制，而无须使用特殊的抗过敏药物。

4.2.2 奥沙利铂相关的过敏输注反应

通常认为化疗引起的超敏反应是一种意外发生的反应，因为其症状、体征与给药期间或给药后立即出现的普通药物过敏的毒性特征不一致[30, 31]。由于近十年奥沙利铂在癌症治疗中的广泛应用，人们越来越认识到该药会引起类似于早期铂类化合物相似的过敏反应，总体发病率为 10% ~ 20%[30-32]。然而，严重的 3 ~ 4 级反应并不常见，仅发生在 1.6% 的患者中，严重过敏反应少见[30, 31]。症状一般发生在奥沙利铂输注过程中或输注后不久，通常在输注后 24 小时内出现快速发展。轻度的过敏反应包括皮疹、荨麻疹、脸部潮红、手掌瘙痒、灼烧感、面部和手部水肿、腹部痉挛和腹泻、背痛和瘙痒[30]。严重的输液反应可出现支气管痉挛、心动过速、低血压或高血压、血管水肿、抽搐和胸痛。通常在使用 4 ~ 6 次奥沙利铂后会发生过敏反应[31]。

大多数输注反应似乎是 IgE 介导的（Ⅰ型），但有报道显示Ⅱ型超敏反应伴有溶血和血小板计数减少症状或Ⅲ型过敏反应伴有慢性荨麻疹、关节痛和蛋白尿[30]。此外，奥沙利铂输注的特殊反应可表现为寒战、发热、腹部痉挛和胸闷。最近的一项回顾性研究发现，年龄较小、女性和使用奥沙利铂作为抢救治疗是奥沙利铂相关输液反应发生的潜在危险因素[31]。然而，既往过敏史、疾病类型、分期或治疗方案的存在似乎与过敏反应增加无关。

当诊断为过敏性输注反应时，应立即中断化疗输注，然后输注生理盐水并给予氧气、全身抗组胺药和皮质类固醇。在症状完全消失前，应按指示采取其他支持措施。在后续的治疗中，是否重新使用奥沙利铂，目前仍无定论。应该根据过敏反应的严重程度，患者的一般情况及奥沙利铂给药对肿瘤的预期疗效作出决定。轻度和中度过敏反应，通过将输液时间延长至 4 ~ 6 小时，并使用组胺受体拮抗剂和预先给药皮质类固醇，可以成功地实现再次给药[32]。然而，复发的风险在 30% ~ 40%。当反应相对严重（等级 ≥ 3）时，所有铂类化合物应排除在后续的治疗方案之外。目前对顺铂和卡铂已成功实施了各种脱敏方案，然而奥沙利铂脱敏方案仅在极少数患者中有报道[30]。

4.3 血管内皮生长因子抑制剂：贝伐珠单抗、阿柏西普和雷莫芦单抗

新生血管形成对肿瘤生长和恶性进展至关重要。大多数恶性肿瘤血管在结构和功能上显示出异常，导致肿瘤周围形成有害的微环境，其特征是缺氧、低pH值和高组织液体压力[33]。肿瘤细胞从这些渗漏的血管中逃逸出来，有助于肿瘤细胞的扩散，同时细胞毒性物质和氧气向肿瘤的运输和分配也可能受到损害。血管内皮生长因子（vascular endothelial growth factor，VEGF）是主要的血管生成因子之一。药物阻断血管内皮生长因子（VEGF）信号可以暂时修复这些血管异常，从而改善氧合和降低组织液体压力。这个过程被称为血管正常化[33]。组织液压力的降低提高了细胞毒药物向靶癌细胞的输送。贝伐珠单抗是一种重组人源化的抗VEGF-a单克隆抗体，可抑制VEGF与其受体结合，从而抑制VEGF通路下游信号的传导。阿柏西普是一种与VEGF-α、VEGF-β和胎盘生长因子（PlGF）结合的融合蛋白，而雷莫芦单抗是一种直接与受体VEGFR2结合的抗体。贝伐珠单抗联合标准化疗（伊立替康/5-FU，奥沙利铂/5-FU或单用氟尿嘧啶）和阿柏西普或雷莫芦单抗联合化疗（伊立替康/5-FU）已被证明能改善转移性结直肠癌患者的临床预后，但在辅助治疗中没有改善[34, 35]。此外，雷莫芦单抗单药或与紫杉醇联合使用，在胃癌二线治疗中具有活性。血管内皮生长因子抑制剂相关的临床毒性总结见表4.2，不良反应与类别有关，并且与不同的抗VEGF靶向药物有关，包括高血压、蛋白尿、黏膜出血、动脉血栓形成（特别是有动脉血栓形成史的老年患者）、创伤愈合并发症和胃肠道穿孔。严重的不良事件相对少见，通常可以通过标准治疗予以控制。贝伐珠单抗不会增加典型的化疗引起的不良反应，如腹泻、口腔炎、嗜中性粒细胞减少症和嗜中性粒细胞减少感染，尽管其他干扰VEGF的药物（阿柏西普，VEGF酪氨酸激酶抑制剂）已被报道与上述化疗相关不良反应的发生率有关。

贝伐珠单抗相关性胃肠穿孔

消化道穿孔是贝伐珠单抗治疗可导致的一种潜在危及生命的并发症。据报道，其在患有各种类型的实体肿瘤的患者中均有发生，但在结直肠癌和卵巢癌的治疗中通常更加常见，但至今尚不清楚原因[36]。贝伐珠单抗联合

5-FU 化疗治疗晚期结直肠癌的关键临床试验和两项基于社区的观察研究数据显示，胃肠穿孔的发生率约为 1.5%（0%～3.3%）[37]。消化道穿孔通常发生在治疗的早期，在贝伐珠单抗开始使用后的 6 个月内，可以发生在胃肠道的任何地方[37]，可能需要外科手术干预，但非必要。通过贝伐珠单抗治疗下的手术创伤和吻合口愈合情况，可以证明在稳定的患者中采用保守治疗方法是合理的。如果原发肿瘤仍然完整或者患者曾接受过腹部放疗，则穿孔率尤其高[37]。其他危险因素包括存在腹膜癌、消化道梗阻、胃溃疡、急性憩室炎和化疗相关性结肠炎[36, 37]。大多人认为结肠支架的存在是 VEGF 靶向药物的禁忌证，其可能会增加胃肠道穿孔的风险。然而，这些危险因素都没有在多变量分析中得到证实。虽然在使用阿柏西普和雷莫芦单抗后也有胃肠穿孔的病例，但由于这些药物最近才被引入，发病率还不太清楚，大多人认为这可能与贝伐珠单抗使用后的发病率相似。血管内皮生长因子抑制剂在胃肠道穿孔发生中的作用机制尚不完全清楚，一些假说已经被提出，但病理生理机制很可能是多因素的。除此之外，VEGF 抑制可导致胃肠道正常血管的消退，并可因一氧化氮释放丧失而导致内脏血流减少[38]。化疗引起黏膜损伤的延迟愈合和胆固醇栓塞综合征的发展也可能与发病机制有关[38]。

表 4.2　胃肠道肿瘤药物常见不良反应

常用药物	常见不良反应
EGFR 抑制剂：西妥昔单抗和帕尼单抗	皮肤毒性 低镁血症 输液反应
VEGF 抑制剂：贝伐珠单抗、阿柏西普和雷莫芦单抗	高血压 蛋白尿 伤口延迟愈合 胃肠穿孔 出血 动脉血栓栓塞

4.4　表皮生长因子受体抑制剂：西妥昔单抗和帕尼单抗

表皮生长因子受体（EGFR、HER1 或 ErbB1）是一种糖蛋白受体，包括细胞外配体结合区、跨膜区和具有酪氨酸激酶活性的胞浆内结合域。细胞外结构域的配体结合导致与EGFR家族其他成员（HER2、HER3、HER4）的同质二聚或异质二聚，随后通过自磷酸化启动下游信号通路。这些下游信号转导途径包括丝裂原活化蛋白激酶（mitogen-activated protein kinase，MAPK）途径和磷脂酰肌醇3激酶（PI3K）途径。EGFR调节细胞生长、分化和存活，EGFR的异常激活可导致细胞增殖失控，这是肿瘤治疗的一个有吸引力的靶点。抗EGFR靶向药物包括抗体和酪氨酸激酶抑制剂。它们在各种癌症的治疗中发挥着重要作用，无论是单药治疗还是联合化疗。在结直肠癌中，由于酪氨酸激酶抑制剂活性低或无活性，故不使用。然而，抗EGFR单克隆抗体西妥昔单抗和帕尼单抗常用于RAS野生型肿瘤[39]。西妥昔单抗和帕尼单抗在转移性结直肠癌中的临床显著活性已被许多Ⅲ期临床试验证明[40]。在胰腺癌中，抗EGFR酪氨酸激酶抑制剂厄洛替尼已被批准与吉西他滨联合应用，但在欧洲尚未广泛应用。相关不良事件在后续内容中进一步解释。

4.4.1 EGFR抑制剂相关皮肤毒性

皮肤毒性是抗EGFR治疗中最常见的非特异性不良反应，具有典型的皮疹样外观（面部、头皮、颈部、肩部和上躯干的痤疮样疹），发生在50%～100%接受治疗的患者中，并且在开始使用抗体后迅速出现[41]。其他皮肤毒性通常发生在治疗后期，主要表现为干燥，导致湿疹和龟裂，毛细血管扩张，色素沉着，头发变化以及伴有化脓性肉芽肿的甲沟炎[41, 42]。

目前病理生理学仍然难以解释皮肤毒性的发病机制。最有可能的潜在发生机制是药物抑制皮肤表皮生长因子受体所致。EGFR在基底表皮细胞、皮脂腺、毛囊外根鞘和毛干中表达[43]，在不同肿瘤和药物研究中，有大量的数据可证明EGFR靶向治疗的皮肤毒性程度与抗肿瘤疗效之间存在相关性[41, 44]。在结直肠癌化疗的小规模EVEREST试验中，有人认为西妥昔单抗剂量的逐步增加（从每周250mg/m² 增加到500mg/m²）可能使患者出现有效率增加，而不导致患者出现皮疹或仅出现轻微皮疹。然而，这一点从未在大型前瞻性试验中得到证实，因此，对于没有出现皮疹的患者，没有标准建议增加抗 EGFR 抗体的剂量[45]。

EGFR 抑制剂相关的皮肤毒性通常会导致皮肤不适、瘙痒或疼痛，从而损害患者的生活质量，并导致依从性不佳，因此必须充分治疗皮肤症状。虽然我们缺乏关于治疗的循证数据，但已经发表了许多基于经验的指南，其中包括局部治疗以及抗组胺药和抗生素的全身治疗[41, 42]。对于 EGFR 抑制剂相关的皮肤毒性，需要肿瘤科和皮肤科医生的多学科合作，为每位患者提供最佳治疗。表皮生长因子受体抑制剂引起的皮肤症状在停止治疗后通常可逆。

4.4.2　EGFR 抑制剂诱导的镁消耗

在健康受试者中，血清镁（Mg^{2+}）水平受到严格调控，并通过尿中 Mg^{2+} 排泄量的变化而保持在 0.70 ~ 1.10mmol/L 的范围内，以响应肠内 Mg^{2+} 摄取的改变。在肾脏超滤后，镁在肾小管近端和髓袢升支被动吸收。在远曲小管中，剩余的 Mg^{2+} 重吸收是通过瞬时受体电位阳离子通道 TRPM6 介导的主动转运过程。镁缺乏（血清 Mg^{2+} < 0.70mmol/L）可表现为肌肉功能障碍（抽搐、虚弱、共济失调、痉挛、震颤和痉挛）、心血管疾病（QT 间期延长和心律失常）或神经认知功能障碍（惊厥、意识混乱、精神错乱、躁动、谵妄和抑郁）[46]。

用抗 EGFR 单克隆抗体进行的临床试验已经证明药物可引起电解质紊乱，例如低镁血症。在严重低镁血症患者中，同时也出现了低钙血症[46]。有人认为，EGFR 抑制剂可导致 TRPM6 功能障碍，其与 TRPM6 基因功能突变遗传性缺失患者的 TRPM6 功能障碍相似，其特征是尿镁流失[47, 48]。

大多数 1 ~ 2 级低镁血症的患者是无症状的，尽管对于这些已进行严重预处理的晚期癌症患者而言很难解释。严重低镁血症患者也可以通过诱导甲状旁腺激素（parathyroid hormone，PTH）抵抗或抑制而发生继发性低血钙[47]。根据对接受抗 EGFR 单克隆抗体治疗的结直肠癌患者的前瞻性分析显示，97% 的患者在治疗期间血清 Mg^{2+} 浓度降低[47]。3 ~ 4 级低镁血症的发生率在 4.5% ~ 27%[46]。发生低镁血症的中位时间为 99 天，停用 EGFR 抑制剂后 4 ~ 6 周，血清镁水平通常可以恢复[46, 47]。EGFR 抑制剂治疗时间越长，发生严重低镁血症的风险越高[47, 49]。年龄的增加和血清 Mg^{2+} 水平的增高似乎也与肾脏镁消耗增加有关[47]。现有数据显示西妥昔单抗和帕尼单抗在低镁血症的发生率和严重程度上没有差异。在评估不同试验的发病率时，治疗时间是一个重要因素。EGFR 酪氨酸激酶抑制剂治疗后低镁血症的发生率通常很低，而这可能不是酪氨酸激酶抑制剂的临床应用问题。

由于低镁血症的症状很容易被忽视，所以对接受抗 EGFR 抗体治疗的患者应定期测量血清镁水平，具体时间间隔基于严重程度等级而定[50]。然而由于腹泻，口服镁补充剂不能很好地耐受，并且通常无效[47, 50]。因此，1 级低镁血症无需治疗，建议 2 级低镁血症患者有高龄、心脏病史等危险因素的患者应该治疗[50]。应给予患者口服高剂量镁补充剂或每周静脉补充（4g 硫酸镁）。对于 3 ~ 4 级低镁血症的患者，由于存在心律失常的风险，应给予适当的替代治疗[50]，但在静脉注射替代药物 3 ~ 4 天内，血清镁水平往往会回落到较低的水平，而更频繁的静脉注射硫酸镁是一项耗时且具有限制性的工作[47, 50]，最佳替代策略目前尚未确定，仍然没有针对低镁血症抗 EGFR 抗体剂量减少的研究可供参考。使用抗 EGFR 抗体的"停 – 走"方法可以作为严重低镁血症患者的一种替代方法，同时不会造成较大的肿瘤负荷[50]。

4.4.3　EGFR 抑制剂相关的过敏输注反应

抗 EFGR 抗体给药过程中的过敏反应可导致严重的疾病甚至发生死亡。与完全人源化抗体帕尼单抗相比，它们更常与嵌合抗体西妥昔单抗结合。在一些结直肠癌试验中，尽管使用了抗组胺药物进行预处理，但接受西妥昔单抗治疗的患者中有 5% 出现了相对严重的过敏反应[39]，有 0.1% 的病例导致死亡[51]。而帕尼单抗的过敏反应发生率要低得多，总体发生率约为 3%，严重反应发生率 < 1%[39, 51]，高达 90% 的严重反应发生在首次使用西妥昔单抗期间[51]。最近有研究表明，使用抗组胺药和皮质类固醇，特别是在首次使用西妥昔单抗之前使用，可以降低严重输液反应的发生率。因此，在每次注射西妥昔单抗之前，预防性使用抗过敏药物是必要的，患者在每次注射西妥昔单抗后至少应监测 1 小时，不建议在使用帕尼单抗前进行药物预处理。预防过敏反应的最佳预处理用药方案尚不清楚，但可能包括皮质类固醇和抗组胺药的使用[52]。

EGFR 相关超敏反应的病理生理学机制尚不完全清楚。抗半乳糖-α-1,3-半乳糖寡糖的 IgE 抗体的存在可能在西妥昔单抗的快速输注反应中起作用，但它不能解释为更多延迟反应发生的机制[53]。目前还没有数据表明其是可能引起抗 EGFR 抗体过敏的风险因素。

如果发生严重的 3 ~ 4 级超敏反应，需要立即中断抗 EGFR 抗体输注，然后给予吸氧、皮质类固醇和抗组胺药物等支持治疗[51]。在出现低血压或支气管痉挛的情况下，可能需要使用升压药、肾上腺素和支气管扩张剂。轻度到中度 1 ~ 2 级输注反应，在过敏症状缓解后，可以以较慢的速度安全地恢复抗 EGFR 抗体的输注[54]。目前已经证实帕尼单抗与西妥昔单抗相比更不易致敏，因此对于使用西妥昔单抗发生严重过敏反应的患者，改用帕尼单抗可能是一种治疗选择。理论上二者不应该有交叉效应，因为普遍认为西妥昔单抗的严重过敏反应是针对其小鼠成分的[51]，但只有很少案例报告表明这种方法安全可行[51、52]。

（杨 宇 译）

参考文献

[1] WALKO C M, LINDLEY C. Capecitabine: a review [J]. Clin Ther. 2005，27(1): 23–44.

[2] CASSIDY J, SALTZ L, TWELVES C, et al. Efficacy of capecitabine versus 5-fluorouracil in colorectal and gastric cancers: a meta-analysis of individual data from 6171 patients [J]. Ann Oncol. 2011, 22(12): 2604–2609.

[3] BECKER K, ERCKENBRECHT JF, HÄUSSINGER D, et al. Cardiotoxicity of the antiproliferative compound fluorouracil [J]. Drugs. 1999, 57(4): 475–484.

[4] ANG C, KORNBLUTH M, THIRLWELL MP, et al. Capecitabine-induced cardiotoxicity: case report and review of the literature [J]. Curr Oncol. 2010, 17(1): 59–63.

[5] KOSMAS C, KALLISTRATOS MS, KOPTERIDES P, et al. Cardiotoxicity of fluoropyrimidines in different schedules of administration: a prospective study [J]. J Cancer Res Clin Oncol. 2008, 134(1): 75–82.

[6] BURGER AJ, MANNINO S. 5-fluorouracil-induced coronary vasospasm [J]. Am Heart J. 1987, 114(2): 433–436.

[7] VAN CUTSEM E, HOFF PM, BLUM JL, et al. Incidence of cardiotoxicity with the oral fluoropyrimidine capecitabine is typical of that reported with5-fluorouracil [J]. Ann

Oncol. 2002, 13(3): 484–485.

[8] VAN CUTSEM E. Raltitrexed(Tomudex)[J]. Expert Opin Investig Drugs. 1998, 7(5): 823–834.

[9] CICCOLINI J, GROSS E, DAHAN L, et al. Routine dihydropyrimidine dehydro-genase testing for anticipating5-fluorouracil-related severe toxicities: hype or hope?[J] Clin Colorectal Cancer. 2010, 9(4): 224–228.

[10] YEN J L, MCLEOD H L. Should DPD analysis be required prior to prescribing fluoropyrimidines[J]. Eur J Cancer. 2007, 43(6): 1011–1016.

[11] ETIENNE M C, LAGRANGE J L, DASSONVILLE O, et al. Population study of dihydropyrimidine dehydrogenase in cancer patients[J]. J Clin Oncol. 1994, 12(11): 2248–2253.

[12] AMSTUTZ U, FROEHLICH T K, LARGIADÈR C R. Dihydropyrimidine dehy-drogenase gene as a major predictor of severe5-fluorouracil toxicity[J]. Pharmacogenomics. 2011, 12(9): 1321–1336.

[13] VAN KUILENBURG A B, MEINSMA R, ZOETEKOUW L, et al. High prevalence of the IVS4 + 1G > A mutation in the dihydropyrimidine dehydrogenase gene of patients with severe 5-fluorouracil-associated toxicity[J]. Pharmacogenetics. 2002, 12(7): 555–558.

[14] SCHWAB M, ZANGER U M, MARX C, et al. Role of genetic and nongenetic factors for fluorouracil treatment-related severe toxicity: a prospective clinical trial by the German5-FUToxicity Study Group[J]. J Clin Oncol. 2008, 26(13): 2131–2138.

[15] GIORGIO E, CAROTI C, MATTIOLI F, et al. Severe fluoropyrimidinerelated toxicity: clinical implications of DPYD analysis and UH2/U ratio evaluation[J]. Cancer Chemother Pharmacol. 2011, 68(5): 1355–1361.

[16] YANG C G, CICCOLINI J, BLESIUS A, et al. DPD-based adaptive dosing of5-FUin patients with head and neck cancer: impact on treatment efficacy and toxicity[J]. Cancer Chemother Pharmacol. 2011, 67(1): 49–56.

[17] WEICKHARDT A, WELLS K, MESSERSMITH W. Oxaliplatin-induced neuropa-thy in colorectal cancer[J]. J Oncol. 2011, 2011: 201593.

[18] HOFF P M, SAAD E D, COSTA F, et al. Literature review and practical aspects on the management of oxaliplatin-associated toxicity[J]. Clin Colorectal Cancer. 2012, 11(2): 93–100.

[19] ANDRÉ T, BONI C, MOUNEDJI-BOUDIAF L, et al. Oxaliplatin, fluorouracil, and leucovorin as adjuvant treatment for colon cancer[J]. N Engl J Med. 2004, 350(23), 2343–2351.

[20] DE GRAMONT A, FIGER A, SEYMOUR M, et al. Leucovorin and fluorouracil with or without oxaliplatin as first-line treatment in advanced colorectal cancer[J]. J Clin Oncol. 2000, 18(16): 2938–2947.

［21］GAMELIN L, CAPITAIN O, MOREL A, et al. Predictive factors of oxaliplatin neurotoxicity: the involvement of the oxalate outcome pathway［J］. Clin Cancer Res. 2007, 13(21): 6359–6368.

［22］GROLLEAU F, GAMELIN L, BOISDRON-CELLE M, et al. A possible explanation for a neurotoxic effect of the anticancer agent oxaliplatin on neuronal voltage gated sodium channels［J］. J Neurophysiol. 2001, 85(5): 2293–2297.

［23］WON H H, LEE J, PARK J O, et al. Polymorphic markers associated with severe oxaliplatin-induced, chronic peripheral neuropathy in colon cancer patients［J］. Cancer. 2012, 118(11): 2828–2836.

［24］CAVALETTI G, ALBERTI P, MARMIROLI P. Chemotherapy-induced peripheral neurotoxicity in the era of pharmacogenomics［J］. Lancet Oncol. 2011, 12(12): 1151–1161.

［25］TOURNIGAND C, CERVANTES A, FIGER A, et al. OPTIMOX1: a randomized study of FOLFOX4 or FOLFOX7 with oxaliplatin in a stop-and-go fashion in advanced colorectal cancer – a GERCOR study［J］. J Clin Oncol. 2006, 24(3): 394–400.

［26］DÍAZ-RUBIO E, GÓMEZ-ESPAÑA A, MASSUTÍ B, et al. First-line XELOX plus bevacizumab followed by XELOX plus bevacizumab or single-agent bevacizumab as maintenance therapy in patients with metastatic colorectal cancer: the phase III MACRO TTD study［J］. Oncologist. 2012, 17(1): 15–25.

［27］GROTHEY A, NIKCEVICH D A, SLOAN J A, et al. Intravenous calcium and magnesium for oxaliplatin-induced sensory neurotoxicity in adjuvant colon can cer: NCCTG N04C7［J］. J Clin Oncol. 2011, 29(4): 421–427.

［28］PARK S B, GOLDSTEIN D, LIN C S, et al. Neuroprotection for oxaliplatin-induced neurotoxicity: what happened to objective assessment?［J］J Clin Oncol. 2011, 29(18): e553–e554.

［29］DURAND J P, DEPLANQUE G, MONTHEIL V, et al. Efficacy of venlafaxine for the prevention and relief of oxaliplatin-induced acute neurotoxicity: results of EFFOX, a randomized, double-blind, placebo-controlled phase III trial［J］. Ann Oncol. 2012, 23(1): 200–205.

［30］MAKRILIA N, SYRIGOU E, KAKLAMANOS I, et al. Hypersensitivity reactions associated with platinum antineoplastic agents: a systematic review［J］. Met Based Drugs. 2010, 2010: 207084.

［31］KIM BH, BRADLEY T, TAI J, et al. Hypersensitivity to oxaliplatin: an investigation of incidence and risk factors, and literature review［J］. Oncology. 2009, 76(4): 231–238.

［32］SIU S W, CHAN W L, LIU K Y, et al. Re-challenging patients with oxaliplatin allergy: the successful use of a standardised pre-medication protocol in a single institute［J］. Clin Oncol(R Coll Radiol). 2011, 23(8): 558–559.

［33］CARMELIET P, JAIN R K. Principles and mechanisms of vessel normalization for cancer and other angiogenic diseases [J] . Nat Rev Drug Discov. 2011, 10(6): 417–427.

[34] JENAB-WOLCOTT J, GIANTONIO B J. Antiangiogenic therapy in colorectal cancer: where are we 5 years later [J] . Clin Colorectal Cancer. 2010, 9(Suppl 1): S7–S15.

[35] DE GRAMONT A, DE GRAMONT A, CHIBAUDEL B, et al. The evolution of adjuvant therapy in the treatment of earlystage colon cancer [J] . Clin Colorectal Cancer. 2011, 10(4): 218–226.

[36] HAPANI S, CHU D, WU S. Risk of gastrointestinal perforation in patients with cancer treated with bevacizumab: a meta-analysis [J] . Lancet Oncol. 2009, 10(6): 559–568.

[37] SAIF M W, ELFIKY A, SALEM R R. Gastrointestinal perforation due to bevaci-zumab in colorectal cancer [J] . Ann Surg Oncol. 2007, 14(6): 1860–1869.

[38] WALRAVEN M, WITTEVEEN P O, LOLKEMA M P, et al. Antiangiogenic tyro-sine kinase inhibition related gastrointestinal perforations: a case report and literature review [J] . Angiogenesis. 2011, 14(2): 135–141.

[39] YOU B, CHEN E X. Anti-EGFR monoclonal antibodies for treatment of colorectal cancers: development of cetuximab and panitumumab [J] . J Clin Pharmacol. 2012, 52: 128–155.

[40] PRENEN H, TEJPAR S, VAN CUTSEM E. New strategies for treatment of KRAS mutant metastatic colorectal cancer [J] . Clin Cancer Res. 2010, 16(11): 2921–2926.

[41] SEGAERT S, VAN CUTSEM E. Clinical signs, pathophysiology and management of skin toxicity during therapy with epidermal growth factor receptor inhibitors [J] . Ann Oncol. 2005, 16(9): 1425–1433.

[42] SEGAERT S, CHIRITESCU G, LEMMENS L, et al. Skin toxicities of targeted therapies [J] . Eur J Cancer. 2009, 45(Suppl 1): 295–308.

[43] GREEN M R, COUCHMAN J R. Differences in human skin between the epidermal growth factor receptor distribution detected by EGF binding and monoclonal antibody recogni-tion [J] . J Invest Dermatol. 1985, 85(3): 239–245.

[44] GIOVANNINI M, GREGORC V, BELLI C, et al. Clinical significance of skin toxic-ity due to EGFR-targeted therapies [J] . J Oncol. 2009, 2009: 849051.

[45] US National Library of Medicine. ClinicalTrials. gov [EB/OL] (2012-09-14). http://clinicaltrials.gov/ct2/show/study/NCT01251536.

[46] COSTA A, TEJPAR S, PRENEN H, et al. Hypomagnesaemia and targeted anti-epi-dermal growth factor receptor(EGFR)agents [J] . Target Oncol. 2011, 6(4): 227–233.

[47] TEJPAR S, PIESSEVAUX H, CLAES K, et al. Magnesium wasting associated with epidermal-growth-factor receptor-targeting antibodies in colorectal cancer: a prospective study [J] . Lancet Oncol. 2007, 8(5): 387–394.

[48] GROENESTEGE W M, THÉBAULT S, VAN DER WIJST J, et al. Impaired baso-lateral sorting of pro-EGF causes isolated recessive renal hypomagnesemia [J] . J Clin Invest.

2007, 117(8): 2260–2267.

［49］FAKIH M G, WILDING G, LOMBARDO J. Cetuximab-induced hypomagnesemia in patients with colorectal cancer［J］. Clin Colorectal Cancer. 2006, 6(2): 152–156.

［50］FAKIH M. Management of anti-EGFR-targeting monoclonal antibody-induced hypomagnesemia［J］. Oncology(Williston Park). 2008, 22(1): 74–76.

［51］SAIF M W, PECCERILLO J, POTTER V. Successful re-challenge with panitumumab in patients who developed hypersensitivity reactions to cetuximab: report of three cases and review of literature［J］. Cancer Chemother Pharmacol. 2009, 63(6): 1017–1022.

［52］GEORGE T J JR, LAPLANT K D, WALDEN E O, et al. Managing cetuximab hypersensitivity-infusion reactions: incidence, risk factors, prevention, and retreatment［J］. J Support Oncol. 2010, 8(2): 72–77.

［53］CHUNG C H, MIRAKHUR B, CHAN E, et al. Cetuximab-induced anaphylaxis and IgE specific for galactose-alpha-1, 3-galactose［J］. N Engl J Med. 2008, 358(11): 1109–1117.

［54］LENZ H J. Management and preparedness for infusion and hypersensitivity reactions［J］. Oncologist. 2007, 12(5): 601–609.

5 妇科肿瘤

Sevilay Altintas and Dirk L. A. L. Schrijvers

摘 要

　　妇科肿瘤是女性癌症的重要组成部分。手术、化学治疗和放射治疗后的结局已有改善；但是，患者着实会经历与治疗相关的重大不良反应。除了已使用多年的传统的细胞毒性药物和激素药物外，新型分子靶向和免疫治疗药物的开发在妇科恶性肿瘤患者的护理中是一个令人兴奋的领域。挑战在于精心选择患者、优化治疗方式和药物的组合，以获得最佳疗效。后者取决于几个因素：①该药物必须作为单一药物对特定肿瘤有效；②药物应具有不同的作用机制，以最大程度地减少耐药性的出现；③药物应至少具有可加性和较好的协同效应的生化基础；④所选择的药物应具有不同的毒性谱，以便在完全剂量时可最大程度地杀死细胞；⑤所选择的药物应间歇给药，以增强细胞杀伤作用并最大程度地减少免疫抑制。本文概述了目前在妇科肿瘤中使用的治疗方式、其不良反应及其管理。

关键词

　　妇科肿瘤　卵巢癌　子宫内膜癌　宫颈癌　外阴癌　妊娠滋养细胞肿瘤　化学治疗　激素治疗　靶向治疗　不良反应

5.1 引言

系统疗法在妇科恶性肿瘤患者的治疗中起着重要作用。本文讨论了各种类型肿瘤的系统治疗的发展，主要集中在标准治疗上，但也给出了每种治疗的一些新进展。

在其中一些恶性肿瘤中，基于独特的形态学和分子遗传学特征，在不同亚型之间进行了新的区分，这可能导致更加个性化的治疗。基于这些特征（如分子靶向治疗）将开发新的治疗策略，这将伴随有其他的，有时是新的毒性形式。为了应对这些新的不良反应，额外的教育和经验积累是必不可少的。

5.2 卵巢癌

卵巢癌是最致命的妇科恶性肿瘤，2012 年在欧盟国家中，共计 44149 例妇女发病，其发病率是 12.6/10 万，共计 29770 例妇女死亡，其死亡率是 7.4/10 万[1]。

2013 年，世界卫生组织更新了卵巢癌的分类。表面上皮 – 间质癌分为上皮性卵巢癌（epithelial ovarian cancer，EOC），如浆液性腺癌、黏液性腺癌、子宫内膜样腺癌、透明细胞腺癌、恶性布伦纳瘤、移行细胞癌（非布伦纳型）和间质瘤（如腺肉瘤、癌肉瘤）。此外，性索间质肿瘤（如颗粒性肿瘤、支持细胞肿瘤）、生殖细胞肿瘤和卵巢转移癌已被定义为单独的实体肿瘤[2]。

2017 年，国际妇产科联盟（International Federation of Gynecology and Obstetrics，FIGO）对卵巢癌、输卵管癌和腹膜癌的分期进行了调整[3]。该分类适用于上皮和间质来源的恶性卵巢肿瘤，包括交界性恶性肿瘤或低度恶性潜能肿瘤。此分期是外科手术分期，由训练有素的妇科肿瘤学家进行分期最为合适。

- I 期卵巢癌或输卵管癌局限于卵巢或输卵管。手术溢漏，术前囊膜破裂，肿瘤细胞累及表面，腹腔积液或腹膜冲洗液中存在恶性细胞，都需要进行 IC 分类。

● Ⅱ期为局限于真骨盆的肿瘤累及一侧或双侧卵巢或输卵管或原发性腹膜癌。

● Ⅲ期为肿瘤累及一侧或双侧卵巢或输卵管或原发性腹膜癌，并经细胞学或组织学证实扩散到骨盆外的腹膜和 / 或转移到腹膜后淋巴结。

● Ⅳ期为远处转移，包括具有细胞学检查阳性的胸腔积液患者（ⅣA 期）；实质器官转移和转移到腹外器官（包括腹股沟淋巴结和腹腔外淋巴结）（ⅣB）[3]。

与肿瘤相关的主要预后危险因素是组织学、分级、手术分期和最佳减瘤后残余病变的最大直径。与患者有关的是年龄、合并症和机体状态。最佳减瘤后残余病变的最大直径也是一个重要的预后危险因素[3]。

5.2.1 上皮性卵巢癌的治疗

手术仍然是 EOC 初始治疗中主要的治疗方式。在晚期或侵袭性肿瘤患者中，可与化疗联合使用，其中诱导化疗后的间隔减瘤术已成为一种有效的治疗策略。在某些化疗后复发的患者中，手术也有一席之地。

根据临床前和临床信息，已在 EOC 中确定了各种有趣的靶点（如 DNA 修复机制，生长因子及其受体，血管生成途径和细胞外基质，信号转导途径，细胞存活途径和蛋白酶体）。

5.2.1.1 化学疗法

EOC 是一种化学敏感性肿瘤，许多不同类别的细胞毒性药物都在该疾病中起作用，如烷基化药物（如环磷酰胺、异环磷酰胺、六甲基三聚氰胺）、铂类化合物（如顺铂、卡铂、奥沙利铂）、紫杉类（如紫杉醇、多烯紫杉醇）、蒽环类药物［如多柔比星、表柔比星、聚乙二醇多柔比星脂质体（PLD）］、抗代谢物（如 5- 氟尿嘧啶、吉西他滨）、长春碱类（如长春瑞滨）、拓扑异构酶Ⅰ抑制剂（如拓扑替康、伊立替康）、拓扑异构酶Ⅱ抑制剂（如依托泊苷）以及最近出现的小沟结合剂（曲贝替定）。

初始治疗

对于预后不良的IA ～ IB 期患者（如 2 级浆液性 / 子宫内膜样腺癌）可以在手术后进行 3 ~ 6 个周期的静脉（Ⅳ）紫杉 / 卡铂（TC）化疗。IA 或 IB 期组织学分级 3 级或 IC 期的患者术后应接受 3 ~ 6 个周期的基于 TC 的化疗[4]。

Ⅱ、Ⅲ期或Ⅳ期潜在可切除肿瘤的患者，标准的辅助化疗方案是行 6 个周期的基于 TC 的静脉化疗，对于最佳减瘤的 Ⅱ、Ⅲ期肿瘤可行腹腔内（ip）化疗[4]。

对于原发性不可切除的 Ⅱ、Ⅲ期或Ⅳ期肿瘤的患者，可以进行 6 周期的基于 TC 的化疗，并在第 4 周期之前间隔减瘤[4]。最近，在间隔细胞减灭术中增加腹腔热灌注化疗（hyperthermic intraperitoneal chemotheropy HIPEC）的数据被证明对Ⅲ期 EOC 患者的无复发率和总生存是有益的[5]。

对于初次化疗后完全缓解的患者，可以建议观察或者进行帕唑帕尼或紫杉醇的维持治疗[5]。在一项随机研究中，帕唑帕尼维持治疗使一线化疗后未进展的晚期卵巢癌患者的中位无进展生存期改善了 5.6 个月［风险比（HR）= 0.77］，尽管总生存期数据没有提示任何益处[6]。

与无进一步治疗相比，添加紫杉醇维持治疗不能改善无进展生存期或总生存期[7]。紫杉醇维持治疗 3 或 12 个周期时，无进展生存期有所改善，但总生存期却没有改善[8]。

在辅助治疗后或治疗期间出现残留或进展性肿瘤的患者，其预后较差，可以建议加入临床试验或二线治疗，并联合姑息治疗。

复发性肿瘤

复发性肿瘤的治疗取决于无复发间隔的持续时间，并被定义为铂耐药（< 6 个月）或铂敏感（> 6 个月）复发。

铂敏感复发患者可以再次采用以铂类为基础的药物治疗。如果可能，可以在诱导治疗后行二次细胞减灭术联合 HIPEC，后者提高了总生存期[9]。

其他有效方案是卡铂联合 PLD、吉西他滨或拓扑替康，它们在无进展生存期和总生存期方面等效[10]。也可 PLD 联合曲贝替定[11]。

铂耐药复发患者可以接受单药化疗（如 PLD、拓扑替康、依托泊苷、吉西他滨、多烯紫杉醇或每周紫杉醇），约 20% 的患者具有临床获益，但预后仍然很差。

5.2.1.2　靶向制剂

血管生成靶向药物

贝伐珠单抗

贝伐珠单抗是针对血管生成途径的抗血管内皮生长因子（VEGF）的单

克隆抗体，已在 EOC 的不同治疗方案中进行了注册。

初始治疗

细胞减灭术后，贝伐珠单抗加入基于 TC 的 6 周期化疗，然后继续使用贝伐珠单抗单药维持治疗直至疾病进展，最长维持 15 个月或直至出现不可耐受的毒性不良反应，改善了未经选择患者的无进展生存期[12]，但没有总生存获益。在进展风险高的患者，定义为Ⅳ期肿瘤、Ⅲ期不可手术肿瘤或Ⅲ期的次最佳减灭（＞1cm）肿瘤中，有总生存获益[13]。

复发性 EOC

贝伐珠单抗和卡铂联合吉西他滨或紫杉醇已被注册用于铂敏感复发的上皮性卵巢癌、输卵管癌或原发性腹膜癌的患者，这些患者先前未接受过贝伐珠单抗或其他 VEGF 抑制剂或 VEGF 受体靶向药物的治疗，尽管未显示总生存获益[15]，但有无进展生存期的改善[14]。

铂耐药复发的上皮性卵巢癌、输卵管癌或原发性腹膜癌的患者，先前接受过不超过两种化疗方案且未接受过贝伐珠单抗或其他 VEGF 抑制剂或 VEGF 受体靶向药物治疗的患者，添加贝伐珠单抗于每周紫杉醇、拓扑替康或 PLD 中，与单独化疗相比，改善了无进展生存期，但无总生存获益[16]。

贝伐珠单抗在上皮性卵巢癌、输卵管癌或原发性腹膜癌患者中是否作为标准治疗药仍然是一个重要的问题，考虑到这些药物的费用及其缺乏总生存的改善，其仅在高风险患者中得到了应用。

其他抗血管生成药物

在Ⅱ期试验中，单独或与化学疗法联合使用的其他抗血管生成药物（如帕唑帕尼、尼达尼布、西地尼布、trebananib）已在 EOC 和不同类型的铂敏感复发患者中显示出活性。

在一项随机双盲安慰剂对照的Ⅲ期临床试验中，对 486 例铂敏感复发的 EOC 患者进行了西地尼布的测试。患者接受了 6 个周期的含铂化疗，然后进入维持期。除化疗外，他们在化疗期间接受安慰剂，然后仅接受安慰剂作为维持治疗或在化疗期间每天接受西地尼布 20mg，然后维持期间仅接受安慰剂或在化疗期间每天接受 1 次西地尼布 20mg，然后每天接受 1 次西地尼布 20mg 维持治疗。中位 PFS 是主要研究终点，仅化疗组为 8.7 个月（95%

CI：7.7～9.4），而西地尼布维持组为 11.0 个月（95%CI：10.4～11.7）（HR 0.56，95% CI：0.44～0.72；$P < 0.0001$）。腹泻、嗜中性粒细胞减少、高血压和声音改变在西地尼布联合化疗期间更为常见。腹泻、甲状腺功能减退和声音改变在维持治疗期间更为常见。西地尼布的依从性差，主要是由于其毒性作用[17]。然而并没有总生存获益，西地尼布治疗卵巢癌的申请于 2016 年 9 月 19 日被重新审定[18]。

PARP 抑制剂

奥拉帕尼

奥拉帕尼是人类多腺苷二磷酸核糖聚合酶（PARP-1、PARP-2 和 PARP-3）的有效抑制剂，这些酶是有效修复 DNA 单链断裂所必需的。奥拉帕尼与 DNA 相关的 PARP 的活性位点结合。由此，它防止了 PARP 的解离并将其困于 DNA 上，从而阻止了 DNA 修复。在复制细胞中，这会导致 DNA 双链断裂。同源重组修复（HRR）可以克服这些双链断裂，但需要功能性 *BRCA*1 和 *BRCA*2 基因。在缺少功能性 *BRCA1/2* 的情况下，HRR 无法进行，从而导致细胞死亡。

奥拉帕尼已被注册为铂敏感复发性 BRCA 突变（生殖细胞和 / 或体细胞性）高度浆液性上皮性卵巢癌、输卵管癌或原发性腹膜癌的成年患者，对含铂化疗有反应（完全或部分缓解）后的维持治疗。注册基于一项双盲、安慰剂对照的 II 期研究，研究对象为既往接受过两种或两种以上含铂药物治疗，并且对最近的含铂化疗方案达到部分或完全缓解的 265 名铂敏感复发性高级别浆液性卵巢癌患者，奥拉帕尼治疗可改善中位 PFS（4.8 vs 8.4 个月；HR 0.35，95% CI：0.25～0.49；$P < 0.001$）[19]。

奥拉帕尼维持治疗对无进展生存期的有益影响在一项包含已接受过至少两线化疗的 295 名铂敏感复发性 BRCA1/2 突变卵巢癌患者的 III 期研究中被证实。奥拉帕尼组的中位无进展生存期（19.1 个月，95%CI：16.3～25.7）显著长于安慰剂组（5.5 个月，95% CI：5.2～5.8；HR 0.30，95%CI：0.22～0.41，$P < 0.0001$），而奥拉帕尼的不良反应低且可控[20]。

奥拉帕尼已与化疗和其他靶向药物联合使用，并在多项随机 II 期研究中进行了测试。

当将奥拉帕尼与卡铂＋紫杉醇联合用于 173 例既往接受三种含铂化疗且无进展至少 6 个月、铂敏感复发性高级别浆液性卵巢癌的患者，与单独的奥拉帕尼相比，中位 PFS 有所改善（9.6 个月 vs 12.2 个月；HR = 0.51，95% CI：0.34 ~ 0.77；P = 0.0012），尤其是在有 $BRCA$ 突变的患者中（HR 0.21，95% CI：0.08 ~ 0.55；P = 0.0015）[21]。

与单独的奥拉帕尼相比，奥拉帕尼与西地布尼［一种具有抗 VEGF 受体（VEGFR1、VEGFR2 和 VEGFR3）活性的抗血管生成剂］的组合也显示了中位 PFS 的改善。在一项随机开放标签的 Ⅱ 期研究中，90 例可测量的铂敏感复发性高级别浆液性或子宫内膜样卵巢癌、输卵管癌或原发性腹膜癌或具有有害生殖系 BRCA1/2 突变的患者，联合用药的女性的中位 PFS 为 17.7 个月，而单独使用奥拉帕尼的女性为 9.0 个月（HR 0.42，95% CI：0.23 ~ 0.76；P = 0.005）[22]。

这些研究表明，在特定的 EOC 患者人群中，奥拉帕尼联合其他药物可能会有益，但其效果应在 Ⅲ 期研究中进行研究。

尼拉帕尼

尼拉帕尼是一种口服 PARP 1/2 抑制剂，用于铂敏感复发性卵巢癌患者的维持治疗。根据是否存在生殖系 BRCA 突变（gBRCA 队列和非 gBRCA 队列）以及非生殖系 BRCA 突变的类型对患者进行分类。与安慰剂相比，尼拉帕尼组的患者无进展生存期明显更长，在 gBRCA 队列中为 21.0 个月 vs 5.5 个月（HR = 0.27，95%CI：0.17 ~ 0.41）；在非 gBRCA 队列伴有同源重组缺陷（HRD）的患者中为 12.9 个月 vs 3.8 个月（HR = 0.38，95%CI：0.24 ~ 0.59）；在所有非 gBRCA 队列中为 9.3 个月 vs 3.9 个月（HR = 0.45，95%CI：0.34 ~ 0.61；所有的 3 个比较 P < 0.001）。尼拉帕尼组最常见的 3 或 4 级不良反应是血小板计数减少（占 33.8%）、贫血（占 25.3%）和嗜中性粒细胞减少（占 19.6%）[23]。

奥拉帕尼和尼拉帕尼均已在欧盟注册为单药疗法，用于对含铂化疗有效（完全缓解或部分缓解）铂敏感复发性 $BRCA$ 突变（生殖细胞和 / 或体细胞性）高级别浆液性上皮性卵巢癌、输卵管癌或原发性腹膜癌成年患者的维持治疗。

鲁卡帕尼

鲁卡帕尼是另一种 PARP 抑制剂，在 Ⅱ 期研究中显示出对铂敏感复发性高级别卵巢癌和有害的生殖系或体细胞 BRCA1/2 突变的患者或难治性患者具有活性。它的总缓解率为 53.8%（95%CI：43.8 ~ 63.5）；8.5% 和 45.3% 的患者分别获得了完全缓解和部分缓解。中位反应持续时间为 9.2 个月（95%CI：6.6 ~ 11.6），最常报告的不良反应为恶心、乏力 / 疲劳、呕吐和贫血。最常见的 3 级紧急不良事件是贫血[24]。

叶酸受体 -α

叶酸受体 -α 在卵巢癌中高表达，而在正常组织中则普遍缺乏。法妥组单抗是一种与叶酸受体 -α 结合的人源化单克隆抗体，已在 1100 例铂敏感复发性卵巢癌患者的双盲、随机Ⅲ期研究中进行了测试。

患者被随机分为基于 TC 的 6 周期化疗和法妥组单抗 1.25mg/kg 组、法妥组单抗 2.5mg/kg 组或安慰剂组。PFS 是主要研究终点，在 3 组之间没有差异，总生存也没有差异。在预先指定的亚组中，法妥组单抗 2.5mg/kg 与安慰剂相比，基线 CA-125 水平不超过正常上限的 3 倍与更长的 PFS（HR = 0.49；P = 0.0028）和总存活（HR = 0.44；P = 0.0108）有关[25]。

表皮生长因子受体（EGFR）靶向药物

EGFR 在 10% ~ 70% 的卵巢癌中过表达，平均为 48%。EGFR 可能受单克隆抗体（如西妥昔单抗）或小分子（如吉非替尼、厄洛替尼、拉帕替尼）的影响，并且已在包含化疗或不化疗的 EOC 患者的多项Ⅱ期研究中证实[26]。

单克隆抗体

西妥昔单抗

在几项Ⅱ期研究中，西妥昔单抗定每周 400mg/m²，随后每周 250mg/m²，并与化疗联合用于卵巢癌患者。与单独化疗的数据相比，没有迹象表明将西妥昔单抗加入化疗对 PFS 有积极作用[27, 28]。

EGFR 酪氨酸激酶抑制剂

单药吉非替尼[29]、厄洛替尼[30]或拉帕替尼[31]在复发性 EOC 患者中未显示活性。

HER2 受体靶向药物

HER2 受体在卵巢癌中的表达是不定的，范围从 1.8%~35%[32]。HER2 受体可能受单克隆抗体或酪氨酸激酶抑制剂的影响，有些（如曲妥珠单抗、帕妥珠单抗、拉帕替尼）已在卵巢癌患者中进行了测试，但效果有限。但在 HER2 过表达的患者中，结果可能更好。

5.2.1.3 免疫疗法

已有几项研究正在确定免疫疗法在 EOC 患者中的地位，因为具有强烈免疫反应的患者（如浸润在肿瘤内的淋巴细胞所证明的那样）有更长的生存期，对化疗有更好的反应[33]。

在 EOC 中采用过继细胞免疫疗法，通过分离和增殖 HLA 限制的肿瘤浸润淋巴细胞（tumor-infiltrating lymphogyte，TIL）以及 MHC 非依赖性免疫效应因子，如自然杀伤因子（natural killer，NK）和细胞因子诱导的杀伤（cytokine-induced killer，CIK），已在晚期 EOC 患者中进行了试验。在低肿瘤负荷、残留病灶少或维持治疗的情况下，这些类型的治疗效果最佳[34]。

程序性死亡受体 1（PD-1）和其配体 PD-L1 的过度表达已在卵巢癌中得到证实，可能会阻碍有效的抗肿瘤免疫反应。已经在 EOC 中测试了针对 PD-1（如纳武利尤单抗、帕博利珠单抗）或其配体 PD-L1（阿维鲁单抗、BMS-936559）的单克隆抗体对检查点的抑制作用，并在 23%~55% 的复发性 EOC 患者中诱导了疾病控制[35]。

吲哚胺 2，3– 二加氧酶 -1（IDO1）是卵巢癌免疫耐受的另一个关键调节剂。在晚期 EOC、原发性腹膜癌或输卵管癌一线化疗完全缓解后，仅生化复发（CA-125 升高）的患者中，将 IDO1 抑制剂 epacadostat 与他莫昔芬进行了比较。epacadostat 的中位 PFS 为 3.75 个月，而他莫昔芬为 5.56 个月（HR 1.34，95%CI 0.58~3.14；$P = 0.54$）。最常见的治疗相关紧急不良事件是疲劳（epacadostat，36.4%；他莫昔芬，40.0%）。仅用 epacadostat 观察到的与免疫相关的不良事件主要是皮疹（18.2%）和瘙痒（9.1%）。与他莫昔芬相比，epacadostat 在疗效上没有显著差异[36]。

阿巴伏单抗是针对 OC125 的抗独特型抗体，可识别肿瘤相关抗原 CA-125，并诱导体液和细胞特异性免疫应答。在 888 例 III~IV 期初始手术以及以铂类和紫杉类为基础的化疗后达到临床完全缓解的卵巢癌患者中进行了测试，但未能延长无复发或总生存期[37]。

根据目前的数据，尚不能对 EOC 患者使用免疫疗法做出明确的结论。

5.2.1.4　激素治疗

抗雌激素（如他莫昔芬）、孕激素（如醋酸甲羟孕酮）和芳香化酶抑制剂均已用于复发性 EOC 患者。

在选定的一组患者中，已有研究报告。最近，一项随机试验比较了他莫昔芬与化疗在铂耐药 EOC 患者的使用。他莫昔芬的中位 PFS 为 8.3 周（95%CI：8.0 ~ 10.4），而化疗的中位 PFS 为 12.7 周（95%CI：9.0 ~ 16.3）（HR 1.54；95%CI：1.16 ~ 2.05；P = 0.003），尽管治疗组之间的 OS 没有差异，但对化疗患者的毒性更高[38]。

5.2.2　非上皮性卵巢癌的治疗

非上皮性卵巢癌是罕见的肿瘤，通常难以诊断。如果是卵巢上皮癌，它们会很接近，除非肿瘤标志物模式［如 β- 人绒毛膜促性腺激素（human chorionic gonadotropin，hCG）、甲胎蛋白（alpha-fetoprotein，AFP）、乳酸脱氢酶（lactate dehydrogenase，LDH）］、临床体征（如妊娠体征、男性化、失血）和临床发现（如卵巢肿块和子宫内膜增厚）的确提示生殖细胞肿瘤（约占卵巢肿瘤的 5%，但 > 75% 发生于年轻患者）或性索间质瘤（约占卵巢肿瘤的 5%）。

考虑到生殖细胞肿瘤的化学敏感性，推荐保留生育能力的手术。大约 2/3 的患者处于 I 期，在低风险患者中，仅需要在手术后进行仔细的随访。在高风险和更晚期的患者中，建议使用博来霉素、依托泊苷和顺铂（BEP）的联合化疗方案。

早期性索间质肿瘤包括多种不同的肿瘤，包括颗粒细胞肿瘤（成人和青少年型）和支持细胞肿瘤，不推荐进行辅助化疗。高风险颗粒细胞肿瘤，如卵巢破裂或更高分期，可以考虑用依托泊苷和顺铂（EP）或 BEP 辅助化疗[39]。

在复发性肿瘤中，TC 组合已显示出活性，并出现了有关贝伐珠单抗和酪氨酸激酶抑制剂（如甲磺酸伊马替尼）潜在用途的早期报道（多数为病例报告）。

激素疗法包括他莫昔芬、孕激素、促黄体生成激素释放激素（LHRH）类似物和芳香化酶抑制剂都已被采用，但结果不一[40]。

癌肉瘤以前称为恶性混合米勒瘤（MMMT），可能发生于卵巢，也可能发生于子宫，应被视为恶性上皮肿瘤，而不是肉瘤，并行相应治疗。辅助治疗出现于所有病例甚至 I 期患者中。基于观察到的两种结果，如何最佳地应用化疗，是选用耐受性良好的 TC 方案（如同在 EOC 中），还是使用蒽环类和 / 或异环磷酰胺仍存有争议。

5.3　子宫体癌

子宫内膜癌是工业化国家中最常见的妇科恶性肿瘤，80% ~ 90% 发生于绝经后女性（中位年龄 63 岁）中，5% 发生在 40 岁以下的女性中。2012 年在欧盟国家中，共计 64331 例妇女发病，其发病率是 17.9/10 万，共计 14680 例妇女死亡，其死亡率是 3.3/10 万[1]。

主要的发病因素是无阻滞 / 过量的雌激素暴露，诱发因素包括不孕、初潮早 / 绝经晚、肥胖、糖尿病、高血压和他莫昔芬治疗。遗传易患性包括 II 型 Lynch 综合征。

子宫癌包括恶性上皮癌（90%）和恶性间充质肉瘤。

● 上皮癌分为纯子宫内膜样癌以及浆液性癌、透明细胞癌、未分化癌或癌肉瘤。

● 恶性间充质肉瘤分为低级别子宫内膜间质肉瘤（endometrial stromal sarcoma，ESS）、高级别 ESS、未分化子宫肉瘤或子宫平滑肌肉瘤[41]。

上皮子宫内膜癌的分期基于 TNM 和 FIGO 分类[3]。

● I 期：肿瘤局限于子宫体。

● II 期：肿瘤侵犯宫颈间质。

● III 期：肿瘤显示局部扩展和 / 或区域扩散到淋巴结。

● IV 期：肿瘤侵犯膀胱或直肠黏膜（IV A）或表现为远处转移（IV B）[3]。

主要预后因素包括肌层浸润深度、分化程度、肿瘤细胞类型和淋巴血管间隙浸润。

子宫肉瘤根据 TNM 和 FIGO 分类[3]。Ⅰ期，肿瘤局限于子宫；Ⅱ期，肿瘤延伸到盆腔内的子宫之外。Ⅲ期，肿瘤累及腹部组织或已扩散至区域淋巴结；Ⅳ期，肿瘤侵袭膀胱或直肠黏膜（ⅣA）或表现为远处转移（ⅣB）[3]。

与 EOC 相反，大多数子宫内膜癌患者在早期就被诊断出来，因为子宫异常出血是其主要症状（90% 的病例）。

5.3.1　子宫内膜癌

对于限于子宫并且能够进行手术的子宫内膜癌患者，建议行全子宫切除术和双侧输卵管卵巢切除术并进行手术分期。对于由于合并症而不适合手术的局限性疾病患者，放射治疗［体外放射治疗（external beam radiotherapy，EBRT）或近距离放射治疗］是一种治疗选择。

辅助治疗取决于手术分期的结果。

对于浸润深度小于 50% 且组织学分级 1~2 级或组织学分级 3 级但没有淋巴血管浸润、肿瘤较大、子宫下段或宫颈表面浸润等不良危险因素的Ⅰ期患者，建议进行观察或近距离放射治疗。

对于具有不良危险因素的 2 级Ⅰ期患者，近距离放射治疗 ± EBRT 是标准治疗；对于浸润深度等于或超过子宫肌层 50% 的 3 级患者，可以在放疗中增加辅助化疗。

在 1 级和 2 级Ⅱ期患者中，近距离放射治疗和 / 或 EBRT 作为辅助治疗，而在 3 级患者中，EBRT 伴或不伴近距离放射治疗和全身治疗均可。

在Ⅲ期或Ⅳ期患者中，建议进行辅助全身治疗伴或不伴放疗[41]。

对于有远处转移的患者，可以与患者讨论行姑息性激素治疗或化疗，并结合姑息性护理。

5.3.1.1　化学疗法

在高危患者或激素治疗失败的复发 / 转移性患者中，化疗可作为辅助治疗方法。那些疾病进展迅速或已知有 PR 阴性的肿瘤患者。在不同种类的细胞毒性药物中，铂类、蒽环类和紫杉类最为常用[42]。

在Ⅲ期患者中，卡铂和紫杉醇辅助化疗被认为是首选的辅助治疗。然而，在比较单纯辅助放疗与单纯辅助化疗的3项随机试验中，只有1项在无进展生存和总生存方面显示出益处，而在包括早期疾病患者在内的其他两项试验中，化疗并未引起总生存获益[43, 44]。

如果复发或转移性患者需要化疗，考虑到毒性和活性，首选卡铂和紫杉醇联合治疗。其他组合，如多柔比星－顺铂、卡铂－多烯紫杉醇或多柔比星－紫杉醇已显示出活性，而多柔比星、顺铂和紫杉醇的三联组合比卡铂和紫杉醇更具毒性，并且没有总生存优势。

双药联合化疗似乎比单药更有效。在子宫内膜癌中具有活性的单一药物是顺铂、卡铂/奥沙利铂、多柔比星/PLD、多烯紫杉醇、紫杉醇和清蛋白结合型紫杉醇、依沙匹隆、拓扑替康和异环磷酰胺[41, 45]。

5.3.1.2　激素疗法

激素治疗在子宫内膜癌患者的辅助治疗中没有地位。

在复发/转移性肿瘤患者中，激素疗法是提高生存率和生活质量（quality of life，QoL）的首选疗法。总体而言，激素治疗的毒性优于细胞毒性化学疗法，且与细胞毒性化疗相反，激素疗法可以使用更长的时间，通常毒性不会累积和增加。

孕激素

孕激素（如醋酸甲羟孕酮、醋酸甲孕酮）多年来一直是激素治疗的主要药物。它们可能在大量患者中引起反应，特别是 PR 阳性的患者（37% vs 8%，与 PR 阴性患者相比）[46, 47]。尽管如此，这些药物有时仍可能伴有严重的不良反应，可能会对 QoL 产生负面影响。

孕激素的类型和给药途径似乎并不重要。一项 GOG 试验比较了口服醋酸甲羟孕酮的两种剂量（200mg/d vs 1000mg/d），较低的剂量被证明足以产生足够的抗肿瘤作用[47]。

雌激素途径调节药物

他莫昔芬[48]和芳香化酶抑制剂（如来曲唑）[49]是很好的替代方法，

无论是作为初始治疗还是那些在孕激素治疗下进展的患者。约 10% 的患者经治后可缓解，中位 PFS 为 2~7 个月。

5.3.1.3 靶向治疗

PTEN 的功能丧失突变很常见，在 I 型子宫内膜癌的发病机制中起重要作用。PTEN 的缺失会导致磷脂酰肌醇 3- 激酶 / 丝氨酸 – 苏氨酸激酶 / 雷帕霉素的哺乳动物靶标（PI3K/Akt/mTOR）信号失控，从而可能通过增强血管生成、蛋白质翻译和细胞周期进程为肿瘤细胞提供独特的生存优势。

血管生成靶向药物

应用血管生成靶向药物治疗复发 / 转移性子宫内膜癌患者的反应率有限（如贝伐珠单抗 13%[50]；替西罗莫司 14%[51]；厄洛替尼 12.5%[52]；依维莫司 21%[53]）。

化疗或靶向药物的不同组合产生更高的缓解率（如紫杉醇 + 卡铂 + 贝伐珠单抗 73%[54]；贝伐珠单抗 + 替西罗莫司 24.5%[55]；依维莫司 + 来曲唑 32%[56]），但其效果应在随机试验中评估。

HER2

HER2 扩增或过表达已被证实与子宫内膜癌的预后相关。单药曲妥珠单抗（第 1 周每周 4mg/kg，然后每周 2mg/kg）在 34 例治疗前 HER2 阳性子宫内膜癌患者中进行了试用。治疗中 2 例患者死亡被认为可能与曲妥珠单抗有关。1 例患者发生了输液反应，并在输液后 1 周死于心搏骤停，另 1 例患者在其第一周期治疗过程中出现心肌梗死。没有客观缓解[57]。

5.3.2 子宫肉瘤

子宫肉瘤虽然远不及子宫内膜癌常见，但有两个特点增加了对全身治疗的需求：复发率至少为 50%（即使在 I 期患者中）；远处播散的可能性很高。

大多数经验是在晚期化疗中获得的，这是转移性子宫肉瘤患者的标准治疗方法。

已报道单药多柔比星、表柔比星、PLD、达卡巴嗪、吉西他滨、替莫唑胺、艾日布林、长春瑞滨、曲贝替定和多烯紫杉醇具有活性。有效组合是多柔比星与奥拉单抗、异环磷酰胺或达卡巴嗪；吉西他滨与多烯紫杉醇、达卡巴嗪或长春瑞滨[41]。

对于低级别 ESS 和激素受体（ER/PR）阳性的子宫平滑肌肉瘤，可以使用醋酸甲羟孕酮、芳香化酶抑制剂和 GnRH 类似物[41]。

5.4 宫颈癌

宫颈癌是全球女性第二大最常见的恶性肿瘤，是女性死亡的第三大最常见原因，2012 年约有 26.6 万人死于宫颈癌。

2012 年在欧盟国家中，共计 33354 例女性发病，其发病率是 11.3/10 万，共计 12996 例女性死亡，其病死率是 3.7/10 万[1]。

具有性传播能力的高危型人乳头瘤病毒的持续感染是导致几乎所有宫颈癌病例的原因。因此，宫颈癌的危险因素与性传播疾病的危险因素相同，包括过早发生性行为、多胎妊娠和多个性伴侣。吸烟也是宫颈癌的重要（辅助）因素。

在制订了适当筛查计划的国家，宫颈癌发病率和病死率显著下降。因此，发展中国家的死亡率高出 10 倍，其中约有 80% 的新病例发生于此[58]。

在具有适当筛查程序的国家中，宫颈鳞癌在过去几十年中有所减少，而腺癌的数量却有所增加，现在占所有宫颈癌的 20%～25%。子宫颈的其他上皮肿瘤包括腺鳞癌、毛玻璃细胞癌、腺样囊性癌、腺样腺基底上皮瘤（癌）、神经内分泌肿瘤、类癌、混合性上皮和间充质瘤和肉瘤（LMS 和 ESS），而原发性子宫颈黑素瘤很少发生。

TNM/FIGO 分期系统基于临床评估；胸部、肾和骨骼的 X 线摄像检查；宫颈刮除术和活检[3]。

● I 期：局限于子宫颈。

● II 期：肿瘤浸润到子宫外，但未侵犯到骨盆壁或阴道下 1/3。

● III 期：肿瘤累及阴道下 1/3，延伸到骨盆壁，引起肾积液或肾无功能或出现局部淋巴结浸润。

● IV 期：肿瘤侵袭膀胱或直肠黏膜，超出真骨盆（IV A）或出现远处转移（IV B）。

影响宫颈癌预后的因素是单侧或双侧疾病、宫旁浸润、侧壁浸润、肿瘤大小、淋巴结浸润和手术切缘阳性[3]。

在过去的 20 年中，宫颈癌的医学管理取得了许多进展，包括预防接种和将化疗整合到不同阶段的宫颈癌的治疗中。

Ⅰ期早期无生育要求患者，行根治性子宫切除术加盆腔淋巴结清扫术，加或不加主动脉旁淋巴结取样或行盆腔 EBRT 联合近距离放射治疗[59]。

ⅠB~ⅡA 期患者需行根治性子宫切除术加盆腔淋巴结清扫术加主动脉旁淋巴结取样术或行根治性放化疗或放化疗后行全子宫切除术。

局部晚期（ⅡB~ⅣA 期）和基本上任何淋巴结阳性阶段（ⅣB 期除外）的患者均需行同步放化疗[57]。

对于复发和 / 或转移性宫颈癌患者，根据具体情况，有几种选择（手术、放射、化疗或姑息治疗）。然而，迄今为止，转移性宫颈癌的治疗充其量还是姑息性的[58]。

5.4.1　化学疗法

自 1999 年以来，局部晚期宫颈癌患者的标准初始治疗方法是含顺铂的同步放化疗[58, 60]，与单纯放疗相比（60% → 66%）在 5 年生存的绝对获益为 6%。Ⅰ~ⅡB 期获益幅度明显高于更晚分期[60]。Ⅲ/ⅣA 阶段的改善仅为 3%，而Ⅰ~ⅡA 期的改善为 10%。

同步放化疗后的复发大多数发生在远处。只有一小部分患者的复发仅发生在骨盆内。

对于骨盆复发患者，某些骨盆中央复发病例应考虑行骨盆手术。对于既往未接受放射治疗的骨盆复发患者应考虑进行挽救性放疗。在其他情况下，应考虑全身治疗（或仅提供最佳支持治疗）。

复发 / 转移性宫颈癌患者可进行化疗。含铂疗法最有效，顺铂似乎比卡铂或异丙铂更有效。当使用更高剂量的铂或含铂组合时，会导致更好的疗效，但也会产生更大的毒性，对生存无影响。因此，每 3 周给药 $50mg/m^2$ 成为标准剂量。

在本病中表现出活性的其他化疗药物有紫杉类（如紫杉醇、多烯紫杉醇）、拓扑异构酶Ⅰ抑制剂（主要是拓扑替康）、长春碱类（如长春瑞滨）和抗代谢物（如氟尿嘧啶、吉西他滨）[59]。

直接比较顺铂与顺铂加紫杉醇（GOG169 研究），显示联合用药的 PFS 有所增加（总生存未增加）[61]，但在 GOG204 方案中比较了 4 种不同的组合（顺铂加紫杉醇或拓扑替康或长春瑞滨或吉西他滨），紫杉醇 / 顺铂显示出更好的应答和 PFS 趋势，但未观察到总生存有显著差异[62]。

5.4.2 靶向治疗

5.4.2.1 抗血管生成药物

抗血管生成药物在晚期 / 复发性宫颈癌患者中具有活性，但在晚期宫颈癌患者的临床实践中仅引入了抗 VEGF 单克隆抗体贝伐珠单抗[63, 64]。

抗血管生成药物联合化疗和放疗治疗局限性疾病是可行的，并且在 Ⅱ 期研究显示 2 年总生存率有所提高[65, 66]。但是，其在临床实践中的地位已在 Ⅲ 期临床试验中确定。

贝伐珠单抗联合紫杉醇和顺铂或对于不能接受顺铂的患者联合紫杉醇和拓扑替康已被注册用于治疗持续性、复发性或转移性宫颈癌[63]。该注册基于一项随机 Ⅲ 期研究（GOG0240），该研究比较了贝伐珠单抗联合紫杉醇和顺铂或紫杉醇和拓扑替康在 452 例患有持续性、复发性或转移性宫颈癌患者中的疗效。干预组的患者每 3 周接受贝伐珠单抗 15mg/kg 静脉注射治疗。与单独化疗相比，贝伐珠单抗联合化疗使总生存（主要研究终点）得到改善，中位总生存期为 17.0 vs 13.3 个月（HR = 0.71，98% CI：0.54 ~ 0.95；$P = 0.004$）。在化疗中添加贝伐珠单抗导致 2 级或更高的高血压发生率（25% 比 2%）、3 级或更高的血栓形成事件发生率（8% vs 1%）和 3 级或更高的胃肠道瘘（3% vs 0）[64]。

已经在宫颈癌患者中测试了几种抑制 VEGF 受体（VEGFR）的小分子药物。

帕唑帕尼单药在宫颈癌中表现出的活性优于拉帕替尼或帕唑帕尼 / 拉帕替尼联合。与单独使用拉帕替尼相比，帕唑帕尼改善了 PFS（HR = 0.66，90% CI：0.48 ~ 0.91；$P = 0.013$）和总体生存期（50.7 周 vs 39.1 周；HR = 0.67，90% CI：0.46 ~ 0.99；$P = 0.045$）。最常见的不良反应是腹泻（帕唑帕尼 11%，拉帕替尼 13%）[67]。

另一种血管生成剂舒尼替尼被证明单独使用时无效，26.3% 的患者出现阴道瘘[68]。

在 69 例转移 / 复发性宫颈癌患者中，联合 TC 优于单独使用卡铂和紫杉醇，PFS（6.7 个月 vs 8.1 个月，HR = 0.58，80% CI：0.40 ~ 0.85；P = 0.032）。西地尼布组中发生的 3 级或更严重的不良事件，超过 10% 的患者为腹泻（16% vs 3%）、疲劳（13% vs 6%）、白细胞计数减少（16% vs 9%）、嗜中性粒细胞减少（31% vs 11%）和发热性嗜中性粒细胞减少（16% vs 0）。西地尼布组的 2 ~ 3 级高血压发生率更高（34% vs 11%）[69]。

替西罗莫司是一种 mTOR 抑制剂，在 37 例可评估的转移性 / 复发性宫颈癌患者中表现出临床活性，部分缓解率为 3.0%，疾病稳定率为 57.6%。中位 PFS 为 3.52 个月（95%CI：1.81 ~ 4.70）。不良反应为轻至中度，与其他替西罗莫司研究中观察到的相似[70]。

这些数据表明，抗血管生成药物在复发 / 转移性宫颈癌患者中是有效的，但其治疗的毒性成本因不同的药物而异。

已对 36 例 ⅡB-ⅢB 期宫颈癌患者进行了厄洛替尼联合顺铂与放疗的评估。在放疗前 1 周开始予以厄洛替尼（150mg/d），并在放疗期间（45Gy，25 分次）与顺铂（40mg/m^2，每周 1 次，共 5 个周期）一起治疗，然后进行近距离放射治疗（6Gy/w，4 分次）。该治疗方案是可行的，并且 34 例患者获得了完全缓解。2 年和 3 年累计总体生存率和 PFS 率分别为 91.7% 和 80.6% 及 80% 和 73.8%[71]。

需要Ⅲ期研究证明在此类患者中，该方案与含顺铂的标准治疗相比的优越性。

5.4.2.2　表皮生长因子受体（EGFR）途径
靶向药物

EGFR 在宫颈癌中经常过度表达，提示 EGFR 阻断可能是一种有希望的治疗方法。

西妥昔单抗是一种针对 EGFR 的单克隆抗体，已经在局部晚期 / 复发 / 转移性患者中进行了测试。

单药用于复发性患者无效，PFS 为 1.97 个月，总生存期为 6.7 个月[72]。

与顺铂联用是可行的，但接受过化疗患者的缓解率仅为 9%，未接受过化疗患者的缓解率为 16%[73]。

当与顺铂和拓扑替康联合使用时，出现 3~4 级嗜中性粒细胞减少症（72%）、3~4 级血小板减少症（61%）、3 级贫血（44.5%）、发热性嗜中性粒细胞减少症（28%）、3~4 级皮肤反应（22%）、肾毒性（11%）和肺栓塞（11%）。5 例（28%）在治疗期间死亡，包括 3 例与治疗相关的死亡。缓解率为 32%，中位 PFS 为 172 天，中位总生存期为 220 天[74]。

在 I 期研究中，西妥昔单抗（西妥昔单抗 400mg/m² 的负荷剂量，然后 250mg/m²）和每周顺铂（30mg/m² 或 40mg/m²）和放疗的联合治疗是可行的，前提是不进行扩大野放疗（extended field radiation therapy，EFRT）。最后一种治疗方法毒性太强，出现 3 级或 4 级小肠梗阻、栓塞、黏膜炎、低钾血症及黏膜炎、疼痛及头痛、血小板异常伴黏膜炎和头痛[75]。

在一项随机的 II 期研究中，78 例 FIGO I B2-Ⅲ B 期宫颈癌患者，其中 38 例行含顺铂的放化疗，40 例加用每周西妥昔单抗治疗，共 6 周。对骨盆肿块行近距离放射治疗。西妥昔单抗的添加在 24 个月时并未改善 PFS，这是该试验的主要研究终点[76]。

这些数据不支持在未选定的宫颈癌患者中使用西妥昔单抗，并且使用生物标志物筛选可能从西妥昔单抗治疗中受益的患者是必要的。

5.4.3 免疫疗法

免疫调节已经在宫颈癌患者中进行了评估。

在一项日本的安慰剂对照随机Ⅲ期研究中，249 例局部晚期Ⅱ B~Ⅳ A 鳞状细胞宫颈癌患者被随机分配接受 Z-100 皮下注射（一种从包含多糖的人肺结核杆菌的热水提取物）或安慰剂联合标准（化学）放疗。

虽然统计学上无明显改善，但总生存（主要研究终点）有积极趋势，Z-100 组的 5 年生存率为 75.7%，安慰剂组为 65.8%（HR 死亡 0.65，95% CI：0.40~1.04；$P = 0.07$）。亚组分析显示，Ⅲ期患者具有显著的生存获益[77]。

多项 I / II 期免疫调节试验正在宫颈癌中进行，包括检查点抑制剂作为单一药物［如抗 PD-1 抗体帕博利珠单抗（NCT02628067）和纳武利尤单抗（NCT02488759）］或与放疗联合使用［如抗 CTLA-4 抗体伊匹单抗（NCT

01711515）或免疫调节剂的组合（抗 PD-L1 抗体度伐单抗与抗 CTLA-4 抗体替西木单抗）]，癌症疫苗可引发针对肿瘤特异性或与肿瘤相关的抗原（VGX-3100 和 INO-9012）的 T 细胞免疫反应，DNA 构建诱导白介素 –12（NCT02172911）以及 HPV 相关癌症患者通过自己的血液细胞行过继性细胞疗法（NCT01585428）或转基因 T 细胞靶向 HPV16 E6（NCT02280811，NCT02379520）。

最近，帕博利珠单抗在程序性死亡配体 1 阳性的晚期宫颈癌患者中的活性被报道（KEYNOTE-028 试验）。24 例患者的总缓解率为 17%（95%CI：0.05 ~ 0.37）；部分缓解患者的平均缓解时间为 5.4 个月（4.1 ~ 7.5 个月）[78]。

5.5　外阴癌

外阴恶性肿瘤很罕见（不足女性生殖道所有癌症的 5%）。大多数恶性外阴癌为鳞状细胞癌，但黑色素瘤、基底细胞癌、腺癌和肉瘤也可能发生。最后，外阴癌可能继发于膀胱、肛门直肠或其他生殖器官的恶性疾病[79]。

外阴癌的分期基于 TNM 和 FIGO 分类[3]。

● Ⅰ期：局限于外阴或外阴和腹膜。

● Ⅱ期：是侵犯尿道下 1/3、阴道或肛门下 1/3。

● Ⅲ期：侵犯区域性淋巴结，未局部浸润尿道上 2/3、阴道上 2/3、膀胱或直肠黏膜或骨盆固定。

● Ⅳ期：固定或溃疡的区域淋巴结或尿道上 2/3、阴道上 2/3，膀胱或直肠黏膜的局部浸润或骨盆固定（Ⅳ A）；或远处转移性疾病（Ⅳ B）。

重要的预后因素是淋巴结的数量、大小和包膜外肿瘤生长。

治疗包括根治性手术（或发病率较低但保留了根治性外阴切除术的治愈潜力的更个性化的治疗）和对局部失败高风险的特定患者行术后放疗。

宫颈癌和肛管鳞状细胞癌的治疗进展极大地影响了放疗与化疗的同步进行。对于那些原发灶无法切除或术前明显可疑、固定和 / 或溃疡的淋巴结的患者，放化疗是首选。已经使用过的药物是单独或联合 5- 氟尿嘧啶或顺铂。这种方法也是有吸引力的，量身定制的手术可以紧随其后，以避免超根治术极端手术治疗[79, 80]。

化学疗法在转移性患者中的作用令人失望，因为外阴癌患者往往年龄较大，伴随的疾病增加了发生重大不良反应的可能性，这使得她们不适合行细胞毒性治疗。尽管如此，两项 EORTC 妇科癌症合作组的研究显示，博来霉素、氨甲蝶呤和洛莫司汀（BMC）方案具有治疗活性，在新辅助治疗中的响应率约为 60%[81, 82]。

5.6　妊娠滋养细胞疾病

妊娠滋养细胞肿瘤（gestational trophoblastic neoplasia，GTN）是一种化学敏感性[83]。20 世纪 50 年代，第一位转移性绒毛膜癌患者在美国国家癌症研究所通过化学疗法成功治疗时，哈佛医学院病理学教授 Arthur T. Hertig 称这是上帝制造的第一个恶性肿瘤，也是人类第一个能治愈的恶性肿瘤[84]。

GTN 包括一组由胎盘滋养细胞的异常增殖引起的相互关联的异质性疾病。GTN 病变包括组织学上不同的恶性病变，包括侵袭性葡萄胎、绒毛膜癌、胎盘部位滋养细胞肿瘤和上皮样滋养细胞肿瘤。GTN 通常在臼齿妊娠后发生，但也可能发生在任何 1 次妊娠后，包括流产和足月妊娠。

在美国，大约有 1/600 例治疗性流产和 1/1000 ~ 1/2000 例妊娠中观察到葡萄胎[84]。

这些患者的治疗应个体化。一旦完成了治疗前评估并确定了疾病程度，就应根据年龄、先前妊娠状况、生育间隔、治疗前血清人绒毛膜促性腺激素水平、肿瘤最大直径、转移部位、转移个数和是否在之前化疗中失败进行分期（FIGO Ⅰ ~ Ⅳ 分期）和预后评分[85]。风险评分 ≤ 6 表示低风险 GTN，而得分 ≥ 7 表示高风险疾病。通常，低风险的转移性和非转移性疾病对单药化疗有反应，其中最常用的药物是序贯氨甲蝶呤（MTX）和放线菌素 D（ACT-D）。在耐药的情况下，可以使用几种组合方案，如 MAC 方案（MTX、ACT-D 和环磷酰胺）或 EMACO 方案（依托泊苷、MTX、ACT-D、环磷酰胺和长春新碱）。

高危患者将从一开始就接受联合化疗。对于 Ⅱ ~ Ⅲ 期且 FIGO 预后评分 ≥ 7 分和 Ⅳ 期的患者，首选 EMACO；在耐药情况下，则同时使用含铂类和依托泊苷的药物组合，联合或不联合博来霉素或异环磷酰胺[86]。

由于 GTN 具有较强的 PD-L1 表达，表明该配体参与了肿瘤免疫逃逸，抗 PD1 抗体帕博利珠单抗已用于多线化疗失败的患者，并且在某些患者中显示出活性[87]。

5.7 妇科肿瘤中的细胞毒性药物

5.7.1 烷化剂

烷化剂（表 5.1）之所以如此命名是因为它们能够在细胞中存在的条件下将许多亲核官能团烷基化。它们通过与重要分子中的氨基、羧基、巯基和磷酸酯基形成共价键而损害细胞功能。烷基化的最重要位点是 DNA、RNA 和蛋白质。DNA 中 7 位鸟嘌呤的富电子氮对烷基化反应尤为敏感。烷化剂的活性取决于细胞增殖，但不是细胞周期时相特异性的。在给定的剂量下，一定比例的细胞将被杀死[88-90]。

表 5.1　用于妇科肿瘤的烷化剂

细胞毒性药物	给药途径	治疗计划	疾　病
顺铂	iv 或 ip	$10 \sim 20mg/m^2 \times 5$，每 3 周 $50 \sim 75mg/m^2$，每 $1 \sim 3$ 周	卵巢癌，非上皮性卵巢癌，癌肉瘤，子宫内膜癌，宫颈癌
卡铂	iv	AUC5 ~ AUC 7.5	卵巢癌，宫颈癌，子宫内膜癌，
达卡巴嗪	iv	$2 \sim 4.5mg/（kg \cdot d）\times 10$ 每 4 周	肉瘤
环磷酰胺	iv 或口服	$1.5 \sim 3.0mg/（kg \cdot d）$口服 $10 \sim 50mg/kg$ iv 每 $1 \sim 4$ 周	卵巢癌，肉瘤
异环磷酰胺	iv	$5g/m^2$	宫颈癌，肉瘤，癌肉瘤
六甲蜜胺	口服	$260mg/m^2$，14 天 /4 周	卵巢癌

注：iv 静脉注射，ip 腹腔内注射，AUC 曲线下面积。

5.7.2 抗肿瘤抗生素

有许多不同的抗肿瘤抗生素（表 5.2），但通常它们以两种方式阻止细胞分裂：①与 DNA 结合，使其无法分离；②抑制核糖核酸（RNA），阻止酶的合成[88-90]。

表 5.2　用于妇科肿瘤的抗肿瘤抗生素

细胞毒性药物	给药途径	治疗计划	治疗疾病
放线菌素 D	iv	$0.3 \sim 0.5mg/m^2$ iv ×5 天 每 3 ~ 4 周	卵巢生殖细胞瘤，妊娠滋养细胞疾病，肉瘤
博来霉素	iv, sc, im	30mg	宫颈癌，生殖细胞肿瘤
丝裂霉素 C	iv	$10 \sim 20mg/m^2$ 每 6 ~ 8 周	宫颈癌
多柔比星	iv	$60 \sim 90mg/m^2$ 每 3 周 $20 \sim 35mg/m^2$ 每天 ×3，每 3 周	卵巢癌，子宫内膜癌，肉瘤
脂质体多柔比星	iv	$30 \sim 50mg/m^2$	卵巢癌

注：iv 静脉注射；sc 皮下注射；im 肌内注射。

5.7.3　抗代谢药物

抗代谢药物（表 5.3）伪装成嘌呤（硫唑嘌呤、巯基嘌呤）或嘧啶，它们成为 DNA 的组成部分。它们可防止这些物质在细胞周期的 S 期进入 DNA，从而阻止细胞正常的发育和分裂。它们也影响 RNA 合成。由于它们的功效，这些药物是使用最广泛的细胞抑制药物。抗代谢药物具有非线性的剂量 – 反应曲线，因此在一定剂量后，尽管剂量增加，也不会杀死更多的细胞（氟尿嘧啶是例外）[88-90]。

表 5.3　用于妇科肿瘤的抗代谢药物

细胞毒性药物	给药途径	治疗计划	治疗疾病
5- 氟尿嘧啶	iv	每周 $10 \sim 15mg/kg$	卵巢癌，宫颈癌
氨甲蝶呤	iv，口服，鞘内	$240mg/m^2$ iv，使用亚叶酸钙解救 $15 \sim 40mg/d$ 口服 ×5 天 每周 $12 \sim 15mg/m^2$ 鞘内	妊娠滋养细胞疾病，卵巢癌
羟基脲	iv，口服	$1 \sim 2mg/m^2$ 天 2 ~ 6 周	宫颈癌（仅与放疗联合）
吉西他滨	iv	$1000mg/m^2$	卵巢癌，宫颈癌

注：iv 静脉注射。

5.7.4 植物生物碱

植物生物碱（表 5.4）提取于植物并通过防止微管功能阻止细胞分裂。微管对于细胞分裂至关重要，没有微管，细胞分裂就不会发生。主要实例是长春花生物碱、紫杉烷和鬼臼毒素。

长春花生物碱结合微管蛋白上的特定位点，抑制微管蛋白组装成微管（细胞周期的 M 期），它们提取于长春花。

鬼臼毒素是一种植物来源的化合物，据说有助于消化。它还可用于生产其他两种抑制细胞生长的药物，依托泊苷和替尼泊苷。它们阻止细胞进入 G1 期（DNA 复制的开始）和 DNA 复制（S 期）。

紫杉烷的原型是天然产物紫杉醇，它最开始是从太平洋紫杉树的树皮中提取出来的。多烯紫杉醇是紫杉醇的半合成类似物。紫杉烷增强了微管的稳定性，防止后期染色质分离[88-90]。

表 5.4 妇科肿瘤治疗中的植物生物碱

细胞毒性药物	给药途径	治疗计划	治疗疾病
长春花生物碱			
长春新碱	iv	$0.5 \sim 1.4 mg/m^2$（最大 $2mg/m^2$）每 $1 \sim 4$ 周	卵巢生殖细胞肿瘤，肉瘤，宫颈癌
长春花碱	iv	$5 \sim 6 mg/m^2$ 每 $1 \sim 2$ 周	卵巢生殖细胞肿瘤，妊娠滋养细胞疾病
紫杉烷			
紫杉醇	iv	$175 mg/m^2$ 3 周 $70 \sim 90 mg/m^2$ 每周	卵巢癌，宫颈癌，子宫内膜癌，肉瘤
多烯紫杉醇	iv	$75 mg/m^2$ 3 周	卵巢癌，宫颈癌，子宫内膜癌，肉瘤
鬼臼毒素			
依托泊苷（VP-16）	iv	$300 \sim 600 mg/m^2$ 分成 $3 \sim 4$ 天每 $3 \sim 4$ 周	卵巢生殖细胞肿瘤，妊娠滋养细胞疾病

注：iv 静脉注射。

5.7.5 拓扑异构酶抑制剂

拓扑异构酶（表 5.5）是维持 DNA 拓扑结构的必需酶。Ⅰ型或Ⅱ型拓扑异构酶抑制剂通过破坏适当的 DNA 超螺旋而干扰 DNA 的转录和复制。Ⅱ型拓扑异构酶抑制剂依托泊苷是从盾叶鬼臼植物根中发现的生物碱中提取出来的。它们在细胞周期的 S 晚期和 G2 期起作用。依托泊苷的化学成分来自鬼臼毒素，一种在美国的盾叶鬼臼中发现的毒素[88-90]。

表 5.5　妇科肿瘤治疗中的拓扑异构酶抑制剂

细胞毒性药物	给药途径	治疗计划	治疗疾病
Ⅰ型拓扑异构酶抑制剂			
拓扑替康	iv	每天 1.5mg/m²5 天，4 周	宫颈癌
Ⅱ型拓扑异构酶抑制剂			
依托泊苷	iv	300～600mg/m² 分成 3～4 天每 3～4 周	卵巢生殖细胞肿瘤，妊娠滋养细胞疾病

注：iv 静脉注射。

5.7.6　其他药物

5.7.6.1　曲贝替定

曲贝替定是一种海洋生物类抗肿瘤药，最初是从有被膜的加勒比海海鞘中分离而来，目前是人工合成的。它与 DNA 的小沟共价结合，使 DNA 向大沟弯曲，破坏转录，导致 G2～M 细胞周期停滞并最终导致细胞凋亡。与铂类不同，曲贝替定在细胞中具有高效的转录偶联核苷酸切除修复系统，具有更高的细胞毒性。

曲贝替定适用于对铂敏感的卵巢癌（复发 > 6 个月无铂间隔）和肉瘤[91, 92]。

5.7.6.2　Etirinotecan Pegol（NKTR-102）

Etirinotecan Pegol 是下一代Ⅰ型拓扑异构酶Ⅰ抑制剂，已被设计用于提供连续浓度的活性药物，且峰值浓度降低。它是使用 Nektar 先进的聚合物共轭技术平台设计的，对铂耐药卵巢癌患者有效[93]。

5.7.6.3　埃博霉素

埃博霉素是一类新型的抗微管药，最早是在 1987 年从非洲赞比西河两岸土壤细菌的发酵过程中发现的。

它们的化学结构不同于紫杉烷，它们更适合合成修饰。

埃博霉素是抑制细胞生长的微管稳定剂。它们与微管的 αβ- 微管蛋白二聚体的 β- 微管蛋白亚基结合，并诱导微管聚合和稳定，从而导致 G2/M 期阻滞并诱导凋亡。埃博霉素对 P- 糖蛋白过表达的敏感性不如紫杉烷，某些微管蛋白亚型（Ⅲ类 β- 微管蛋白）的存在以及微管蛋白突变，所有这些都与紫杉烷抗性有关。尽管埃博霉素与紫杉烷类具有相似的作用机制，但它们在结构上无关。

在临床前和临床试验中已经研究了 6 种埃博霉素：帕土匹隆（埃博霉素 B）、依沙匹隆（BMS247550）、BMS 310705、沙戈匹隆（ZK-EPO）、KOS-862（埃博霉素 D）和 KOS-1584。体外数据显示，在对紫杉烷敏感和紫杉烷耐药的癌细胞系中增加了疗效[88, 89]。

在铂类难治 / 铂类耐药卵巢癌患者中观察到对埃博霉素的反应[94]。

5.8 全身治疗的不良反应：预防和治疗

抗肿瘤药物是现代医学中使用的最具毒性的药物。在一线治疗中，化疗通常是出于治愈目的。一旦疾病在局部或远处复发，细胞毒性治疗的主要目标往往是减轻与疾病相关的症状，延长 PFS 和总生存期，同时尽可能保持生活质量。

许多不良反应，特别是对细胞增殖迅速的器官系统的不良反应，与剂量有关且可预测。在几乎所有情况下，标准剂量的化疗均会对正常组织产生一定程度的毒性。

严重的全身虚弱、高龄、营养不良或原发性或转移性肿瘤直接累及器官，可能使化疗导致意想不到的严重不良反应。

在疾病的每个阶段，仔细监测和评估每位患者的获益与损害是处理细胞毒性药物的医师的主要职责[95, 96]。

下面将介绍妇科肿瘤中常用的药物的主要不良反应及其预防和管理。

5.8.1 化疗

5.8.1.1 铂类药物

用于妇科肿瘤的铂类药物包括顺铂和卡铂[95, 96]。

含铂化疗在一些妇科肿瘤的一线治疗以及复发性疾病中起着不可或缺的作用。

顺铂与几种累积毒性有关[88]，包括剂量依赖性肾小管毒性和神经毒性。

在血清肌酐水平出现任何可检测的变化之前，可能会发生广泛的肾损害[97]。肾功能损害可导致某些共同使用的细胞毒性药物的清除率降低，并可能增加严重的毒性。顺铂给药期间必须进行大量水化并利尿，以最大程度地降低急性肾毒性的风险和严重性[96]。

氨磷汀是一种天然存在的硫醇，可以通过清除氧衍生的自由基来保护细胞免受损伤，可以考虑用于预防接受顺铂化疗的患者的肾毒性[96]。

周围神经病、耳毒性和极少的球后神经炎和失明是顺铂的已知不良反应。高剂量的顺铂特别容易导致进展性和迟发性周围神经病。该疾病的特征是感觉障碍和本体感觉的缺失，运动能力通常不受损。大剂量顺铂停药后，周围神经病仍持续 1~2 个月已有报道。神经病变的诊断通常基于患者的病史、体格检查以及必要时的肌电图检查。高达 45% 的接受顺铂治疗的患者会发生永久性高音听力丧失[96]。

常规使用维生素 E、氨磷汀、阿米替林、加巴喷丁等神经保护药物尚缺乏充分的证据。很少有针对神经性疼痛的治疗选择，均未经大型随机对照试验验证。在少数患者中，加巴喷丁每次 400mg，每天 3 次，阿米替林 10~50mg 已被证明可减轻严重的神经性疼痛[96]。

持续使用顺铂会导致皮疹、支气管痉挛、荨麻疹和低血压等超敏反应发生率增加。类固醇和抗组胺药的预防性治疗和缓慢的输注速度可将这种风险降到最低[96]。

胃肠道不良反应在顺铂治疗中也很常见，可能是急性或者迟发性的。恶心/呕吐是顺铂治疗患者的主要不适。5-羟色胺-3 抑制剂（如格拉司琼、昂丹司琼、托吡司琼和帕洛诺司琼）联合皮质类固醇和 NK-1 受体阻滞剂 [如（fos）阿瑞匹坦、奈妥匹坦] 可降低这些作用的发生率和严重性[98]。

近一半接受顺铂治疗的晚期卵巢癌患者会出现白细胞计数减少和贫血的骨髓抑制。尽管使用顺铂时嗜中性粒细胞计数降低的发生率相对较高，但发热性嗜中性粒细胞减少症的发生率较低，尤其是在单药治疗中。在某些情况下，可以使用造血生长因子 [如粒细胞集落刺激因子（G-CSF）] 进行治疗。

仅在有 20% 的发热性嗜中性粒细胞减少症风险的治疗方案中（如顺铂 / 紫杉醇）使用 G-CSF 进行初步预防。不推荐使用 G-CSF 治疗发热性嗜中性粒细胞减少症，除非发病率和病死率增加，包括败血症、组织感染和长期的嗜中性粒细胞减少症[99]。

贫血会导致许多症状（包括疲劳），继而影响患者的日常生活。促红细胞生成素刺激剂（erythropoietin-stimulatng agent，ESA）的作用仍在研究中。美国食品药品监督管理局（FDA）对 ESA 的标签包含黑框，警告对生存、进展和复发的不良影响。人们已经提出了在治疗环境中使用 ESA 的担忧，但其可能适合于姑息治疗的患者[100]。

与顺铂有关的累积和不可逆的毒性可能会减少将来复发时可能的治疗选择。许多新的铂类药物已经被开发出来，以最小化与顺铂治疗相关的严重毒性。这些化合物包括被批准用于卵巢癌的卡铂、奥沙利铂、奈达铂、赛特铂和其他在研药物[101]。

卡铂是铂类治疗的另一种选择，其肾毒性比顺铂低得多。但是，在确定避免急性毒性的给药方案时必须监测肾功能，因为卡铂主要经肾清除体外。卡铂可引起剂量限制和累积性骨髓抑制。血小板计数减少频繁且严重，可能需要输注血小板。卡铂的其他不良反应是神经毒性和超敏反应。在一项研究中，有 12% 接受卡铂治疗的患者对卡铂过敏[101]。由于存在致命的交叉超敏反应的可能性，因此不建议在对卡铂过敏的患者中使用顺铂[102, 103]。

尝试通过改变全身治疗的时间安排和剂量密度来改善卵巢癌患者的 PFS 和生活质量。

一项包含 637 例患者的 Ⅲ 期随机对照试验，对比常规 TC 治疗（卡铂 AUC 6 和紫杉醇 180mg/m²，每周 3 次）与剂量密集型治疗（卡铂 AUC 6，每周 3 次和紫杉醇 80mg/m²，每周），中位随访 76.8 个月，剂量密集型治疗组显示出 PFS 优势（28.2 vs 17.5 个月）和总生存期优势（100.5 vs 62.2 个月）[13, 104]。

QoL 结果分析表明，剂量密集型方案不会降低总体 QoL。随机分配后直至 12 个月，两个治疗组之间的总体 QoL 无显著差异[104]。

MITO 7 试验将标准的 3 周 TC 方案与每周卡铂（AUC 2）和每周紫杉醇（60mg/m²）进行了比较，实现了可比的 PFS，并且在每周方案上具有更高的耐受性。每周方案缺乏优势的原因很可能与卡铂的分割方式有关，而不是因为每周紫杉醇的剂量较低[104]。

一项每周紫杉醇（60mg/m^2）/卡铂（AUC 2.7）联合预防性 G-CSF 治疗 108 例妇科癌症（复发性铂耐药性卵巢癌；复发或晚期子宫内膜癌或宫颈癌）患者的 II 期研究显示了该方案的有效性和可行性。与不常规使用预防性 G-CSF 的早期研究相比，每周添加 G-CSF 的 3～4 级嗜中性粒细胞减少症的发生率较低[105]。

铂类药物（即顺铂和卡铂）是宫颈癌同步放化疗的首选药物。治疗选择顺铂 40mg/m^2，每周给药。尽管放疗期间，每周 1 使用顺铂的耐受性良好，但其肾毒性在疾病扩散到骨盆壁或膀胱而导致输尿管阻塞，患有肾功能不全的患者人群中应特别引起注意。卡铂的不良反应比顺铂少，对胃肠道、神经和肾的毒性也小得多。卡铂联合放疗治疗宫颈癌的活性已有报道，很具有吸引力，特别是在毒性方面[106]。

与放疗同时进行放化疗的一个特殊优势是对放疗的增强作用，可更好地控制局部区域，但对微转移的早期影响可能是附加作用。研究表明，与单纯放疗相比，这种含顺铂放化疗减少了治疗失败率，并使宫颈癌患者的存活率提高了约 40%[107-109]。然而，由于这种联合治疗，患者可能会出现附加毒性，放化疗比单独放疗更常见急性毒性（如血液学毒性、恶心/呕吐）。急性胃肠道症状通常包括不同程度的腹泻、腹部不适、痉挛和恶心/呕吐。与放疗并发症相关的高风险因素是肥胖、吸烟、盆腔炎、憩室病以及治疗范围和剂量[110]。

晚期毒副反应包括继发于放疗纤维化的小肠梗阻、继发于放疗的出血性膀胱炎、继发于尿道狭窄的尿潴留、复杂的瘘管以及放疗性肠炎和胰腺炎。一些晚期毒性需要手术干预[110]。

慢性胃肠道毒性通常发生在约 10% 的患者接受治疗后的头 2 年，一般间隔 6～18 个月[111]。急性胃肠道不良反应（如腹泻和大便失禁）可能会变成慢性病。急性毒性通常是可逆的，大多数急性不良事件是自限性的或可通过药物处理（水化作用、洛哌丁胺、镇痛药），而晚期不良反应往往是永久性的，并影响生活质量[112]。

5.8.1.2 紫杉烷

紫杉烷类包括紫杉醇和多烯紫杉醇。

紫杉醇是一种非铂类细胞毒性药物，与卡铂（PC 方案）联合使用已被批准一线治疗具有高抗肿瘤活性的晚期卵巢癌。同样，在复发的铂敏感性患者中，这种 PC 方案似乎可以改善 PFS 和总生存[4]。

可以使用基于预计的肾清除率的剂量公式将卡铂与紫杉醇安全联合使用。推荐的门诊方案是卡铂 AUC 7.5 和紫杉醇 175mg/m²，输注时间大于 3 小时，不使用初始 G-CSF。但是，紫杉醇的使用可能受到累积性周围神经毒性的限制，并可发生快速发作的感觉神经病变。周围神经病是由于轴突病变引起的，运动神经和自主神经似乎也受到紫杉醇的影响。在这种情况下，多烯紫杉醇可以替代紫杉醇，因为在卡铂 / 多烯紫杉醇的组合中神经毒性并不常见[113, 114]。

多烯紫杉醇已在多项临床试验中用于治疗铂耐药和敏感性卵巢癌，在此临床环境中，客观缓解率为 20%～35%。该活性水平与紫杉醇在类似患者人群中观察到的相当。

在这些研究中，单药多烯紫杉醇的剂量为 100mg/m²，每 3 周给药 1 次。尚不清楚低剂量方案（如 60mg/m² 或 80mg/m²）能否导致相似的缓解率并降低毒性。在这种情况下，该药物通常具有良好的耐受性，主要毒性是嗜中性粒细胞减少和毛细血管渗漏综合征并伴有积液，这与累积剂量和周期数有关。

使用多烯紫杉醇引起的毒性在肝功能检查异常的患者中更为明显（即转氨酶水平大于正常上限的 1.5 倍，碱性磷酸酶水平大于正常上限的 2.5 倍）[105]。

关于卵巢癌的苏格兰随机试验 SCOTROC 对比了多烯紫杉醇 / 卡铂与标准 PC 方案（紫杉醇 175mg/m² 输注 3 小时或多烯紫杉醇 75mg/m² 输注 1 小时联合卡铂 AUC 5），每 21 天给药 1 次，共行 6 周期。两种方案在毒性方面的主要差异与神经毒性和骨髓抑制有关，PC 方案具有更多的神经毒性，多烯紫杉醇加卡铂联合方案有更多的骨髓抑制[115, 116]。

关节痛和肌痛是与众所周知的紫杉烷类药物相关的毒性不良反应，可能会非常痛苦，有时甚至致残。自然病史随着每一疗程的治疗而改善[117]。关节痛 / 肌痛通常难以治疗，许多患者对简单的镇痛药无反应。在 Markman 等报告的 II 期研究中，尽管使用了非甾体类抗炎药，但 46 例患者仍有不能耐受的肌痛和关节痛，并接受每天两次口服 10mg 泼尼松治疗 6 天。他们报告说，有 85% 的患者肌痛和关节痛得到缓解[118]。Savarese 等描述了一项试验性研究，研究对象是 5 例口服谷氨酰胺 10g、每天 3 次的患者，这些患者在紫杉醇治疗的第一个周期就出现了严重肌痛或关节痛；应用谷氨酰胺后肌痛或关节痛消失[119]。

紫杉烷类的急性剂量限制性毒性是粒细胞减少症。其他常见的不良作用包括脱发、恶心 / 呕吐、腹泻、黏膜炎和超敏反应。为了降低超敏反应的发生率和严重程度，患者应接受类固醇的预处理。在紫杉醇治疗中，除了糖皮质激素之外，建议在紫杉醇给药前半小时使用 H_1（如异丙嗪、苯海拉明）和 H_2 受体阻滞剂（如西咪替丁、雷尼替丁）[120]。此外，伴随的类固醇疗法允许紫杉醇输注时间大于 3 小时即可，这比 24 小时输注所引起的骨髓抑制要少[121, 122]。

使用紫杉醇很少见到急性肺炎以及致命性肺纤维化。必须对潜在的肺部疾病患者进行严密监测。如果发展为肺炎，则应使用类固醇进行治疗[123]。

5.8.1.3　拓扑替康

拓扑替康在晚期卵巢癌中具有与紫杉醇和多柔比星脂质体相当的功效。与紫杉醇和多柔比星脂质体相比，大多数拓扑替康的严重不良反应是短暂的、可逆的和无累积的[124]。传统的剂量表是每天 $1.5mg/m^2 \times 5$ 天，每 3 周。但也使用更方便的每周方案[125, 126]。

一项随机的Ⅲ期研究（GOG-0240）发现贝伐珠单抗加入紫杉醇联合顺铂或紫杉醇联合拓扑替康导致更高的 2 级及以上的高血压发生率（25% vs 2%），3 级及以上的血栓形成事件（8% vs 1%）以及 3 级及以上的胃肠道瘘（3% vs 0）[64]。在所有患者中观察到的最重要的不良反应是骨髓抑制。79% 接受拓扑替康二线治疗的患者和 81% 接受三线治疗的患者出现 4 级嗜中性粒细胞减少。一线治疗中出现 4 级嗜中性粒细胞减少的发生率最高（二线治疗 57%，三线治疗 59.3%），并且在随后的疗程中有所下降。在二线和三线治疗方案中接受拓扑替康的患者的 4 级血小板计数减少发生率也更高。在拓扑替康治疗组，骨髓抑制是非累积性的、可控的并且很快消失（最快 5 ~ 7 天）。对于拓扑替康组，非血液学毒性主要包括胃肠道紊乱（恶心 / 呕吐、口腔炎、腹泻、便秘），一般为轻至中度（1 ~ 2 级）。脱发是长期应用拓扑替康治疗期间报告的唯一累积毒性。

没有观察到终末器官的毒性（如心脏、神经、皮肤或耳毒性），并且所有非血液学毒性都是非累积性的[127]。

拓扑替康与明显的肾毒性无关。但是，先前的治疗可能会损害肾功能，并且因此可能会影响拓扑替康的肾清除率（与肌酐清除率相关），导致更多的骨髓抑制，因此在开始拓扑替康治疗之前评估肾功能至关重要。剂量/计划的调整还应基于患者使用具有累积骨髓毒性的细胞毒性药物（如卡铂）的治疗史以及先前大范围放疗的使用[128]。减少剂量并未显示降低反应率。建议将起始剂量降低至每天 1.0mg/m^2 或 1.25mg/m^2 × 5 天，这可能会降低此类患者严重骨髓抑制的发生率[129]。造血生长因子、输血治疗和计划调整也可能有助于控制骨髓抑制[130]。尽管肝也有助于清除拓扑替康，但是对于肝功能受损的患者，无须进行剂量调整[131]。由于拓扑替康的血小板减少作用在每一次治疗周期都会降低，即使在已接受大量预处理的患者中，长期使用拓扑替康作为晚期卵巢癌的姑息治疗也是可行的[132]。

5.8.1.4 吉西他滨

吉西他滨联合卡铂用于复发性卵巢癌[133]。并且，单药用于晚期卵巢癌的二线治疗也能获益。在既往治疗和未治疗的患者中，单药吉西他滨的缓解率在 13% ~ 24%[134]。在既往治疗的患者中，由吉西他滨联合顺铂或吉西他滨联合紫杉醇分别使 53% 和 40% 的患者产生缓解。虽然吉西他滨加紫杉醇加卡铂可出现剂量限制性骨髓抑制，但三药联合在早期试验中也显示有效[135, 136]。

骨髓抑制是吉西他滨主要的剂量限制性毒性，尤其是与顺铂或卡铂联合使用时，因为它们的毒性有重叠。如果需要控制贫血、白细胞减少症和血小板减少，建议经常监测血液学参数并调整剂量[137, 138]。

其他常见的不良反应是类似流感的症状（如发热、寒战和萎靡不振）和嗜睡[139]。

呼吸困难较少见，必须将其与药物引起的肺炎和非心源性肺水肿（non-cardiogenic pulmonary edema，NCPE）的症状区分开，后者是罕见的，但会危及生命。尽管立即强化支持治疗通常可以逆转 NCPE 的症状，但吉西他滨应在出现该并发症的第一个迹象时就停止使用[140, 141]。

吉西他滨的其他不良反应包括 3 级呕吐、可控制的发热、外周性水肿和脱发。没有累积性肝毒性或直接肾毒性的报道[142, 143]。

长期使用吉西他滨，会发生血栓性微血管病和危及生命的溶血性尿毒症综合征[144]。

5.8.1.5　口服依托泊苷

依托泊苷在卵巢恶性生殖细胞肿瘤和妊娠滋养细胞肿瘤中具有活性。在这些肿瘤类型中，常用的化疗方案是博来霉素、依托泊苷和顺铂（BEP）[145]。

Rose 等在一项 II 期临床试验（GOG 研究组）中研究了长期口服依托泊苷在晚期卵巢癌的二线治疗中的活性。同一作者研究了该方案在晚期复发性子宫平滑肌肉瘤和复发或晚期宫颈鳞状细胞癌中的应用，但没有成功。在子宫颈癌中，由于血液毒性，先前的放疗限制了口服依托泊苷的长期使用，分别有 33.3% 和 15% 的患者发生 4 级嗜中性粒细胞减少和血小板计数减少[146-148]。

在卵巢癌治疗中，长期口服依托泊苷由于较高的药物剂量累积，发生继发性骨髓增生异常和急性白血病的风险会增加；因此，在卵巢癌的初始治疗阶段通常不选择依托泊苷。长期使用依托泊苷治疗过程中，严重的血液学毒性是最常见的不良反应。接受依托泊苷治疗的患者中，3/4 级嗜中性粒细胞减少症和白细胞减少症的发生率分别为 45% 和 41%。已有因嗜中性粒细胞缺乏性脓毒症而死亡的报道。与嗜中性粒细胞减少症和白细胞减少症相比，血小板减少症和贫血的发生率较低。依托泊苷的骨髓抑制作用一般是可逆的，没有累积的骨髓毒性[148]。定期检查血细胞计数以及使用造血生长因子支持治疗，对嗜中性粒细胞减少症和白细胞减少症有积极的预防和治疗作用。

其他可控制的不良反应包括脱发、恶心/呕吐、过敏反应、黏膜炎和急性低血压反应[149]。

5.8.1.6　蒽环类药物

用于妇科肿瘤治疗的蒽环类药物包括多柔比星和聚乙二醇多柔比星脂质体（PLD）。

多柔比星被认为是治疗子宫内膜癌和卵巢癌非常有效的药物，通常与铂类化合物联合使用[150-152]。然而多柔比星的临床应用受到其剂量相关性心肌病的限制。随着累积剂量的增加，心肌病的发生率增高，多柔比星治疗的不良反应可以表现为不可逆的心脏毒性，这种心脏毒性在治疗的急性期可表现为危及生命的心律失常，并导致严重的充血性心力衰竭[153]。

PLD 是一种多柔比星聚乙二醇（PEG）包衣脂质体，其药代动力学发生了显著变化，具有延长血液循环时间、分布体积小的特点。脂质体最终可以通过供给肿瘤的血管完整地渗透出来，提高局部组织多柔比星浓度[154]。

PLD 被批准用于对铂类和紫杉醇类化疗方案均无效的晚期卵巢癌患者的治疗。它与其他二线或挽救方案和常规多柔比星的疗效相当，但具有更低的毒不良反应[155]。

PLD 与剂量限制性手足综合征（掌底红斑性感觉迟钝）有关，其特征是有疼痛的红斑、脱皮和水疱，可以通过延长给药间期到 4 周或减量至最终停药来治疗。在所有接受 PLD 治疗的患者中，近 50% 的患者曾患手足综合征（23% 的患者为 3/4 级）。手足综合征目前暂无特效药物治疗，可使用药膏和改变行为习惯来防止皮肤破裂以缓解疼痛。

与游离多柔比星相比，PLD 所致心肌病的风险较低。对接受累积剂量为 $440 \sim 840\mu g/m^2$ PLD 的患者进行心脏活检，与使用多柔比星的对照组相比，使用 PLD 的实验组心脏毒性显著降低。然而，脂质体制剂剂量累积相关心脏毒性机制尚未明确[152]；因此，禁止多柔比星脂质体在心功能受损的患者中长期使用[156]。

PLD 的其他不良反应包括黏膜炎、血液毒性、脱发、急性恶心 / 呕吐，所有这些不良反应都是可以控制的。在一项比较卡铂 /PLD 方案与标准 PC 方案的治疗铂敏感的复发性卵巢癌患者的Ⅲ期试验中，卡铂 /PLD 联合方案在 PFS 方面更有优势，并显示出更好的治疗指数[157]。

5.8.1.7 长春新碱 / 长春花生物碱

长春花生物碱主要用于卵巢生殖细胞肿瘤（ovarian germ cell tumor，OGCT）的治疗。OGCT 患者的第一个有效的联合化疗方案是 VAC 方案（长春新碱、放线菌素 D 和环磷酰胺）。由于 PVB 综合化疗（顺铂、长春花生物碱和博来霉素）能显著提高男性睾丸癌患者的生存率，这种方案也被引入到 OGCT 的治疗中。事实证明，PVB 方案比 VAC 方案更有效[157]。

尽管长春新碱和长春花生物碱在结构上差异很小，但他们却有显著不同的抗肿瘤谱和毒性反应。长春花生物碱的主要毒性是骨髓抑制，而长春新碱的剂量限制性毒性是周围神经病变。首先表现为远端感觉异常的深部腱反射消失。颅神经也可受到破坏，自主神经病变可表现为动力性肠梗阻、尿潴留或低血压。老年患者和因糖尿病、遗传性神经病变或早期接受具有神经毒性的化疗已经出现神经病变症状的患者被认为更容易引起周围神经病变。长春新碱诱导的神经病变通常发生于 5～6mg 的累积剂量之后（自主神经病变即使在第一次给药后也可能发生），几乎所有接受长春新碱治疗的患者都会经历一定程度的神经性体征或症状。

对那些有较高风险出现神经毒性不良反应的患者，治疗主要包括（累积）减量或降低剂量强度。神经保护剂应当在不影响抗肿瘤药物疗效的情况下运用。多年来人们一直在研究潜在的神经保护剂（如神经生长因子、谷氨酰胺、氨基磷汀、谷氨酸和维生素 E），结果各不相同。然而，在临床实践中，这些药物均不被推荐为标准用法。长春新碱诱导的神经病变可能会持续40 个月，但总体上预后良好[158-160]。

5.8.1.8　异环磷酰胺

异环磷酰胺是一种烷化剂。在妇科肿瘤中，通常与顺铂联合使用。在卵巢癌的二线治疗中，即使对顺铂耐药的患者异环磷酰胺也表现出显著的活性，虽然毒性反应更重，但总体可控[161]。

在妇科肉瘤中，异环磷酰胺与多柔比星是治疗方案中的重要成分[162, 163]。顺铂、异环磷酰胺和多柔比星（PIA）的联合应用被证明非常有效，但毒性较大。

TIP（紫杉醇、异环磷酰胺和顺铂）方案在治疗局部晚期和复发 / 转移性宫颈癌中具有显著的活性（有效率为 48%），尽管其血液学毒性相当大，并且需要支持治疗（造血生长因子）[164, 165]。

异环磷酰胺的剂量限制性毒性是骨髓抑制（尤其是白细胞计数减少）和出血性膀胱炎。出血性膀胱炎是能导致排尿困难、血尿和出血的膀胱弥漫性炎症。丙烯醛是异环磷酰胺和环磷酰胺的代谢物，是引起这种不良反应的主要分子。出血性膀胱炎可以通过积极的水化作用和使用美司钠（2-巯基乙磺酸）来预防，因为美司钠中和了丙烯醛的毒性。美司钠结合丙烯醛防止其与尿路上皮细胞直接接触[166]。

异环磷酰胺的其他不良反应包括恶心/呕吐、脱发、神经紊乱和血清肌酐水平升高。神经系统症状包括嗜睡、昏睡、共济失调、迷失方向、神志不清、头晕目眩、身体不适、抑郁性精神病和昏迷。异环磷酰胺1天给药方案相较于5天而言，不良反应的发生更加常见。在接受异环磷酰胺治疗的患者中有10%~15%的人会发展成脑病。异环磷酰胺诱发脑病的确切病理生理机制尚不清楚。然而，理论上异环磷酰胺的毒性代谢物氯乙醛在中枢神经系统中的积累是神经毒性产生的原因。建议静脉应用亚甲蓝50mg/d×6治疗，50mg/d×4静脉或口服预防异环磷酰胺所致的脑病[167]。

抗利尿激素分泌异常综合征（syndron of inappropriate antidiuretic hormone secretion，SIADH）的特征是血容量正常患者血清精氨酸加压素水平过高导致的低钠血症和尿渗透压增高（>100mOsm/kg）。低尿酸血症、尿钠水平>40mEq/L和低血尿素氮（BUN）也可提示SIADH的诊断，有1%~2%的癌症患者受SIADH的影响，SIADH占该人群低钠血症的30%。异环磷酰胺已被报道是引起SIADH的原因。高渗盐水、袢利尿剂、限液和地美环素是SIADH的主要治疗方法[168-170]。

5.8.1.9 环磷酰胺

环磷酰胺常被应用于卵巢癌、软组织肉瘤和颗粒细胞瘤。在卵巢癌的治疗中首选的化疗方案是环磷酰胺联合顺铂。然而与目前的标准PC方案相比，该方案的疗效较差[171]。在软组织肉瘤和颗粒细胞瘤治疗中，环磷酰胺最好是联合多柔比星和顺铂[172, 173]。

环磷酰胺的不良反应包括化疗引起的恶心/呕吐、骨髓抑制、上腹痛、腹泻、皮肤/指甲变黑、脱发（头发脱落）或头发稀疏、头发颜色和质地改变以及嗜睡。出血性膀胱炎是大剂量环磷酰胺方案较为常见的不良反应，只要摄入足够的液体和使用美司钠就可以充分预防出血性膀胱炎。

环磷酰胺本身是致癌的，长期使用可导致膀胱移行细胞癌。另一个严重的不良反应是急性髓系白血病（acute myeloid leukemia，AML），被称为继发性 AML。发生 AML 的风险取决于环磷酰胺的剂量和一些其他因素，包括正在治疗的情况、使用的其他药物或治疗方式（包括放射治疗）、治疗强度和治疗时间。环磷酰胺诱导的 AML 通常发生在治疗几年后，3～9 年最多见。9 年后，AML 可降至普通人群发病风险。当发生急性髓系白血病时，在发展成急性白血病之前，通常会先出现骨髓增生异常综合征阶段。环磷酰胺诱导的白血病通常涉及复杂的细胞遗传学，其预后比初治急性髓系白血病更差[174, 175]。

5.8.1.10　博来霉素

博来霉素是由轮状链霉菌合成的一种细胞毒性抗生素，于 1966 年由 Umazawa 等首次分离得到。它主要用于治疗淋巴瘤、鳞癌和生殖细胞肿瘤，几乎没有骨髓抑制或免疫抑制性。

博来霉素、依托泊苷和顺铂（BEP）方案是用依托泊苷替代长春花生物碱治疗卵巢生殖细胞肿瘤（OGCT）的改良 PVB 方案，BEP 方案被证明同样有效但毒性更低[176]。

博来霉素由其广泛的活性和低骨髓毒性，是一种很有吸引力的联合化疗方案。而肺毒性是它主要的并发症而限制了其使用。博来霉素能被一种水解酶灭活，而这种水解酶在肺组织中相对缺乏。这可能与肺组织对博来霉素的敏感性有关。肺毒性既可以表现为进行性纤维化的间质性肺炎，也可以罕见地表现为急性超敏反应。在这两种表现中，最常见的症状是呼吸困难和干咳。胸部查体时，双肺底可能会闻及爆裂音，但通常很少有异常体征。过敏反应可能与发热和嗜酸性粒细胞增多有关。发生博来霉素肺损伤可能有几种因素。博来霉素总剂量在 450～500mg 以上，肺间质纤维化的发生率从 35% 上升到 40%，增加了死亡率。然而，已经有接受剂量低于 200mg 的患者存在肺毒性报道。超敏反应不呈剂量依赖性。同步放疗或既往接受过放疗或其他化疗药物（尤其是环磷酰胺）治疗，博来霉素给药期间或给药后持续 6 个月的氧治疗是额外的危险因素。肾衰竭可能引起血清博来霉素水平升高。顺铂的毒性可能导致肾衰竭的发生。博来霉素不用于肌酐清除率 < 30ml/min 的患者，因为此时博来霉素的药理性质发生了变化。

有一些关于皮质类固醇治疗博来霉素肺毒性后症状和影像学改善的报道，特别是在急性情况下。但目前还没有对照研究来检测类固醇激素在治疗博来霉素肺毒性中的作用。在类固醇治疗有所改善的患者中，肺功能检测仍然异常。由于进行性肺损伤治疗疗效并不是很好，因此应将重点放在预防上。所有接受博来霉素治疗的患者都应该做一系列的肺功能检查。如果存在上述任何危险因素，应保持高度警惕。如果肺－氧化碳弥散量（DLCO）低于初始值的40%，用力肺活量（FVC）下降20%或者出现任何中毒症状、体征或胸部X线片特征，建议停止进一步的博来霉素治疗[176-180]。

5.8.1.11 氨甲蝶呤

单药氨甲蝶呤（MTX）是低危 GTN 治疗的首选药物。然而，放线菌素 D（ACT-D）可作为肝功能损害或对 MTX 有已知不良反应的患者的一线用药[181]。在对单药耐药的情况下，优选的联合化疗方案通常是 MAC（氨甲蝶呤、ACT-D 和环磷酰胺）或 EMACO（依托泊苷、MTX、ACT-D、环磷酰胺和长春新碱）方案。MAC 是首选的联合化疗方案，因为依托泊苷是 EMACO 中的一种成分，会增加继发性恶性肿瘤的风险。研究表明，接受剂量超过 $2g/m^2$ 依托泊苷治疗的患者患白血病的相对风险为 16.6，乳腺癌为 5.8，结肠癌为 4.6，黑色素瘤为 3.4[182]。

MTX 最常见的不良反应是伴有黏膜溃疡的黏膜炎（发生率 20% ~ 60%）、骨髓抑制、肝毒性、过敏性肺炎，如果鞘内注射还会引起脑膜刺激。大剂量氨甲蝶呤（≥ $500mg/m^2$）用于血液疾病的治疗。在 4 ~ 36 小时的输液中会产生致死量的 MTX，在给药后 2 ~ 3 天内多次使用亚叶酸钙以终止 MTX（亚叶酸钙"解救"）的毒性作用。亚叶酸钙的成功抢救依赖于肾对 MTX 的快速清除，这需要积极的预处理以及治疗后的水化和尿液碱化。大剂量氨甲蝶呤的主要不良反应是血清转氨酶升高和肾功能不全，肾功能不全会使氨甲蝶呤排泄延迟。中等剂量的 MTX（剂量在 50 ~ $500mg/m^2$）用于恶性妊娠滋养细胞疾病的治疗。通常这些患者不需要积极的水化或尿液碱化。除非遇到无法预期的毒性，否则 MTX 给药剂量 ≤ $250mg/m^2$ 一般不需要用亚叶酸钙解救。当出现肾损害时应每隔 6 小时重复应用亚叶酸钙，直到血清氨甲喋呤降至 0.1mmol/L 以下。因为氨甲喋呤及其代谢物在酸性溶液中很难溶解，碱化尿液有助于氨甲喋呤的排泄。尿液 pH 值从 6.0 增加到 7.0 可使 MTX 及其代谢物的溶解度增加 5 ~ 8 倍。积极的水化作用也有助于肾排泄 MTX 及其代谢物[183]。由于已知有许多药物可以延缓 MTX 的清除，因此必须持续关注相关药物，包括丙磺舒、水杨酸盐、非甾体抗炎药（NSAIDs）和弱有机酸[183, 184]。

5.8.1.12　5- 氟尿嘧啶

5- 氟尿嘧啶（5-FU）的应用已经在复发性卵巢癌和宫颈癌的两项 II 期试验中进行了研究[185, 186]。在这两项试验中，5-FU 的主要不良反应是骨髓抑制和胃肠道毒性。

5-FU 的毒性包括白细胞减少、腹泻、口腔炎、恶心 / 呕吐和脱发，其毒性因给药时间的不同而不同。5-FU 的剂量限制毒性为腹泻和骨髓抑制。长期输注 5- 氟尿嘧啶引起的手足综合征和口腔炎也呈剂量限制性。5-FU 引起的冠状动脉事件很少见，但考虑到这种毒性的潜在致命性，医师应该意识到这种可能发生的不良反应[187]。总体而言，在二氢嘧啶脱氢酶（dihydropyrimidine dehydrogenase，DPD）缺乏的患者中氟尿嘧啶不良反应更为常见和严重。完全或部分 DPD 缺乏的个体代谢 5-FU 的能力明显降低，因此，活性药物水平的增加会产生严重的有时甚至是危及生命的毒性反应。然而，在氟尿嘧啶类药物治疗开始之前，不推荐常规筛查 DPD 缺乏症的患者[188]。

已经提出了许多方法来控制由 5-FU 引起的毒性反应。最有效的是在出现严重胃肠道不良反应时停止服用 5-FU，然后采取积极的支持治疗。抗生素和抗菌药物可用于治疗由于肠道微生物通过薄弱的肠壁入侵而引起的潜在细菌和真菌感染。脱水和低血压可以适当地补液和补充电解质支持治疗。严重的情况下，可能需要进入重症监护病房住院治疗。

对于黏膜炎，一般的治疗方法包括有效的口腔护理、饮食调整、局部黏膜保护剂（如康普舒）、局部麻醉剂和全身镇痛剂（如有必要）。氯己定漱口液是一种局部抗菌剂，可以治疗口腔感染。帕利夫明（角质细胞生长因子 -1）静脉给药已经在实体肿瘤中进行了研究，但目前尚不是标准治疗方法。一项研究表明，在接受 5-FU 及亚叶酸钙治疗的患者中，给予帕利夫明 40μg/（kg·d），连续 3 天可预防口腔黏膜炎。

口腔冷冻疗法被推荐用于预防接受注射 5-FU 化疗患者的口腔黏膜炎[189]。

5.8.1.13　曲贝替定

　　曲贝替定适用于铂敏感的卵巢癌和肉瘤。其主要剂量限制性毒性为肝毒性和骨髓抑制。术前使用地塞米松可以显著降低药物引起的肝毒性和骨髓抑制[190]。在一项复发的铂敏感性卵巢癌患者的 Ⅱ 期试验中，$1.5mg/m^2$ 24 小时和 $1.3mg/m^2$ 3 小时的每 3 周 1 次的曲贝替定方案都是有效的，且耐受性良好。最常见的与曲贝替定相关的不良反应为恶心 / 呕吐和疲乏，大多数为2/3 级，是暂时性且无累积性的，通常与临床无关[191]。然而，曲贝替定除了输注时间较短的优点外，在骨髓抑制（嗜中性粒细胞减少）、疲乏和呕吐方面，3 小时方案的安全性略好。有关骨髓抑制和恶心 / 呕吐的处理，请参阅上一节。在复发的卵巢癌患者中，评价了 PLD 联合曲贝替丁（使用 3 小时每 3 周 1 次的方案）与单独使用 PLD 的疗效。这项 Ⅲ 期试验的结果显示，当曲贝替丁与 PLD 联合使用时，患者获益具有统计学和临床意义[192]。

5.8.1.14　Etirinotecan Pegol（NKTR-102）

　　Etirinotecan Pegol 已在一项开放标签的 Ⅱ 期临床试验中针对晚期铂难治性卵巢癌（无铂间隔 < 6 个月）患者的人群进行了研究。纳入研究的女性既往治疗的中位线为 3，47% 的女性先前接受 PLD 治疗失败。NKTR-102 有14 天或 21 天给药方案。NKTR-102 治疗有效率很高，且与先前治疗的线路数量无关。基于这一极具前景的数据集，Ⅲ 期研究正在进行[93]。

　　最常见的 3 级和 4 级不良反应是腹泻、脱水、低钾血症、疲乏、恶心和嗜中性粒细胞减少，大多数不良反应是严重的 3 级不良反应；所有这些不良反应都可以通过支持治疗来控制。每种剂量方案均有 1 例患者死亡、分别是嗜中性粒细胞减少性脓毒症（21 天给药方案）和肾前性氮质血症（14 天给药方案）。

5.8.1.15　埃博霉素

　　尽管已经在难治性铂类 / 耐药性卵巢癌患者中观察到了埃博霉素的反应，但是从 Ⅱ / Ⅲ 期研究中尚不清楚此类药物是否会在妇科肿瘤患者的治疗中发挥重要作用。

　　伊沙匹隆已在美国获得商业批准用于治疗难治性乳腺癌。

　　一项评估埃博霉素在耐药或难治性卵巢癌、输卵管癌或腹膜癌患者中疗效的 Ⅲ 期试验比较了埃博霉素（每 3 周静脉注射 $10mg/m^2$）与 PLD（每 4 周

静脉注射 $50mg/m^2$）的疗效和安全性。两组患者的总生存期（主要终点）差异无统计学意义（HR = 0.93，95 CI：0.79 ~ 1.09；P = 0.195），中位总生存期分别为 13.2 个月和 12.7 个月。两组患者的中位 PFS 为 3.7 个月。治疗组总有效率（全部有效）高于 PLD 组（15.5% vs 7.9%，优势比 2.11，95% CI：1.36 ~ 3.29）[193]。

在一项对 60 例患者（24 例子宫癌和 36 例卵巢癌）进行的单机构回顾性研究中，每周 1 次的伊沙匹隆加或不加贝伐珠单抗对铂/紫杉烷耐药的子宫内膜癌和卵巢癌患者具有良好的效果和可接受的毒性。这一组合值得在这些人群中进行进一步的前瞻性研究[194]。

与埃博霉素治疗相关的 3 ~ 4 级毒性不良反应包括神经系统疾病、无力、嗜中性粒细胞减少和脱发。对这些毒性不良反应的控制与紫杉醇类药物没有差异。

5.8.1.16 其他细胞毒性治疗方式

腹腔灌注化疗

基于临床证据的几项Ⅲ期随机研究中，腹腔灌注顺铂作为一线化疗方案，可以提高晚期卵巢癌患者的总生存。尽管如此，作为针对卵巢上皮癌（EOC）微小残留灶减瘤的最佳治疗方案，腹腔（ip）灌注化疗至今仍未被所有临床医师接受。在静脉（iv）/腹腔（ip）化疗与静脉（iv）化疗治疗中，静脉（iv）化疗期间患者生活质量（QoL）显著降低。在 GOG172 研究中，ip/iv 组患者出现神经系统不良作用和腹部不适症状不良反应较多。两组患者在治疗期间腹部不适症状开始改善，在治疗结束后不久，腹部不适感无差异。然而甚至在治疗后 1 年，ip/iv 组患者的神经系统的不良作用更严重[195]。

在 iv/ip 化疗方案中，严重的局部毒性比如腹痛和肠粘连导致的肠梗阻以及与顺铂相关的全身毒性需要特别关注。

腹腔灌注卡铂尤其令人关注，已经证实相比于顺铂来说卡铂毒性更小。在肿瘤治疗中腹腔灌注卡铂应用得更多。但没有数据显示这两种铂类化疗药物在腹腔灌注化疗中有同等疗效。目前，应用卡铂或紫杉醇腹腔灌注化疗的Ⅰ期临床研究正在进行中[196-198]。

高温腹腔化疗

减瘤手术联合腹腔热灌注化疗（HIPEC）局部治疗方案可改善Ⅲ期原发性卵巢癌和复发性卵巢癌的生存。

尽管在原发卵巢癌中，热灌注化疗没有报道过多的不良反应，但在复发的卵巢癌病例中，文献报告的不良反应发病率和死亡率在10%～50%之间。

并发症的发生与减瘤手术和化疗相关。术后并发症有呼吸衰竭、菌血症、肾衰竭、肾盂肾炎、肺栓塞、肺炎、泌尿系统感染和发热。与化疗相关的并发症包括化疗药物的毒性（主要是顺铂、奥沙利铂、丝裂霉素C）。减瘤术可以与HIPEC同步进行；但患者筛选过程要求严格，同时需要考虑到原发肿瘤、无疾病复发期、年龄、合并症和实施减瘤术的可能性[199-201]。

5.8.2 内分泌治疗

很多妇科恶性肿瘤，包括上皮性和间质性卵巢癌、子宫内膜癌和一些妇科肉瘤，特别是子宫内膜间质肉瘤（ESS），表达ER和/或PR受体。在复发性或转移性妇科肿瘤中，内分泌疗法比化疗更易被人接受，因为治疗目的是姑息治疗和延长生存期，而非治愈。

内分泌治疗没有化疗那么严重的毒性，同时内分泌治疗可以因为累积毒性相对较小而能够长期使用。

在许多病例报告，回顾性研究以及Ⅱ期临床研究中能见到使用各种内分泌治疗的方案。最常用的内分泌药物包括孕激素、他莫昔芬和黄体生成素释放激素（LHRH）激动剂。近期芳香化酶抑制剂也投入临床使用[202-205]。

虽然近年来孕激素一直是复发性/转移性子宫内膜癌患者激素治疗的主要用药，但这类药物有显著的不良反应，包括体重增加、高血压、液体潴留、血糖升高、失眠、震颤、血栓形成和肺栓塞。这些不良反应会降低患者生活质量甚至危及生命[202]。

有些内分泌治疗的不良反应，如潮热和情绪紊乱，与雌激素的分泌减少有关，尤其是使用他莫昔芬和芳香化酶抑制剂（AI）（非甾体类药物如阿那曲唑和来曲唑；甾体类药物如依西美坦）。含有雌激素的他莫昔芬是有益身体健康的；他莫昔芬能降低血清胆固醇水平，防止骨质疏松和预防心血管疾病的发生，但也可产生危及生命的不良反应，如血栓形成性疾病（脑卒中或肺栓塞）和子宫内膜癌[204]。由于 AI 缺乏雌激素活性，故发生严重不良反应的风险降低。与他莫昔芬相比，AI 还使妇科症状（阴道干燥、阴道出血）和潮热的发生率较低。然而，AI 会导致肌肉骨骼系统不良反应，如关节痛、肌痛和骨质疏松，但这些不良反应是可以预防的[206-209]。例如，患者潮热时，非药物治疗方法如避免食物或其他因素引起潮热，穿着天然织物，也可采用快速冷却的方法，如喷雾剂或使用湿巾减少潮热的发生。维生素 E 和含有异黄酮的疗法未经证明有效。安慰剂对照临床试验的数据表明，选择性 5-羟色胺再摄取抑制剂或 SSRI（帕罗西汀、文拉法辛）是预防潮热最有效的药物[207]。

阴道干燥是由于雌激素缺乏所致；它会在性交过程中引起疼痛，随后导致性欲丧失。局部润滑剂可暂时用于缓解症状。用于阴道局部的雌激素制剂已被证明可以缓解阴道干燥的症状[207]。

在绝经后早期乳腺癌患者中，术后辅助 AI 治疗可降低体液循环中雌激素水平，与他莫昔芬或安慰剂相比，可使关节痛和肌痛的发生率增加。虽然肌肉和关节疼痛是 AI 的常见不良反应，高达 35% 的患者受其影响，并且在某些个体中影响很大，但很少导致用药中止，且疼痛不适症状通常随着时间而缓解。必要时可以通过一些辅助治疗帮助患者缓解关节和 / 或肌肉疼痛。物理治疗（如理疗或按摩）可以缓解不适症状。药物干预主要是应用镇痛药，如非甾体类抗炎药、对乙酰氨基酚或环氧合酶 -2 抑制剂，以上药物在大多数患者中是有效的，剧烈疼痛时可以使用镇痛作用更强的药物[207]。

雌激素缺乏的一个主要的不良反应是骨质疏松。推荐的治疗方案取决于骨质疏松的程度，包括心理疏导，建议改变生活方式以减缓或防止进一步骨质丢失，可增加负重体力活动、服用营养补充剂（钙和维生素 D）以及药物治疗（如在严重骨质疏松时使用双膦酸盐）。

在服用 AI 的患者中，报道较多的不良反应是高胆固醇血症和心血管疾病，但有证据表明，是他莫昔芬因降低雌激素水平而产生不良作用，而不是 AI 导致的不良反应。服用芳香化酶抑制剂的患者应定期体检，针对心血管危险因素进行监测，如血压监测和血清胆固醇检测，但目前尚无规范的诊疗方案[209]。

5.8.3 靶向治疗

5.8.3.1 EGFR 靶向药物

EGFR 靶向药物治疗的不良反应与其他妇科肿瘤报道的药物不良反应相似。

EGFR 靶向药物中，痤疮样皮疹是主要的皮肤毒性不良反应之一。可使用防晒霜保护皮肤，避免皮肤干燥，用生育酚油剂或凝胶保持皮肤湿润，同时避免穿太紧的鞋。

皮肤毒性不良反应治疗方案取决于毒性不良反应分级：对于 1 级皮肤毒性反应无需特殊处理，而对于 2 级可使用局部抗生素治疗，如 1% 克林霉素凝胶、3% 红霉素凝胶 / 乳霜或 0.75% ~ 1% 甲硝唑乳霜 / 凝胶。若出现脓疱，可口服半合成四环素（米诺环素 100mg/d，多西环素 100mg/d），连续使用 4 周，直到症状消失。对于 3 级皮肤毒性反应的患者，局部治疗与口服四环素或皮质类固醇激素（甲泼尼龙琥珀酸钠，0.4mg/kg；泼尼松，0.5mg/kg）的全身治疗可联合使用 10 天。对于症状明显 / 无应答的患者，可口服维甲酸（异维甲酸 0.3 ~ 0.5mg/kg）、静脉注射皮质类固醇（甲泼尼龙琥珀酸钠、地塞米松）、口服 / 肌内注射 / 静脉注射抗组胺药（如氯苯那敏、西替利嗪）、静脉注射抗生素（阿莫西林 / 克拉维酸、庆大霉素）及补液支持对症处理。对于 4 级皮肤毒性反应的患者，局部治疗可与口服维甲酸（异维甲酸，0.3 ~ 0.5mg/kg）、静脉注射皮质类固醇激素（甲泼尼龙琥珀酸钠、地塞米松）、口服 / 肌内注射 / 静脉注射抗组胺药（如氯苯那敏、西替利嗪）、静脉注射抗生素（阿莫西林 / 克拉维酸、庆大霉素）和静脉补液等全身治疗联合使用[210, 211]。

腹泻应以补液和抗胆碱能药物（如洛哌丁胺）等全身治疗对症处理。但有腹膜转移的患者需特别注意抗胆碱能药物会引起或加重胃肠道梗阻。

在标准抗癌治疗中加入抗 EGFR 单克隆抗体可显著增加低镁血症的风险[212]；特别是顺铂预处理，报道发生低镁血症的病例较多。无症状低镁血症可采用口服补镁替代治疗。有临床症状的低镁血症患者应缓慢给予 50mEq 镁剂，静点维持在 8 ~ 24 小时，并使血浆镁浓度保持在 1.0mg/dl（0.4mmol/l 或 0.8mEq/L）以上。

在大多数化疗患者中行铂类预处理可能导致比非铂类化疗预处理更严重的血液学毒性。

5.8.3.2 抗血管生成药物

单克隆抗体

高血压（所有等级）是贝伐珠单抗或阿柏西普最常见的不良反应之一。它可以拮抗口服降压药物的降压作用，如血管紧张素转换酶抑制剂、利尿剂和钙离子通道阻滞剂。贝伐珠单抗或阿柏西普导致的高血压风险与患者的血压基线水平、潜在高血压或伴随的治疗方式无关。对于单纯高血压患者，目标血压水平为 < 140/90mmHg。在患有慢性肾病等合并症的癌症患者中，推荐目标血压水平为 < 135/85mmHg。鼓励改变生活方式，如限制饱和脂肪酸、不饱和脂肪酸和盐的摄入量（最多 4g/d），增加水果、豆类和蔬菜的摄入量，而不减少总热量的摄入。由于缺乏针对这一课题的研究，尚无明确的降压药物推荐方案。有效使用的降压药物有血管紧张素转换酶抑制剂、利尿剂和钙通道阻滞剂或联合使用[213]。

在其他类型的肿瘤中，使用贝伐珠单抗抗 VEGF 治疗的患者中蛋白尿发生率较高，5% 的卵巢癌患者有蛋白尿[214]。这是因为贝伐珠单抗破坏 VEGF 依赖的肾小球内皮完整性并导致血栓性微血管病变。建议使用尿检仪监测使用贝伐珠单抗患者的蛋白尿水平，如果结果阳性，应收集 24 小时尿，并进行尿中总蛋白检测。如果尿蛋白分泌超过 2g/24h，应中止贝伐珠单抗的使用。蛋白尿消失后，可继续使用贝伐珠单抗。对于蛋白尿的治疗尚无标准的药物治疗方案，但在没有肾衰、高钾血症或肾动脉狭窄的情况下，血管紧张素抑制剂被认为是一线用于治疗蛋白尿的药物[211]。

在Ⅲ期临床试验中，静脉和动脉血栓形成事件的发生率分别为 7% 和 4%，高于对照组[16]。动脉血栓形成的发生是少见但严重的并发症，包括心肌梗死、脑卒中以及外周血管血栓和肠系膜血栓。预防血栓的发生可使用低分子量肝素（low-molecular-weight heparin，LMWH）、华法林或阿司匹林，也可考虑使用贝伐珠单抗治疗。没有出血风险时可使用阿司匹林和 LMWH，但华法林的出血风险高于 LMWH[214]。≥ 2 级动脉血栓形成事件和静脉血栓形成事件中止使用贝伐珠单抗。3 级不良事件或无症状 4 级不良事件停止使用。血栓治疗包括抗凝对症治疗，抗凝治疗停止后才可以继续使用贝伐珠单抗。

化疗和贝伐珠单抗联合治疗的患者中有 40% 发生出血，而单纯化疗患者中有 12% 的患者发生出血。出血部位（2% 患者出现中枢神经系统出血）

影响出血后遗症[16]。当发生出血，停止使用贝伐珠单抗，并进行标准方案对症支持治疗[211]。

在其他类型的肿瘤中，1%~4% 的患者可发生胃肠道穿孔。在Ⅲ期临床研究中，贝伐珠单抗单独使用导致胃肠道穿孔报道较多。此外，腹腔内脓肿和瘘管的发生率较高，但在治疗开始时使用贝伐珠单抗，并未导致并发症的发生率增高[16]。在复发性卵巢癌患者中，穿孔的危险因素包括做过胃肠道手术、肿瘤转移导致整体胃肠功能损害、间歇性或慢性肠梗阻以及营养不良。当使用贝伐珠单抗治疗时应避免使用非甾体抗炎药。处理贝伐珠单抗导致的消化道并发症很困难，可手术干预或保守治疗。首选的对症处理方案包括静脉滴注抗生素、禁食水及放置鼻胃管以及经皮腹腔内置管。选择手术治疗需考虑到手术会增加伤口愈合并发症的风险，同时中止贝伐珠单抗治疗[212]。使用阿柏西普也应采取类似的预防措施。

5.8.3.3　VEGFR 酪氨酸激酶抑制剂

虽然舒尼替尼很少出现穿孔，但有关报道提及腹泻是舒尼替尼的一种常见不良反应（50%），3%~6% 的患者有 3/4 级腹泻。补液及口服止泻药（如洛哌丁胺）是治疗 1 级或 2 级腹泻的方案。在 3/4 级腹泻患者中，应行静脉补液、纠正电解质，同时中止使用舒尼替尼，直到腹泻不良反应降至 ≤ 1 级[211]。

手足综合征是导致舒尼替尼减量的常见原因，主要出现在治疗的前6 周。出现手足综合征后建议立即干预，因为早期症状往往容易处理，且允许在不减量的同时继续使用舒尼替尼。报道中使用药物干预是可行的，如全身使用皮质类固醇、维生素 E、吡哆醇、局部类固醇或 99% 二甲基亚砜治疗。暂停舒尼替尼治疗可使手足综合征症状迅速改善，允许在 3~14 天内继续使用舒尼替尼治疗[211]。需要甲状腺素替代治疗的甲状腺功能减退症患者发病率为每 100 人年有 12.1 例，约 13.7% 的舒尼替尼治疗患者需接受甲状腺素替代治疗[211]。因此，应定期随访促甲状腺素（thyroid stimulating hornone，TSH）水平，并密切注意临床怀疑为甲状腺功能减退症患者的 TSH 水平[215]。

5.8.3.4　PARP 抑制剂

奥拉帕尼

口服奥拉帕尼（400mg/d×2）可用于复发性 EOC 的维持治疗，它的不良反应不是中止奥拉帕尼治疗的原因[216]。在 BRCA 载体亚组或野生型亚组中，不良反应无差异。

文献报道 > 10% 的患者口服奥拉帕尼出现胃肠道不良反应（如恶心 / 呕吐、腹泻、消化不良、味觉障碍、厌食症）、全身不良反应（如乏力、头痛、头晕）、血液系统不良反应（如贫血、嗜中性粒细胞减少、淋巴细胞减少）以及肌酐升高[216]。

虽然胃肠道不良反应经常被报道，但症状轻微，无须预防性镇吐治疗。行镇吐对症处理、中止口服奥拉帕尼或药物减量可使症状缓解。

贫血是一种严重的常见不良反应。建议在治疗的前 12 个月，每月复查血常规，并将血红蛋白维持在正常水平。

当出现血液学并发症如骨髓增生异常综合征或急性髓系白血病的潜在风险，奥拉帕尼应限制使用[216]。

尼拉帕尼

在复发性高级别浆液性上皮性卵巢癌、输卵管癌或原发性腹膜癌，尼拉帕尼（300mg/d×1 口服）被认为是以（完全性或部分性）铂为基础的化疗方案后的单药维持治疗方案。

在接受尼拉帕尼治疗的患者中，≥ 10% 患者出现恶心、血小板计数减少、乏力 / 衰弱、贫血、便秘、呕吐、腹痛、嗜中性粒细胞减少、失眠、头痛、食欲下降、鼻咽炎、腹泻、呼吸困难、高血压、消化不良、背痛、头晕、咳嗽、尿路感染、关节痛、心悸和味觉障碍等症状。

最常见的严重不良反应（治疗不良事件发生率 > 1%）是血小板计数减少和贫血。

因此，建议在治疗的第一个月内每周监测血常规，并根据血常规结果调整剂量。治疗 1 个月后，建议每月监测血常规。根据个体的实验室结果决定治疗第二个月内是否每周监测血常规。

如果是第 1 次发生不良反应，建议中止治疗（但不连续超过 28 天），患者的不良反应缓解后，再以相同剂量继续用药。为了防止再次出现相同不良反应，建议减量治疗。如果因不良反应治疗中断持续超过 28 天，建议停止尼拉帕尼治疗[217]。

5.8.3.5 免疫检查点抑制剂

帕博利珠单抗

虽然帕博利珠单抗未被批准用于治疗妇科肿瘤，但已在子宫和宫颈微卫星高度不稳定（MSI-H）/错配修复缺陷（dMMR）的实体瘤中报道可行[41]，并可用于妊娠滋养细胞肿瘤（GNT）多线化疗失败后的治疗方案[78]。

用法是每次静脉注射 30 分钟以上，每 3 周 1 次，剂量为 2mg/kg，直到病情进展或产生无法耐受的毒性。

它可诱导出免疫相关的不良反应，包括免疫相关性肺炎、结肠炎、肝炎、肾炎，内分泌疾病，包括垂体炎、1 型糖尿病、糖尿病酮症酸中毒、甲状腺功能减退和甲状腺功能亢进以及皮肤反应。

大多数与免疫相关的不良反应发生在治疗过程中，不良反应是可逆的，可中止帕博利珠单抗治疗、使用皮质类固醇激素对症处理[218]。

结论

妇科肿瘤是女性的常见肿瘤。妇科恶性肿瘤包括多种类型，可通过多种治疗手段治疗，如药物治疗。为了患者的长期生存，不仅要处理急性不良反应，同时要处理长期不良反应。应尽可能地防止不良反应的发生或者尽可能处理发生的不良反应以保证患者的生活质量。

（董桂兰　韩志刚　译）

参考文献

［1］International Agency for Research on Cancer. Eucan Fact Sheets［EB/OL］.［2018-02-12］. http://eco.iarc.fr/eucan/CancerSearch.aspx.

［2］KURMAN R J, CARCANGIU M L, HERRINGTON C S, et al. WHO classification of tumours of female reproductive organs［C］. WHO classification of tumours, IARC WHO Classification of Tumours, vol. 6. 4th ed. 2014.

［3］BRIERLEY J, GOSPODAROWISZ M, WITTEKIND C. TNM classification of malignant tumours. 8th ed［M］. Oxford: Wiley. 2017.

［4］National Cancer Comprehensive Network. NCCN clinical practice guidelines in oncology［EB/OL］［2018-02-12］. Ovarian cancer. https://www.nccn.org/professionals/physician_gls/pdf/ovarian.pdf.

［5］VAN DRIEL W J, KOOLE S N, SIKORSKA K, et al. Hyperthermic intra peritoneal chemotherapy in ovarian cancer［J］. N Engl J Med. 2018, 378(3): 230–240.

［6］DU BOIS A, FLOQUET A, KIM J W, et al. Incorporation of pazopanib in mainte-nance therapy of ovarian cancer［J］. J Clin Oncol. 2014, 32(30): 3374–3382.

［7］PECORELLI S, FAVALLI G, GADDUCCI A, et al. Phase Ⅲ trial of observation versus six courses of paclitaxel in patients with advanced epithelial ovarian cancer in complete response after six courses of paclitaxel/platinum-based chemotherapy: final results of the After-6 pro tocol 1［J］. J Clin Oncol. 2009, 27(28): 4642–4648.

［8］MARKMAN M, LIU P Y, MOON J, et al. Impact on survival of 12 versus 3 monthly cycles of paclitaxel(175 mg/m^2)administered to patients with advanced ovarian cancer who attained a complete response to primary platinum-paclitaxel: follow-up of a Southwest Oncology Group and Gynecologic Oncology Group phase 3 trial［J］. Gynecol Oncol. 2009, 114(2): 195–198.

［9］SPILIOTIS J, HALKIA E, LIANOS E, et al. Cytoreductive surgery and HIPEC in recurrent epithelial ovarian cancer: a prospective randomized phase Ⅲ study［J］. Ann Surg Oncol. 2015, 22(5): 1570–1575.

［10］SEHOULI J, CHEKEROV R, REINTHALLER A, et al. Topotecan plus carboplatin versus stan dard therapy with paclitaxel plus carboplatin(PC)or gemcitabine plus carboplatin (GC)or pegylated liposomal doxorubicin plus carboplatin(PLDC): a randomized phase Ⅲ trial of the NOGGO-AGO-Study Group-AGO Austria and GEICO-ENGOT-GCIG intergroup study (HECTOR)［J］. Ann Oncol. 2016, 27(12): 2236–2241.

［11］MONK B J, HERZOG T J, KAYE S B, et al. Trabectedin plus pegylated liposomal Doxorubicin in recurrent ovarian cancer［J］. J Clin Oncol. 2010, 28(19): 3107–3114.

［12］PERREN T J, SWART A M, PFISTERER J, et al. A phase 3 trial of bevacizumab in ovarian can cer［J］. N Engl J Med. 2011. 365(26): 2484–2496.

［13］OZA A M, COOK A D, PFISTERER J, et al. ICON7 trial investigators. Stan-dard chemotherapy with or without bevacizumab for women with newly diagnosed ovarian cancer(ICON7): overall survival results of a phase 3 randomised trial［J］. Lancet Oncol. 2015, 16(8): 928–936.

［14］AGHAJANIAN C, BLANK S V, GOFF B A, et al. OCEANS: a randomized, dou-ble-blind, placebo-controlled phase Ⅲ trial of che motherapy with or without bevacizumab in patients with platinum-sensitive recurrent epithe lial ovarian, primary peritoneal, or fallopian tube cancer［J］. J Clin Oncol. 2012, 30(17): 2039–2045.

［15］AGHAJANIAN C, GOFF B, NYCUM L R, et al. Final overall survival and safety analysis of OCEANS, a phase 3 trial of chemotherapy with or without bevacizumab in patients with platinum-sensitive recurrent ovarian cancer［J］. Gynecol Oncol. 2015, 139(1): 10–16.

［16］PUJADE-LAURAINE E, HILPERT F, WEBER B, et al. Bevacizumab combined with chemotherapy for platinum-resistant recurrent ovarian cancer: The AURELIA open-label randomized phase Ⅲ trial［J］. J Clin Oncol. 2014, 32(13): 1302–1308.

［17］LEDERMANN JA, EMBLETON A C, RAJA F, et al. Cediranib in patients with relapsed platinum-sensitive ovarian cancer(ICON6): a randomised, double-blind, placebo-controlled phase 3 trial［J］. Lancet. 2016, 387(10023): 1066–1074.

［18］European Medicinal agency. Assessment Report Zemfirza［EB/OL］.［2018-02-12］. http://www.ema.europa.eu/docs/en GB/document library/Application withdrawal assessment report/2016/12/WC500218922. pdf.

［19］LEDERMANN J, HARTER P, GOURLEY C, et al. Olaparib maintenance therapy in platinum-sensitive relapsed ovarian cancer［J］. N Engl J Med. 2012, 366(15): 1382–1392.

［20］PUJADE-LAURAINE E, LEDERMANN J A, SELLE F, et al. Olaparib tablets as maintenance therapy in patients with platinum-sensitive, relapsed ovar ian cancer and a BRCA1/2 mutation(SOLO2/ENGOT-Ov21): a double-blind, randomised, placebo-controlled, phase 3 trial［J］. Lancet Oncol. 2017, 18(9): 1274–1284.

［21］OZA A M, CIBULA D, BENZAQUEN A O, et al. Olaparib combined with chemo-therapy for recurrent platinum-sensitive ovarian cancer: a randomised phase 2 trial［J］. Lancet Oncol. 2015, 16(1): 87–97.

［22］LIU J F, BARRY W T, BIRRER M, et al. Combination cediranib and olaparib versus olaparib alone for women with recurrent platinum-sensitive ovarian cancer: a randomised phase 2 study［J］. Lancet Oncol. 2014, 15(11): 1207–1214.

［23］MIRZA M R, MONK B J, HERRSTEDT J, et al. ENGOT-OV16/NOVA Investiga-tors. Niraparib Maintenance Therapy in Platinum-Sensitive, Recurrent Ovarian Cancer［J］. N Engl J Med. 2016, 375(22): 2154–2164.

［24］OZA A M, TINKER A V, OAKNIN A, et al. Antitumor activity and safety of the PARP inhibitor ruca parib in patients with high-grade ovarian carcinoma and a germline or somatic BRCA1 or BRCA2 mutation: Integrated analysis of data from Study 10 and ARIEL2［J］. Gynecol Oncol. 2017, 147(2): 267–275.

［25］VERGOTE I, ARMSTRONG D, SCAMBIA G, et al. A randomized, double-blind, placebo-controlled, phase Ⅲ study to assess efficacy and safety of weekly farletuzumab in com-bination with carboplatin and taxane in patients with ovarian cancer in first platinum-sensitive relapse［J］. J Clin Oncol. 2016, 34: 2271–2278.

［26］TAGAWA T, MORGAN R, YEN Y, et al. Ovarian cancer: opportunity for targeted therapy［J］. J Oncol. 2012, 2012: 682480. 5.

［27］SECORD A A, BLESSING J A, ARMSTRONG D K, et al. Phase Ⅱ trial of cetuximab and carboplatin in relapsed platinum sensitive ovarian cancer and evaluation of epidermal growth factor receptor expression: a Gynecologic Oncology Group Study［J］. Gynecol Oncol. 2008, 108(3): 493–499.

［28］KONNER J, SCHILDER R J, DEROSA F A, et al. A phase Ⅱ study of cetuximab/

paclitaxel/carboplatin for the initial treatment of advanced-stage ovarian, primary peritoneal, or fallopian tube cancer［J］. Gynecol Oncol. 2008, 110(2): 140–145.

［29］SCHILDER RJ, SILL M W, CHEN X, et al. Phase Ⅱ study of gefitinib in patients with relapsed or persistent ovarian or primary peritoneal carcinoma and evaluation of epidermal growth factor receptor mutations and immunohistochemical expression: a Gynecologic Oncology Group Study［J］. Clin Cancer Res. 2005, 11(15): 5539–5548.

［30］GORDON A N, FINKLER N, EDWARDS R P, et al. Efficacy and safety of erlotinib HCl, an epidermal growth factor receptor(HER1/EGFR)tyrosine kinase inhibitor, in patients with advanced ovarian carcinoma: results from a phase Ⅱ multicenter study［J］. Int J Gynecol Cancer. 2005, 15(5): 785–792.

［31］GARCIA A A, SILL M W, LANKES H A, et al. A phase Ⅱ evaluation of lapatinib in the treatment of persistent or recurrent epithelial ovarian or primary peritoneal carcinoma: a gyne cologic oncology group study［J］. Gynecol Oncol. 2012, 124(3): 569–574.

［32］TUEFFERD M, COUTURIER J, PENAULT-LLORCA F, et al. HER2status in ovar-ian carci nomas: a multicenter GINECO study of 320 patients［J］. PLoS One. 2007, 2(11): e1138.

［33］TURNER T B, BUCHSBAUM D J, STRAUGHN J M JR, et al. Ovarian cancer and the immune system–the role of targeted therapies［J］. Gynecol Oncol. 2016, 142: 349–356.

［34］MITTICA G, CAPELLERO S, GENTA S, et al. Adoptive immunotherapy against ovarian cancer［J］. J Ovarian Res. 2016, 9(1): 30.

［35］WEISS L, HUEMER F, MLINERITSCH B, et al. Immune checkpoint blockade in ovarian cancer［J］. Memo. 2016, 9: 82–84.

［36］KRISTELEIT R, DAVIDENKO I, SHIRINKIN V, et al. A randomised, open-label, phase 2 study of the IDO1 inhibitor epacadostat(INCB024360)versus tamoxifen as therapy for biochemically recurrent(CA-125 relapse)-only epithe lial ovarian cancer, primary peritoneal car-cinoma, or fallopian tube cancer［J］. Gynecol Oncol. 2017, 146(3): 484–490.

［37］SABBATINI P, HARTER P, SCAMBIA G, et al. Abagovomab as maintenance ther-apy in patients with epithelial ovarian cancer: a phase Ⅲ trial of the AGO OVAR, COGI, GINE-CO, and GEICO-the MIMOSA study［J］. J Clin Oncol. 2013, 31(12): 1554–1561.

［38］LINDEMANN K, GIBBS E, ÅVALL-LUNDQVIST E, et al. Chemotherapy vs tamoxifen in platinum-resistant ovarian cancer: a phase Ⅲ, randomised, multicentre trial(Ova-resist)［J］. Br J Cancer. 2017, 116(4): 455–463.

［39］COLOMBO N, PEIRETTI M, GARBI A, et al. ESMO Guidelines Working Group. Non-epithelial ovarian cancer: ESMO Clinical Practice Guidelines for diagnosis, treat ment and follow-up［J］. Ann Oncol. 2012, 23(Suppl 7): 20–26.

［40］UÇAR MG, ÇAKIR T, ILHAN T T, et al. Primary ovarian malignant mixed mul-lerian tumour: a case report and brief review of literature［J］. J Clin Diagn Res. 2016, 10(3): QD4–6.

［41］National Cancer Comprehensive Network. NCCN Clinical practice guidelines in oncology［EB/OL］.［2018-02-15］. Uterine Cancer. https://www.nccn.org/professionals/physician gls/pdf/uterine.pdf.

［42］COLOMBO N, PRETI E, LANDONI F, et al. Endometrial cancer: ESMO Clinical Practice Guidelines for diagnosis, treat ment and follow-up［J］. Ann Oncol. 2013, 24(Suppl 6): vi33–vi38.

［43］DE BOER S M, POWELL M E, MILESHKIN L, et al. Toxicity and quality of life after adjuvant chemoradiotherapy ver sus radiotherapy alone for women with high-risk endometrial cancer(PORTEC-3): an open label, multicentre, randomised, phase 3 trial［J］. Lancet Oncol. 2016, 17: 1114–1126.

［44］BESTVINA C M, FLEMING G F. Chemotherapy for endometrial cancer in adjuvant and advanced disease settings［J］. Oncologist. 2016, 21(10): 1250–1259.

［45］SANTABALLA A, MATÍAS-GUIU X, REDONDO A, et al. SEOM clinical guidelines for endometrial cancer(2017)［J］. Clin Transl Oncol. 2018, 20(1): 29–37.

［46］LENTZ S S, BRADY M F, MAJOR F J, et al. High-dose megestrol acetate in advanced or recurrent endometrial carcinoma: a Gynecologic Oncology Group study［J］. J Clin Oncol. 1966, 14: 357–361.

［47］THIGPEN J T, BRADY M F, ALVAREZ R D, et al. Oral medroxyprogesterone acetate in the treatment of advanced or recurrent endometrial car cinoma: a dose–response study by the Gynecologic Oncology Group［J］. J Clin Oncol. 1999, 17(6): 1736–1744.

［48］THIGPEN T, BRADY M F, HOMESLEY H D, et al. Tamoxifen in the treatment of advanced or recurrent endometrial carcinoma: a Gynecologic Oncology Group study［J］. J Clin Oncol. 2001; 19(2), 364–367.

［49］MA B B, OZA A, EISENHAUER E, et al. The activity of letrozole in patients with advanced or recurrent endometrial cancer and correlation with biological markers--a study of the National Cancer Institute of Canada Clinical Trials Group［J］. Int J Gynecol Cancer. 2004, 14(4): 650–658.

［50］AGHAJANIAN C, SILL M W, DARCY K M, et al. Phase Ⅱ trial of bevacizumab in recurrent or persistent endometrial cancer: a Gynecologic Oncology Group study［J］. J Clin Oncol. 2011, 29(16): 2259–2265.

［51］OZA A M, ELIT L, TSAO M S, et al. Phase Ⅱ study of temsirolimus in women with recurrent or metastatic endometrial cancer: a trial of the NCIC Clinical Trials Group［J］. J Clin Oncol. 2011, 29(24): 3278–3285.

［52］OZA A M, EISENHAUER E A, ELIT L, et al. Phase Ⅱ study of erlotinib in recurrent or metastatic endometrial cancer: NCIC IND-148［J］. J Clin Oncol. 2008, 26(26): 4319–4325.

［53］SLOMOVITZ B M, LU K H, JOHNSTON T, et al. A phase 2 study of the oral mammalian target of rapamycin inhibitor, everolimus, in patients with recurrent endometrial carcinoma［J］. Cancer. 2010, 116(23): 5415–5419.

[54] SIMPKINS F, DRAKE R, ESCOBAR P F, et al. A phase Ⅱ trial of paclitaxel, carboplatin, and bevacizumab in advanced and recurrent endometrial carcinoma(EMCA) [J]. Gynecol Oncol. 2015, 136(2): 240–245.

[55] ALVAREZ E A, BRADY W E, WALKER J L, et al. Phase Ⅱ trial of combination bevacizumab and temsirolimus in the treatment of recurrent or persistent endometrial carci noma: a Gynecologic Oncology Group study [J]. Gynecol Oncol. 2013, 129(1): 22–27.

[56] SLOMOVITZ B M, JIANG Y, YATES M S, et al. Phase Ⅱ study of everolimus and letrozole in patients with recurrent endometrial carcinoma [J]. J Clin Oncol. 2015, 33(8): 930–936.

[57] FLEMING G F, SILL M W, DARCY K M, et al. Phase Ⅱ trial of trastuzumab in women with advanced or recurrent, HER2-positive endometrial carcinoma: a Gynecologic On-cology Group study [J]. Gynecol Oncol. 2010, 116(1): 15–20.

[58] COLOMBO N, CARINELLI S, COLOMBO A, et al. Cervical cancer: ESMO Clini-cal Practice Guidelines for diagnosis, treatment and follow-up [J]. Ann Oncol. 2012, 23(Suppl 7): vii27–vii32.

[59] National Cancer Comprehensive Network. NCCN Clinical practice guidelines in oncology [EB/OL]. [2016-07-14]. Cervical cancer. https://www.nccn.org/professionals/phy-sician_gls/pdf/cervical.pdf.

[60] GREEN J A, KIRWAN J M, TIERNEY J F. Survival and recurrence after concom-itant chemotherapy and radiotherapy for cancer of the uterine cervix: a systematic review and meta-analysis [J]. Lancet. 2001, 358: 781–786.

[61] MOORE D H, BLESSING J A, MCQUELLON R P, et al. Phase Ⅲ study of cispla-tin with or without paclitaxel in stage IVB, recurrent, or persistent squamous cell carci noma of the cervix: a Gynecologic Oncology Group study [J]. J Clin Oncol. 2004, 22(15): 3113–3119.

[62] MONK B J, SILL M W, MCMEEKIN D S, et al. Phase Ⅲ trial of four cispla-tin-containing doublet combinations in stage IVB, recurrent, or persistent cervical carcinoma: a Gynecologic Oncology Group study [J]. J Clin Oncol. 2009, 27(28): 4649–4655.

[63] EPAR Avastin [EB/OL]. [2018-02-18]. http://www.ema.europa.eu/docs/en_GB/document_library/EPAR_-_Product_Information/human/000582/WC500029271.pdf.

[64] TEWARI K S, SILL M W, LONG H J, et al. Improved survival with bevacizumab in advanced cervical cancer [J]. N Engl J Med. 2014, 370(8): 734–743.

[65] VISWANATHAN A N, MOUGHAN J, MILLER B E, et al. NRG Oncology/RTOG 0921: A phase Ⅱ study of postoperative intensity modulated radiotherapy with concurrent cis-platin and bevacizumab followed by carboplatin and paclitaxel for patients with endometrial cancer [J]. Cancer. 2015, 121(13): 2156–2163.

[66] SCHEFTER T, WINTER K, KWON J S, et al. Radiation Therapy Oncology Group(RTOG). RTOG 0417: efficacy of beva cizumab in combination with definitive radiation therapy and cisplatin chemotherapy in 170 S. Altintas and D. L. A. L. Schrijvers untreated pa-

tients with locally advanced cervical carcinoma［J］. Int J Radiat Oncol Biol Phys. 2014, 88(1): 101–105.

［67］MONK B J, MAS LOPEZ L, ZARBA J J, et al. Phase Ⅲ open-label study of pazopanib or lapatinib monother apy compared with pazopanib plus lapatinib combination therapy in patients with advanced and recurrent cervical cancer［J］. J Clin Oncol. 2010, 28(22): 3562–3569.

［68］MACKAY H J, TINKER A, WINQUIST E, et al. A phase Ⅱ study of sunitinib in patients with locally advanced or metastatic cervical carcinoma: NCIC CTG Trial IND. 184［J］. Gynecol Oncol. 2010, 116(2): 163–167.

［69］SYMONDS R P, GOURLEY C, DAVIDSON S, et al. Cediranib combined with carboplatin and paclitaxel in patients with metastatic or recurrent cervical cancer(CIRCCa): a randomised, double-blind, placebo controlled phase 2 trial［J］. Lancet Oncol. 2015, 16(15): 1515–1524.

［70］TINKER A V, ELLARD S, WELCH S, et al. Phase Ⅱ study of temsirolimus(CCI-779) in women with recurrent, unresect able, locally advanced or metastatic carcinoma of the cervix. A trial of the NCIC Clinical Trials Group(NCIC CTG IND 199)［J］. Gynecol Oncol. 2013, 130(2): 269–274.

［71］NOGUEIRA-RODRIGUES A, MORALEZ G, GRAZZIOTIN R, et al. Phase 2 trial of erlotinib combined with cisplatin and radiotherapy in patients with locally advanced cervical cancer［J］. Cancer. 2014, 120(8): 1187–1193.

［72］SANTIN A D, SILL M W, MCMEEKIN D S, et al. Phase Ⅱ trial of cetuximab in the treatment of persistent or recurrent squa mous or non-squamous cell carcinoma of the cervix: a Gynecologic Oncology Group study［J］. Gynecol Oncol. 2011, 122(3): 495–500.

［73］FARLEY J, SILL M W, BIRRER M, et al. Phase Ⅱ study of cisplatin plus cetuximab in advanced, recurrent, and previously treated cancers of the cervix and evaluation of epidermal growth factor receptor immunohistochemical expression: a Gynecologic Oncology Group study ［J］. Gynecol Oncol. 2011, 121(2): 303–308.

［74］KURTZ J E, HARDY-BESSARD A C, DESLANDRES M, et al. Cetuximab, topotecan and cisplatin for the treatment of advanced cervical cancer: a phase Ⅱ GINECO trial［J］. Gynecol Oncol. 2009, 113(1): 16–20.

［75］MOORE K N, SILL M W, MILLER D S, et al. A phase I trial of tailored radiation therapy with concomitant cetuximab and cisplatin in the treatment of patients with cervical can cer: a gynecologic oncology group study［J］. Gynecol Oncol. 2012, 127(3): 456–461.

［76］DE LA ROCHEFORDIERE A, KAMAL M, FLOQUET A, et al. PIK3CA pathway mutations predictive of poor response following standard radiochemotherapy ± cetuximab in cervical cancer patients［J］. Clin Cancer Res. 2015, 21(11): 2530–2537.

［77］SUGIYAMA T, FUJIWARA K, OHASHI Y, et al. Phase Ⅲ placebo-controlled double-blind randomized trial of radiother apy for stage Ⅱ B- Ⅳ A cervical cancer with or without immunomodulator Z-100: a JGOG study［J］. Ann Oncol. 2014, 25(5): 1011–1017.

［78］FRENEL J S, LE TOURNEAU C, O'NEIL B, et al. Safety and efficacy of pembro lizumab in advanced, programmed death ligand 1-positive cervical cancer: results from the phase Ib KEYNOTE-028 trial［J］. J Clin Oncol. 2017, 35(36): 4035–4041.

［79］MOORE D H, KOH W J, MCGUIRE W P, et al. Vulva. In: Hoskins WJ, Perez CA, Young RC, et al. , editors. Principles and practice of gynecologic oncology［J］. Philadelphia: Lippincott Williams & Wilkins. 2005, 665–705.

［80］GADDUCCI A, CIONINI L, ROMANINI A, et al. Old and new perspectives in the management of high-risk, locally advanced or recurrent, and metastatic vulvar cancer［J］. Crit Rev Oncol Hematol. 2006, 60(3): 227–241.

［81］DURRANT K R, MANGIONI C, LACAVE A J, et al. Bleomycin, methotrexate, and CCNU in advanced inoperable squamous cell carcinoma of the vulva: a phase II study of the EORTC Gynaecological Cancer Cooperative Group (GCCG)［J］. Gynecol Oncol. 1990, 37(3): 359–362.

［82］WAGENAAR H C, COLOMBO N, VERGOTE I, et al. Bleomycin, methotrexate, and CCNU in locally advanced or recurrent, inoperable, squamous-cell carci noma of the vulva: an EORTC Gynaecological Cancer Cooperative Group Study. European Organization for Research and Treatment of Cancer［J］. Gynecol Oncol. 2001, 81(3): 348–354.

［83］MAY T, GOLDSTEIN D P, BERKOWITZ R S. Current chemotherapeutic management of patients with gestational trophoblastic neoplasia［J］. Chemother Res Pract. 2011, 2011: 1-12.

［84］GOLDSTEIN D P. Gestational trophoblastic neoplasia in the 1990s［J］. Yale J Biol Med. 1991, 64: 639–651.

［85］KOHORN E I. Negotiating a staging and risk factor scoring system for gestational trophoblastic neoplasia; a progress report［J］. J Reprod Med. 2002, 47(6): 445–450.

［86］LURAIN J R, NEJAD B. Secondary chemotherapy for high-risk gestational trophoblastic neopla sia［J］. Gynecol Oncol. 2005, 97(2): 618–623.

［87］GHORANI E, KAUR B, FISHER R A, et al. Pembrolizumab is effective for drug-resistant gesta tional trophoblastic neoplasia［J］. Lancet. 2017, 390(10110): 2343–2345.

［88］SKEEL R T. Handbook of cancer chemotherapy. 6th ed［M］. Philadelphia: Lippincott Williams & Wilkins. 2003.

［89］CHABNER B, LONGO D L. Cancer chemotherapy and biotherapy: principles and practice. 4th ed［M］. Philadelphia: Lippincott Williams & Wilkins. 2005.

［90］TAKIMOTO C H, CALVO E. Principles of oncologic pharmacotherapy. In: Pazdur R, Wagman LD, Camphausen KA, Hoskins WJ, editors. Cancer management: a multidisciplinary approach. 11th ed［M］. Lawrence: CMPMedica. 2008.

［91］MONK B J, HERZOG T J, KAYE S B, et al. Trabectedin plus pegylated liposomal Doxorubicin in recurrent ovarian cancer［J］. Clin Oncol. 2010, 28: 3107–3114.

［92］SANFILIPPO R, GROSSO F, JONES R L, et al. Trabectedin in advanced uterine leiomyosarcomas: a retrospective case series analysis from two reference centers［J］. Gynecol Oncol. 2011, 123(3): 553–556.

［93］RUSTIN G, VERGOTE I, MICHA J P, et al. A multicenter, open-label, expanded phase 2 study to evaluate the safety and efficacy of etirinotecan pegol, a polymer conjugate of irinotecan, in women with recurrent platinum-resistant or refractory ovarian cancer［J］. Gynecol Oncol. 2017, 147(2): 276–282.

［94］FUMOLEAU P, COUDERT B, ISAMBERT N, et al. Novel tubulin-targeting agents: antican cer activity and pharmacologic profile of epothilones and related analogues［J］. Ann Oncol. 2007, 18(Suppl5): v9–v15.

［95］KAUFFMAN D. Clinical consequences and management of antineoplastic agents. The critically ill immunosuppressed patient: diagnosis and management［M］. Rockville: Aspen Press. 1986.

［96］STAMPLER K M, HOLTZ D O, DUNTON C J. Reducing excessive toxicity in ovarian cancer treatment: a personalized approach［J］. Future Oncol. 2011, 7: 789–798.

［97］VERPLANKE A J, HERBER R F, DE WIT R, et al. Comparison of renal function parameters in the assessment of cisplatin induced nephrotoxicity［J］. Nephron. 1994, 66(3): 267–272.

［98］HERRSTEDT J, ROILA F, WARR D, et al. 2016 updated MASCC/ESMO consensus recommendations: prevention of nausea and vomiting following high emetic risk chemotherapy ［J］. Support Care Cancer. 2017, 25(1): 277–288.

［99］KLASTERSKY J, DE NAUROIS J, ROLSTON K, et al. ESMO Guidelines Committee. Management of febrile neutropaenia: ESMO Clinical Practice Guidelines［J］. Ann Oncol. 2016, 27(suppl5): v111–v118.

［100］SCHRIJVERS D, DE SAMBLANX H, ROILA F, et al. Erythropoiesis stimulating agents in the treatment of anaemia in cancer patients: ESMO Clinical Practice Guidelines for use ［J］. Ann Oncol. 2010, 21(Suppl5): v244–v247.

［101］PICCART M J, LAMB H, VERMORKEN J B. Current and future potential roles of the platinum drugs in the treatment of ovarian cancer［J］. Ann Oncol. 2001, 12(9): 1195–1203.

［102］MARKMAN M, KENNEDY A, WEBSTER K. Clinical features of hypersensitivity reactions to carbo platin［J］. J Clin Oncol. 1999, 17(4): 1141.

［103］JODRELL D I, EGORIN M J, CANETTA R M, et al. Relationships between carboplatin exposure and tumor response and toxicity in patients with ovarian cancer［J］. J Clin Oncol. 1992, 10(4): 520–528.

［104］HARANO K, TERAUCHI F, KATSUMATA N, et al. Quality-of-life outcomes from a randomized phase Ⅲ trial of dose-dense weekly paclitaxel and carboplatin compared with conventional paclitaxel and carboplatin as a First-line treatment for stage Ⅱ - Ⅳ ovarian cancer: Japanese Gynecologic Oncology Group Trial(JGOG 3016) [J]. Ann Oncol. 2014, 25(1): 251–257.

[105] VERGOTE I, DEBRUYNE P, KRIDELKA F, et al. Phase II study of weekly paclitaxel/carboplatin in combination with prophylactic G-CSF in the treatment of gynaecological cancers: a study in 108 patients by the Belgian Gynaecological Oncology Group [J]. Gynecol Oncol. 2015, 138(2): 278–284.

[106] KATANYOO K, TANGJITGAMOL S, CHONGTHANAKORN M, et al. Treatment outcomes of concurrent weekly carboplatin with radiation therapy in locally advanced cervical cancer patients [J]. Gynecol Oncol. 2011, 123(3): 571–576.

[107] KEYS H M, BUNDY B N, STEHMAN F B, et al. Cisplatin, radiation and adjuvant hysterectomy for bulky stage IB cervical carcinoma [J]. N Engl J Med. 1999, 340: 1154–1161.

[108] MORRIS M, EIFEL PJ, LU J, et al. Pelvic radiation with concurrent chemothera-py compared with pelvic and paraaortic radiation for high-risk cervi cal cancer [J]. N Engl J Med. 1999; 340: 1137–1143.

[109] PETERS W A, LIU P Y, BARRETT R J, et al. Concurrent chemotherapy and pelvic radiation therapy compared with pelvic radiation therapy alone as adjuvant therapy after radical surgery in high-risk early stage cancer of the cervix [J]. J Clin Oncol. 2000, 18: 1606–1613.

[110] EINSTEIN M H, PARASHAR B, SOOD B, et al. Long term complications of concomitant chemoradiotherapy for locally advanced cervical cancer [J]. Proc Am Soc Clin Oncol. 2002, 21: abstr 2526.

[111] DI STEFANO M, FAGOTTI A, FERRANDINA G, et al. Preoperative chemoradio-therapy in locally advanced cervical cancer: long-term outcome and complica tions [J]. Gynecol Oncol. 2005, 99: S166–S170.

[112] BYE A, OSE T, KAASA S. Quality of life during pelvic radiotherapy [J]. Acta Obstet Gynecol Scand. 1995, 74: 147–152.

[113] BOOKMAN M A, MCGUIRE W P, KILPATRICK D, et al. Carboplatin and pacl-itaxel in ovarian carcinoma: a phase I study of the Gynecologic Oncology Group [J]. J Clin Oncol. 1996, 14(6): 1895–1902.

[114] CAVALETTI G, BOGLIUN G, MARZORATI L, et al. Peripheral neu rotoxicity of taxol in patients previously treated with cisplatin [J]. Cancer. 1995, 75(5): 1141–1150.

[115] VASEY P A, JAYSON G C, GORDON A, et al. Phase III randomized trial of docetaxel-carboplatin versus paclitaxel-carboplatin as first-line chemotherapy for ovarian carci-noma [J]. J Natl Cancer Inst. 2004, 96(22): 1682–1191.

[116] MARKMAN M, KENNEDY A, WEBSTER K, et al. Combination chemotherapy with carboplatin and docetaxel in the treatment of cancers of the ovary and fallopian tube and primary carcinoma of the peritoneum [J]. J Clin Oncol. 2001; 19(7): 1901–1905.

[117] LOPRINZI C L, REEVES B N, DAKHIL S R, et al. Natural history of pacli-taxel-associated acute pain syndrome: prospective cohort study NCCTG N08C1 [J]. J Clin

Oncol. 2011, 29(11): 1472–1478.

［118］MARKMAN M, KENNEDY A, WEBSTER K, et al. Use of low dose oral predni-sone to prevent paclitaxel-induced myalgias and arthralgias［J］. Gynecol Oncol. 1999, 72(1): 100.

［119］SAVARESE D, BOUCHER J, COREY B. Glutamine treatment of paclitaxel in-duced myalgias and arthralgias［J］. J Clin Oncol. 1998, 16: 3918–3919.

［120］LENZ H J. Management and preparedness for infusion and hypersensitivity reac-tions［J］. Oncologist. 2007, 12(5): 601–609.

［121］MUGGIA F M, BRALY P S, BRADY M F, et al. Phase Ⅲ ran domized study of cisplatin versus paclitaxel versus cisplatin and paclitaxel in patients with suboptimal stage Ⅲ or Ⅳ ovarian cancer: a gynecologic oncology group study［J］. J Clin Oncol. 2000, 18(1): 106–115.

［122］EISENHAUER E A, TEN BOKKEL HUININK W W, SWENERTON K D, et al. European-Canadian randomized trial of paclitaxel in relapsed ovarian cancer: high dose versus low-dose and long versus short infusion［J］. J Clin Oncol. 1994, 12(12): 2654–2666.

［123］OSTOROS G, PRETZ A, FILLINGER J, et al. Fatal pulmonary fibrosis induced by paclitaxel: a case report and review of the literature［J］. Int J Gynecol Cancer. 2006, 16(Suppl 1): 391–393.

［124］SESSA C, MARSONI S. Randomized single-agents trials in recurrent epithelial ovarian cancer［J］. Int J Gynecol Cancer. 2005, 15(Suppl 3): 247–251.

［125］MORRIS R, MUNKARAH A. Alternate dosing schedules for topotecan in the treatment of recurrent ovarian cancer［J］. Oncologist. 2002, 7(Suppl5): 29–35.

［126］O'REILLY S, FLEMING G F, BARKER S D, et al. Phase I trial and pharmacolog-ic trial of sequences of paclitaxel and topotecan in previously treated ovarian epithelial malig-nancies: a Gynecologic Oncology Group study［J］. J Clin Oncol. 1997, 15(1): 177–186.

［127］TEN BOKKEL HUININK W, LANE S R, ROSS G A, et al. Long-term survival in a phase Ⅲ, randomised study of topotecan versus paclitaxel in advanced epithelial ovarian carcinoma［J］. Ann Oncol. 2004, 15(1): 100–103.

［128］ARMSTRONG D, O'REILLY S. Clinical guidelines for managing topotecan-related hematologic toxicity［J］. Oncologist. 1998, 3(1): 4–10.

［129］RODRIGUEZ M, ROSE P G. Improved therapeutic index of lower dose topotecan chemotherapy in recurrent ovarian cancer［J］. Gynecol Oncol. 2001, 83(2): 257–262.

［130］ARMSTRONG D K. Topotecan dosing guidelines in ovarian cancer: reduction and management of hematologic toxicity［J］. Oncologist. 2004, 9(1): 33–42.

［131］O'REILLY S, ROWINSKY E, SLICHENMYER W, et al. Phase I and pharmaco-logic studies of topotecan in patients with impaired hepatic function［J］. J Natl Cancer Inst. 1996, 88(12): 817–824.

［132］MÖBUS V, PFAFF P N, VOLM T, et al. Long time therapy with topotecan in patients with recurrence of ovarian carcinoma ［J］. Anticancer Res. 2001, 21(5): 3551–3556.

［133］PFISTERER J, PLANTE M, VERGOTE I, et al. Gemcitabine plus carboplatin compared with carboplatin in patients with platinum-sensitive recurrent ovarian 174 S. Altintas and D. L. A. L. Schrijvers cancer: an intergroup trial of the AGO-OVAR, the NCIC CTG, and the EORTC GCG ［J］. J Clin Oncol. 2006, 24(29): 4699–4707.

［134］HANSEN S W. Gemcitabine in the treatment of ovarian cancer ［J］. Int J Gynecol Cancer. 2001, 11(Suppl 1): 39–41.

［135］THIGPEN T. The role of gemcitabine in first-line treatment of advanced ovarian carcinoma ［J］. Semin Oncol. 2006, 33(2 Suppl 6): S26–S32.

［136］PFISTERER J, LEDERMANN J A. Management of platinum-sensitive recurrent ovarian cancer ［J］. Semin Oncol. 2006, 33(2 Suppl 6): S12–S16.

［137］ABBRUZZESE J L. Phase I studies with the novel nucleoside analog gemcitabine ［J］. Semin Oncol. 1996, 23(5 Suppl 10): 25–31.

［138］LUND B, HANSEN O P, NEIJT J P, et al. Phase II study of gemcitabine in previ ously platinum-treated ovarian cancer patients ［J］. Anticancer Drugs. 1995, 6(Suppl 6): 61–62.

［139］SAUER-HEILBORN A, KATH R, SCHNEIDER C P, et al. Severe non-haemato-logical toxicity after treatment with gemcitabine ［J］. J Cancer Res Clin Oncol. 1999, 125(11): 637–640.

［140］BRIASOULIS E, PAVLIDIS N. Noncardiogenic pulmonary edema: an unusual and serious compli cation of anticancer therapy ［J］. Oncologist. 2001, 6(2): 153–161.

［141］BARLÉSI F, VILLANI P, DODDOLI C, et al. Gemcitabine-induced severe pul monary toxicity ［J］. Fundam Clin Pharmacol. 2004, 18(1): 85–91.

［142］MARTIN C, LUND B, ANDERSON H, et al. Gemcitabine: once-weekly schedule active and better tolerated than twice-weekly schedule ［J］. Anticancer Drugs. 1996, 7(3): 351–357.

［143］FLOMBAUM C D, MOURADIAN J A, CASPER E S, et al. Thrombotic micro angiopathy as a complication of long-term therapy with gemcitabine ［J］. Am J Kidney Dis. 1999, 33(3): 555–562.

［144］WEINBERG L E, LURAIN J R, SINGH D K, et al. Survival and reproductive outcomes in women treated for malignant ovarian germ cell tumors ［J］. Gynecol Oncol. 2011, 121(2): 285–289.

［145］ROSE P G, BLESSING J A, MAYER A R, et al. Prolonged oral etoposide as second-line therapy for platinum-resistant and platinum-sensitive ovarian carcinoma: a Gyneco-logic Oncology Group study ［J］. J Clin Oncol. 1998, 16(2): 405–410.

［146］ROSE P G, BLESSING J A, SOPER J T, et al. Prolonged oral etoposide in recurrent or advanced leiomyosarcoma of the uterus: a gynecologic oncology group study ［J］. Gynecol Oncol. 1998, 70(2): 267–271.

［147］ROSE P G, BLESSING J A, VAN LE L, et al. Prolonged oral etoposide in recurrent or advanced squamous cell carcinoma of the cervix: a gynecologic oncology group study ［ J ］. Gynecol Oncol. 1998, 70(2): 263–266.

［148］FLEMING R A, MILLER A A, STEWART C F. Etoposide: an update ［ J ］. Clin Pharm. 1989, 8(4): 274–293.

［149］DE SOUZA P, FRIEDLANDER M, WILDE C, et al. Hypersensitivity reactions to etopo side. A report of three cases and review of the literature ［ J ］. Am J Clin Oncol. 1994, 17(5): 387–389.

［150］FLEMING G F, BRUNETTO V L. Phase Ⅲ trial of doxorubicin plus cisplatin with or without pacli taxel plus filgrastim in advanced endometrial carcinoma: a Gynecologic Oncology Group Study ［ J ］. J Clin Oncol. 2004, 22: 2159–2166.

［151］PUJADE-LAURAINE E, WAGNER U, AAVALL-LUNDQVIST E, et al. Pegylated liposomal doxorubicin and carboplatin compared with paclitaxel and car boplatin for patients with platinum-sensitive ovarian cancer in late relapse ［ J ］. J Clin Oncol. 2010, 28: 3323–3329.

［152］THIGPEN J T, AGHAJANIAN C A, ALBERTS D S, et al. Role of pegylated liposomal doxorubicin in ovarian cancer ［ J ］. Gynecol Oncol. 2005, 96(1): 10–18.

［153］SCHWARTZ R G, MCKENZIE W B, ALEXANDER J, et al. Congestive heart failure and left ventricular dysfunction complicating doxorubicin therapy. Seven-year experience using serial radionuclide angiocardiography ［ J ］. Am J Med. 1987, 82(6): 1109–1118.

［154］GABIZON A, CATANE R, UZIELY R, et al. Prolonged circula tion time and enhanced accumulation in malignant exudates of doxorubicin encapsulated in polyethylene-glycol coated liposomes ［ J ］. Cancer Res. 1994, 54: 987–992.

［155］ALBERTS D S. Treatment of refractory and recurrent ovarian cancer ［ J ］. Semin Oncol. 1999, 26(Suppl 1): 8–14.

［156］BERRI G, BILLINGHAM M, ALDERMAN E, et al. The use of cardiac biopsy to demonstrate reduced cardiotoxicity in AIDS Kaposi's sarcoma patients with pegylated liposomal doxorubicin ［ J ］. Ann Oncol. 1998, 9: 711–716.

［157］DIMOPOULOS MA, PAPADOPOULOU M, ANDREOPOULOU E, et al. Favorable outcome of ovarian germ cell malignancies treated with cis platin or carboplatin-based chemotherapy: a Hellenic Cooperative Oncology Group study ［ J ］. Gynecol Oncol. 1998, 70(1): 70–74.

［158］TUXEN MK, HANSEN SW. Neurotoxicity secondary to antineoplastic drugs ［ J ］. Cancer Treat Rev. 1994, 20: 191–214.

［159］SAHENK Z, BRADY ST, MENDELL JR. Studies on the pathogenesis of vincristine-induced neu ropathy ［ J ］. Muscle Nerve. 1987, 10: 80–84.

［160］CARLSON K, OCEAN AJ. Peripheral neuropathy with microtubule-targeting agents: occurrence and management approach ［ J ］. Clin Breast Cancer. 2011, 11(2): 73–81.

［161］MARKMAN M, KENNEDY A, SUTTON G, et al. Phase 2 trial of single agent ifosfamide/mesna in patients with platinum/paclitaxel refractory ovar ian cancer who have not previously been treated with an alkylating agent ［J］. Gynecol Oncol. 1998, 70(2): 272–274.

［162］LIU YL, TSAI SH, CHANG FW, et al. Ifosfamide-induced encephalopathy in patients with uterine sarcoma ［J］. Taiwan J Obstet Gynecol. 2010, 49(1): 77–80.

［163］PEARL ML, INAGAMI M, MCCAULEY DL, et al. Mesna, doxorubicin, ifos-famide, and dacarbazine(MAID)chemotherapy for gynecologic sarcomas ［J］. Int J Gynecol Cancer. 2002, 12(6): 745–748.

［164］KOSMAS C, MYLONAKIS N, TSAKONAS G, et al. Evaluation of the pacli-taxel–ifosfamide–cisplatin(TIP)combination in relapsed and/or metastatic cervi cal cancer ［J］. Br J Cancer. 2009, 101: 1059–1065.

［165］BUDA A, FOSSATI R, COLOMBO N, et al. Randomized trial of neoadjuvant chemotherapy comparing paclitaxel, ifosfamide, and cisplatin with ifosfamide and cisplatin fol-lowed by radical surgery in patients with locally advanced squamous cell cervical carcinoma: the SNAP01(Studio Neo-Adjuvante Portio)Italian Collaborative Study ［J］. J Clin Oncol. 2005, 23(18): 4137–4145.

［166］LISSONI AA, FEI F, ROSSI R, et al. Ifosfamide in the treatment of malig nant epi-thelial ovarian tumors ［J］. Oncology. 2003, 65(Suppl 2): 59–62.

［167］PELGRIMS J, DE VOS F, VAN DEN BRANDE J. Methylene blue in the treat-ment and prevention of ifosfamide-induced encephalopathy: report of 12 cases and a review of the literature ［J］. Br J Cancer. 2000, 82(2): 291–294.

［168］ELLISON DH, BERL T. Clinical practice. The syndrome of inappropriate antidi-uresis ［J］. N Engl J Med. 2007, 356(20): 2064–2072.

［169］RAFTOPOULOS H. Diagnosis and management of hyponatremia in cancer pa-tients ［J］. Support Care Cancer. 2007, 15(12): 1341–1347.

［170］CANTWELL BM, IDLE M, MILLWARD MJ, et al. Encephalopathy with hypo-natremia and inappropriate arginine vasopressin secretion following an intravenous ifosfamide infusion ［J］. Ann Oncol. 1990, 1(3): 232.

［171］PICCART MJ, BERTELSEN K, JAMES K. Randomized intergroup trial of cis-platin-paclitaxel versus cisplatin-cyclophosphamide in women with advanced epithelial ovarian cancer: three-year results ［J］. J Natl Cancer Inst. 2000, 92(9): 699–708.

［172］MUNTZ HG, GOFF BA, FULLER AF JR. Recurrent ovarian granulosa cell tumor: role of combina tion chemotherapy with report of a long-term response to a cyclophosphamide, doxorubicin and cisplatin regimen ［J］. Eur J Gynaecol Oncol. 1990, 11(4): 263–268.

［173］SIGNORELLI M, CHIAPPA V, MINIG L, et al. Platinum, anthra cycline, and alkylating agent-based chemotherapy for ovarian carcinosarcoma ［J］. Int J Gynecol Cancer. 2009, 19(6): 1142–1146.

［174］ROCHELLE E, CURTIS MA, BOICE JD, et al. Risk of leukemia after chemother-apy and radiation treatment for breast cancer ［J］. N Engl J Med. 1992, 326: 1745–1751.

［175］LEVINE MN, BRAMWELL VH, PRITCHARD KI, et al. Randomized trial of intensive cyclophosphamide, epirubicin, and fluorouracil chemotherapy compared with cyclophosphamide, methotrexate, and fluorouracil in premenopausal women with node-positive breast cancer. National Cancer Institute of Canada Clinical Trials Group ［J］. J Clin Oncol. 1998, 16(8): 2651–2658.

［176］WILLIAMS S, BLESSING JA, LIAO SY, et al. Adjuvant therapy of ovarian germ cell tumors with cisplatin, etoposide, and bleomycin: a trial of the Gynecologic Oncology Group ［J］. Clin Oncol. 1994, 12(4), 701–706.

［177］GINSBERG SJ, CORNIS RL. The pulmonary toxicity of neoplastic agents ［J］. Semin Oncol. 1982, 9: 34–37.

［178］WHITE DA, STOVER DE. Severe bleomycin induced pneumonitis. Clinical features and response to corticosteroids ［J］. Chest. 1984, 86: 723–728.

［179］O'SULLIVAN JM, HUDDART RA, NORMAN AR, et al. Predicting the risk of bleomycin lung toxicity in patients with germ-cell tumours ［J］. Ann Oncol. 2003, 14(1): 91–96.

［180］CARVER JR, SHAPIRO CL, NG A, et al. American Society of Clinical Oncology clinical evidence review on the ongoing care of adult cancer survivors: cardiac and pulmonary late effects ［J］. J Clin Oncol. 2007, 25(25): 3991–4008.

［181］OSBORNE RJ, FILIACI V, SCHINK JC, et al. Phase Ⅲ trial of weekly methotrexate or pulsed dactinomycin for low-risk gestational trophoblastic neoplasia: a gynecologic oncology group study ［J］. J Clin Oncol. 2011, 29(7): 825–831.

［182］RUSTIN GJS, NEWLANDS ES, LUTZ JM, et al. Combination but not single-agent methotrexate chemotherapy for gestational trophoblastic tumors increases the incidence of second tumors ［J］. J Clin Oncol. 1996, 14(10): 2769–2773.

［183］WIDEMANN BC, ADAMSON PC. Understanding and managing methotrexate nephrotoxicity ［J］. Oncologist. 2006, 11: 694–703.

［184］DE MIGUEL D, GARCÍA-SUÁREZ J, MARTÍN Y, et al. Severe acute renal failure following high-dose methotrexate therapy in adults with haematological malignan cies: a significant number result from unrecognized co-administration of several drugs ［J］. Nephrol Dial Transplant. 2008, 23(12): 3762–3766.

［185］LOOK K Y, BLESSING JA, VALEA F A, et al. Phase Ⅱ trial of5-fluorouracil and high-dose leucovorin in recurrent adenocarcinoma of the cervix: a Gynecologic Oncology Group study ［J］. Gynecol Oncol. 1997, 67(3): 255–258.

［186］LOOK K Y, MUSS H B, BLESSING J A, et al. A phase Ⅱ trial of5-fluorouracil and high-dose leucovorin in recurrent epithelial ovarian carcinoma. A Gynecologic Oncology Group Study ［J］. Am J Clin Oncol. 1995, 18(1): 19–22.

［187］DE FORNI M, MALET-MARTINO M C, JAILLAIS P, et al. Cardiotoxicity of high-dose continuous infusion fluorouracil: a prospective clinical study ［J］. J Clin Oncol.

1992, 10: 1795–1801.

[188] VAN KUILENBURG A B, MEINSMA R, ZONNENBERG B A, et al. Dihydropy-rimidinase deficiency and severe 5-fluorouracil toxicity [J]. Clin Cancer Res. 2003, 9: 4363.

[189] PETERSON D E, BENSADOUN R J, ROILA F. ESMO Guidelines Working Group. Management of oral and gastrointestinal mucositis: ESMO Clinical Practice Guidelines [J]. Ann Oncol. 2011, 22(Suppl 6): vi78–vi84.

[190] GROSSO F, DILEO P, SANFILIPPO R, et al. Steroid premedi cation markedly reduces liver and bone marrow toxicity of trabectedin in advanced sarcoma [J]. Eur J Cancer. 2006, 42(10): 1484–1490.

[191] DEL CAMPO J M, ROSZAK A, BIDZINSKI M, et al. Phase II randomized study of trabectedin given as two different every 3 weeks dose schedules (1. 5mg/m² 24h or 1. 3mg/m² 3h) to patients with relapsed, platinum-sensitive, advanced ovarian cancer [J]. Ann Oncol. 2009, 20(11): 1794–1802.

[192] MONK B J, HERZOG T J, KAYE S B, et al. Trabectedin plus pegylated liposomal doxorubicin 5 Gynecologic Cancer 177(PLD)versus PLD in recurrent ovarian cancer: overall survival analysis [J]. Eur J Cancer. 2012, 48(15): 2361–2368.

[193] COLOMBO N, KUTARSKA E, DIMOPOULOS M, et al. Randomized, open-label, phase III study comparing patupilone(EPO906)with pegylated liposomal doxorubicin in plati-num-refractory or -resistant patients with recurrent epithelial ovarian, primary fallopian tube, or primary peritoneal cancer [J]. J Clin Oncol. 2012, 30(31): 3841–3847.

[194] ROQUE D M, RATNER E S, SILASI D A, et al. Weekly ixabepilone with or without biweekly bevacizumab in the treatment of recurrent or persistent uterine and ovarian/primary peritoneal/fallopian tube cancers: a retrospective review [J]. Gynecol Oncol. 2015, 137(3): 392–400.

[195] WENZEL L B, HUANG H Q, ARMSTRONG D K, et al. Health-related quality of life during and after intraperitoneal versus intravenous chemotherapy for optimally debulked ovarian cancer: a Gynecologic Oncology Group Study [J]. J Clin Oncol. 2007, 25(4): 437–443.

[196] MARKMAN M. Intraperitoneal chemotherapy in the management of ovarian can-cer: focus on carboplatin [J]. Ther Clin Risk Manag. 2009, 5(1): 161–168.

[197] GOULD N, SILL M W, MANNEL R S, et al. A phase I study with an expanded cohort to assess the feasibility of intravenous paclitaxel, intraperitoneal carboplatin and intraper-itoneal paclitaxel in patients with untreated ovarian, fallopian tube or primary peritoneal carci-noma: a Gynecologic Oncology Group study [J]. Gynecol Oncol. 2012, 125(1): 54–58.

[198] NAGAO S, IWASA N, KUROSAKI A, et al. Intravenous/intraperitoneal paclitaxel and intraperitoneal carboplatin in patients with epithelial ovarian, fallopian tube, or peritoneal carcinoma: a feasibility study [J]. Int J Gynecol Cancer. 2012, 22(1): 70–75.

[199] HELM C W, RANDALL-WHITIS L, MARTIN R S, Metzinger DS, Gordinier ME, Parker LP, et al. Hyperthermic intraperitoneal chemotherapy in conjunction with surgery for the

treatment of recurrent ovarian carcinoma ［J］. Gynecol Oncol. 2007, 105(1): 90–96.

［200］CHUA T C, ROBERTSON G, LIAUW W, et al. Intraoperative hyperthermic intra-peritoneal chemotherapy after cytoreductive surgery in ovarian cancer peritoneal carcinomatosis: systematic review of current results ［J］. J Cancer Res Clin Oncol. 2009, 135(12): 1637–1645.

［201］GOLSE N, BAKRIN N, PASSOT G, et al. Iterative procedures combining cytoreductive surgery with hyperthermic intraperitoneal chemotherapy for perito neal recurrence: postoperative and long-term results ［J］. J Surg Oncol. 2012, 106(2): 197–203.

［202］GARRETT A, QUINN M A. Hormonal therapies and gynecologic cancers ［J］. Best Pract Res Clin Obstet Gynaecol. 2008, 22: 407–421.

［203］KARAGOL H, SAIP P, UYGUN K, et al. The efficacy of tamoxifen in patients with advanced epithelial ovarian cancer ［J］. Med Oncol. 2007, 24: 39–43.

［204］FISHMAN A, KUDELKA A P, TRESUKOSOL D, et al. Leuprolide acetate for treating refractory or persistent ovarian granulosa cell tumor ［J］. J Reprod Med. 1996, 41: 393–396.

［205］PAPADIMITRIOU C A, MARKAKI S, SIAPKARAS J, et al. Hormonal therapy with letrozole for relapsed epithelial ovarian cancer. Long-term results of a phase II study ［J］. Oncology. 2004, 66, 112–117.

［206］PEREZ E A. Safety profiles of tamoxifen and the aromatase inhibitors in adjuvant therapy of hormone-responsive early breast cancer ［J］. Ann Oncol. 2007, 18(Suppl 8): 26–35.

［207］MONNIER A. Clinical management of adverse events in adjuvant therapy for hormone responsive early breast cancer ［J］. Ann Oncol. 2007, 18(Suppl 8): 36–44.

［208］HOWELL A, CUZICK J, BAUM M, et al. Results of the ATAC (arimidex, tamoxi-fen, alone or in combination)trial after completion of5years' adjuvant treatment for breast cancer ［J］. Lancet. 2005. 365: 60–62.

［209］Breast International Group(BIG)1–98 Collaborative Group, Thürlimann B, Kes-haviah A, et al. A comparison of letrozole and tamoxi fen in postmenopausal women with early breast cancer ［J］. N Engl J Med. 2005, 353: 2747–2756.

［210］REYES-HABITO CM, ROH EK. Cutaneous reactions to chemotherapeutic drugs and targeted therapy for cancer: part II. Targeted therapy ［J］. J Am Acad Dermatol. 2014, 71(2): 217. e1–e11.

［211］STONE RL, SOOD AK, COLEMAN RL. Collateral damage: toxic effects of tar-geted antiangio genic therapies in ovarian cancer ［J］. Lancet Oncol. 2010, 11(5): 465–475.

［212］PETRELLI F, BORGONOVO K, CABIDDU M, et al. Risk of anti-EGFR mono-clonal antibody-related hypomagnesemia: systematic review and pooled analysis of randomized studies ［J］. Expert Opin Drug Saf. 2012, 11(Suppl 1): S9–S19.

［213］IZZEDINE H, EDERHY S, GOLDWASSER F, et al. Management of hypertension in angiogenesis inhibitor-treated patients ［J］. Ann Oncol. 2009, 20(5): 807–815.

［214］LI J, ZHOU L, CHEN X, et al. Addition of bevacizumab to chemotherapy in patients with ovar ian cancer: a systematic review and meta-analysis of randomized trials ［J］. Clin Transl Oncol. 2015, 17(9): 673–683.

［215］FELDT S, SCHÜSSEL K, QUINZLER R, et al. Incidence of thyroid hormone therapy in patients treated with sunitinib or sorafenib: a cohort study ［J］. Eur J Cancer. 2012, 48(7): 974–981.

［216］LHEUREUX S, BOWERING V, KARAKASIS K, et al. Safety evaluation of olaparib for treating ovarian cancer ［J］. Expert Opin Drug Saf. 2015, 14(8): 1305–1316.

［217］EPAR. Niraparib ［EB/OL］.［2018-02-15］. http://www.ema.europa.eu/docs/en_GB/document_library/EPAR_-_Product_Information/human/004249/WC500239289.pdf.

［218］Epar. Pembrolizumab ［EB/OL］.［2018-02-15］. http://www.ema.europa.eu/docs/en_GB/document_library/EPAR_-_Product_Information/human/003820/WC500190990.pdf.

6 泌尿生殖系统恶性肿瘤相关药物治疗的不良反应

Bertrand F. Tombal, Christine Remacle, and Monique Kasa Vubu

摘 要

　　泌尿生殖系统恶性肿瘤占恶性肿瘤的 12.8%，约占男性恶性肿瘤的 21.5%；其死亡率占恶性肿瘤死亡率的 7%，约占男性恶性肿瘤死亡率的 10.5%。目前，前列腺癌和肾细胞癌的全身治疗不再依赖除多烯紫杉醇和卡巴他赛外的药物。前列腺癌的治疗主要通过雄激素剥夺治疗，包括手术去势或 LHRH 类似物以及雄激素受体途径抑制剂恩杂鲁胺和阿比特龙治疗。如今，肾细胞癌可通过靶向药物和抗血管生成药物治疗，包括酪氨酸激酶抑制剂（TKI）索拉非尼、舒尼替尼、阿昔替尼和帕唑帕尼，抗血管内皮生长因子（VEGF）贝伐珠单抗，哺乳动物雷帕霉素靶点（mTOR）抑制剂西罗莫司和依维莫司以及酪氨酸激酶 MET、VEGFR、AXL 的口服抑制剂卡博替尼。最近，免疫检查点抑制剂已成为治疗泌尿生殖系统恶性肿瘤的选择之一，彻底改变了尿路上皮癌和肾细胞癌的治疗方案选择。激素治疗和靶向治疗并不能根治前列腺癌和肾细胞癌，但可以将它们转变为慢性的可控的疾病，这也就意味着这些治疗需要长期维持。在这种情况下，即使最微小的不良反应也可能显著影响患者的生活质量，最终导致依从性下降，进而无法保证这些治疗方法的有效性。此外，这些药物的不良反应常与多见的慢性疾病重叠，如糖尿病、高血压、高胆固醇血症、心力衰竭和骨质疏松症。对这些治疗不良反应的详尽了解、正确监测以及对患者的深入教育是确保激素治疗和靶向治疗效果的关键因素。

关键词

前列腺癌　肾细胞癌　雄激素剥夺疗法　酪氨酸激酶抑制剂　mTOR 抑制剂　不良反应

6.1　引言

泌尿生殖系统肿瘤在恶性肿瘤的发病率和死亡率中重要组成部分。基于 GLOBOCAN，2012 年欧盟报告了 345195 例前列腺癌、97193 例膀胱癌、54281 例肾癌和 18202 例睾丸癌，占全部恶性肿瘤总数的 36%[1]。得益于包括外科手术、放射疗法和最新的全身疗法在内的治疗方式的重大改进，泌尿生殖系统恶性肿瘤的死亡人数仅占全部恶性肿瘤死亡人数的 17%。

与其他类型的恶性肿瘤相比，前列腺癌（prostate cancer，PCa）和肾细胞癌（renal cell carcinoma，RCC）这两种泌尿生殖系统恶性肿瘤的特点是化疗不敏感。PCa 首选激素疗法，主要是雄激素剥夺疗法（androgen deprivation therapy，ADT）。在局部疾病的控制中，ADT 主要用于放疗和手术的辅助治疗，可以显著提高总体生存率（overall survival，OS）[2]。在已发生远处转移的 PCa 和 RCC 中，ADT 带来的生存期很少超过几个月，使疾病发展成去势抵抗性，目前这一阶段仍是致命性的。由于以下几种药物的应用，转移性去势抵抗性前列腺癌（metastatic castration-resistant prostate cancer，mCRPC）的预后得到了显著改善：两种紫杉醇类化疗药，多烯紫杉醇和卡巴他赛；两种雄激素受体（AR）通路抑制剂，醋酸阿比特龙酯和恩杂鲁胺；一种亲骨性 α- 放射性核素，Ra223（二氯化镭 223）；还有两种骨保护剂，唑来膦酸和地舒单抗[3]。2004 年，多烯紫杉醇注册试验 TAX-327 的米托蒽醌组中 mCRPC 患者的中位 OS 为 16.5 个月[4]。2017 年，恩杂鲁胺作为一线治疗 mCRPC 的中位 OS 为 35.6 个月[5]。然而，最有趣的是，4 个新见刊的临床试验结果均在新诊断的转移性前列腺癌中显示出前所未有的获益[6-9]。

CHAARTED 和 STAMPEDE 研究了 6 周期多烯紫杉醇 $75mg/m^2$ 的标准剂量联合 ADT 的获益[8, 9]。多烯紫杉醇联合 ADT，OS 的危险比（HR）为 0.61 vs 0.78。LATITUDE 试验在 1199 例新诊断的高风险转移性前列腺癌患者（格里森评分 ≥ 8，内脏或骨转移 ≥ 3 处）中采用了 ADT 与阿比特龙和泼尼松 5mg 的组合[6]。联合治疗组中位 OS 从 34.7 个月延长至"未抵达研究终点"（HR 0.62 ; P < 0.001）。STAMPEDE 试验在 1,917 例患者中测试了相同的组合，20% 的患者存在淋巴结转移，27% 的患者存在高危局部晚期疾病，5% 的患者存在 PSA 复发[7]。联合治疗使死亡人数从单纯 ADT 组的 262 例减少到 184 例（HR 0.63 ; P < 0.001）。联合治疗组的 3 年生存率为 83%，ADT 组为 76%，转移性 PCa 的 HR 为 0.61。

肾细胞癌（RCC），尤其是其中最常见的肾透明细胞癌，是一种更加特殊的疾病，放化疗均不敏感。过去一直认为 RCC 是对免疫治疗敏感的肿瘤，因为唯一有效的治疗方法是干扰素 -α（INF-α）和大剂量白介素 -2（HD-IL2），尽管效果有限。对 VHL/HIF 乏氧途径重要性的研究促进了抗血管生成靶向药物和生存信号通路（survival pathways）的发展，这彻底改变了晚期 RCC 的治疗方法。目前，7 种药物已替代了 INF-α 和 HD-IL2：索拉非尼、舒尼替尼、坦罗莫司、依维莫司、贝伐珠单抗、帕唑帕尼和阿昔替尼。这还不包括免疫检查点抑制剂纳武利尤单抗等，其毒性和疗效监测将在其他地方进行介绍。研究显示尽管这些药物对 OS 几乎没有获益，但临床实践发现患者的寿命将得到延长。但是新的药物作用机制带来了新类型的不良反应，医师和患者需要了解这些不良反应。这些将在本文的第二部分中进行阐述。

化疗和免疫检查点抑制剂的毒性将在其他章节讨论，因此接下来重点介绍 PCa 激素治疗和 RCC 靶向治疗的不良反应。

6.2 激素治疗前列腺癌的不良反应

6.2.1 雄激素剥夺疗法

自从 20 世纪 40 年代后期 Charles Huggins 首创手术去势或使用雌激素进行的雄激素剥夺疗法（ADT），此方法一直是晚期有症状的前列腺癌的标准治疗方法[10]。ADT 主要单独用于晚期 PCa 中或与外照射放疗（EBRT）联用，持续时间从 6 个月到 3 年不等[11]。

由于晚期 PCa 治疗效果的显著改善，如今 ADT 的持续治疗时间较长，因此患者非常容易受到其不良反应的影响。传统上认为 ADT 存在诸多急性不良反应，其中包括性欲减退和勃起功能障碍、潮热、乏力和心理上的影响，如情绪不稳、抑郁症或认知功能障碍[12-14]。但是，近来人们更加关注ADT 的长期毒性，包括贫血、骨丢失加速，最终导致骨质疏松症和脆性骨折以及少肌性肥胖，这可能导致心血管疾病发病率和死亡率增加[14]。

6.2.1.1　ADT 的短期不良反应

潮热

潮热是面部、颈部、上胸部和背部的突然的不舒服的热感，持续数秒至1 小时。潮热是最常见的 ADT 不良反应，至多出现于 80% 的患者，而且是在日常生活中最令人困扰的症状[13]。潮热通常是由压力、炎热、身体姿势的突然变化、摄入温暖或辛辣的食物或吸烟引起[13]。

潮热的管理包括告知患者可能诱发或加剧他们症状的情况或行为。标准量表如 Moyad 问卷，可用于记录潮热的频率和严重程度[15]。如果潮热对患者影响很大，则可以考虑药物治疗。激素类药物如醋酸甲地孕酮、醋酸甲羟孕酮、醋酸环丙孕酮和低剂量己烯雌酚都可以很有效地控制潮热[12, 13, 16, 17]。非激素药物包括选择性 5- 羟色胺再摄取抑制剂（SSRI）（文拉法辛或西酞普兰），α- 肾上腺素能抑制剂（可乐定）以及 GABA 类似物加巴喷丁，其功效通常比激素类药物低[18-20]。如果以上药物都无法接受，可以试用针灸和植物疗法，尤其是鼠尾草提取物，但是缺乏明确的科学证据[21, 22]。

性功能障碍

性功能障碍的程度在不同患者间差异很大。ADT 对性欲和性功能的负面影响是众所周知的，包括性欲降低和阳痿[23]。应该告知患者及其伴侣此不良反应，因为这可能会引起双方的焦虑，尽管在 ADT 下仍可能获得令人满意的性生活和情感生活。Aucoin 和 Wassersug 在对太监的社交和智力表现进行的历史回顾性研究中认为，在正确的文化背景和个人动机下，ADT 实际上可以增强而不是阻碍社交能力和性功能[24]。但是，对患者进行告知和教育很重要。Walker 等在 27 对夫妇中进行了一项随机对照试验，旨在研究持续应用 ADT 的夫妇亲密度的教育干预的效果[25]。尽管结果在统计学无显著差异，但趋势和干预的效果表明，教育干预有助于减轻患者亲密感下降的程度。参加干预的夫妇比对照组的夫妇在维持性行为方面更成功。在 ADT 治疗的患者中，建议使用勃起功能障碍的传统治疗方法，包括海绵体内注射

前列腺素和 / 或磷酸二酯酶 -5 抑制剂。医师应始终牢记，ADT 确实会引起性欲问题，但患者及其伴侣的咨询可能与药物治疗一样有效。

疲劳

疲劳是 ADT 最常见的不良反应之一。尽管疲劳很难克服，但生活方式的改变，尤其是体育锻炼可能有助于缓解疲劳并改善生活质量。对涉及1574 例 PCa 患者的 16 项随机对照试验的系统评价和荟萃分析证实，锻炼对恶性肿瘤相关的疲劳具有积极的作用[26]。FRESH START 研究将 543 例新诊断为局部乳腺癌或前列腺癌的受试者随机分组，接受为期 10 个月的特定计划，以促进饮食变化和体育运动或非特定信息。尽管两组受试者的生活方式都有显著改善，但在接受饮食和运动特定信息组中生活方式的改善更为明显[27]。医师应说服患者采取更健康的生活方式，包括健康饮食和进行体育锻炼。ADT 导致的肌肉减少症（骨骼肌量的减少）可能进一步加剧疲劳，这直接影响肌肉的力量并减少身体的活动[28]。

认知和心理不良反应

ADT 可能会引起心理上的不良反应，如认知功能下降（如精神不集中及记忆力下降）、情绪不稳定甚至抑郁[13, 16]。应告知患者和亲属情绪变化的可能性以及如何识别抑郁或认知功能下降的早期迹象，以确保快速就诊于专科医师。向患者及家属解释这些不良反应以便他们了解其性质和来源，对帮助患者适应这些不良反应尤为重要。在某些患者中，这些情绪障碍可能演变成抑郁症。在诊断为晚期 PCa 后的几个月中，抑郁症可能会很严重，可能导致自杀风险增加，这可能是恶性肿瘤诊断（对患者心理的影响）和 ADT引发的混合作用[29]。Dinh 等使用 SEER-Medicare 链接数据库对 78552 例65 岁以上的局限性 PCa 患者进行了调查，其中 43% 的人接受了 ADT[30]。ADT 患者与非 ADT 患者相比，3 年累积抑郁症发生率升高（分别为 7.1% 和5.2%），住院精神病治疗（分别为 2.8% 和 1.9%）和门诊精神疾病治疗（分别为 3.4% 和 2.5%）发生率更高。校正 cox 分析表明，接受 ADT 治疗的患者患抑郁症的风险增加 23%，需住院治疗的精神病发生的风险增加 29%。随着 ADT 持续时间的增加，抑郁症的风险从治疗 6 个月内的 12%，在 7 ~ 11个月增至 26%，再到治疗 12 个月的 37%。基于此，建议对先前存在抑郁症的患者开始 ADT 之前使用有效量表（如 PHQ-9 问卷）进行筛查[31]。

ADT 对认知功能、痴呆症，尤其是对阿尔茨海默病的特定风险的影响也日益引起人们的关注。Wu 等对 39 例 PCa 患者进行了深入调查，其中包括 10 例 ADT 患者[32]。总体而言，接受 ADT 的患者比没有接受 ADT 的患者（非 ADT 组）经历的认知问题略多，即使各组之间在神经心理表现上没有显著差异。在两组中相当大比例的受试者存在回顾性记忆、注意力以及信息处理方面问题的情况下，与非 ADT 患者相比，ADT 患者的前瞻性记忆和多任务处理能力下降得更多。就神经行为症状而言，与非 ADT 患者相比，更多的 ADT 患者经历了情感上的不稳定性和冲动性（两者均为抑制性）。Nead 等对报道 ADT 治疗的 PCa 患者最终以痴呆症为结局的文献进行了系统回顾[33]。这项包括 9 项研究的分析表明，ADT 使用者痴呆症的风险增加（HR 1.47），包括全因痴呆（HR 1.46）和阿尔茨海默病（HR 1.25）。应与患者讨论 ADT 导致神经认知缺陷的可能性并进行前瞻性评估。Jhan 等对 24360 例来自中国台湾的 PCa 患者的数据研究确认了 ADT 与阿尔兹海默病的关联[34]。在平均为 4 年的随访期内，非 ADT 人群的阿尔茨海默病发病率为 2.78/1000（人·年），ADT 人群的发病率为 5.66/1000（人·年）。在校正了年龄和所有合并症之后，发现与非 ADT 对照组相比，应用 ADT 人群患阿兹海默病的可能性高 1.84 倍（$P < 0.001$）。

6.2.1.2　ADT 的长期不良反应

贫血

至少 90% 的患者应用 ADT 后血红蛋白水平下降 10%[35]。贫血通常是正细胞正色素性贫血，是由于缺乏雄激素对类红细胞前体的刺激以及促红素的生成减少。贫血会加剧疲劳[13]，医师应密切监测接受 ADT 治疗的患者的血红蛋白水平。骨髓广泛受侵可加剧贫血，这在 mCRPC 患者中经常发生。

代谢和心血管不良反应

由于大量的流行病学调查和前瞻性试验提供了有争议的结果，人们强烈质疑 ADT 与心血管疾病（cardiovascular disease，CVD）风险增加之间存在关系。此外，还存在两种不同的加重因素：睾酮、促卵泡素（folliclestimulating hormone，FSH）或促性腺激素释放激素（gonadotropin-releacing hormone，GnRH）升高对动脉粥样硬化性疾病的急性影响以及代谢变化的长期后果。第一个可能是 GnRH 激动剂的效应，因为在 GnRH 阻滞剂中未见该类不良反应。第二个可能与睾酮被抑制后的机制有关。

ADT 的急性心脏毒性

在有心血管事件（cardiovascular event，CVE）既往史的患者中，即使短期 ADT 疗程也可能显著增加出现新 CVE 的风险。在 2009 年，Nanda 等分析了 5077 例局部 PCa 患者，发现在患有冠心病（coronary artery disease，CAD）、诱发性充血性心力衰竭（congestive heart failure，CHF）或心肌梗死（myocardial infarction，MI）的男性中，新辅助 ADT 与全因死亡风险增加相关，没有合并症或单一危险因素的男性中则未观察到风险增加[36]。在患有 CAD、CHF 或 MI 的患者亚组中，ADT 治疗的患者死亡率为 26.3%，非 ADT 治疗的对照组死亡率 11.2%（HR 1.96；$P = 0.04$）。有趣的是，差异来自于开始治疗两年内发生的死亡，表明了死亡可能与 ADT 早期的相关机制相关。

这种急性毒性是药理依赖性的，因为应用 GnRH 阻滞剂时发生频率较低，后者不伴治疗初期睾酮、FSL 及黄体生成素（luteinizing hormone，LH）的升高。Albertsen 等对 6 项 Ⅲ 期前瞻性随机试验中收集的 2328 例患者的汇总数据进行了分析，比较了 GnRH 激动剂（$n = 837$）与 GnRH 阻滞剂（$n = 1491$）的疗效[37]。值得注意的是，在既往有 CVD 的情况下，与 GnRH 激动剂相比，接受 GnRH 阻滞剂治疗的男性在开始治疗后 1 年内发生新 CVE 的风险显著降低（HR 0.44；$P = 0.002$）。这种效应背后机制可能很复杂，并涉及睾酮升高、垂体外 GnRH 受体的潜在作用以及促卵泡素水平的改变[38]。最近，Scailteux 等分析了来自 35118 例法国新试用 ADT 患者的数据，发现 GnRH 阻滞剂和激动剂之间的心血管风险无显著差异[39]。不过需要注意的是该论文只包括了极少数接受 GnRH 阻滞剂治疗的患者。

ADT 引起的代谢紊乱和心血管疾病

ADT 可导致患者的体重及其组成变化[13, 28]。睾酮的降低导致了一种同时存在肌萎缩和脂肪组织增加的情况，称为少肌性肥胖[40, 41]。因为肌肉和脂肪质量的不平衡，少肌性肥胖会诱发代谢综合征，如皮下脂肪增加 / 总胆固醇和高密度脂蛋白（high-density lipoprotein，HDL）胆固醇增加以及脂联素水平升高[42, 43]。这些代谢变化的主要原因是外周组织对胰岛素抵抗的增强所致的 2 型糖尿病[44]，而疲劳和沮丧导致的体力活动减少又可促进这些代谢方面的变化。

代谢变化对心血管事件的影响

在对 37443 例男性的观察研究中，Keating 等指出，ADT 显著增加了糖尿病（HR 1.28）、冠心病（HR 1.19）、心肌梗死（HR 1.28）、猝死（HR 1.35）和脑梗死（HR 1.22）的风险[45]。雄激素阻断和睾丸切除术的联合使用进一步增加了这些风险。相比之下，单纯口服抗雄激素的疗法没有产生显著影响。自从第一次大规模分析以来，前瞻性试验的结果和大型回顾性研究的结果一直存在争议（图 6.1）。Bosco 等对 8 项研究的数据进行了荟萃分析，包括至少一种类型的 ADT 和非致命或致命的 CVD[46]。与未使用 ADT 治疗的男性相比，使用 GnRH 激动剂治疗的 PCa 患者中任何类型的非致命性 CVD 的相对风险（RR）为 1.38。仅分析非致命性缺血性心脏病时，RR 为 1.39。GnRH 激动剂与非致命性或致命性心肌梗死（1.57）或脑梗死（1.51）之间的 RR 甚至更高。相反的，随机试验的系统回顾和荟萃分析未能证明 ADT 与心血管疾病之间存在联系。在 Nguyen 等的荟萃分析中，来自 8 个随机试验的 4141 例患者中，接受 ADT 的患者与对照组相比，CV（心血管疾病）死亡风险比较差异无统计学意义（RR 0.93；$P = 0.41$）[47]。在至少 3 年的 ADT（长期）（RR 0.91；$P = 0.34$）临床试验或 6 个月或更短的 ADT（RR 1.00；$P = 0.99$）临床试验中，ADT 并不会导致更多的 CV 死亡。尽管随机对照试验（randomized controlled trial，RCT）通常为评估治疗效果提供最高等级的证据，但这些试验入组时倾向于排除老年患者或合并症较多的患者。例如在 Nguyen 等的上述分析中，作者强调指出，鉴于他们分析了 III 期临床试验 RCT，参与者的合并症很可能比普通人群少，从而使他们更不易出现 ADT 相关的 CV 不良反应[47]。

ADT 与心血管疾病的发病率和死亡率之间是否存在因果关系仍有争议，还在进一步研究中。然而在目前情况下，专家认为由于 ADT 会对心血管疾病的发病危险因素产生不利影响，所以有理由认为 ADT 和心血管事件以及死亡之间可能存在关联[48]。2010 年 10 月 20 日，美国食品药品监督管理局（FDA）通知 GnRH 激动剂制造商在药物标签的警告和注意事项部分添加新的安全信息[49]。新的安全信息警告应包括接受这些药物治疗前列腺癌的男性患者罹患糖尿病和某些心血管疾病（心脏病发作、心源性猝死、脑卒中）的风险增加。

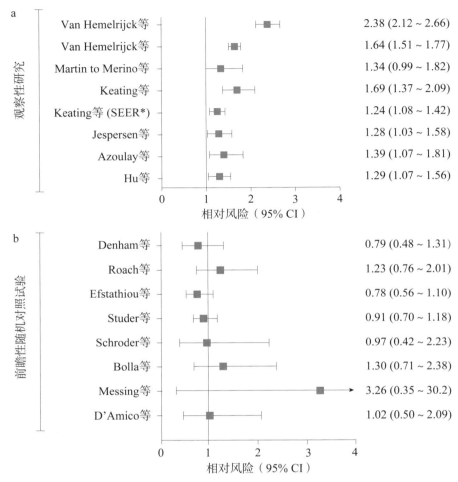

图 6.1　在流行病学回顾性调查（a，改编自参考文献[46]）和前瞻性随机对照试验（b，改编自参考文献[47]）中，研究促性腺激素释放激素激动剂与非致命性或致命性心肌梗死之间关系的森林图

　　注：SEER，监测、流行病学和最终结果；CI，置信区间。

急性心血管事件的监测与预防

　　医师应仔细监测接受 ADT 患者的代谢和心血管方面参数，包括血压、血脂、血红蛋白和空腹血糖水平[12、13、15、16、50]。医师应鼓励患者采取更健康的生活方式，包括合理的低脂饮食和定期体育锻炼。Nobes 等研究了二甲双胍和生活方式的改变对 ADT 相关性代谢改变的影响[51]。实验共有 40 例计划接受 6 个月 ADT 的男性患者被随机分到标准治疗组和 6 个月的二甲双胍、低血糖指数饮食和运动计划联合干预治疗组。6 个月后，与对照组相比，干预治疗组患者的腹围、体重、体重指数和收缩压均有显著改善。

阻力训练是力量训练的一种形式，在这种训练中，每一个动作都是针对阻力产生的特定反作用力进行的。阻力训练用于锻炼骨骼肌的力量和大小，正确地进行阻力训练可以提供显著的功能获益，并改善整体的健康状况。Galvão 等的研究证明，在康复诊所进行的 20 周渐进性阻力训练增加了肌肉的力量和耐力，并在脂体重不变的情况下保留了全身的瘦体重[52]。Segal 等的研究表明，与未受训练的男性相比，参加阻力训练的男性在日常生活活动中受疲劳的干扰较少，生活质量较好[53]。同一组研究表明，阻力训练和有氧运动相结合可缓解联合或不联合 ADT 的外照射放疗（EBRT）患者的疲劳[54]。阻力训练可对生活质量、力量、三酰甘油水平和机体脂肪含量带来长期的改善和额外的好处。Baumann 等对 25 个关于前列腺癌患者体力活动的随机对照试验进行了荟萃分析，其中包括 21 项在医学治疗阶段进行运动干预的研究以及 4 项在后期护理期间进行的运动干预研究[55]。这项荟萃分析表明，在前列腺癌治疗期间和治疗后，通过临床锻炼可以改善尿失禁、疲劳、体质以及生活质量。只有 4 项研究（均在药物治疗期间进行）达到"1b"水平，并得出"有监督"运动比"无监督"运动更有效的结论。

ADT 的骨骼并发症

抗肿瘤治疗引起的骨丢失（CTIBL）和 ADT

15 年前首次提出手术去势与骨丢失加速之间的联系，而雌激素的使用并不能阻止这一现象[56]。纵向研究表明，男性在 70 岁以后骨丢失加速，这可能与男性衰老时睾酮和雌二醇水平下降有关[57-59]。测量 ADT 相关的骨丢失的前瞻性研究已经进行了 10 多年，在持续的观察过程中发现随着时间的推移骨密度（BMD）显著下降（表 6.1[56, 60-64]）。大量骨丢失在 ADT 过程的很早期就开始了。Mittan 等报告指出，与 15 名年龄相仿的未经治疗的对照组相比，接受 6 个月 ADT 后患者尿氮末端肽（urinary N-telopeptide，uNTx，骨吸收的生物学标志物）的浓度显著升高，表明存在早期骨丢失[64]。

ADT 与脆性骨折

几项流行病学研究证实，抗肿瘤治疗引起的骨丢失（CTIBL）增加了脆性骨折的风险（表 6.2[65-67]），而这可能会降低患者的生存率。在已确定的导致脆性骨折的几个危险因素中最重要的是 ADT 的持续时间。Shahinian 等进行的流行病学调查的 *cox* 比例危险分析中，ADT 的持续时间与随后发生骨折的风险之间存在显著的统计学关系[65]。每月服用 1~4 剂促性腺激素释放激素（GnRH）激动剂的患者发生骨折的相对危险度为 1.07，服用 5~8 剂的患者发生骨折的相对危险度为 1.22，服用 ≥ 9 剂的患者发生骨折的相对危险度为 1.45，接受切除术的患者发生骨折的相对危险度为 1.54。除了 ADT 持续时间外，骨折的其他危险因素还包括种族和低体重指数（< 25kg/m² ）[68]。Alibhai 等的研究发现，脆性或任何骨折的独立预测因素是年龄增长、既往服用致骨质疏松药物、慢性肾病、既往痴呆症、既往脆性骨折史以及既往骨质疏松诊断或治疗史（$P < 0.05$）[67]。

表 6.1　测量与 ADT 相关的骨丢失的前瞻性研究

研究者及年份	治疗方法	12 个月内骨密度下降（%）
Eriksson，1995[56]	睾丸切除术	髋部：9.6 桡骨：4.5
Maillefert，1999[60]	GnRH 阻滞剂	髋部：3.9 腰椎：4.6
Daniell，HW[61]	睾丸切除术及 GnRH 阻滞剂	髋部：2.4
Daniell，2000[62]	GnRH 阻滞剂	髋部：0.6 腰椎：2.3
Higano，2004[63]	LHRH 阻滞剂 + 抗雄激素	髋部：2.7 腰椎：4.7
Mittan，2002[64]	GnRH 阻滞剂	髋部：3.3 桡骨：5.3

表 6.2　接受激素治疗的患者的骨折风险 [a]

研究者及年份	病例数（ *n* ）	ADT 持续时间（年）	骨折风险（%）					
			全部位		髋部		住院治疗	
			ADT	非 ADT	ADT	非 ADT	ADT	非 ADT
Shahinian 等[65]	50,613	1~5	19.6	12.6	4.06	2.06	5.19	2.37
Smith 等[66]	11,661	> 12	7.88[b]	6.51[b]	1.26[b]	0.98[b]		
Alibhai 等[67]	19,079	6，7	17.2	12.7	2.6	2	8	5.7

注：ADT，雄激素剥夺疗法；[a]Rate（%）/（人·年）；[b]$P < 0.05$。

ADT 患者骨丢失（CTIBL）的监测与预防

由于 ADT 骨丢失发生迅速，医师应告知患者并采取一切适当措施，在治疗期间尽早监测和减少骨丢失。骨折在成人中是很难愈合的，早期诊断骨丢失并进行治疗以改善骨骼健康对于保护患者免受骨折的伤害是很重要的。

应用双能 X 射线骨密度仪（DXA）监测脊柱、髋部或全身骨密度。脊柱是连续测量骨量以监测骨密度变化的首选密度测量部位[69]。当脊柱测量在技术上无法实现时，特别是在存在骨转移的情况下，应评估总髋部骨密度[69]。骨健康状况通常基于 T 评分测量，该测量将患者的 BMD 与 30 岁健康人的 BMD（基线）进行比较。每低于基线一个标准差，骨折的相对风险就增加 1.5 ~ 2.5 倍。T 评分高于 –1 的患者被认为具有健康的骨骼，–1 ~ –2.5 分是骨质减少，–2.5 分以下是骨质疏松，–2.5 分以下并伴有任何骨折被认为是严重的骨质疏松[70]。T 评分低于 –2.5 的患者发生骨折的风险比正常 BMD 的患者高 11 倍[71]。对于接受 ADT 治疗的患者何时进行首次双能 X 射线骨密度仪（DXA）扫描尚无统一的建议。欧洲泌尿外科协会（European Association of Urology，EAU）指南建议在开始长期 ADT 之前进行第一次双能 X 射线骨密度仪（DXA）扫描，但是没有定义长期 ADT 的界定时间，也没有关于后续 DXA 扫描[11]计划的建议。同样，内科医师也应注意其他危险因素的存在，如 Ebeling 所强调的那样（表 6.3）[70]。

表 6.3　根据年龄和骨密度调整的风险因素确定的男女髋部骨折风险比

髋部骨折危险因素	调整后的风险比（95% CI）
BMI 高或低	
20 vs 25	1.42（1.23 ~ 1.65）
30 vs 25	1.00（0.82 ~ 1.21）
50 岁后的骨折史	1.62（1.30 ~ 2.01）
父母髋部骨折史	2.28（1.48 ~ 3.51）
目前吸烟史	1.60（1.27 ~ 2.02）
全身性激素使用超过 3 个月	2.25（1.60 ~ 3.15）
过量饮酒	1.70（1.20 ~ 2.42）
类风湿关节炎	1.73（0.94 ~ 3.20）

续表

髋部骨折危险因素	调整后的风险比（95% CI）
低睾酮	
髋骨骨折	1.88（1.24 ~ 2.82）
其他非椎骨骨折	1.32（1.03 ~ 1.68）

接受 ADT 患者中骨丢失（CTIBL）的预防和治疗

应该鼓励患者改变生活方式：戒烟，适量的乙醇和咖啡因摄入，定期进行负重锻炼[13]。还应鼓励患者食用含钙（乳制品）和维生素 D（富含脂肪的鱼类）的健康饮食。建议每天钙摄入量为 1200 ~ 1500mg，血清羟基维生素 D 水平应维持在 ≥ 30ng/ml[70, 72]。如果需要，应补充维生素 D$_3$，剂量为 800 ~ 2000IU/d。一项对大约 64 000 名男性和女性的系统研究表明，在年龄为 50 岁的男性和女性中，每天摄入钙（ ≥ 1200mg）或含维生素 D（ ≥ 800IU/d）的钙，可将骨质疏松性骨折的发生率降低 12%[73]。体育锻炼也是预防骨丢失的一个非常重要的部分。阻力训练特别有利于保持或改善骨量和结构，同时对老年人也是安全的[74]。

骨质疏松症是一种需要合理治疗的疾病，关于前列腺癌的 NCCN 指南最新版建议，当男性 10 年髋部骨折的概率 ≥ 3% 或与骨质疏松相关的重大骨折的概率 ≥ 20% 时，应进行药物治疗[75]。NCCN 指南建议使用 FRAX 算法评估骨折风险，将骨丢失（CTIBL）视为"继发性骨质疏松"。然而，FRAX 算法从未在接受 ADT 的男性队列中得到前瞻性验证。

双膦酸盐

帕米膦酸二钠（每 12 周静脉注射 60mg）是在随机对照试验中进行研究的第一个用于预防前列腺癌骨丢失的双膦酸盐[76]。1 年后未经治疗的患者的腰椎骨密度下降 3.3%（$P < 0.001$），而髋部骨密度下降 1.8%（$P > 0.005$）。接受帕米膦酸二钠盐治疗的患者的骨密度没有变化，骨折率未报告。

两项双盲、随机、安慰剂对照的临床试验评估了唑来膦酸对 ADT 治疗的非转移性前列腺癌患者骨密度的影响。在第一项试验中，患者每 3 个月接受 4mg 唑来膦酸或安慰剂静脉注射治疗，为期 1 年[77]。接受唑来膦酸治疗的男性（$n = 42$）平均腰椎骨密度增加了 5.6%，而安慰剂组（$n = 37$）平均腰椎骨密度下降了 2.2%（$P < 0.001$）。第二项试验评估了每年 1 次 4mg 唑来膦酸输注的疗效[78]。唑来膦酸组患者平均腰椎骨密度增加 4.0%，安慰剂组患者平均腰椎骨密度减少 3.1%（$P < 0.001$），唑来膦酸组患者平均髋部骨密度增加 0.7%，安慰剂患者平均髋骨减少 1.9%（$P = 0.004$）。迄今为止，唑来膦酸的研究均未显示对骨折有获益。

口服双膦酸盐阿伦磷酸钠，以每周 70mg 剂量在 44 名男性中进行了测试，这些男性中 39% 患有骨质疏松症，52% 的基线骨密度低[79]。1 年多来在接受阿伦磷酸钠治疗的男性中，脊柱骨密度增加了 3.7%（$P < 0.001$），股骨颈骨密度增加了 1.6%（$P = 0.008$）。而安慰剂组中，脊柱骨密度下降了 1.4%（$P = 0.045$），股骨颈骨密度下降了 0.7%（$P = 0.081$）。

小剂量地舒单抗

地舒单抗（denosumab）是一种完全人类单克隆抗体，可特异性抑制 RANKL（成骨细胞与破骨细胞平衡的关键介体）。注射地舒单抗可延长绝经后女性的骨重构[80]。一项前瞻性、随机、安慰剂对照研究对 1400 例接受 ADT 的非转移性 PCa 患者使用地舒单抗预防 CTIBL 和骨折的益处[81]。为了符合这项研究的资格，患者必须年满 70 岁或以上或者存在基线 BMD 低（腰椎、全髋关节或股骨颈的 T 评分小于 –1.0）或者存在骨质疏松性骨折病史。每 6 个月皮下注射地舒单抗，剂量为 60mg。24 个月后，地舒单抗组腰椎的 BMD 增加了 5.6%，而安慰剂组则下降了 1.0%（$P < 0.001$）。接受地舒单抗治疗的患者在 36 个月时发生新椎体骨折的概率降低（1.5% vs 安慰剂组 3.9%）（相对风险：0.38；95%CI 0.19～0.78；$P = 0.006$），两组的不良事件发生率相似。最近，地舒单抗被批准用于治疗与前列腺癌相关的骨丢失。

接受 ADT 的患者需监测的项目

在开始治疗之前：

- 告知患者潮热的发生，建议改变生活方式，避免诱发因素。

- 告知患者及其伴侣性欲、情绪和认知变化。

- 鼓励维持甚至增加社交活动和人际交往，可能涉及患者支持小组。

● 在患者开始 ADT 时，适时告知患者的全科医师、心内科医师和内分泌科医师。建议患者在 6 个月内安排与这些专家的随访。提供饮食建议，并建议进行阻力训练。通过营养师和理疗师或专门设计的个体化方案，可以更好地做到这一点。

● 检查骨丢失的危险因素，如果存在，请立即进行 DXA 扫描。

治疗期间：

● 除了进行肿瘤学随访所需的 PSA 和睾丸激素检测及影像学检查外，建议测量体重和腹围（或通过阻抗技术测量人体脂肪组织含量）、血压和血红蛋白、空腹胆固醇（总胆固醇和 HDL）、三酰甘油和葡萄糖水平。如果有异常情况，请患者去看专科医师。

建议在 ADT 1 ~ 2 年后进行 DXA 扫描。

6.2.2 AR 通路抑制剂

如引言中所述，醋酸阿比特龙和恩杂鲁胺的临床应用深刻地改变了晚期前列腺癌的治疗[3]。两种药物都可以口服，因此非常方便，并且毒性有限，使其成为 mCRPC 最佳一线候选药物，这些药物的早期应用正在临床试验中。但是，医师应了解其特定的不良反应，以确保其长期的安全性和依从性。

6.2.2.1 醋酸阿比特龙

阿比特龙是雄激素合成抑制剂，可增加 mCRPC 患者的 OS[82, 83]。阿比特龙的作用方式不同于 LHRH 激动剂和阻滞剂，它靶向结合 CYP17，后者是介导睾丸和肾上腺雄激素合成的关键酶。阿比特龙不仅抑制雄激素的合成，而且能抑制皮质醇的合成[84]。这会引起垂体促肾上腺皮质激素（ACTH）的分泌增加，从而导致皮质酮升高。这可能导致体液滞留、低血钾和高血压。为了防止这些不良反应，阿比特龙必须与皮质类固醇（如泼尼松龙、泼尼松或地塞米松）联合使用。在 mCRPC 中使用皮质类固醇的标准剂量是泼尼松龙和泼尼松 5mg，每天 2 次。在该剂量下，28% 的患者出现 1 ~ 4 级液体潴留或水肿（与泼尼松 5mg 每天 2 次单独使用的 24 例相比），低钾血症为 17%（vs 13%），高血压为 22%（vs 13%），而 ALT 和 AST 分别升高了 12% 和 11%（ vs 5%）。这些不良反应 3~4 级的发生率 ≤ 5%[85]。在最近发表的 LATITUDE 和 STAMPEDE 研究中，泼尼松剂量降低至 5mg 每天 1 次，这一研究引起了一些关注[6, 7]。在阿比特龙组中分别有 10% 和 1% 的患者检测到 3~4 级低钾血症，而接受 ADT 治疗的患者中只有 1% 和 < 1%。以上结果相比于两个 mCRPC 登记试验分别描述的 2% 和 4% 的 3~4 级低钾血症发生率接近增加 4 倍[82, 83]。高血压也更为常见：37%（所有级别）对比 22% 和 10%。

接受阿比特龙治疗的患者应进行密切的监测[86]。在开始治疗之前，应纠正动脉高血压和低钾血症。血压、血钾和液体潴留症状应至少每月测量一次，并在必要时进行纠正。在开始使用阿比特龙治疗之前，必须先测量 ALT、AST 和胆红素水平，然后在治疗的前 3 个月中每 2 周测量 1 次，此后每月测量 1 次。

在具有相对禁忌证的以下患者中，应谨慎权衡阿比特龙的给药指征：有心血管疾病史或服用的药物可能导致高血压，低钾血症或体液潴留以及服用 CYP2D6 底物且治疗指数狭窄的患者。

6.2.2.2 恩杂鲁胺

恩杂鲁胺（enzalutamide）是一种口服 AR 受体阻滞剂，具有独特的克服具有 AR 扩增或过表达的 PCa 细胞的去势抵抗性的特点[87]。恩杂鲁胺已经被证明在化疗前后的转移性 CRPC 患者中具有显著活性[88, 89]。相比于阿比特龙，恩杂鲁胺的耐受性通常非常好，适合长期服用。在化疗前的临床试验中，有 43% 的患者和 37% 的安慰剂对照组记录了 ≥ 3 级不良事件。1~4 级最常见的不良反应是疲劳（36% vs 对照组的 26%）、背痛（27% vs 对照组的 22%）和便秘（22% vs 对照的 17%）。恩杂鲁胺的高血压发生率（13%）比安慰剂对照组（4%）高。另外，应注意恩杂鲁胺是 CYP3A4 的强诱导剂，也是 CYP2C9 和 CYP2C19 的中度诱导剂。这些组合可改变恩杂鲁胺的血浆暴露，应尽可能避免。相反，与强 CYP2C8 抑制剂同时使用会增加血浆对恩杂鲁胺的暴露。

恩杂鲁胺属于一类具有诱发癫痫发作风险的抗雄激素药物。这可能与

恩杂鲁胺抑制 γ- 氨基丁酸（GABA）门控的氯离子通道有关，降低了癫痫发作的阈值[89]。在 AFFIRM 和 PREVAIL 试验中，有癫痫病史或其他癫痫危险因素的患者被排除在试验外。癫痫发作的风险很低，在两项试验中均 < 1%。

恩杂鲁胺相关疲劳是恩杂鲁胺引起的不良反应。研究者们对恩杂鲁胺用于 mCRPC 的 4 个双盲、随机、与安慰剂或比卡鲁胺的对照试验（AFFIRM，PREVAIL，TERRAIN 和 STRIVE）进行了汇总分析，恩杂鲁胺组的患者 2051 例和对照组 1630 例[90]。恩杂鲁胺组的总治疗暴露时间（219 ~ 1294 患者年）长于对照组（143 ~ 560 患者年）。据报道，全部男性的所有级别的疲劳程度百分比略高于恩杂鲁胺治疗组（范围为 28% ~ 38% vs 20% ~ 29%）。据报道，男性中 < 10% 的人患有 3 级疲劳，并且两组的比例相似（恩杂鲁胺组为 1% ~ 6%，对照为 1% ~ 7%）。在所有试验中，无论采用何种治疗方法，年轻男性（< 75 岁）的疲劳程度均低于老年男性（分别为 20% ~ 35% 和 21% ~ 42%）。但是，无论如何都应该提醒患者服用恩杂鲁胺会导致疲劳。

根据欧洲公共评估报告（European public assessment report，EPAR）的摘要，不建议对使用恩杂鲁胺类药物的患者进行特异性监测，除非将其与华法林（CYP2C9 底物）合用，在这种情况下应进行额外的 INR 监测[91]。

在以下构成相对禁忌证的患者中，应仔细权衡使用恩杂鲁胺的适应证：癫痫患者，使用恩杂鲁胺可能降低癫痫发作阈值而成为诱发癫痫的药物或使用治疗指数狭窄的 CYP3A4、CYP2C9 和 CYP2C19 底物的患者[91]。

6.3　肾细胞癌靶向治疗的不良反应

进入 21 世纪以来，针对 VHL/HIF 途径的几种药物的应用为 RCC 的治疗带来了革命性的变化。它们属于 4 类不同的药物：酪氨酸激酶抑制剂（TKI），包括舒尼替尼、帕唑帕尼、索拉非尼和阿昔替尼；抗血管内皮生长因子（VEGF）单克隆抗体贝伐珠单抗；哺乳动物雷帕霉素靶点（mTOR）抑制剂西罗莫司和依维莫司；最后是酪氨酸激酶 MET、VEGFR、AXL 的口服抑制剂，卡博替尼[92-106]。尽管大多数这些药物单独显示出有限的 OS 获益，但晚期 RCC 的预后正在逐步向慢性可治性疾病变化（表 6.4）。结果显示，如今使用这些药物的患者治疗时间越来越长，并且通常会接受多种疗法。

表 6.4　RCC 中使用的新型靶向药物的获益汇总

药　　品	治疗线（先前治疗）	样本量（*n*）	对照组	PFS（月 vs 对照）	OS（月 vs 对照）
白介素 –2 [107]	一线	255	无	15%ORR	
西罗莫司 [99]	一线（预后不良）	626	干扰素	5.5 vs 3.1	10.9 vs 7.3
舒尼替尼 [102, 103]	一线	750	干扰素	11.0 vs 5.0	26.4 vs 21.8
贝伐珠单抗 + IF [96, 108]	一线	649	干扰素	10.2 vs 5.4	23.3 vs 21.3
帕唑帕尼 [106]	一二线（细胞因子）	435	安慰剂	9.2 vs 4.2	22.9 vs 20.5
索拉非尼 [94]	二线（细胞因子）	903	安慰剂	5.5 vs 2.8	19.3 vs 15.9
依维莫司 [100, 101]	二线（索拉非尼或舒尼替尼）	410	安慰剂	4.9 vs 1.9	14.8 vs 14.4
阿西替尼 [101, 104]	二线（系统治疗）	723	索拉非尼	6.7 vs 4.7	20.1 vs 19.2
卡博替尼 [92, 93]	二线（抗血管生成）	658	依维莫司	7.4 vs 3.8	21.4 vs 15.4

注：IF，干扰素；PFS，无进展生存期；OS，总生存期。

因为这些药物属于特殊类药物，所以它们会引起特殊的不良反应，从而带来了新的管理挑战。它们大多数不良反应不会危及生命，但从长远来看还是会严重影响患者的生活质量。由于确保长期口服药物的依从性非常重要，因此必须预先控制不良反应，并正确告知患者有关预防措施的知识并对其进行教育，这一点至关重要。TKI 和 mTOR 抑制剂具有许多常见的不良反应，包括疲劳、高血压和腹泻。此外，还有几种药物特有的不良反应：贝伐珠单抗加干扰素可能造成蛋白尿，舒尼替尼可造成甲状腺功能减退症，索拉非尼最常见的是手足皮肤反应（hand-foot-skin reaction，HFSR），帕唑帕尼最常见肝毒性，mTOR 抑制剂最常见的是高脂血症 [94-97, 99, 100, 102-106]。这些不良反应及其出现的概率的总结见表 6.5。最近获批的卡博替尼的不良反应单独讲述 [92, 93]。

表 6.5　欧洲药物管理局对索拉非尼，舒尼替尼，帕唑帕尼，贝伐珠单抗，西罗莫司和依维莫司等药物最常报告的不良反应

不良反应	TKIs				抗 VEGF	mTOR 抑制剂	
	索拉非尼	舒尼替尼	帕唑帕尼	阿昔替尼	贝伐珠单抗	西罗莫司	依维莫司
胃肠道反应							
便秘	C	VC		VC	VC		
腹泻	VC	VC	VC	VC	VC	VC	VC
消化不良	C	VC		C			
口干	C	C					C
肠胃气胀		C	C	C		C	
疼痛		VC		C			C
恶心	VC	VC	VC	VC	VC	VC	VC
口腔疼痛		C		C		VC	C
口腔炎	C	VC	C	VC	VC		VC
呕吐	C	VC	VC	VC	VC	VC	VC
腹痛		VC			C	C	
胃肠道穿孔	UC				C	UC	
粉刺	C	C				VC	C
脱发症	VC	C	C	C			C
皮肤干燥	C	VC		VC	VC		VC
红斑	VC	C	C	C			C
头发颜色变化		VC	VC				
HFSR	VC	VC		VC	C		C
指甲疾病	C	C				VC	VC
瘙痒	VC	C	C	C		VC	
皮疹	VC	VC	C	VC		VC	VC
皮肤变色		VC			VC		

续表

不良反应	TKIs				抗 VEGF	mTOR 抑制剂	
	索拉非尼	舒尼替尼	帕唑帕尼	阿昔替尼	贝伐珠单抗	西罗莫司	依维莫司
细菌和病毒感染	UC		UC		C	VC	VC
咳嗽	C	C	C	VC		VC	VC
呼吸困难		C		VC	C	VC	VC
鼻出血		VC	C	C		VC	VC
肺炎	UC	C				C	VC
胸腔积液						C	
左室射血分数降低	C	C	UC	C			
出血	VC			VC		VC	VC
高血压	C	VC	UC	VC	VC	C	C
深静脉血栓形成					C		
血栓形成					C		C
室上性心动过速					C		
肺栓塞			UC		C		C
厌食症	C	VC	C	VC	VC	VC	VC
低钾血症					VC	VC	
高血糖症					VC		VC
高胆固醇血症						VC	VC
高脂血症						VC	VC
低脂血症	VC		C			VC	C
嗜中性粒细胞减少症	C	VC	C		VC	C	C
血小板减少症	C	VC	C		VC	VC	VC
贫血	C	VC			C	VC	VC
白细胞减少症	C	C	C		VC	C	C

219

续表

不良反应	TKIs				抗 VEGF	mTOR 抑制剂	
	索拉非尼	舒尼替尼	帕唑帕尼	阿昔替尼	贝伐珠单抗	西罗莫司	依维莫司
淋巴细胞减少	VC	VC				C	C
肌酐升高	C	C				VC	C
肝酶升高	UC	UC	VC	C		C	C
蛋白尿		UC	C	VC	VC	C	C
头痛	VC	VC	C	VC	C	VC	
周围感觉神经病	C	C	UC		VC		
抑郁	C	C			C	C	
脑出血						C	
味觉障碍		VC	VC		VC	VC	
关节痛 / 肌痛	C	VC	C		VC	VC	C
流泪增多		C			VC		
眼睑水肿		C			VC		VC
结膜炎					C		VC
睫毛变色			UC				
过敏反应	UC	UC			C		
疲劳	VC	VC	VC	VC	VC	VC	VC
甲状腺功能减退	UC	VC	C	VC			
甲状腺功能亢进	UC	UC			VC		
失眠		C			VC	VC	VC
黏膜炎症		VC	C	VC	C		
水肿		VC	C		VC	VC	VC
发热						VC	VC

　　注：发生率 > 10% 称为非常常见（VC），1% < 发生率 < 10% 称为常见（C），0.1% < 发生率 < 1% 称为不常见（UC）。空格处为未报道不良反应或从现有数据无法统计[109]．

如果患者被充分告知并被鼓励采取预防措施，则可以大大限制不良反应的影响。即使是轻微的不良反应，也可能会对患者的生活质量产生重大影响，可能需要暂时减少剂量或中止治疗。医师应注意，合并症（如糖尿病和高血压）也可能增加某些不良反应的风险。为了确保及早发现不良反应并对其进行最佳处理，最大程度地提高患者的获益和依从性，医师应了解与每种药物相关的可管理不良反应的范围，并将此信息有效地传达给患者是十分重要的。

6.3.1 危及生命的不良反应

除了这些常见的不良反应外，《欧洲药品管理局产品特性摘要》中还报告了潜在的威胁生命或致命的不良事件。

据报道，索拉非尼会导致可逆性后脑白质脑病、高血压危象、心肌缺血和心肌梗死、胃肠道穿孔和出血。皮肤癌前病变如光化性角化病和角化棘皮瘤甚至鳞状细胞癌也有报道。

据报道，舒尼替尼可导致危及生命的血液学、心血管和静脉血栓形成事件、胰腺和肝胆并发症、胃肠道穿孔和出血。

据报道，贝伐珠单抗＋干扰素的联用可引起高血压性脑病、心力衰竭、血栓形成事件、胃肠道穿孔和出血。

据报道，帕唑帕尼会引起胃肠道穿孔和胃肠道瘘、动脉血栓形成事件、出血和严重的肝毒性。

据报道，阿昔替尼可引起胃肠道穿孔、出血、动脉血栓形成事件，危及生命的血液学改变、心肌梗死和乏力。

据报道，西罗莫司可引起超敏／输液反应、颅出血、肠穿孔、心包积液、肺炎、肾功能衰竭和伤口愈合延迟。

据报道，依维莫司可引起非感染性肺炎、感染。

6.3.2 预防和管理最常见的不良反应

6.3.2.1 皮肤不良反应

皮肤不良反应的早期识别是至关重要的，应该告知患者报告任何新的皮肤病变的发展。皮疹和手足皮肤反应（HFSR）是 TKI 最令人困扰和常见的不良反应之一。在接受索拉非尼治疗的患者中有 ±20% 发生手足皮肤反应，接受舒尼替尼和阿昔替尼治疗的患者中有 ±30% 发生手足皮肤反应。HFSR 通常在治疗 2～4 周后出现。HFSR 的发作和严重程度似乎是剂量依赖性的，通常在治疗中断后迅速消失。HFSR 的病理生理学机制尚不清楚。帕唑帕尼发生 HFSR 相对较少。HFSR 的严重程度从最微小的皮肤变化（1 级）到疼痛的溃疡性皮炎（3 级）不等，通常会导致药物减量。

尚无专门的研究来确定 HFSR 管理措施的获益程度。HFSR 的预防措施包括事先去除任何现有的角化过度区域和老茧[110]。重要的是要保护受压部位并用保湿霜或软膏治疗。在治疗过程中，应注意减少手脚暴露在热水中，并避免鞋履狭窄、运动引起的摩擦和外伤。可以穿带鞋垫的鞋子（可能还有手套）。在手脚处应用保湿霜，并向患者介绍 HFSR 的最初征兆可能会有好处[111]。建议穿着柔软而不是狭窄的鞋子甚至戴手套。一旦 HSFR 发生，应通过局部应用含皮质类固醇的乳膏来治疗。对于 2～3 级毒性，可能需要减少剂量、停药或终止治疗。

皮疹的治疗策略需要首先区分非严重性皮疹，这种皮疹通常是中度的，并且与全身性症状无关。更严重的超敏反应，如伴嗜酸性粒细胞增多和系统症状的药物反应（drug reaction with eosinophilia and systemic symptoms，DRESS）综合征或史 – 约综合征，这些通常与黏膜受累、大疱性病变以及全身和生物学体征有关。细致的皮肤护理，保湿霜和含尿素的乳液是关键的预防和治疗措施。一旦发生皮疹，需要立即停药并进行特殊的皮肤病治疗。

6.3.2.2 感染

依维莫司和西罗莫司具有剂量依赖性的免疫抑制特性，可能使患者容易感染。在西罗莫司Ⅲ期研究中，据报道西罗莫司组有 27% 的患者出现感染（3/4 级感染为 5%），而对照组则为 14%[99]。在依维莫司Ⅲ期研究中，依维莫司组有 13% 的患者感染（3/4 级感染为 4%），而对照组是 2%（3/4 级感染为 0）[100]。医师应意识到这种增加的风险，并应确保在开始使用 mTOR 抑制剂之前充分治疗所有先前存在的感染。尤其重要的是，由于肺部浸润或肺部症状在 mTOR 抑制剂应用中很常见，且肺部感染和非感染性肺炎之间可能存在重叠，所以上述情况需谨慎评估是否存在感染。

6.3.2.3 胃肠道不良反应

腹泻

腹泻是抗肿瘤治疗最常见的不良反应之一。如果管理不当，不仅对患者造成诸多不便甚至可能危及生命。有许多已发表的用于治疗癌症患者腹泻的临床指南，同样也适用于 RCC 的靶向治疗[112]。必须建议患者避免食用可能加重腹泻的食物，而应选择能增加粪便稠度的食物。如果持续腹泻，保持充足的液体和盐摄入很重要，如在 1L 水中加入 30ml（6 茶匙）糖和 2.5ml（1/2 茶匙）盐配成的 WHO 溶液。洛哌丁胺被广泛处方用于抗癌治疗相关的腹泻。对于 3 级或 4 级腹泻，可能需要调整剂量甚至中断治疗。

口腔或上消化道并发症

靶向治疗的口腔和上消化道并发症非常普遍，包括黏膜炎、口腔炎、口干、味觉减退或不适。黏膜炎的特征是消化道内壁的黏膜炎症和溃疡，而口腔炎更具体地是指口腔黏膜的发炎。Worthington 等的荟萃分析已经评估了预防药物在接受化疗的患者中预防口腔炎的有效性[113]。他们的分析结果表明，氨磷汀、中药（涉及 5 种或 11 种草药的混合物，包括金银花、甘草和木兰皮）、水解酶（胃蛋白酶、胰蛋白酶和胰凝乳蛋白酶或 wobe-mugos 酶）、冰片可能有助于预防或降低口腔炎的严重程度。来自小型高质量研究的一致证据表明，低能量红外线治疗（infrared low-level laser therapy，LLLT）可以一定程度预防癌症治疗引起的口腔黏膜炎的发展。LLLT 还可以显著减少癌症治疗引起的口腔黏膜炎患者的疼痛、严重程度和症状持续时间[114]。

厌食和体重下降

厌食可能是由癌症引起的食欲不振导致的，也可能与治疗相关的恶心 / 呕吐、口腔疼痛、腹泻以及味觉丧失或紊乱有关。与厌食症有关的症状，包括虚弱、疲劳、沮丧，牙齿脱落和器官损伤，可能对与健康相关生活质量产生负面影响，影响患者日常生活，并可能导致严重病例的死亡。严重的恶病质可能需要药物干预；包括醋酸甲地孕酮[115]、二十碳五烯酸二酯[116]、醋酸甲羟孕酮[117] 以及 β- 羟基 -β- 甲基丁酸酯、谷氨酰胺和精氨酸的混合物[118]。

胃肠道穿孔

胃肠道穿孔是一种罕见但潜在的致命并发症，据报道与除依维莫司外的所有靶向药物有关（迄今为止）。17 项随机研究的荟萃分析显示，贝伐珠单抗的胃肠道穿孔发生率最高，包括 12000 多例患有各种癌症的患者，其胃肠道穿孔的总发生率为 0.9%[119]。胃肠道穿孔的危险因素包括既往憩室炎或溃疡病史、放射线暴露、近期乙状结肠镜或结肠镜检查、胃肠道梗阻以及先前多次手术。一旦发生胃肠道穿孔，需立即停止抗癌治疗并妥善治疗穿孔。

6.3.2.4 代谢毒性

疲劳

疲劳是一种持续的、主观的、生理和 / 或心理的劳累或疲惫感。疲劳通常是由多种原因引起的。它可能是癌症相关的不良反应、治疗的不良反应以及其他疾病的症状，包括甲状腺功能减退、贫血、抑郁、睡眠障碍或疼痛，这些在靶向治疗中很常见[120]。因此，在对患者提出具体建议之前，应首先排除引起疲劳的任何潜在原因。应鼓励患者节约体能，将活动重新安排到体能状况最佳的时刻，保持精力旺盛促进睡眠。替代方法诸如压力管理、放松技巧和营养支持等可能有益处[121]。

甲状腺功能减退

甲状腺功能减退是舒尼替尼很常见的不良反应。按照 EU SmPC 的建议，应在开始舒尼替尼治疗之前检测并治疗先前存在的甲状腺功能减退症。尽管建议每月使用 TSH 作为起始治疗，但对治疗中甲状腺功能监测的频率尚无共识[122]。目前尚不清楚这些关于甲状腺功能监测的建议是否应扩展到所有接受过 TKI 治疗的患者。

高血糖

高血糖是 mTOR 抑制剂西罗莫司和依维莫司很常见的一种不良反应[99, 100]。建议在开始使用依维莫司或西罗莫司治疗前后定期监测空腹血糖。高血糖应通过饮食调整和增加胰岛素、降糖药物剂量或开始使用胰岛素和 / 或降糖药来治疗。

6.3.2.5 心血管不良反应

高血压

高血压是 VEGF 途径抑制剂的常见不良反应，据报道在接受索拉非尼、舒尼替尼、贝伐珠单抗 + IFN-α 或帕唑帕尼治疗的患者中，其发生率为 12% ~ 41%。血管生成抑制剂相关性高血压的治疗应遵循欧洲高血压学会的建议。在治疗前和治疗过程中必须进行血压（blood pressure，BP）监测，但是，何时以及如何进行血压测量尚无统一意见[109, 123, 124]。日常使用家庭血压监测可为早期发现和准确评估血压变化的标准治疗提供更有用的价值[123, 124]。推荐患者进行家庭血压监测，并为患者提供个性化的阈值以便（血压变化时）联系他们的医师。确诊高血压后，应采用标准的降压疗法治疗高血压，首选血管紧张素转换酶抑制剂（ACEI）和血管紧张素Ⅱ受体阻滞剂（ARB）。

心血管事件

TKI 和 VEGF 途径抑制剂治疗的启动需要严密监测其对心脏的作用。通常，在临床上患有明显的心血管疾病或先前存在充血性心力衰竭的所有患者中，应谨慎使用 VEGF 靶向药物，并应严密监测这些患者的心力衰竭临床征象。建议使用超声心动图或磁共振成像定期测量 LVEF，以监测癌症治疗期间的心功能[125-127]。由于心脏功能障碍可能会受到其他不良反应（如甲状腺功能减退或高血压）的影响，因此应仔细监测和处理这些情况。除少数病例外，尚不清楚停止治疗后左心室功能障碍是否可逆。

静脉和动脉血栓形成

静脉血栓形成（VTE）是癌症患者常见的并发症[128, 129]。风险因素包括年龄大于 65 岁、既往 VTE 事件和手术史。尚不清楚靶向药物是否会增加 VTE 的风险。尽管欧盟 SmPC 并未将 VTE 列为贝伐珠单抗的不良反应，但一项对 15 项各种贝伐珠单抗治疗实体瘤的研究的荟萃分析显示，VTE 的发生率确有上升：所有级别的 VTE 发生率上升 12%，高级别 VTE 的发生率则上升 6%[130]。ASCO 和美国胸科医师学会提出了关于预防和治疗癌症患者血栓形成的建议[131]。不建议对接受系统治疗的非卧床患者进行预防性抗凝。非卧床患者是否因上升的血栓形成事件风险而需要药物预防尚无定论。特别值得注意的是，乙酰水杨酸或其他抗血小板药物与抗 VEGF 药物合用时应慎重，因为这样会增加出血风险。

6.3.2.6 伤口愈合和出血

伤口愈合是外科医师面对应用靶向治疗的 RCC 患者时面临的最重要挑战之一。靶向药物的半衰期不尽相同，其中西罗莫司 17 小时、索拉非尼 1～2 天、舒尼替尼 4 天、贝伐珠单抗 17 天。为了最大程度地减少对伤口愈合的影响，大多数建议对口服 TKI 预留至少 2 周的代谢期。贝伐珠单抗已对此进行了详细记录，因此 EU SmPC 对其黑框警告，建议在手术后至少 28 天停止贝伐珠单抗治疗。应定期监测伤口裂开或感染的迹象。TKI 和 mTOR 抑制剂也可能会影响伤口的愈合，尽管关于手术前后的最短治疗中断时间仍缺乏明确的数据和建议，目前建议的范围为 7 ~ 14 天。值得注意的是，一项针对 TKI 的研究发现，在接受细胞减灭性肾切除术或腹膜后复发切除的 RCC 患者中，术前用索拉非尼、舒尼替尼或贝伐珠单抗治疗的患者与接受一线手术治疗的患者的切口相关并发症发生率相似[132]。

应用贝伐珠单抗、舒尼替尼、西罗莫司和依维莫司治疗的患者中，鼻出血等轻微出血事件很常见。良好的患者教育可能会降低轻微出血事件的发生。危及生命的事件更为罕见，大多数发生在贝伐珠单抗的使用中。它引起了人们对使用贝伐珠单抗 + IFN-α 治疗患者中枢神经系统（central nervous system，CNS）转移的关注。这些患者被排除在试验之外。TKI 类药物索拉非尼和舒尼替尼可以安全地用于已接受放射治疗的 CNS 转移患者。预防出血的主要措施之一是最佳控制血压以避免高血压。

6.3.3　卡博替尼的毒性

在 RCC 患者中，一项Ⅲ期临床试验结果显示关于卡博替尼安全性的经验是有限的[92, 93]，在Ⅲ期 METEOR 试验中，常见的不良反应包括腹泻、疲劳、恶心、食欲下降、手足综合征和高血压，这些不良反应在 RCC 患者接受其他 VEGFR、TKI 治疗中也有发生。卡博替尼的药物减量发生概率比依维莫司更高（分别为 60% 和 25%），这表明需要更加严密监测卡博替尼的不良反应。因此，我们认为上述建议有一定的可行性。

6.4　总结

前列腺癌对激素疗法的独特敏感性和肾癌对靶向 VHL/HIF 途径疗法的独特敏感性逐渐成为一种不含化疗的治疗组合。这类药物具有长期治疗的特殊性，因为它们不能根治疾病，而是将疾病转变为更慢性的状态。新兴疗法产生了能够有效延长寿命的多种序贯治疗的希望。此类药物的大多数不良反应比疾病本身更令人困扰，但由于这些药物是长期服用的，因此可能会对患者生活质量产生深远的影响。总之，这些药物的应用是对依从性的考验，可能对这些疗法的长期疗效产生影响。此外，许多此类药物的不良反应通常与常见的慢性病重叠，如糖尿病、高血压、高胆固醇血症和心力衰竭。如何处理这些不良反应极为复杂，因此只有医师、护士和受过良好教育的患者参与的多学科预防方法才能保证最佳疗效。

（贾喜花　译）

参考文献

［1］FERLAY J SOERJOMATARAM I, ERVIK M, et al. GLOBOCAN 2012 v1. 0, cancer incidence and mortality worldwide: IARC CancerBase［R］. Lyon: International Agency for Research on Cancer. 2013.

［2］WOLFF RF. A systematic review of randomised controlled trials of radiotherapy for localised prostate cancer［J］. Eur J Cancer. 2015, 51: 2345–2367.

［3］GILLESSEN S, ATTARD G, BEER TM, et al. Management of patients with advanced prostate cancer: the report of the advanced prostate cancer consensus conference APC-CC 2017［J］. Eur Urol. 2017, 17: 30497–30499.

［4］TANNOCK I F, WIT R D, BERRY W R, et al. Docetaxel plus prednisone or mitoxan-trone plus prednisone for advanced prostate cancer［J］. N Engl J Med. 2004, 351: 1502–1512.

［5］BEER T M, ARMSTRONG A J, RATHKOPF D, et al. Enzalutamide in men with chemotherapy-naive metastatic castration-resistant prostate cancer: extended analysis of the phase 3 PREVAIL study［J］. Eur Urol. 2017, 71: 151–154.

［6］FIZAZI K, TRAN N P, FEIN L, et al. Abiraterone plus prednisone in metastatic, cas-tration-sensitive prostate cancer［J］. N Engl J Med. 2017, 377(4): 352–360.

［7］JAMES N D, DE BONO J S, SPEARS M R, et al. Abiraterone for prostate cancer not previously treated with hormone therapy［J］. N Engl J Med. 2017, 377: 338–351.

［8］JAMES N D, SYDES M R, CLARKE N W, et al. Addition of docetaxel, zoledronic acid, or both to first-line long-term hor mone therapy in prostate cancer(STAMPEDE): survival results from an adaptive, multiarm, multistage, platform randomised controlled trial［J］. Lancet. 2016, 387: 1163–1177.

［9］SWEENEY C J, CHEN Y H, CARDUCCI M, et al. Chemohormonal therapy in met-astatic hormone-sensitive prostate cancer［J］. N Engl J Med. 2015, 373: 737–746.

［10］HUGGINS C, HODGES C. Studies on prostate cancer. I. The effect of castration, of oestrogen and of androgen injection on serum phosphatases in metastatic carcinoma of the prostate［J］. Cancer Res. 1941, 1: 293.

［11］CORNFORD P, BELLMUNT J, BOLLA M, et al. EAU-ESTRO-SIOG guidelines on prostate cancer. Part Ⅱ: treatment of relapsing, metastatic, and castration-resistant prostate cancer ［J］. Eur Urol. 2017, 71: 630–642.

［12］GOMELLA L G. Contemporary use of hormonal therapy in prostate cancer: managing complica tions and addressing quality-of-life issues ［J］. BJU Int. 2007, 99(Suppl 1): 25–29.

［13］HOLZBEIERLEIN J M. Managing complications of androgen deprivation therapy for prostate cancer ［J］. Urol Clin North Am. 2006, 33: 181–190.

［14］NGUYEN P L, ALIBHAI S, BASARIA S, et al. Adverse effects of androgen deprivation therapy and strategies to mitigate them ［J］. Eur Urol. 2014, 67(5): 825–836.

［15］MOYAD M A. Promoting general health during androgen deprivation therapy-(ADT): a rapid 10-step review for your patients ［J］. Urol Oncol. 2005, 23: 56–64.

［16］MOTTET N, PRAYER-GALETTI T, HAMMERER P, et al. Optimizing outcomes and quality of life in the hormonal treatment of prostate cancer ［J］. BJU Int. 2006, 98: 20–27.

［17］MOYAD M A, MERRICK G S. Statins and cholesterol lowering after a cancer diagnosis: why not? ［J］Urol Oncol. 2005, 23: 49–55.

［18］BARTON D, LAVASSEUR B, SLOAN J A, et al. A phase Ⅲ trial evaluating three doses of citalopram for hot flashes: NCCTG trial N05C9 ［J］. J Clin Oncol. 2008, 26: A9538.

［19］LOPRINZI C L, GOLDBERG R M, O'FALLON J R, et al. Transdermal clonidine for ameliorating post-orchiectomy hot flashes ［J］. J Urol. 1994, 151: 634–636.

［20］LOPRINZI C L, KHOYRATTY B S, DUECK A, et al. Gabapentin for hot flashes in men: NCCTG trial N00CB ［J］. J Clin Oncol. 2007, 25: A9005.

［21］SPETZ HOLM A C, FRISK J, HAMMAR M L. Acupuncture as treatment of hot flashes and the possible role of calcitonin gene-related peptide ［J］. Evid Based Complement Alternat Med. 2012, 2012: 579321.

［22］VANDECASTEELE K, OST P, OOSTERLINCK W, et al. Evaluation of the efficacy and safety of salvia Officinalis in controlling hot flashes in prostate cancer patients treated with androgen deprivation ［J］. Phytother Res. 2012, 26: 208–213.

［23］POTOSKY A L, REEVE B B, CLEGG LX, et al. Quality of life following localized prostate cancer treated initially with androgen deprivation therapy or no therapy ［J］. J Natl Cancer Inst. 2002, 94: 430–437.

［24］AUCOIN M W, WASSERSUG R J. The sexuality and social performance of androgen-deprived (castrated)men throughout history: implications for modern day cancer patients ［J］. Soc Sci Med. 2006, 63: 3162–3173.

［25］WALKER L M, HAMPTON A J, WASSERSUG R J, et al. Androgen deprivation therapy and maintenance of intimacy: a randomized controlled pilot study of an educational intervention for patients and their partners ［J］. Contemp Clin Trials. 2013, 34: 227–231.

［26］BOURKE L, SMITH D, STEED L, et al. Exercise for men with prostate cancer: a systematic review and meta-analysis [J]. Eur Urol. 2016, 69, 693–703.

[27] DEMARK-WAHNEFRIED W, CLIPP E C, LIPKUS I M, et al. Main outcomes of the FRESH START trial: a sequentially tai lored, diet and exercise mailed print intervention among breast and prostate cancer survivors [J]. J Clin Oncol. 2007, 25: 2709–2718.

[28] HIGANO C S. Side effects of androgen deprivation therapy: monitoring and minimizing toxicity [J]. Urology. 2003, 61: 32–38.

[29] FANG F, KEATING N L, MUCCI L A, et al. Immediate risk of suicide and cardiovascular death after a prostate cancer diagnosis: cohort study in the United States [J]. J Natl Cancer Inst. 2010, 102: 307–314.

[30] DINH K T, REZNOR G, MURALIDHAR V, et al. Association of androgen deprivation therapy with depression in localized prostate cancer [J]. J Clin Oncol. 2016, 34: 1905–1912.

[31] HINZ A, MEHNERT A, KOCALEVENT R D, et al. Assessment of depression severity with the PHQ-9 in cancer patients and in the general population [J]. BMC Psychiatry. 2016, 16: 22.

[32] WU L M, TANENBAUM M L, DIJKERS M P, et al. Cognitive and neurobehavioral symptoms in patients with non-metastatic prostate cancer treated with androgen deprivation therapy or observation: a mixed methods study [J]. Soc Sci Med. 2016, 156: 80–89.

[33] NEAD K T, SINHA S, NGUYEN P L. Androgen deprivation therapy for prostate cancer and dementia risk: a systematic review and meta-analysis [J]. Prostate Cancer Prostatic Dis. 2017, 20(3): 259–264.

[34] JHAN J H, YANG Y H, CHANG Y H, et al. Hormone therapy for prostate cancer increases the risk of Alzheimer's disease: a nationwide 4-year longitudinal cohort study [J]. Aging Male. 2017, 20: 33–38.

[35] STRUM S B, MCDERMED J E, SCHOLZ M C, et al. Anaemia associated with androgen deprivation in patients with prostate cancer receiving combined hormone blockade [J]. Br J Urol. 1997, 79: 933–941.

[36] NANDA A, CHEN M H, BRACCIOFORTE M H, et al. Hormonal therapy use for prostate cancer and mortality in men with coronary artery disease-induced congestive heart failure or myocardial infarction [J]. JAMA. 2009, 302: 866–873.

[37] ALBERTSEN P C, KLOTZ L, TOMBAL B, et al. Cardiovascular morbidity associated with gonadotropin releasing hormone agonists and an antagonist [J]. Eur Urol. 2014, 65: 565–573.

[38] TIVESTEN A, PINTHUS J H, CLARKE N, et al. Cardiovascular risk with androgen deprivation therapy for prostate cancer: potential mechanisms [J]. Urol Oncol. 2015, 33: 464–475.

[39] SCAILTEUX L M, VINCENDEAU S, BALUSSON F, et al. Androgen deprivation therapy and cardiovascular risk: no meaningful difference between GnRH antagonist and ago-

nists-a nationwide population-based cohort study based on 2010—2013 French health insurance data［J］. Eur J Cancer. 2017, 77: 99–108.

［40］GALVAO D A, SPRY N A, TAAFFE D R, et al. Changes in muscle, fat and bone mass after 36 weeks of maximal androgen blockade for prostate cancer［J］. BJU Int. 2008, 102: 44–47.

［41］GALVAO D A, TAAFFE D R, SPRY N, et al. Reduced muscle strength and functional performance in men with prostate cancer undergoing androgen suppression: a comprehensive cross-sectional investigation［J］. Prostate Cancer Prostatic Dis. 2008, 12: 198–203.

［42］BRAGA-BASARIA M, DOBS A S, MULLER D C, et al. Metabolic syndrome in men with prostate cancer undergoing long-term androgen-deprivation therapy［J］. J Clin Oncol. 2006, 24: 3979–3983.

［43］SMITH M R, LEE H, MCGOVERN F, et al. Metabolic changes during gonadotropin-releasing hormone agonist therapy for prostate cancer: differ ences from the classic metabolic syndrome［J］. Cancer. 2008, 112: 2188–2194.

［44］SMITH M R, LEE H, NATHAN D M. Insulin sensitivity during combined androgen blockade for prostate cancer［J］. J Clin Endocrinol Metab. 2006, 91: 1305–1308.

［45］KEATING N L, O'MALLEY A J, FREEDLAND S J, et al. Diabetes and cardiovascular disease during androgen deprivation therapy: observational study of veterans with prostate cancer［J］. J Natl Cancer Inst. 2010, 102: 39–46.

［46］BOSCO C, BOSNYAK Z, MALMBERG A, et al. Quantifying observational evidence for risk of fatal and nonfatal cardiovascular disease following andro gen deprivation therapy for prostate cancer: a meta-analysis［J］. Eur Urol. 2015, 68: 386–396.

［47］Nguyen P L, JE Y, SCHUTZ F A, et al. Association of androgen deprivation therapy with cardiovascular death in patients with prostate cancer: a meta-analysis of randomized trials［J］. JAMA. 2011, 306: 2359–2366.

［48］LEVINE G N, AMICO A V D, BERGER P, et al. Androgen-deprivation therapy in prostate cancer and cardiovascular risk: a science advisory from the American Heart Association, American Cancer Society, and American Urological Association: endorsed by the American Society for Radiation Oncology［J］. Circulation. 2010, 121: 833–840.

［49］Food and Drug Administration. FDA drug safety communication: update to ongoing safety review of GnRH agonists and notification to manufacturers of GnRH agonists to add new safety information to labeling regarding increased risk of diabetes and certain cardiovascular diseases［R］. 2010.

［50］SCHOW D A, RENFER L G, ROZANSKI T A, et al. Prevalence of hot flushes during and after neoadjuvant hormonal therapy for localized prostate cancer［J］. South Med J. 1998, 91: 855–857.

［51］NOBES J P, LANGLEY S E, KLOPPER T, et al. A prospective, randomized pilot study evaluating the effects of metformin and lifestyle intervention on patients with prostate cancer receiving androgen deprivation therapy [J]. BJU Int. 2011, 109(10): 1495–1502.

[52] GALVAO D A, NOSAKA K, TAAFFE D R, et al. Resistance training and reduction of treatment side effects in prostate can cer patients [J]. Med Sci Sports Exerc. 2006, 38: 2045–2052.

[53] SEGAL R J. Resistance exercise in men receiving androgen deprivation therapy for prostate cancer [J]. J Clin Oncol. 2003, 21: 1653–1659.

[54] SEGAL R J. Randomized controlled trial of resistance or aerobic exercise in men receiving radiation therapy for prostate cancer [J]. J Clin Oncol. 2009, 27: 344–351.

[55] BAUMANN F T, ZOPF E M, BLOCH W. Clinical exercise interventions in prostate cancer patients-a systematic review of randomized controlled trials [J]. Support Care Cancer. 2012, 20: 221–233.

[56] ERIKSSON S, ERIKSSON A, STEGE R, et al. Bone mineral density in patients with prostatic cancer treated with orchidectomy and with estrogens [J]. Calcif Tissue Int. 1995, 57: 97–99.

[57] FINK H A, EWING S K, ENSRUD K E, et al. Association of testosterone and estradiol deficiency with osteoporosis and rapid bone loss in older men [J]. J Clin Endocrinol Metab. 2006, 91: 3908–3915.

[58] MURPHY S, KHAW K T, CASSIDY A, et al. Sex hormones and bone mineral density in elderly men [J]. Bone Miner. 1993, 20: 133–140.

[59] SZULC P, DELMAS P D. Biochemical markers of bone turnover in men [J]. Calcif Tissue Int. 2001, 69: 229–234.

[60] MAILLEFERT J F, SIBILIA J, MICHEL F, et al. Bone mineral density in men treated with synthetic gonadotropin-releasing hormone agonists for prostatic carcinoma [J]. J Urol. 1999, 161: 1219–1222.

[61] DANIELL H W. Osteoporosis after orchiectomy for prostate cancer [J]. J Urol. 1997; 157, 439–444.

[62] DANIELL H W, DUNN S R, FERGUSON D W, et al. Progressive osteoporosis during androgen deprivation therapy for prostate cancer [J]. J Urol. 2000, 163: 181–186.

[63] HIGANO C, SHIELDS A, WOOD N, et al. Bone mineral density in patients with prostate cancer without bone metastases treated with intermittent androgen suppression [J]. Urology. 2004, 64: 1182–1186.

[64] MITTAN D, LEE S, MILLER E, et al. Bone loss following hypogo nadism in men with prostate cancer treated with GnRH analogs [J]. J Clin Endocrinol Metab. 2002, 87: 3656–3661.

[65] SHAHINIAN V B, KUO Y F, FREEMAN J L, et al. Risk of fracture after androgen deprivation for prostate cancer [J]. N Engl J Med. 2005, 352: 154–164.

[66] SMITH M R, LEE W C, BRANDMAN J, et al. Gonadotropin-releasing hormone

agonists and fracture risk: a claims-based cohort study of men with nonmetastatic prostate cancer ［J］. J Clin Oncol. 2005, 23: 7897–7903.

［67］ALIBHAI S M, DUONG-HUA M, CHEUNG A M, et al. Fracture types and risk factors in men with prostate cancer on androgen deprivation therapy: a matched cohort study of 19 079 men ［J］. J Urol. 2010, 184(3): 918–923.

［68］OEFELEIN M G, RICCHUITI V, CONRAD W, et al. Skeletal fracture associated with androgen suppression induced osteoporosis: the clinical incidence and risk factors for patients with prostate cancer ［J］. J Urol. 2001, 166: 1724–1728.

［69］LENCHIK L, KIEBZAK G M, BLUNT B A. What is the role of serial bone mineral density measure ments in patient management? ［J］J Clin Densitom. 2002, 5(Suppl): S29–S38.

［70］EBELING P R. Clinical practice. Osteoporosis in men ［J］. N Engl J Med. 2008, 358: 1474–1482.

［71］CUMMINGS S R, BLACK D M, NEVITT M C, et al. Bone density at various sites for prediction of hip fractures. The Study of Osteoporotic Fractures Research Group ［J］. Lancet. 1993, 341: 72–75.

［72］TINETTI M E. Clinical practice. Preventing falls in elderly persons ［J］. N Engl J Med. 2003, 348: 42–49.

［73］TANG B M, ESLICK G D, NOWSON C, et al. Use of calcium or calcium in com bination with vitamin D supplementation to prevent fractures and bone loss in people aged50 years and older: a meta-analysis ［J］. Lancet. 2007, 370, 657–666.

［74］BENTON M J, WHITE A. Osteoporosis: recommendations for resistance exercise and supple mentation with calcium and vitamin D to promote bone health ［J］. J Community Health Nurs. 2006, 23: 201–211.

［75］Network NCC. Prostate cancer ［EB/OL］. (2017-02-21). https://www.nccn.org/professionals/physician_gls/pdf/pros tate. pdf(2017).

［76］SMITH M R, MCGOVERN F J, ZIETMAN A L, et al. Pamidronate to prevent bone loss during androgen-deprivation therapy for prostate cancer ［J］. N Engl J Med. 2001, 345: 948–955.

［77］SMITH M R, EASTHAM J, GLEASON D M, et al. Randomized controlled trial of zoledronic acid to prevent bone loss in men receiving androgen deprivation therapy for nonmetastatic prostate cancer ［J］. J Urol. 2003, 169: 2008–2012.

［78］MICHAELSON M D, KAUFMAN D S, LEE H, et al. Randomized controlled trial of annual zoledronic acid to prevent gonadotropin-releasing hormone agonist-induced bone loss in men with prostate cancer ［J］. J Clin Oncol. 2007, 25: 1038–1042.

［79］GREENSPAN S L, NELSON J B, TRUMP D L, et al. Effect of once-weekly oral alendronate on bone loss in men receiving androgen deprivation therapy for prostate cancer: a randomized trial ［J］. Ann Intern Med. 2007, 146: 416–424.

［80］BEKKER P J, HOLLOWAY D L, RASMUSSEN A S, et al. A single-dose placebo-controlled study of AMG 162, a fully human mono clonal antibody to RANKL, in postmeno-pausal women［J］. J Bone Miner Res. 2004, 19: 1059–1066.

［81］SMITH M R, EGERDIE B, HERNNDEZ T N, et al. Denosumab in men receiving androgen-deprivation therapy for prostate cancer［J］. N Engl J Med. 2009, 361: 745–455.

［82］DE BONO J S, LOGOTHETIS C J, MOLINA A, et al. Abiraterone and increased survival in metastatic prostate cancer［J］. N Engl J Med. 2011, 364: 1995–2005.

［83］RYAN C J, SMITH M R, FIZAZI K, et al. Abiraterone acetate plus prednisone versus placebo plus prednisone in chemotherapy-naive men with metastatic castration-resistant prostate cancer(COU-AA-302): final overall survival analysis of a randomised, double-blind, placebo-controlled phase 3 study［J］. Lancet Oncol. 2015, 16(2): 152–160.

［84］ATTARD G, REID A H M, AUCHUS R J, et al. Clinical and biochemical conse-quences of CYP17A1 inhibition with abi raterone given with and without exogenous glucocor-ticoids in castrate men with advanced prostate cancer［J］. J Clin Endocrinol Metab. 2012, 97: 507–516.

［85］RYAN C J, SMITH M R, DEBONO J S, et al. Abiraterone in metastatic prostate cancer without previous chemotherapy［J］. N Engl J Med. 2013, 368: 138–148.

［86］AGENCY E M. Summary of the European public assessment report(EPAR)for Zyti-ga. 2015［EB/OL］. (2015-01-20). http://www.ema.europa.eu/docs/en_GB/document_library/EPAR_-_Summary_for_the_pub lic/human/002321/WC500112861.pdf.

［87］TRAN C, OUK S, NICOLA J, et al. Development of a second-generation antiandro-gen for treatment of advanced prostate cancer［J］. Science. 2009, 324: 787–790.

［88］BEER T M, ARMSTRONG J, RATHKOPF D, et al. Enzalutamide in metastatic prostate cancer before chemotherapy［J］. N Engl J Med. 2014, 371: 424–433.

［89］SCHER H I, FIZAZI K, SAAD F, et al. Increased survival with enzalutamide in prostate cancer after chemotherapy［J］. N Engl J Med. 2012, 367: 1187–1197.

［90］CHOWDHURY S, SHORE N, SAAD F, et al. Fatigue in men with metastatic castration-resistant prostate cancer treated with enzalutamide: data from randomised clinical trials［J］. Ann Oncol. 2016, 27: 739.

［91］AGENCY E M. Summary of the European public assessment report(EPAR)for Xtandi. 2015［EB/OL］. (2015-01-20). http://www.ema.europa.eu/docs/en_GB/document_library/EPAR_-_Summary_for_the_pub lic/human/002639/WC500144999.pdf.

［92］CHOUEIRI T K, ESCUDIER B, POWLES T, et al. Cabozantinib versus Everolimus in Advanced Renal-Cell Carcinoma［J］. N Engl J Med. 2015, 373: 1814–1823.

［93］CHOUEIRI T K, ESCUDIER B, POWLES T, et al. Cabozantinib versus everolimus in advanced renal cell carcinoma (METEOR): final results from a randomised, open-label, phase 3 trial［J］. Lancet Oncol. 2016, 17: 917–927.

［94］ESCUDIER B, EISEN T, STADLER W M, et al. Sorafenib in advanced clear-cell renal-cell carcinoma［J］. N Engl J Med. 2007, 356: 125–134.

[95] ESCUDIER B, EISEN T, STADLER W M, et al. Sorafenib for treatment of renal cell carcinoma: final efficacy and safety results of the phase Ⅲ treatment approaches in renal cancer global evaluation trial [J] . J Clin Oncol. 2009, 27: 3312–3318.

[96] ESCUDIER B, PLUZANSKA A, KORALEWSKI P, et al. Bevacizumab plus interferon alfa-2a for treatment of metastatic renal cell carcinoma: a randomised, double-blind phase Ⅲ trial [J] . Lancet. 2007, 370: 2103–2111.

[97] ESCUDIER B, SZCZYLIK C, HUTSON T E, et al. Randomized phase Ⅱ trial of first-line treatment with sorafenib versus inter feron Alfa-2a in patients with metastatic renal cell carcinoma [J] . J Clin Oncol. 2009, 27: 1280–1289.

[98] GIANNARINI G, PETRALIA G, THOENY H C. Potential and limitations of diffusion-weighted mag netic resonance imaging in kidney, prostate, and bladder cancer including pelvic lymph node staging: a critical analysis of the literature [J] . Eur Urol. 2011, 61(2): 326–340.

[99] HUDES G, CARDUCCI M, TOMCZAK P, et al. Temsirolimus, interferon alfa, or both for advanced renal-cell carcinoma [J] . N Engl J Med. 2007, 356: 2271–2281.

[100] MOTZER R J, ESCUDIER B, OUDARD S, et al. Efficacy of everolimus in advanced renal cell carcinoma: a double-blind, randomised, placebo-controlled phase Ⅲ trial [J] . Lancet. 2008, 372: 449–456.

[101] MOTZER R J, ESCUDIER B, TOMCZAK P, et al. Axitinib versus sorafenib as second-line treatment for advanced renal cell carcinoma: overall survival analysis and updated results from a randomised phase 3 trial [J] . Lancet Oncol. 2013, 14: 552–562.

[102] MOTZER R J, HUTSON T E, TOM CZAK P, et al. Overall survival and updated results for sunitinib compared with interferon alfa in patients with metastatic renal cell carcinoma [J] . J Clin Oncol. 2009, 27: 3584–3590.

[103] MOTZER R J, HUTSON T E, TOM CZAK P, et al. Sunitinib versus interferon alfa in metastatic renal-cell carcinoma [J] . N Engl J Med. 2007, 356: 115–124.

[104] RINI B I, ESCUDIER B, TOMCZAK P, et al. Comparative effectiveness of axitinib versus sorafenib in advanced renal cell carcinoma(AXIS): a randomised phase 3 trial [J] . Lancet. 2011, 378: 1931–1939.

[105] RINI B I, HALABI S, JONATHAN E R, et al. Bevacizumab plus interferon alfa compared with interferon alfa monotherapy in patients with metastatic renal cell carcinoma: CALGB 90206 [J] . J Clin Oncol. 2008, 26: 5422–5428.

[106] STERNBERG C N, DAVIS L D, MARDIAK J, et al. Pazopanib in locally advanced or metastatic renal cell carcinoma: results of a randomized phase Ⅲ trial [J] . J Clin Oncol. 2010, 28: 1061–1068.

[107] FYFE G, FISHER RI, ROSENBERG SA, et al. Results of treatment of 255 patients with metastatic renal cell carcinoma who received high-dose recombinant inter leukin-2 therapy [J] . J Clin Oncol. 1995, 13: 688–696.

［108］ESCUDIER B, BELLMUNT J, NEGRIER S, et al. Phase Ⅲ trial of bevacizumab plus interferon alfa-2a in patients with metastatic renal cell carcinoma(AVOREN): final analysis of overall survival ［J］. J Clin Oncol. 2010, 28: 2144–2150.

［109］EISEN T, STERNBERG C N, ROBERT C, et al. Targeted therapies for renal cell carcinoma: review of adverse event manage ment strategies ［J］. J Natl Cancer Inst. 2012, 104: 93–113.

［110］LACOUTURE M E, WU S H, ROBERT C, et al. Evolving strategies for the man-agement of hand-foot skin reaction associated with the multitargeted kinase inhibitors sorafenib and sunitinib ［J］. Oncologist. 2008, 13: 1001–1011.

［111］NEGRIER S, RAVAUD A. Optimisation of sunitinib therapy in metastatic renal cell carcinoma: adverse-event management ［J］. Eur J Cancer Suppl. 2007, 5(7): 12–19.

［112］BENSON A B, AJANI J A, CATALANO R B, et al. Recommended guidelines for the treatment of cancer treatment-induced diarrhea ［J］. J Clin Oncol. 2004, 22: 2918–2926.

［113］WORTHINGTON H V, CLARKSON J E, EDEN O B. Interventions for preventing oral mucositis for patients with cancer receiving treatment ［J］. Cochrane Database Syst Rev. 2007, 4: CD000978.

［114］BJORDAL J M, BENSADOUN R J, TUNER J, et al. A systematic review with meta-analysis of the effect of low-level laser therapy(LLLT)in cancer therapy induced oral mucositis ［J］. Support Care Cancer. 2011, 19: 1069–1077.

［115］LOPRINZI C L, ELLISON N M, SCHAID D J, et al. Controlled trial of megestrol acetate for the treatment of cancer anorexia and cachexia ［J］. J Natl Cancer Inst. 1990, 82: 1127–1132.

［116］FEARON KC, BARBER M D, MOSES A G, et al. Double-blind, placebo-controlled, randomized study of eicosapentaenoic acid diester in patients with cancer cachexia ［J］. J Clin Oncol. 2006, 24: 3401–3407.

［117］MADEDDU C, MACCIO A, PANZONE F, et al. Medroxyprogesterone acetate in the management of cancer cachexia ［J］. Expert Opin Pharmacother. 2009, 10: 1359–1366.

［118］BERK L, JAMES J, SCHWARTZ A, et al. A random ized, double-blind, placebo-controlled trial of a beta-hydroxyl beta-methyl butyrate, gluta mine, and arginine mixture for the treatment of cancer cachexia(RTOG 0122) ［J］. Support Care Cancer. 2008, 16: 1179–1188.

［119］HAPANI S, CHU D, WU S. Risk of gastrointestinal perforation in patients with cancer treated with bevacizumab: a meta-analysis ［J］. Lancet Oncol. 2009, 10: 559–568.

［120］Network. NCC NCCN clinical practice guidelines in oncology: cancer-related fa-tigue ［EB/OL］. (2020-02-17). http://www.nccn.org/.

［121］TURNER J S, CHEUNG E M, GEORGE J, et al. Pain management, supportive and pal liative care in patients with renal cell carcinoma ［J］. BJU Int. 2007, 99: 1305–1312.

［122］WOLTER P, STEFAN C, DECALLONNE B, et al. The clini cal implications of sunitinib-induced hypothyroidism: a prospective evaluation ［J］. Br J Cancer. 2008, 99: 448–

454.

［123］BAMIAS A, LAINAKIS G, MANIOS E, et al. Diagnosis and management of hypertension in advanced renal cell carcinoma: prospective evaluation of an algorithm in patients treated with sunitinib［J］. J Chemother. 2009, 21: 347–350.

［124］BAMIAS A, LAINAKIS G, MANIOS E, et al. Could rigorous diagnosis and management of hypertension reduce cardiac events in patients with renal cell carcinoma treated with tyrosine kinase inhibi Tors［J］. J Clin Oncol. 2009, 27: 2567–2569.

［125］ALTENA R, PERIK P J, VAN VELDHUISEN D J, et al. Cardiovascular toxicity caused by cancer treatment: strategies for early detection［J］. Lancet Oncol. 2009, 10: 391–399.

［126］FORCE T, KERKELA R. Cardiotoxicity of the new cancer therapeutics--mechanisms of, and approaches to, the problem［J］. Drug Discov Today. 2008, 13: 778–784.

［127］TELLI M L, WITTELES R M, FISHER G A, et al. Cardiotoxicity associated with the cancer therapeutic agent sunitinib malate［J］. Ann Oncol. 2008, 19: 1613–1618.

［128］ELICE F, RODEGHIERO F, FALANGA A, et al. Thrombosis associated with angiogen esis inhibitors［J］. Best Pract Res Clin Haematol. 2009, 22: 115–128.

［129］ZANGARI M, FINK LM, ELICE F, et al. Thrombotic events in patients with cancer receiving antiangiogenesis agents［J］. J Clin Oncol. 2009, 27: 4865–4873.

［130］NALLURI SR, CHU D, KERESZTES R, et al. Risk of venous thromboembolism with the angiogenesis inhibitor bevacizumab in cancer patients: a meta-analysis［J］. JAMA. 2008, 300: 2277–2285.

［131］GEERTS WH, BERGQVIST D, PINEO GF, et al. Prevention of venous thromboembolism: American College of Chest Physicians Evidence-Based Clinical Practice Guidelines(8th edition)［J］. Chest. 2008, 133: 381S–453S.

［132］MARGULIS V, MATIN SF, TANNIR N, et al. Surgical morbidity associated with administration of targeted molecular therapies before cytoreduc tive nephrectomy or resection of locally recurrent renal cell carcinoma［J］. J Urol. 2008, 180: 94–98.

7 中枢神经系统

Patrizia Farina, Florian Scotté, Chiara Villa, Bertrand Baussart, and Anna Luisa Di Stefano

摘 要

　　原发性中枢神经系统（CNS）肿瘤是临床和生物学行为存在较大异质性的一组肿瘤的总称，其发病原因尚不明确。一些罕见的遗传性肿瘤综合征（如 Turcot 综合征、Li-Fraumeni 综合征以及神经纤维瘤病）被认为具有胶质瘤发病的遗传倾向，然而，总体比例仅占胶质瘤的不足 5%。CNS 肿瘤与其他肿瘤存在许多不同。首先，为了保护中枢神经系统免受外界病原的伤害，这些肿瘤被一个重要的天然屏障——血 – 脑屏障隔开；但就肿瘤而言，血 – 脑屏障限制了治疗效果。其次，大多数 CNS 肿瘤是恶性的，不仅因为肿瘤自身的生物学行为，还因为它们的生长位置。即使其非常小且生长缓慢的肿瘤，如果其发生在大脑重要区域（如脑干），即可导致严重的、进行性恶化的以及致命性的后果。最后，CNS 肿瘤对患者生活质量具有直接影响，其可长期影响患者日常生活能力。因此，对于 CNS 肿瘤，早期诊断和建立一个快速的多学科会诊流程以制订最佳治疗决策尤为重要。在这些诊疗中，尤其需要注意所选择的化学疗法和靶向药物应能够透过血 – 脑屏障进入到肿瘤中。

　　本文将聚焦于治疗各种肿瘤的化疗所致的不良反应，从脑胶质瘤到来源于其他器官转移到脑（如脑膜）的继发性中枢神经系统肿瘤，将主要讨论中枢神经系统疾病（胶质瘤、髓母细胞瘤和癌性脑膜炎）治疗手段的主要并发症，如放射治疗、细胞毒性药物、靶向抗肿瘤治疗、免疫治疗和支持性治疗的主要并发症。

关键词

CNS　胶质瘤　替莫唑胺　贝伐珠单抗　免疫治疗　血－脑障碍

7.1　引言

本文的重点是原发性中枢神经系统（CNS）肿瘤治疗的不良反应与CNS肿瘤行支持治疗时中枢神经系统症状所表现的特殊性。针对中枢神经系统中继发（转移）性肿瘤的治疗，读者可参考其原发肿瘤相应章节。与其他全身性疾病相比，脑转移瘤对化学治疗也有类似的反应，但需要满足两个前提条件：药物能穿过血脑屏障并且在CNS肿瘤本身能达到足够的药物浓度。本文将主要讨论成人最常见的恶性脑肿瘤——胶质瘤。

7.2　胶质瘤：流行病学、分类以及治疗

胶质瘤占所有原发性脑肿瘤的30%，在美国每年约有13000例患者死于胶质瘤。据估计，每年新诊断的胶质瘤在美国约为20000例，在法国为2500～3000例。在20世纪，脑肿瘤的分类很大程度上是基于组织学的概念，即根据它们与不同的假定起源细胞的微观相似性和假定的分化水平来分类。然而，随着过去20年的分子生物学研究的进展，许多体细胞分子变异可以更好地定义肿瘤的生物学本质和临床侵袭性特点。基于这些发现，世界卫生组织（WHO）最近更新了胶质瘤的分类[1]，其中两个——异柠檬酸脱氢酶（isocitrate dehydrogenase，*IDH*）突变和1p/19q染色体编码，被认为是"综合"诊断中的决定因素，而不论肿瘤细胞与假定的前体细胞在形态学上的相似性如何。到目前为止，弥漫性胶质瘤主要根据以下两者进行分类：

- *IDH* 突变主要区分更惰性的低级别胶质瘤（Ⅱ级和Ⅲ级以及侵袭性胶质母细胞瘤）和原发胶质母细胞瘤（最具侵袭性的胶质瘤）。

- 1p/19q编码缺失，与 *IDH* 突变密切相关，是低级别的少突胶质瘤的

特异性标志。

异柠檬酸脱氢酶具有三种亚型，即 *IDH1*、*IDH2* 和 *IDH3*[2]。在细胞内，它催化异柠檬酸氧化脱羧为 α- 酮戊二酸（α-KG）。*IDH* 突变可在特定的肿瘤中出现：如胶质瘤（70% ~ 90% 的低级别胶质瘤和继发性胶质母细胞瘤）、血液恶性肿瘤（约 20% 的急性髓系白血病）、肝内胆管癌、软骨肉瘤和黑色素瘤[3]。*IDH* 突变是低级别胶质瘤中最早已知的遗传事件之一，被认为是肿瘤发生的"驱动"突变，可能是由于肿瘤代谢产物 2- 羟基戊二酸（2-HG）的积累。在预后水平上，基于 WHO 2007 年胶质瘤分级，*IDH* 突变已显示出对形态学分层有重要的预后影响，在各级别胶质瘤中，*IDH* 突变型与 *IDH* 野生型肿瘤相比具有更好的预后，并且 IDH 野生型胶质瘤的预后不良与其分级无关[4]。

染色体 1p/19q 编码缺失与经典少突胶质细胞特征密切相关。它是由于 19q 和 1p 的全臂不平衡易位造成的。在基因组水平上，它对应于 1p 和 19q 臂的完全缺失，这对于区分 1p 部分远端缺失（通常是 1p36）很重要，1p 部分远端缺失发生在星形细胞瘤中，与预后不良相关[5-7]。1p/19q 编码缺失常与预后良好相关，自 1998 年以来，间变性少突胶质瘤中存在 1p/19q 编码缺失被认为可从放疗后行甲基苄肼、洛莫司汀（CCNU）和长春新碱（PCV）辅助化疗中获益，且预后相对良好[8]。

导致预后良好的原因尚待明确。1p/19q 编码缺失胶质瘤与 *IDH*1 或 *IDH*2 突变这两种主要的基因变异事件是相互联系的。

基于 *IDH* 和 1p/19q 状态的脑胶质瘤的新综合分类的简化算法，读者可以参考 WHO2016 版的原文[1]。

目前弥漫性胶质瘤的新分类包括弥漫性星形细胞瘤 *IDH* 突变体、弥漫性星形细胞瘤 IDH 野生型、间变性星形细胞瘤 *IDH* 突变体、间变性星形细胞瘤 *IDH* 野生型、胶质母细胞瘤 *IDH* 突变体、胶质母细胞瘤 IDH 野生型以及根据最新的定义 *IDH* 突变和 1p/19q 编码缺失的少突胶质细胞瘤和间变性少突胶质细胞瘤。根据最近 POLA-French 网状分析对弥漫性胶质瘤的重新分类，世界卫生组织 2016 年的分类标准被证明在预测生存率方面非常准确，进一步确认了增加分子学特征进行分类的价值[9]。我们观察到 *IDH* 突变及 1p/19q 编码缺失间变性少突胶质瘤预后最好（中位生存期达 211.2 个月），*IDH* 野生型胶质瘤预后最差（中位生存期 20 个月），*IDH* 突变型 1p/19q 非编码缺失型胶质瘤预后中等（中位生存期 103.9 个月）。有趣的是，*IDH* 野生型胶质瘤组和 *IDH* 突变型 1p/19q 非编码缺失型胶质瘤组的肿瘤分级不影响生存，3 级与 4 级之间无差异。

根据最近更新的分类标准，对于体力状态良好（KPS 评分 ≥ 70 分）且年龄小于 65 岁的成年患者，应按以下两个标准进行治疗：对于初治的胶质母细胞瘤，STUPP 方案先行同步放化疗，后序贯替莫唑胺的辅助化疗；对于初治的间变性少突胶质细胞瘤需首先进放疗（RT），后序贯 PCV 辅助化疗[8]。

关于 *IDH* 突变间变性星形细胞瘤[1]和高风险低级别胶质瘤，在最近的两项 III 期随机临床研究中，已经证明这些肿瘤在 RT 后行甲基苄肼、洛莫司汀和长春新碱辅助化疗可获益[8, 10]。

最近的一项 III 期临床研究结果显示，对于体力状态良好（KPS 评分 ≥ 70 分）的老年（年龄 > 65）胶质瘤患者，40Gy/15f 的短疗程放射治疗中联合替莫唑胺治疗，相对于单用短疗程放射治疗的患者生存期更长[10]。

最后，对于体力状态较弱的患者，尤其是老年人但 KPS 评分 > 70 分的患者，也可以建议单用替莫唑胺，因为相对于单独的姑息性支持治疗，替莫唑胺可改善患者特别是 MGMT 启动子甲基化患者的功能状态、提高患者的生存率[11]。当疾病复发时，建议综合评估及讨论后进行后续治疗，治疗可选择如二线化疗、抗血管生成药物亚硝基脲、卡铂和靶向治疗。

7.3 治疗方法

胶质瘤治疗的难点在于其定位于大脑内，呈浸润性生长，可早期扩散至中枢神经系统功能区造成严重后果，故通过手术达到 R0 根治性切除极具挑战性且显微镜无法观察，其自然发生过程也受到肿瘤进展和治疗不良反应的高死亡率和并发症的影响。即使在 R0 根治性切除后，胶质瘤仍然存在极高的复发率。因此，需要根据术后组织病理学分级选择合适的时机进行额外的放疗和 / 或化疗。

7.4 外科治疗

手术方法必须针对每个病人进行个体化治疗。主要治疗目标如下。

- 建立诊断。
- 评估患者术前的 KPS，降低术后并发症。
- 通过增强抗肿瘤治疗，在良好的临床治疗条件下最大限度地提高生存率。
- 提高脑辐射的耐受性。
- 允许进入临床试验和靶向治疗。

当不明确是否能行肿瘤切取活检或切除时，对组织进行穿刺活检是获得病理诊断的侵袭性最小的方法之一。这项操作通常适合不能忍受大的颅骨手术且存在多种合并症的患者，或因其位置而不能行肿瘤切除的患者。

行针吸活检时需要考虑到它可能出现的严重不良反应，如颅内出血（2%）。

外科手术需要综合考虑患者的组织学诊断、年龄、预后甚至最新的有预后价值的分子学特征，如肿瘤的 *IDH* 突变状态。这些综合因素的评估使得根据预期寿命确定合适的手术方式和达到抗肿瘤治疗目标成为可能。

IDH 突变的低级别胶质瘤和存在 1p/19 编码缺失的胶质瘤均是缓慢增殖的肿瘤，中位生存期分别为 12.5 年和 17.6 年[12]，且对放化疗相对敏感，通过治疗可能长期获益。在这种情况下，全切和广泛全切术已经被明确证明对复发和生存有显著的影响。因此，考虑到这些患者相对较长的预期寿命，这些类型肿瘤的神经外科手术的主要目标是在可行的情况下，早期评估运动性暂时性神经系统术后缺陷，最大限度地切除肿瘤。

当胶质瘤位于大脑皮质附近的区域，包括但不限于中央前回（运动带）、皮质脊髓束、布罗卡言语区和韦尼克言语区，手术可以提高安全性、精确性和切除成功率。

相反，*IDH*野生型胶质瘤和明显的胶质母细胞瘤具有更容易浸润周围实质的特征，且预后较差，中位复发时间约为9个月，总生存期为19个月。在这种情况下，如果条件允许，首选根治性切除，因为可以改善患者的预后；但是，由于患者的总体预期生存期较短，且神经功能受损时极容易影响患者的生活质量，这类肿瘤的神经外科手术在临床中的应用显得并不积极。

7.5 放射治疗

历史上，放射治疗曾是治疗脑部恶性肿瘤的唯一方法。从精准立体定向放射治疗（放射外科）到局部或全脑放射治疗，照射野、剂量和分割均有所差异。放疗的不良反应的主要决定因素是照射累积剂量、个体化分割剂量和照射体积。中枢神经系统的不同结构的易损性和放射敏感性是不同的。对于65岁以下且新诊断的胶质母细胞瘤患者活检或切除后的标准治疗是分割放射同步替莫唑胺化疗后序贯替莫唑胺辅助化疗[13]。体能状态良好的老年患者适合采用低分割放射治疗，目前对体能状态良好的老年患者采用低分割放射治疗同步替莫唑胺辅助化疗安全性良好，有效率较高，且不影响生活质量[14]。

在高级别胶质瘤中，目前常采用对肿瘤本身及其周边1.5~2.0cm以内的区域进行局部放射治疗，总剂量约为60Gy，每次分割剂量1.8~2.0Gy。当总剂量超过60Gy时，对正常脑组织造成长期损伤的风险呈指数级增加，但疗效却没有增加。对于低级别胶质瘤，总剂量推荐50Gy。尽管尚无前瞻性随机临床证据支持，局部再放射治疗仍是部分患者如复发性胶质母细胞瘤患者的有效手段之一。

脑或脊髓照射后主要不良反应分为可逆的短期毒性和不可逆的长期毒性（表7.1和表7.2）。急性不良反应包括脱发（可能持续存在）、疲劳、嗜睡和恶心/呕吐。放射治疗可引起炎症，肿瘤和肿块治疗相关的症状，如头痛、恶心/呕吐以及神经症状可能会在放射治疗期间一过性增加。在脑放射治疗中常规预防性使用类固醇激素的做法已被弃用，只有在出现症状时才推荐使用类固醇激素。脑照射的主要长期不良反应是脑白质病变，其原因是覆盖神经纤维的髓鞘被破坏。这些症状有很大的变化，从单纯放射学检查中发现但是没有任何临床症状到可出现轻微的混乱和认知障碍，再到逐渐出现痴呆和功能缺陷。导致出现认知障碍的因素包括照射量、患者年龄（老年患者的大脑更脆弱）、肿瘤体积和部位以及遗传因素[15]。3 岁以下儿童由于大脑尚处于发育期，对放射治疗特别敏感。在成人中，26% 的患者在全脑放疗结束后3 个月内就可出现脑白质病变。原发性脑白质疏松症似乎是造成长期损伤的主要决定因素[16]。

表 7.1　CNS 肿瘤治疗常见的化学药物

序　号	药物名称	序　号	药物名称
1	替莫唑胺	9	贝伐珠单抗
2	亚硝基脲类	10	异环磷酰胺
3	卡莫司汀（BCNU）	11	卡铂
4	洛莫司汀（CCNU）	12	依托泊苷
5	福莫司汀	13	阿糖胞苷
6	尼莫司汀	14	氨甲蝶呤
7	甲基苄肼	15	硫铁蛋白
8	长春新碱		

表 7.2　脑或脊髓照射后放射治疗的不良反应

照射后时间	症　状
脑	
急性（天）	颅压升高，恶心，呕吐
早期迟发性（周）	嗜睡综合征、疲劳、脱发、肿瘤复发相关症状
迟发性（月～年）	
坏死	痴呆，肿瘤复发相关症状
脑白质病	痴呆或无症状

续表

照射后时间	症　状
脊髓	
早期迟发性（周）	莱尔米特征（Lhermittesign）
迟发性（月～年）	
坏死	横贯性脊髓病
脑白质病	急性脊髓病
运动神经元病	松弛性截瘫，肌萎缩
蛛网膜炎	无症状
SMART 综合征	SMART 综合征：放射治疗后脑卒中样偏头痛发作

与放射治疗前扫描相比，在放射治疗野内观察到增强的对比度和周围 T2/FLAIR（液体抑制反转恢复序列）高强度信号并不少见。虽然这些影像学表现不除外肿瘤进展的可能，但它们也可能反映化放疗对肿瘤和肿瘤微环境的生物学效应，通常称为"治疗效应"或肿瘤"假性进展"。据报道，假性进展主要发生在（近 60% 的病例）完成治疗后的前 3 个月内，但也可能发生在治疗后的前几周到 6 个月。假性进展和假性反应通常用来描述高级别肿瘤治疗后出现的异常表现，两者都与患者的预后良好相关。这两种现象似乎都可以通过随访得到确切的诊断。FDG-PET 可以帮助分析放射性损伤和残留 / 复发性脑肿瘤的区域。

最后，一些迟发性急性神经系统综合征在长期存活的患者中也有报道，也与 MR 上的暂时性损伤增强有关，这种损伤也可能被误诊为肿瘤进展。神经系统的特殊症状可以是头痛和单侧大脑半球功能障碍所致的 SMART 综合征（放射治疗后脑卒中样偏头痛发作）[17]，突发部分癫痫活动的 PIPG[18] 以及出现 ALERT 综合征的脑病患者[19]。尽管这些综合征各有不同，但它们实际上具有几个核心特征，如大脑照射间隔长、急性发作、最终与增强磁共振的一过性异常、可逆性和复发相关，这表明它们具有共同的病理学基础[20]。

7.6　化疗

血－脑屏障虽然经常在肿瘤部位被部分破坏，但仍能阻止足够浓度的化疗药物进入大脑。表 7.1 总结了治疗 CNS 肿瘤最常用的药物。

药物治疗可作为单一制剂单独使用或用于联合方案治疗或和放射治疗同步治疗。在下面，我们将讨论最常用的药物，特别是用于治疗脑肿瘤和 CNS 肿瘤的剂量和不良反应。

7.7　胶质瘤常用的治疗药物

7.7.1　替莫唑胺

替莫唑胺（TMZ）是一种烷基化细胞毒性药物，是目前治疗恶性胶质瘤最常用的药物[21]。它可以有不同的剂量和治疗方案，可作为单一药物单独给药或与放射治疗联合治疗（表 7.3 和图 7.1）[22]。口服制剂在肠道内很快被吸收，且几乎达到 100% 的生物利用度，利于临床剂量管理。它很容易穿过血脑屏障，从而在肿瘤组织中产生有效的细胞毒性浓度。

表 7.3　TMZ 给药方案

给药方式	剂量（mg/m²）	剂量强度（每周 mg/m²）	参考文献
连续给药 5 天，每 28 天重复	150～200	250	早期批准的标准剂量
连续给药 42～49 天	75	315	推荐联合治疗（Brock 等[23]）联合放射治疗（Stupp 等[13]）
连续不间断(节拍治疗)	50	350	Perry 等[24]
连续给药 7 天，每 14 天重复	100～150	525	Tolcher 等[25]
连续给药 21 天，每 28 天重复	70～100	525	Tolcher 等[25]

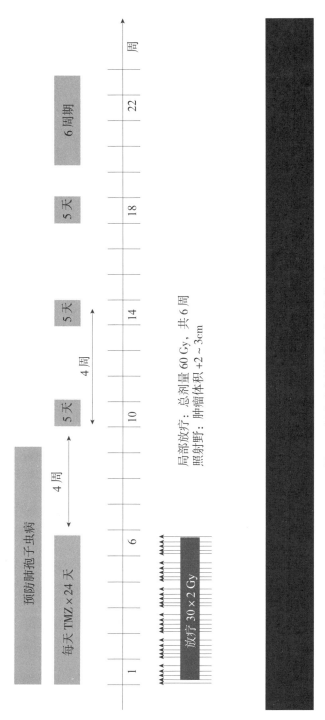

图 7.1 标准治疗的放化疗药物替莫唑胺

　　TMZ 通常耐受性良好。胃肠道不耐受是最常见的不良反应，而骨髓抑制呈剂量限制性。观察到的不良反应可能呈现多样化，其发生率取决于给药方案。对于间歇给药方案（每天 1 次，连续给药 5 天）通常需要进行镇吐预防。持续低剂量方案在前 2 ~ 3 天的治疗中通常不需要任何止镇药物。另一方面，有临床意义的淋巴细胞减少常见于连续给药模式，而晚期血小板减少症更常见于间歇给药模式[26]。

　　表 7.4 显示了与放射治疗相比，所有级别的 TMZ 的常见不良反应。

表 7.4　替莫唑胺（TMZ）与单纯放疗（RT）相比的常见不良反应（所有级别）

不良反应	单纯 RT（%）	RT + TMZ（%）	评论 / 治疗 / 预防
恶心	16	36	5-HT3 激动剂，多潘立酮或胃复安，在 TMZ 前 30 分钟服用。空腹服用。少吃多餐
呕吐	6	20	见上
便秘	6	18	泻药；多服用促排便的饮品；尽量运动
头痛	17	19	镇痛药物
乏力	49	54	休息
惊厥	7	6	优化抗癫痫治疗。TMZ 与抗癫痫药物的相互作用
厌食症	9	19	
皮疹	15	19	避免日晒，特别是在进行放疗时
脱发	63	69	RT 而非 TMZ 可导致脱发
感染	5	9	
白细胞计数减少 / 嗜中性粒细胞减少	6	9	见血液毒性章节
血小板计数减少	1	4	见血液毒性章节

注：表中数据来源于 Cohen 等[27]。

7.7.1.1　血液毒性

　　骨髓抑制，特别是晚期（治疗开始后 21 天以上）血小板减少症，是 TMZ 治疗的不良反应之一。

在放化疗期间，TMZ 每天（7/7 天）给药剂量为 75mg/m²，在放疗前 1~2 小时（包括周末和无放疗的日期）给予，从放疗的第 1 天开始，一直到放疗的最后 1 天，可选择 30 次分割剂量，最多 40~49 天[28]。每周需进行血常规监测。尽管大多数骨髓抑制是细胞毒性药物的剂量限制性毒性，但据报道 TMZ 的骨髓抑制相对少见。大多数研究报道 3/4 级骨髓抑制毒性的总发生率为 5%~8%。放化疗结束数周后可能出现白细胞计数降低（持续监测 CBC）。当血小板计数低于 75×10⁹/L（2 级）或嗜中性粒细胞计数低于 1×10⁹/L（3 级）时，应暂停化疗。一旦恢复（嗜中性粒细胞 > 1.51×10⁹/L，血小板计数 > 100×10⁹/L 或毒性等级 < 2），可重新开始化疗。联合放化疗期间出现的不良反应并不表示放化疗结束后需要停止标准辅助/维持化疗[29]。

对于标准的连续 5 天、每天给药方案，骨髓抑制的最低点通常发生在 3 周后（第 21~28 天）。在初始治疗周期中，应在第 22 天和第 29 天（下一周期的第 1 天）进行血液学监测。有时，患者需要额外延迟 3~14 天，直到血细胞恢复。当发生严重骨髓抑制（如 ≥ 3 级或延迟恢复）时，建议治疗剂量减少 50mg/m²。如果放化疗期间出现血液毒性，建议在随后辅助治疗的第 1 个周期慎重考虑剂量（第 1 周期的剂量：每天 150mg/m²，连续 5 天，在没有明显血液毒性的情况下可增加到 200mg/m²）。

TMZ 连续给药方案（如同时进行放化疗）经常出现严重的淋巴细胞减少，而频繁使用皮质类固醇可能会进一步增加淋巴细胞减少。这些患者有患肺孢子虫病（PCP，以前称为卡氏肺孢子虫肺炎）的风险，应考虑初级预防措施（表 7.5）。与免疫抑制状态相关的其他并发症包括带状疱疹感染的复发、慢性肝炎的恶化和卡波西肉瘤。

表 7.5　肺孢子虫病的预防

方　案	剂量和频率	评　论
五碳六烯酸（戊脒）	每 4 周吸入 300mg	根据作者的经验，此为首选
甲氧苄啶 - 磺胺甲噁唑（TMP-SMX）（细菌，隔膜）	1 倍强度（160/800mg），每周 3 片（周一、周三、周五）	磺胺类药物有骨髓抑制的不良反应
氨苯砜	100mg，每天 1 次	当不能耐受 TMP-SMX 时

7.7.1.2 胃肠道毒性

TMZ 最常见的胃肠道不良反应是轻度到中度的恶心和偶尔的呕吐，可以通过低剂量预防性使用 5-HT$_3$ 阻滞剂（如低剂量昂丹司琼 4mg；格拉司琼 1mg）或甲氧氯普胺进行预防。因为 5-HT3 阻滞剂有自身的毒性，如便秘和头痛，要避免长期重复给药。根据作者的经验，在治疗周期开始前的 2~5 天，给予低剂量的 5-HT3 阻滞剂通常是足够的。对于 TMZ 的连续给药方案，使用甲氧氯普胺或多潘立酮进行简单的镇吐预防通常就足够了，并且在治疗周期开始的第 1 天之后，多达一半的患者可能不需要任何镇吐治疗。

7.7.1.3 脱发

TMZ 一般不会引起脱发，但放射治疗会引起脱发。它可以表现为部分脱发或全部脱发，高达 63% 的患者放化疗后出现。

7.7.1.4 感染（口疮、伤口感染、单纯疱疹）

TMZ 长期给药引起的免疫抑制（如淋巴细胞减少症）会导致口腔念珠菌病、疱疹复发或伤口感染。除了考虑预防 PCP（如前所述），不推荐行预防性抗生素治疗。

7.7.1.5 神经和精神方面

脑胶质瘤治疗过程中可出现神经和精神方面的不良反应，如焦虑、睡眠障碍、情绪不稳定、困倦、头晕、困惑、记忆丧失、视物模糊和注意力不集中。这些不良反应可能部分是由 TMZ 引起的，但也可出现在单纯放疗患者中，可能是肿瘤本身或频繁使用皮质类固醇所致。

高级别胶质瘤患者在接受替莫唑胺联合放化疗后可罕见发生单纯疱疹性脑炎的神经并发症[30]。

在这种情况下，由于临床表现易与其他疾病混淆且生物学行为不典型，诊断可能具有挑战性。这类并发症预后差，短期死亡率高，幸存者致残率高。

7.7.2 亚硝基脲（洛莫司汀、卡莫司汀、尼莫司汀和福莫司汀）

在 TMZ 单独使用和与放射治疗同步使用之前，自 20 世纪 80 年代以来就开始使用甲基苄肼、洛莫司汀（CCNU）和长春新碱（PCV 方案）的联合治疗。由于给药方便且总体耐受性好，TMZ 已基本取代 PCV 方案；然而两种治疗方法疗效孰优孰劣并未进行临床研究验证。PCV 方案需要静脉注射长春新碱，该方案可增加骨髓抑制、偶发感染和频繁治疗延迟的概率。

洛莫司汀（CCNU）、卡莫司汀（BCNU）、尼莫司汀（ACNU）和福莫司汀是亚硝基脲类抗肿瘤细胞毒性药物的烷基化产物[32]。它们导致 DNA 和 RNA 烷基化。这些药物极易溶于脂类，能通过血脑屏障。主要不良反应为血液学和胃肠道毒性。骨髓抑制通常表现为剂量限制性。洛莫司汀是胶质瘤治疗最常用的药物，也是 PCV 方案的组成部分之一（表 7.6）。在一些国家，如德国和日本（ACNU）以及法国和意大利（福莫司汀），ACNU 和福莫司汀在临床中偶尔也被使用。卡莫司汀长期以来是美国的标准治疗药物[33]。作为单一制剂，洛莫司汀的标准剂量为 130mg/m^2；然而，在联合用药和先前接受过化疗的患者中，需要降低剂量，推荐剂量为 90~110mg/m^2。常规用法是每 6~8 周口服 1 次。

表 7.6　PCV 方案

方　　案	剂量（mg/m^2）	应用时间
改良的 PCV		
甲基苄肼	60	第 8~21 天
CCNU	110	第 1 天
长春新碱	1.4	第 8、29 天
英国 PCV		
甲基苄肼	100	第 1~10 天
CCNU	110	第 1 天
长春新碱	1.5	第 1 天

PCV 方案是在 20 世纪 70 年代末发展起来的[34]，其目的是将三种具有抗脑肿瘤活性的药物进行非交叉耐药组合。对于长春新碱，抗肿瘤活性是基于该药物引起的神经毒性。20 多年来，该方案被认为是治疗恶性胶质瘤最有效的方法，并在许多大型临床试验中得到应用。不幸的是，尽管在亚组分析

中 PCV 被证明具有抗肿瘤活性，但目前没有临床证据确定新诊断的胶质瘤患者应用 PCV 作为辅助治疗的抗肿瘤活性。失败的一个原因可能是其严重的不良反应，特别是这些药物引起的叠加的血液毒性，这导致频繁的治疗延误、早期治疗中断或致命的并发症。目前临床上有几种 PCV 的改良方案或变化调整的方案。

7.7.2.1　骨髓抑制

骨髓抑制是剂量依赖性不良反应，与药物的累积剂量密切相关，通常在治疗周期的较晚期开始出现（第 5 周最低点，偶尔甚至更晚）。血小板计数减少一般出现在第 28 天左右，嗜中性粒细胞减少常在第 35 天之后出现。白细胞计数减少在治疗结束后仍可持续 2 ~ 3 个月。

7.7.2.2　胃肠道系统

胃肠道系统不良反应没有固定的发生频率。恶心 / 呕吐最常出现在给药后 4 ~ 6 小时且可持续 24 ~ 48 小时，并可合并 2 ~ 3 天的厌食症。镇吐治疗通常对恶心有很好的效果。肝功能检查常可出现轻度肝酶升高或不具有临床意义的升高。口腔炎和腹泻是常见的不良反应。

7.7.2.3　神经系统

当洛莫司汀与其他药物联合使用时，在罕见的情况下，可出现神经系统的不良反应，如冷漠、精神错乱、口吃和定向障碍。

7.7.2.4　呼吸系统

亚硝基脲治疗的限制之一是特发性肺纤维化，最常见的是卡莫司汀。因此，中重度呼吸功能不全是亚硝基脲类药物治疗的相对禁忌证。如果出现肺部症状（通常表现为弥漫性浸润），一旦排除其他原因所致，需要进行皮质类固醇激素长疗程治疗[35]。

7.7.3　甲基苄肼

甲基苄肼是另一种引起 DNA 偶联和 DNA 断裂的烷基化剂。骨髓抑制是其主要的不良反应，嗜中性粒细胞减少和血小板计数减少呈剂量限制性。恶心 / 呕吐很常见。在 PCV 方案中，剂量为每天 $60mg/m^2$，连续 14 天口服

（第 8 ~ 21 天）；作为单一制剂给药时，剂量为每天 100 ~ 150mg/m²，连续 14 天口服，通常耐受性良好。甲基苄肼胶囊为每粒 50mg。

7.7.3.1 血液学

血液毒性（嗜中性粒细胞减少、血小板计数减少）可在治疗开始后 1 周开始，停药后可持续 2 周。

7.7.3.2 胃肠道

恶心 / 呕吐通常可以通过标准的镇吐治疗来预防。

7.7.3.3 免疫反应和皮疹

嗜酸性粒细胞增多症和发热是常见的过敏反应。这些反应可以由 IgE 介导，但也与肺毒性和皮肤反应所表现的Ⅲ型过敏反应有关[36]。脑肿瘤患者超敏反应发生频率高与同时服用抗癫痫药物有关[37]。12% ~ 35% 的脑胶质瘤患者可出现弥漫性、瘙痒性、红斑性、黄斑丘疹。需要注意的是，甲基苄肼抑制乙醇脱氢酶，当患者喝酒时可能引起二硫醚样反应。

7.7.3.4 神经病学

嗜睡和周围神经病变是常见的。

7.7.3.5 呼吸系统

肺炎（见免疫反应）发生较少见，一旦发生可能是严重和不可逆的。治疗方法为停药同时应用皮质类固醇治疗[38]。

7.7.3.6 高血压危象

含有高浓度酪胺的食物（如红酒、熟香蕉、发酵成熟的奶酪）可能导致高血压危象，因为甲基苄肼是一种单胺氧化酶（monoamine oxidase MAO）抑制剂。

7.7.4 长春新碱

长春新碱是一种生物碱，与微管蛋白二聚体结合，抑制微管组装，进而在有丝分裂期阻止细胞分裂[39]。长春新碱的不良反应取决于给药的总剂量。主要的剂量限制性不良反应是神经毒性。最近有研究质疑长春新碱能否有效地穿过血 – 脑屏障，认为它可能不是抗脑肿瘤的有效药物[40]。作为第 8 天和第 29 天给予的 PCV 方案的一部分，长春新碱的每周标准给药剂量是 1.4mg/m² （通常以最大剂量 2mg 为上限）。最常见的不良反应是脱发，而最难处理的不良反应是神经肌肉的不良反应。白细胞减少和严重的骨髓抑制较罕见。长春新碱通过 CYP3A4 介导的酶在肝中代谢，因此可能增加 CYP3A4 依赖性抗癫痫药物的代谢。肝功能不全患者建议谨慎使用。

7.7.4.1　脱发

脱发是最常见的不良反应。毛发再生通常出现在治疗中断后 6 周。

7.7.4.2　神经肌肉

通常，随着治疗的继续，可以先后观察到神经肌肉不良反应。往往最初出现感觉障碍和感觉异常，伴随着神经病理性疼痛，而运动障碍常最后出现。到目前为止，还没有能够逆转神经肌肉不良反应的治疗方法。

7.7.4.3　胃肠道

便秘伴或不伴疼痛在治疗过程中较常出现，因此，应建议预防性使用泻药。在年轻和老年患者中，麻痹性肠梗阻较少见，肠梗阻症状一般在长春新碱停药后会自行缓解。

7.7.4.4　眼征

眼征相关不良反应（如短暂性皮质盲、视神经萎缩伴盲和眼球震颤）相对少见。

7.7.4.5　药物意外外渗

药物输注过程中的意外外渗可引起严重的局部反应和组织坏死。因为长春新碱能分解结缔组织 / 软组织中的透明质酸，进一步加剧长春新碱的扩散，故必须考虑在外渗部位注射透明质酸酶。建议在 3 天内每天 2 次热敷 20 分钟，有利于血管扩张，从而利于药物从注射部位扩散和消除[41]。

7.7.5　贝伐珠单抗（阿瓦斯汀）

贝伐珠单抗是一种单克隆中和抗体，抑制肿瘤相关内皮细胞上高度表达的生长因子 VEGF-A（VEGF 受体的配体）[42]。由于胶质母细胞瘤血管丰富，并且表达高水平的 VEGF-A，故是胶质母细胞瘤患者的有效治疗靶点。贝伐珠单抗的常用剂量为 10mg/kg，每 2 周 1 次，尽管低剂量可能同样有效。目前尚没有研究探讨用于脑肿瘤治疗的最佳剂量。在美国和瑞士，贝伐珠单抗被批准用于治疗复发性胶质母细胞瘤。在许多欧洲国家，由于尚缺乏疗效相关的实验数据，欧洲药物管理局拒绝将贝伐珠单抗的适应证扩大到脑肿瘤，但目前也被常规用于临床实践中。Ⅲ期临床试验正在进行中。

虽然贝伐珠单抗在一定程度上特别是在严重的瘤周脑水肿的患者中，可以减少皮质类固醇的使用，同时也可一过性改善神经功能，但其能否改善患者的生存尚存在争议。使用贝伐珠单抗治疗可能的获益必须与潜在的风险和毒性以及最终的成本进行平衡[43]，但无论如何，贝伐珠单抗在前期研究中已经观察到了 PFS 时间上的获益以及生活质量的改善、行为状态和神经功能维持良好[44]。贝伐珠单抗在脑内产生的功能性效应，表明其仍然是一个治疗中枢神经系统肿瘤有效的治疗手段。

最常见的不良反应是高血压、乏力、疲劳、呕吐、腹泻和腹痛，而最严重的不良反应是胃肠穿孔、出血以及动脉和静脉血栓形成事件。单用时通常无骨髓抑制。

值得注意的是，贝伐珠单抗的使用导致增强对比度下降是客观评价的标准方法，可能一定程度上增加影像学在随访过程中的评估难度。增强磁共振成像显示血管供应明显减少，表现为肿瘤内血流量和体积减少。抗血管内皮生长因子 -A 诱导的血管重构导致肿瘤微环境更加缺氧。人们关注到这种肿瘤重塑可能会导致其更具侵袭性。肿瘤细胞向糖酵解的代谢变化导致肿瘤细胞对正常脑组织的侵袭性增强[45]。

7.7.5.1 高血压

贝伐珠单抗被认为通过减少一氧化氮的产生而诱发高血压，导致血管收缩[46]。这也会导致肾对钠的重吸收增加。高血压是一种剂量依赖性的不良反应；频率随着剂量的增加呈指数增长[47]。使用常用的高剂量贝伐珠单抗（10mg/kg），高达 1/3 的患者可观察到不同程度的高血压；然而，只有 5% 的患者出现严重高血压（≥ 3 级，即收缩压 > 180mmHg，舒张压 > 110mmHg）[48]。原发性高血压应在贝伐珠单抗开始使用前进行治疗。高血压恶化将进一步增加颅内出血的风险。

贝伐珠单抗诱发高血压的治疗遵循高血压治疗的一般原则[49]。在有心血管危险因素的患者中，治疗目标是 130/80mmHg；在其他患者中，治疗目标是 140/90mmHg。如果持续存在有临床意义的高血压，尽管进行了适当的治疗或出现高血压危象或症状性高血压脑病（头痛、注意力障碍、精神错乱、昏迷），则应停止抗血管生成治疗。与所有高血压患者一样，既往高血压患者发生蛋白尿的风险更高。蛋白尿的一个潜在机制是足细胞上的 VEGF 受到抑制导致肾损伤[50]。在开始治疗前和治疗过程中应进行尿液相关检验。

一旦 24 小时尿蛋白定量大于 2g，不推荐继续使用贝伐珠单抗。0.5% 的患者可发展为肾病综合征，这时必须停止贝伐珠单抗治疗。蛋白尿在中枢神经系统肿瘤患者中的发病率低于其他类型癌症，这可能是由于中枢神经系统肿瘤进展快，中位进展时间仅 4 个月，导致贝伐珠单抗的暴露时间较短。与治疗高血压和蛋白尿患者类似，血管紧张素转换酶（ACE）抑制剂或血管紧张素 II 受体阻滞剂（ARB）是首选药物（图 7.2）。

7.7.5.2 动静脉血栓

合并脑胶质瘤的动静脉血栓形成患者发生静脉血栓事件的风险较高[51]，而动脉血栓形成的发生率并不增高。贝伐珠单抗治疗的患者发生动脉和 / 或静脉血栓形成的风险更高[52]，包括脑卒中、短暂性脑缺血发作、心肌梗死、深静脉血栓形成和肺栓塞。既往有动脉血栓形成史或年龄大于 65 岁的患者发生血栓形成并发症的风险较高，必须严密监测。如果治疗过程中出现动脉血栓事件，应该停止对患者进行贝伐珠单抗治疗。静脉血栓形成事件的存在是贝伐珠单抗持续治疗的相对禁忌证；风险和益处需要单独评估。全身抗凝的需要可能会稍微增加颅内出血的风险，如果患者存在复发性脑肿瘤则风险更加明显（复发性胶质母细胞瘤的高血管化可能导致自发性出血），而贝伐珠单抗治疗会进一步加剧出血风险。尽管如此，以目前有限的治疗经验来看，当患者同时接受全身抗凝和贝伐珠单抗治疗时，严重颅内出血并没有明显增加[53]。与口服抗凝剂相比，低分子量肝素（LMWH）更常被使用，因为预期药物相互作用较少，且可能提高疗效[54]。

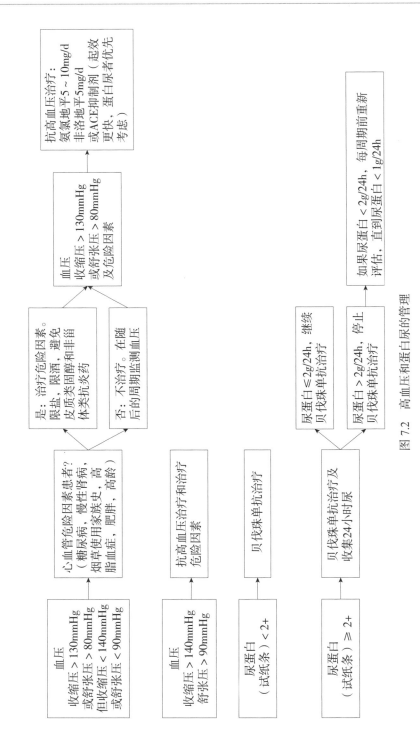

图 7.2 高血压和蛋白尿的管理

7.7.5.3 出血

贝伐珠单抗治疗的患者出血风险增加，尤其是在肿瘤部位[55]。较高剂量的贝伐珠单抗会增加出血的风险，其机制是贝伐珠单抗可通过抑制内皮细胞的存活和增殖导致血管损伤。最常见的出血类型是鼻出血，临床上也可以看到更严重的出血，如脑出血、胃肠道出血或肺出血。如果出现3级或4级出血，必须停止治疗。应用贝伐珠单抗治疗的胶质母细胞瘤患者颅内出血的风险似乎并不比其他类型的肿瘤患者高。无论贝伐珠单抗的使用情况如何，颅内出血在疾病进展过程中更常见。

7.7.6 贝伐珠单抗治疗后的手术并发症

7.7.6.1 切口愈合

抗血管生成治疗干扰切口愈合[56]。血管内皮生长因子对新生血管的形成至关重要，而贝伐珠单抗会干扰这一过程。贝伐珠单抗生物半衰期长（中位，20天；范围11～50天），因此建议在接受大手术前4周和后4周或在切口完全愈合前不要使用贝伐珠单抗。一项研究表明，如果贝伐珠单抗是在术前给药，那么它比术后给药对切口愈合的影响更大[57]。

7.7.6.2 胃肠道穿孔

在12294例患者的大型荟萃分析中，1%的患者出现胃肠道穿孔[58]。脑肿瘤患者最相关的危险因素是便秘、憩室疾病、消化性溃疡和使用皮质类固醇。如果出现胃肠道穿孔，必须立即停止治疗。

7.7.6.3 心力衰竭

临床试验发现接受贝伐珠单抗治疗的患者出现充血性心力衰竭。症状表现范围从无症状的心脏超声左室射血分数降低到需要住院治疗的症状性心力衰竭，其中许多研究包括之前接受过蒽环类药物和／或曲妥珠单抗治疗的乳腺癌患者。有一项研究表明，这种毒性可能是自发可逆的[59]。

7.7.6.4 输液反应

患者可能会出现过敏反应和输液反应，这在不到5%的患者中可见。大多数反应是轻到中度的，0.2%的患者会出现更严重的反应。治疗前无须预处理，如果出现反应，应立即停止输液并给予对症治疗等。患者可考虑恢复用药，但必须综合考虑治疗目标和反应的严重程度后决定。

7.7.6.5 可逆性后部白质脑综合征

可逆性后部白质脑病（posterior reversible leukoencephalopathy，PRLE）是一个罕见但非常严重的不良反应[60]。PRLE 与高血压脑病难以鉴别诊断。主要症状是头痛、癫痫发作、精神状态改变、恶心、视力障碍或皮质盲，大多数患者有明显高血压。脑 CT/MRI 检查可显示为典型的对称性半球水肿的病灶区。目前认为 PRLE 的病因可能是高血压或原发性内皮损伤引起的脑血管运动自动调节功能衰竭，其机制类似于子痫前期。高血压的有效治疗和贝伐珠单抗的停药通常可以缓解症状。

7.8 中枢神经系统其他常用药物

对于生殖细胞肿瘤、原始神经外胚层肿瘤（primitive neuroectodermal tumor，PNET）和髓母细胞瘤的治疗，常采用异环磷酰胺、顺铂或卡铂、依托泊苷等联合方案。原发性中枢神经系统淋巴瘤的治疗基础是大剂量氨甲蝶呤，单独或联合阿糖胞苷或异环磷酰胺（± 利妥昔单抗）。我们下面简要讨论异环磷酰胺的使用，阿糖胞苷和氨甲蝶呤的应用将在软脑膜疾病一节中的进行讨论。对于其他药物，读者可参考本书的其他章节。

7.8.1 异环磷酰胺

异环磷酰胺是氮芥烷基化剂和环磷酰胺的类似物。首先，异环磷酰胺在肝被激活为 4- 羟基异环磷酰胺，然后转化为活性化合物异羟磷酰胺。除骨髓抑制外，该药物的特征性毒性包括出血性膀胱炎、肾功能不全、弥漫性认知障碍和小脑症状。一般剂量为每天 $750 \sim 1000 mg/m^2$，连续输注 4 ~ 5 天。髓母细胞瘤的通常剂量为每天 $900 mg/m^2$，连续输注超过 5 天[61]。

7.8.1.1 消化道

大约一半的患者出现恶心 / 呕吐。推荐使用 5-HT3 阻滞剂预防呕吐。

7.8.1.2 皮肤

可逆性脱发非常常见。

7.8.1.3　神经系统

10%～20% 的患者会出现幻觉、困倦、困惑和抑郁性精神病等脑病症状。困倦是最常见的症状，它可以迅速发展为昏迷。这些症状在给药后的几个小时到几天内都会出现。出现症状后，应立即暂时使用该药，停用后症状平均持续时间为 3 天。必须考虑与其他中枢神经系统抑制药物的相互作用，并撤回药物。短时间内大剂量异环磷酰胺、既往神经系统疾病或肾功能不全、血清白蛋白低似乎是重要的危险因素。对于 3～4 级脑病患者，可考虑静脉注射亚甲基蓝（每 4 小时 50mg，直到症状消失）。这种脑病的病理生理学还不清楚，氯乙醛在神经系统中的积聚可能是原因之一。它可以导致：①直接神经毒性；②消耗中枢神经系统谷胱甘肽；③抑制线粒体氧化磷酸化，导致脂肪酸代谢受损。亚甲基蓝具有氧化还原潜能，可恢复线粒体呼吸链功能，并可防止氯乙胺转化为氯乙醛，恢复肝糖异生[62]。很少有研究建议应用异环磷酰胺同时预防性使用美蓝。

7.8.1.4　肾和膀胱

镜下血尿或肉眼血尿非常常见，血尿的产生是剂量依赖性的，可以通过同时给予美司钠来预防和/或减轻。美司钠是一种有机硫化合物。它在血液中被转化成一种灭活形式，通过肾过滤并被重新激活。异环磷酰胺和环磷酰胺在大剂量给药时，会产生对膀胱有毒的代谢物丙烯醛。美司钠与丙烯醛结合并使其失活，从而减少膀胱局部不良反应。如使用异环磷酰胺期间出现膀胱炎，即便已经应用了合适剂量美司钠，也应暂停治疗，直到镜下血尿或肉眼血尿消失。在异环磷酰胺输注过程中，应当给予合适的水化且膀胱必须定期排空。肾小管损伤被认为是某些患者肾功能衰竭的原因。美司钠对肾毒性并没有保护作用。

7.8.1.5　血液系统

必须了解患者先前是否接受过其他化疗方案或放疗治疗，是否伴有肾功能不全，因为这些因素会使其骨髓毒性风险增加。骨髓毒性表现为白细胞减少症比血小板减少症更常见，白细胞的计数最低点在第 8～10 天，通常在 3～4 周恢复正常。

7.9　有希望的新方法和靶向治疗：免疫检查点抑制剂

使用免疫检查点抑制剂是脑肿瘤临床研究的一个有前途的方向。这些疗法的作用是通过靶向分子来控制和平衡免疫反应。具体设计是通过阻断免疫抑制分子，来释放或增强先前存在的抗癌免疫反应。目前已招募受试者进行研究的分子有：纳武利尤单抗、度伐利尤单抗、伊匹木单抗和帕博利珠单抗。与免疫检查点抑制剂相关的最重要的治疗相关不良事件是自身免疫效应。所有机体的免疫毒性在其他肿瘤部位（黑色素瘤、肺癌等）的关键研究中已有报道。使用过程中需要密切监测全身毒性，包括结肠炎、内分泌病和皮肤病表现；外周神经系统毒性，如格林 – 巴利综合征和重症肌无力；中枢神经系统毒性，包括横贯性脊髓炎和脑实质炎症（在没有脑转移的情况下）。中枢神经系统检查点抑制剂开发的关键挑战将是平衡治疗效果和免疫神经毒性。迄今，这一领域还没有任何相关研究报道。

在 2016 年 6 月于芝加哥举行的美国临床肿瘤学会年会上，来自 CheckMate 143 试验的第 1 阶段研究亮相，该试验旨在评价纳武利尤单抗单独或联合应用于复发 / 进展胶质母细胞瘤（Ⅰ期）患者的安全性和耐受性。纳武利尤单抗单药治疗 12 个月总生存率为 40%，平均手术时间为 10.5 个月。据报道，4 例患者因不良事件而停药，这些患者接受了与纳武利尤单抗队列相关的伊匹木单抗治疗。单用纳武利尤单抗没有停药的报道。研究未发生 5 级治疗相关的不良事件。单药纳武利尤单抗治疗没有引起任何 3 级或 4 级不良事件。在每 3 周接受纳武利尤单抗 1mg/kg + 伊匹木单抗 3mg/kg 治疗的患者队列中，3 ~ 4 级不良反应的发生率为 90%，每 3 周接受纳武利尤单抗 3mg/kg + 伊匹木单抗 1mg/kg 队列中为 25%。这些不良事件包括糖尿病酮症酸中毒、低钙血症、低镁血症、甲状腺功能亢进、结肠炎、腹泻、胆囊炎、败血症、肌无力、恶性肿瘤进展、神志不清、急性肾损伤、低血压及丙氨酸氨基转移酶、天冬氨酸氨基转移酶、淀粉酶和脂肪酶水平升高。也有相关研究出现脑膜（神经根炎）、多发性神经根炎、心律失常、心搏骤停和轻瘫等不良事件[63]。

根据 2016 年神经肿瘤学会年会上 IB 期 KEYNOTE-028 试验的结果，

帕博利珠单抗对复发性 PD-L1 阳性的多形性胶质母细胞瘤患者的 6 个月无进展生存率（PFS）为 44%，且具有可管理的安全性。中位 PFS 为 3 个月，12 个月 PFS 率为 16%。中位总生存期（OS）为 14 个月。总的来说，15%的患者经历了 3/4 级不良事件（AE）。不到 10% 的患者出现免疫相关的不良反应，包括结肠炎 2 例（8%）、甲状腺功能减退 2 例（8%）、甲状腺功能亢进 2 例（8%）、药疹 1 例（4%）。中位随访时间为 60.9 周。未发生 4 级脑水肿。未发生与治疗相关的死亡或中止[64]。

7.10　肿瘤电场治疗：一种新的治疗方式

肿瘤电场治疗（TTFields）是一种抗有丝分裂的治疗方法，通过在剃光的头皮上施加换能器阵列，传递低强度、中频（200kHz）的交变电场，选择性地干扰细胞分裂。在临床前模型中，TTFields 被证明通过在细胞分裂中期干扰有丝分裂纺锤体的形成和在胞质分裂过程中引起极性分子的介电运动而导致有丝分裂阻滞和细胞凋亡。TTFields 是治疗复发性胶质母细胞瘤（GBM）的一种新的无创治疗方法[65]。在 GBM 的随机Ⅲ期试验中对该疗法进行了评估，并证明在新诊断的 GBM 患者中，与标准的替莫唑胺（TMZ）维持化疗联合应用可延长无进展生存期（PFS）和总生存期（OS），TTFields + TMZ 组为 16.6~24.4 个月，TMZ 对照组为 16.6 个月（95%CI：13.6~19.2）（HR：0.74，95%CI：0.56~0.98；$P = 0.03$）。根据该治疗的性质，与 TTFields 治疗相关的毒性，主要是局部皮肤刺激，通常很轻微且具有自限性，可局部应用类固醇软膏，必要时可暂停治疗。多达一半的患者出现轻度到中度（1~2 级）皮肤反应。只有 2% 的患者会再次出现严重（3 级）反应。有研究发现过敏性接触性皮炎、刺激性接触性皮炎、毛囊炎和糜烂不良反应。与单纯 TMZ 维持治疗相比，联合使用 TTField 并没有增加新诊断 GBM 患者的不良反应。

7.11　FGFR 抑制剂

小部分（约 3%）GBM 和 *IDH* 野生型胶质瘤具有致癌染色体易位，这些易位分别将成纤维细胞生长因子受体（FGFR）基因（FGFR1 或 FGFR3）的酪氨酸激酶编码区融合到 TACC1 或 TACC3 的转化酸性螺旋（TACC）编码区[66]。FGFR-TACC 融合蛋白是一种新的有希望的活性靶点，在体内外均表现出致癌活性。FGFR 家族由四个成员组成，每个成员由细胞外配体结合区、跨膜区和细胞内细胞质蛋白酪氨酸激酶区组成。受体激活导致特定下游信号分子的招募和激活，这些下游信号分子参与调节多种生理过程，如细胞生长、细胞代谢和细胞存活。此外，FGFR1 热点突变的激活在一些特殊的亚群中也有报道，如成人的毛细胞型星形细胞瘤和中线弥漫性胶质瘤。

抑制 FGFR 致癌因子可能是竞争性和共价抑制剂的一种新途径。正在进行的一项 I b 期 / Ⅱ 期临床试验，研究 AZD4547 对有 FGFR-TACC 融合的复发胶质瘤患者的疗效和耐受性，并在选定的亚组患者中测试这种选择性的 FGFR-1、FGFR-2 和 FGFR-3 受体酪氨酸激酶抑制剂的疗效（NCT 02824133）。抗 FGFR 治疗的常见毒性包括疲劳、便秘、黏膜炎、皮肤和眼毒性、高磷血症和心功能不全。

7.12　BRAF 抑制剂

原癌基因丝氨酸 / 苏氨酸激酶（B-Raf）是 Raf 激酶家族的成员。*BRAF* V600E 突变常发生在某些脑肿瘤中，如多形性黄褐斑细胞瘤、神经节胶质瘤和毛细胞型星形细胞瘤，而在上皮样细胞瘤和巨细胞胶质母细胞瘤中发生率较低。研究发现 BRAF V600E 是抗肿瘤治疗的药物靶点。BRAF V600E 抑制剂可降低丝裂原活化蛋白激酶（MAPK）的磷酸化，从而对细胞凋亡和细胞周期抑制产生下游效应。BRAF 抑制剂最常见所有严重程度的不良事件的是皮疹、关节痛、疲劳、光敏性、脱发和恶心。Ⅱ 期临床试验正在进行，测试其疗效和耐受性（NCT 01748149）。

7.13　克唑替尼

克唑替尼（PF-02341066）是一种具有 ATP 竞争性的小分子酪氨酸激酶（RTKs）c-Met 受体（也称为肝细胞生长因子受体）和间变性淋巴瘤激酶

（ALK）抑制剂，或可用于治疗依赖于这些癌基因激酶进行生长和生存的肿瘤。这种药物与心脏不良事件有关。研究证明约 5% 的胶质母细胞瘤有 MET 扩增，初步经验表明，在复发性 GBM 患者中有 MET 扩增活动信号。Ⅱ 期临床试验正在进行，以测试克唑替尼的疗效和耐受性（NCT 02034981）。

7.14　中枢神经系统转移肿瘤

　　恶性肿瘤脑转移越来越普遍，20%～40% 的癌症患者会发生脑转移。在确诊后，这些患者的生存期通常为几个月。脑转移肿瘤多由血行播散引起，常见易发生脑转移的肿瘤有肺癌、乳腺癌、前列腺癌、卵巢癌、食道癌和黑色素瘤。转移瘤通常随血流走行，分布于幕上（85%）和后颅窝（15%）。可观察到缓慢进行性局灶性神经体征、局部颅高压和癫痫，神经影像学检查可明确诊断。转移瘤的数目决定了治疗方法，脑转移瘤的治疗包括全脑放射治疗（whole brain radiation theropy，WBRT）、手术切除或两者兼而有之，但手术切除和放射治疗能否在一定程度上改善 OS 仍有争议。这些治疗旨在减缓疾病的进展，改善或维持神经功能和生活质量。放射外科是可能的，但病变的直径不能超过 3～3.5cm。放射外科提供了难以手术的转移瘤的治疗潜力。仍有争议的是手术或放射外科术后是否需要 WBRT：联合治疗的局部控制似乎更好，但总体生存率并没有提高。长期存活患者 WBRT 后的晚期神经毒性不容忽视，为避免这种并发症的发生，有良好预后因素的患者必须采用常规的 RT 治疗方案，并且对认知功能的监测非常重要。无法手术或放射外科治疗的单脑转移瘤患者、全身活动性疾病患者和多脑转移瘤患者可选用单独 WBRT 治疗。这些患者中一小部分人可能会从手术中受益。脑转移瘤对化疗的反应率与原发肿瘤和颅外转移瘤相似，有些肿瘤对化疗更敏感（小细胞肺癌、乳腺癌和生殖细胞瘤）。

7.15　软脑膜癌病（癌性脑膜炎）的治疗

　　约 25% 的脑转移瘤患者为脑膜转移癌，脑脊液中可找到孤立的癌细胞集落。黑色素瘤、乳腺癌和肺癌以及血液和淋巴恶性肿瘤是软脑膜播散最常见的起源[67]。局部转移可采用局灶性放疗，弥漫性脑膜受累需鞘内或大剂量全身化疗。鞘内治疗的疗效可能受到脑脊液流动的影响。有时，直接脑室内注射或通过外科植入的储液囊（ommaya 或 rickham）给药比通过腰椎穿刺效果更好，这样可以使化疗药物的分布更加均匀。应同时行全身治疗以充分控制肿瘤，达到缓解和控制症状的目的。对于高危血液系统恶性肿瘤患者，可预防性鞘内化疗[68]。然而，关于鞘内化疗的相关研究文献仍然很少，缺乏对照试验。

鞘内化疗常用药物有：阿糖胞苷、氨甲蝶呤和噻替派，应注意其不良反应。鞘内给药时，最常见的不良反应是无菌性化学性脑膜炎，有 20% ~ 40% 患者会出现，其特征是发热、恶心/呕吐、头痛、背痛放射到四肢和畏光，可以通过使用不含防腐剂的稀释剂（生理盐水）和不含防腐剂的化疗制剂来减少。晚期不良事件常发生于治疗后 4 ~ 6 个月，如伴有痴呆和共济失调等症状的白质脑病。但是，该不良事件的发病率有可能被低估，存活 4 个月以上的患者发病率可能高于 20%。

7.15.1 阿糖胞苷

阿糖胞苷（araC）是一种在细胞周期 S 期破坏 DNA 形成的抗代谢剂。阿糖胞苷脂质体（depoCyte）[69] 是一种亲脂性半衰期长的药物，脂质体配方在脑脊液中可保持治疗浓度 28 天，而常规配方在 1 ~ 2 天内完全消除。常规配方药物鞘内给药量为 50mg，半衰期短，每周重复两次。相比之下，阿糖胞苷脂质体制剂可延长细胞毒性暴露时间，因此仅需每 2 周给药 1 次（50mg）。阿糖胞苷脂质体被批准用于血液系统恶性肿瘤的软脑膜转移。

7.15.1.1 阿糖胞苷的全身剂量

阿糖胞苷是治疗急性白血病最常用的药物。更多详细信息，请参阅血液系统恶性肿瘤一章。

7.15.1.2 神经系统

在大剂量阿糖胞苷静脉注射（≥ 3g/m²）的患者中，约每 12 小时就有 10% 的患者出现急性小脑综合征[70, 71]，最初的症状是嗜睡，然后行神经学相关检查可发现小脑的症状，如患者可能无法行走。尽管可观察到长期和持续的症状，在许多患者中，症状通常在停用阿糖胞苷后可消失。该并发症除了暂停化疗外，没有其他特殊疗法。

7.15.1.3　血液学

高剂量阿糖胞苷将导致严重的骨髓抑制。

7.15.1.4　胃肠道

胃肠道不良反应通常是剂量限制性的，常见腹泻、黏膜炎、肠溃疡和肠梗阻。

7.15.2　氨甲蝶呤

氨甲蝶呤（MTX）是一种叶酸类抗代谢药，可干扰 DNA 合成、修复和细胞复制。氨甲蝶呤已被用于多种癌症（肉瘤、淋巴瘤、乳腺癌）和自身免疫性疾病。氨甲蝶呤在所有组织中都有很好的分布[72]。如果全身给药，由于血脑屏障的作用，需要大剂量氨甲蝶呤才可以获得足够的中枢神经系统药物浓度，而鞘内给药可使低剂量治疗软脑膜疾病，降低药物的全身毒性反应。然而，由于药物的渗透还是会受脑脊液分布的影响，氨甲蝶呤的剂量变化很大，从类风湿关节炎的每周口服 $10mg/m^2$，到原发性脑淋巴瘤的高剂量化疗 $\geqslant 3g/m^2$ 或骨肉瘤患者高达 $12g/m^2$[73]。鞘内给药的常用剂量为 12.5～15mg/ 剂，每周重复 1 次或 2 次，直到脑脊液内药物清除，然后每周或每月一次进行维持治疗。建议的强化方案是每 2 周连续 5 天每天 15mg[74]，尚未有其疗效的正式研究报道。

7.15.2.1　血液系统

鞘内给药时可见骨髓抑制。

7.15.2.2　横贯性脊髓病

如果患者无脊髓压迫性病灶，应用 MTX 后数小时至数天内很少出现孤立性脊髓功能障碍。一般患者会先出现背部或腿部疼痛，随后出现截瘫、感觉丧失和括约肌功能障碍。大多数患者可恢复，但禁止继续用药。

7.15.2.3　急性脑病

表现为治疗后 24 小时内出现嗜睡、精神错乱和癫痫发作，通常会自行缓解。

7.15.2.4 亚急性脑病

反复注射氨甲蝶呤后，可出现运动功能损害，如截瘫/截瘫、四肢瘫痪、小脑功能障碍、脑神经麻痹和癫痫发作。

7.15.2.5 大剂量氨甲蝶呤静脉注射

脑膜疾病的治疗需要大剂量（> 3g/m^2）氨甲蝶呤，以达到中枢神经系统的细胞毒性剂量，急性不良反应的发生率和严重程度与给药剂量和频率有关。大剂量静脉注射 MTX 也是原发性中枢神经系统淋巴瘤的基础治疗。氨甲蝶呤也可用于乳腺癌的全身治疗，还可以控制其软脑膜转移灶。

由于年轻患者器官功能更好及拥有快速药物消除能力，因此似乎更能耐受高剂量的 MTX 治疗。对肝肾功能不全的患者应用该药时，需严密观察。大剂量氨甲蝶呤常见的不良反应有脱发、嗜中性粒细胞减少、肾毒性（老年患者更常见）、恶心、腹泻和口腔炎，肝毒性与转氨酶升高也可见。

第三空间积液是高剂量氨甲蝶呤给药的禁忌证，高浓度氨甲蝶呤可在这些空间积聚，导致氨甲蝶呤暴露时间延长和毒性增加。在用药前必须先行腹腔积液或胸腔积液的引流。

大剂量静脉注射氨甲蝶呤与慢性迟发性白质脑病的发生有关，不管患者有或无颅脊椎照射史。

大剂量氨甲蝶呤可能致死。在亚叶酸钙解救尚未加入常规治疗方案之前，氨甲蝶呤的药物相关死亡率为 6%，最常见的致死原因是免疫抑制。因此，大剂量氨甲蝶呤给药后，再进行亚叶酸钙解救，以抑制氨甲蝶呤对正常细胞的毒性（图 7.3）。抢救的时机很重要，因为过早地进行抢救会导致对肿瘤细胞的杀伤减弱。一般来说，在没有 MTX 毒性的情况下，给药可延迟 24 ~ 36 小时。目前有几种亚叶酸钙解救方案。在 48 小时时 MTX 浓度仍高于 1μmol/L，应考虑增加亚叶酸的剂量。抢救必须持续至少 72 小时，直到 MTX 浓度达到无毒水平（0.01 ~ 0.1μmol/L）。氨甲蝶呤主要由肾排出，一般认为，大剂量氨甲蝶呤给药的肾小球滤过率至少保持在 60ml/min。需要注意的是，正常血清肌酐的存在并不能预测 MTX 的毒性[72]。必须确保高尿量和尿液碱性 pH 值，以防止 MTX 在尿液中沉淀，造成肾毒性。

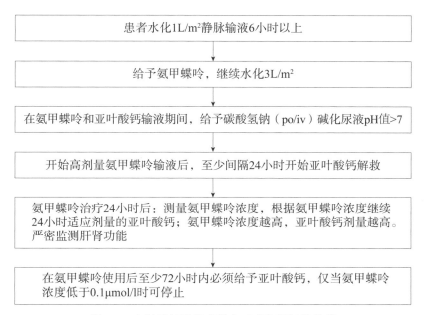

图 7.3　大剂量氨甲蝶呤联合亚叶酸钙解救给药

7.15.3　塞替派

　　塞替派是一种烷基化剂，能很好地穿过血脑屏障达到高浓度，并产生高水平的活性代谢物 TEPA。鞘内给药时，塞替派在几分钟内开始从脑脊液中清除，并在 4 小时内完全消除。塞替派初始剂量为 10mg，每周 2 次，持续 4 周，然后每周注射 1 次，持续 4 周，然后每月注射 1 次。塞替哌具有重要的血液毒性，而鞘内给药具有良好的耐受性，因此是其首选给药方式。

　　血液系统

　　即使鞘内给药也可见到骨髓抑制。全身应用塞替派可引起严重骨髓抑制，尤其是血小板计数减少。

7.16　对症支持治疗

　　对症治疗：癫痫、脑水肿（肿瘤周围的肿胀）和阻塞性脑积液（由于脑内脑脊液流动受阻而导致颅压升高）都可能导致严重症状，不同症状需要不同的治疗方法。

抗癫痫药物通常能成功地控制与脑瘤相关的癫痫发作。然而，癫痫发作在脑瘤患者中可能更难控制，尤其是低级别胶质瘤。如果药物无效，建议手术切除部分肿瘤，以减少癫痫发作。抗癫痫药（antiepileptic drug，AED）最常见的不良反应胃肠道毒性，表现为恶心 / 呕吐、腹泻和皮疹。AED 的另一个常见不良反应是嗜睡和不稳定。卡马西平、苯巴比妥、苯妥英钠和丙戊酸钠可引起骨质疏松或骨软化。此外，AED 可以影响记忆，尤其是使用高剂量时。如果检测到不良反应，应尝试减少剂量或改用具有不同作用机制的 AED。有几种抗癫痫药物，如苯妥英钠、苯巴比妥、卡马西平等可诱导肝酶 P450（酶诱导抗癫痫药物，EIAD）。化疗药物，包括伊立替康、洛莫司汀、长春新碱和甲基苄肼，都是由细胞色素 P450 代谢的。所以使用酶诱导抗癫痫药物的恶性胶质瘤患者，他们的新陈代谢会增加，会导致某些化疗药物的疗效降低。建议需接受抗癫痫治疗的脑肿瘤患者改用左乙拉西坦等第三代抗癫痫药物。

脑水肿通常可以用类固醇治疗成功，最常用的类固醇是地塞米松[75]。如果计划对肿瘤进行特异性治疗，是可以暂时使用地塞米松的，而且这种治疗会帮助减少水肿。如果目前还没有治疗计划，地塞米松的使用时间可能会延长。地塞米松在疾病晚期尤其有用，如可用于肿瘤复发且没有其他方法控制脑水肿的情况。长期使用地塞米松（特别是高剂量）的问题之一是可能产生不良反应（如溃疡、胃肠道出血、行为改变、皮肤变薄、骨强度丧失、血糖升高）。因此，地塞米松的剂量应逐渐减少，以达到最低剂量，有效控制症状，同时应尽量减少长期并发症。地塞米松的初始剂量为 10mg 静脉注射，然后每 6 小时给药 4mg（16mg/d）。由于该方案不遵循正常的血皮质激素日变化，我们会选择每天早上和中午两次 8mg 的方案。这种给药方案可以减少地塞米松引起的失眠。在剂量研究中发现，地塞米松已经增加到 40mg，但没有证据表明其有效性得到改善。一旦达到预期的急性效果，地塞米松的剂量应迅速减少，以避免长期干扰下丘脑 - 垂体 - 肾上腺皮质（HPA）轴和长期使用皮质类固醇的毒性。逐渐减量经验是每 2～3 天减少 2～4mg。刚开始可快速减量，每 2～3 天 2～4mg，但在最终停止治疗之前的减量应该更慢，每 3～7 天减少 0.5～1mg，这取决于之前类固醇的应用时间。常见的不良反应有高血糖、胃炎、消化道出血、骨质疏松、免疫抑制、皮肤脆弱和皱纹、肥胖、精神病和兴奋或下肢和颈部无力。类固醇引起的肌病和继发性糖尿病可能会误认为疾病的进展，需要进行鉴别。限制类固醇的应用和进行合理监测可以预防这些常见的并发症。

阻塞性脑积液可能需要旁路分流手术来降低颅压。

结论

恶性胶质瘤是最常见的原发性脑恶性肿瘤，也是最具挑战性的恶性肿瘤之一。尽管在传统治疗方面取得了一定进展，但患者的普遍结局仍然是死亡。恶性胶质瘤的不良预后是由于治疗抵抗和肿瘤术后复发引发。对胶质瘤发生机制的分子病理学和致癌因素的研究，将为合理开展分子靶向治疗开辟机遇，有望改变恶性胶质瘤患者的治疗方式。

（曹宝山　管静芝　黄惠颖　译）

参考文献

［1］LOUIS D N, PERRY A, REIFENBERGER G, et al. The 2016 World Health Organization classification of tumors of the central nervous system: a summary［J］. Acta Neuropathol. 2016, 131(6): 803–820.

［2］DANG L, JIN S, SU S M. IDH mutations in glioma and acute myeloid leukemia［J］. Trends Mol Med. 2010, 16(9): 387–397.

［3］GROSS S, CAIRNS R A, MINDEN M D, et al. Cancer-associated metabolite 2-hydroxyglutarate accumulates in acute myelogenous leukemia with isocitrate dehydrogenase1and 2 mutations［J］. J Exp Med. 2010, 207: 339–344.

［4］WAITKUS M S, DIPLAS BH, YAN H. Isocitrate dehydrogenase mutations in gliomas［J］. NeuroOncology. 2016, 18(1): 16–26.

［5］IDBAIH A, MARIE Y, PIERRON G, et al. Two types of chromosome 1p losses with opposite significance in gliomas［J］. Ann Neurol. 2005, 58(3): 483–487.

［6］IDBAIH A, KOUWENHOVEN M, JEUKEN J, et al. Chromosome 1p loss evaluation in anaplastic oligodendrogliomas［J］. Neuropathology. 2008, 28(4): 440–443.

［7］VOGAZIANOU A P, CHAN R, BÄCKLUND L M, et al. Distinct patterns of 1p and 19q alterations identify subtypes of human gliomas that have different prognoses［J］. Neuro-

Oncology. 2010, 12(7): 664–678.

［8］CAIRNCROSS J G, WANG M, JENKINS R B, et al. Benefit from procarbazine, lomustine, and vincristine in oligodendroglial tumors is associated with mutation of IDH［J］. J Clin Oncol. 2014, 32(8): 783–790.

［9］TABOURET E, NGUYEN A T, DEHAIS C, et al. Prognostic impact of the 2016 WHO classification of diffuse gliomas in the French POLA cohort［J］. Acta Neuropathol. 2016, 132(4): 625–634.

［10］BUCKNER J C, SHAW E G, PUGH S L, et al. Radiation plus procarbazine, CCNU, and vincristine in low-grade glioma［J］. N Engl J Med. 2016, 374(14): 1344–1355.

［11］GÁLLEGO PÉREZ-LARRAYA J, DUCRAY F, CHINOT O, et al. Temozolomide in elderly patients with newly diagnosed glioblastoma and poor performance status: an ANOCEF phase II trial［J］. J Clin Oncol. 2011, 29(22): 3050–3055.

［12］DI STEFANO A L, ENCISO-MORA V, MARIE Y, et al. Association between glioma susceptibility loci and tumour pathology defines specific molecular etiologies［J］. NeuroOncology. 2013, 15(5): 542–547.

［13］STUPP R, MASON W P, VAN DEN BENT M J, et al. Radiotherapy plus concomitant and adjuvant temozolomide for glioblastoma［J］. N Engl J Med. 2005, 352(10): 987–996.

［14］PERRY J R, LAPERRIERE N, O'CALLAGHAN C J, et al. Short-course radiation plus temozolomide in elderly patients with glioblastoma［J］. N Engl J Med. 2017, 376(11): 1027–1037.

［15］SOUSSAIN C, RICARD D, FIKE J R, et al. CNS complications of radiotherapy and chemotherapy［J］. Lancet. 2009, 374(9701): 1639–1651.

［16］BERZERO G, DIAMANTI L, DI STEFANO A L. Meningeal melanomatosis: a challenge for timely diagnosis［J］. Biomed Res Int. 2015, 2015: 948497.

［17］BLACK D F, MORRIS J M, LINDELL E P, et al. Stroke-like migraine attacks after radiation therapy (SMART)syndrome is not always completely reversible: a case series［J］. Am J Neuroradiol. 2013, 34(12): 2298–2303.

［18］RHEIMS S, RICARD D, VAN DEN BENT M, et al. Peri-ictal pseudoprogression in patients with brain tumor［J］. Neuro-Oncology. 2011, 13(7): 775–782.

［19］DI STEFANO A L, BERZERO G, VITALI P, et al. Acute late-onset encephalopathy after radiotherapy: an unusual life-threatening complication［J］. Neurology. 2013, 81(11): 1014–1017.

［20］CONILL C, BERENGUER J, VARGAS M, et al. Incidence of radiation-induced leukoencephalopathy after whole brain radiotherapy in patients with brain metastases［J］. Clin Transl Oncol. 2007, 9(9): 590–595.

［21］DRESEMANN G. Temozolomide in malignant glioma［J］. Onco Targets Ther. 2010, 3: 139–146.

［22］STUPP R, VAN DEN BENT M J, HEGI M E. Optimal role of temozolomide in the treatment of malignant gliomas [J]. Curr Neurol Neurosci Rep. 2005, 5(3): 198–206.

[23] BROCK C S, NEWLANDS E S, WEDGE S R, et al. Phase I trial of temozolomide using an extended continuous oral schedule [J]. Cancer Res. 1998, 58(19): 4363–4367.

[24] PERRY J R, BELANGER K, MASON W P, et al. Phase Ⅱ trial of continuous dose-intense temozolomide in recurrent malignant glioma: RESCUE study [J]. J Clin Oncol. 2010, 28(12): 2051–2057.

[25] TOLCHER A W, GERSON SL, DENIS L, et al. Marked inactivation of O6-alkylguanine-DNA alkyltransferase activity with protracted temozolomide schedules [J]. Br J Cancer. 2003, 88(7): 1004–1011.

[26] VERA K, DJAFARI L, FAIVRE S, et al. Dose-dense regimen of temozolomide given every other week in patients with primary central nervous system tumors [J]. Ann Oncol. 2004, 15(1): 161–171.

[27] COHEN M H, JOHNSON J R, PAZDUR R. Food and Drug Administration drug approval summary: temozolomide plus radiation therapy for the treatment of newly diagnosed glioblastoma multiforme [J]. Clin Cancer Res. 2005, 11(19 Pt 1): 6767–6771.

[28] STUPP R, DIETRICH P Y, OSTERMANN KRALJEVIC S, et al. Promising survival for patients with newly diagnosed glioblastoma multiforme treated with concomitant radiation plus temozolomide followed by adjuvant temozolomide [J]. J Clin Oncol. 2002, 20(5): 1375–1382.

[29] YB S, SOHN S, KROWN S E, et al. Selective CD4 + lymphopenia in melanoma patients treated with temozolomide: a toxicity with therapeutic implications [J]. J Clin Oncol. 2004, 22(4): 610–616.

[30] BERZERO G, DI STEFANO A L, DEHAIS C, et al. Herpes simplex encephalitis in glioma patients: a challenging diagnosis [J]. J Neurol Neurosurg Psychiatry. 2015, 86(4): 374–377.

[31] LEVIN V A, WARA W M, DAVIS R L, et al. Phase Ⅲ-comparison of BCNU and the combination of procarbazine, CCNU, and vincristine administered after radiotherapy with hydroxyurea for malignant gliomas [J]. J Neurosurg. 1985, 63(2): 218–223.

[32] REITHMEIER T, GRAF E, PIROTH T, et al. BCNU for recurrent glioblastoma multiforme: efficacy, toxicity and prognostic factors [J]. BMC Cancer. 2010, 10: 30.

[33] KATZ M E, GLICK J H. Nitrosoureas: a reappraisal of clinical trials [J]. Cancer Clin Trials. 1979, 2(4): 297–316.

[34] GUTIN P H, WILSON C B, KUMAR A R, et al. Phase Ⅱ study of procarbazine, CCNU, and vincristine combination chemotherapy in the treatment of malignant brain tumors [J]. Cancer. 1975, 35(5): 1398–1404.

[35] BLOCK M, LACHOWIEZ R M, RIOS C, et al. Pulmonary fibrosis associated with low-dose adjuvant methyl-CCNU [J]. Med Pediatr Oncol. 1990, 18(3): 256–260.

[36] LEE C, GIANOS M, KLAUSTERMEYER W B. Diagnosis and management of

hypersensitivity reactions related to common cancer chemotherapy agents［J］. Ann Allergy Asthma Immunol. 2009, 102(3): 179–187.

［37］LEHMANN D F, HURTEAU T E, NEWMAN N, et al. Anticonvulsant usage is associated with an increased risk of procarbazine hypersensitivity reactions in patients with brain tumors［J］. Clin Pharmacol Ther. 1997, 62(2): 225–229.

［38］MAHMOOD T, MUDAD R. Pulmonary toxicity secondary to procarbazine［J］. Am J Clin Oncol. 2002, 25(2): 187–188.

［39］AYDIN B, PATIL M, BEKELE N, et al. Vincristine in high-grade glioma［J］. Anticancer Res. 2010, 30(6): 2303–2310.

［40］BOYLE F M, ELLER S L, GROSSMAN S A. Penetration of intra-arterially administered vincristine in experimental brain tumor［J］. Neuro-Oncology. 2004, 6(4): 300–305.

［41］THAKUR J S, CHAUHAN C G, DIWANA V K, et al. Extravasational side effects of cytotoxic drugs: a preventable catastrophe［J］. Indian J Plast Surg. 2008, 41(2): 145–150.

［42］GLADE-BENDER J, KANDEL J J, YAMASHIRO D J. VEGF blocking therapy in the treatment of cancer［J］. Expert Opin Biol Ther. 2003, 3(2): 263–276.

［43］GARFIELD D H, HERCBERGS A. Fewer dollars, more sense［J］. J Clin Oncol. 2008, 26(32): 5304–5305.

［44］CHINOT O L, WICK W, MASON W, et al. Bevacizumab plus radiotherapy-temozolomide for newly diagnosed glioblastoma［J］. N Engl J Med. 2014, 370(8): 709–722.

［45］PAEZ-RIBES M, ALLEN E, HUDOCK J, et al. Antiangiogenic therapy elicits malignant progression of tumors to increased local invasion and distant metastasis［J］. Cancer Cell. 2009, 15(3): 220–231.

［46］ROBINSON E S, KHANKIN E V, CHOUEIRI T K, et al. Suppression of the nitric oxide pathway in metastatic renal cell carcinoma patients receiving vascular endothelial growth factor-signaling inhibitors［J］. Hypertension. 2010, 56(6): 1131–1136.

［47］NAZER B, HUMPHREYS B D, MOSLEHI J. Effects of novel angiogenesis inhibitors for the treatment of cancer on the cardiovascular system: focus on hypertension［J］. Circulation. 2011, 124(15): 1687–1691.

［48］FRIEDMAN H S, PRADOS M D, WEN P Y, et al. Bevacizumab alone and in combination with irinotecan in recurrent glioblastoma［J］. J Clin Oncol. 2009, 27(28): 4733–4740.

［49］IZZEDINE H, MASSARD C, SPANO J P. VEGF signalling inhibition-induced proteinuria: mechanisms, significance and management［J］. Eur J Cancer. 2010, 46(2): 439–448.

［50］COPUR M S, OBERMILLER A. An algorithm for the management of hypertension in the setting of vascular endothelial growth factor signaling inhibition［J］. Clin Colorectal Cancer. 2011, 10(3): 151–156.

［51］SEMRAD T J, O'DONNELL R, WUN T, et al. Epidemiology of venous thromboembolism in 9489 patients with malignant glioma［J］. J Neurosurg. 2007, 106(4): 601–608.

［52］HURWITZ H I, SALTZ L B, VAN CUTSEM E, et al. Venous thromboembolic events with chemotherapy plus bevacizumab: a pooled analysis of patients in randomized phase Ⅱ and Ⅲ studies［J］. J Clin Oncol. 2011, 29(13): 1757–1764.

［53］NORDEN A D, BARTOLOMEO J, TANAKA S, et al. Safety of concurrent bevacizumab therapy and anticoagulation in glioma patients［J］. J Neuro-Oncol. 2012, 106(1): 121–125.

［54］AGNELLI G, GEORGE D J, KAKKAR A K, et al. Semuloparin for thromboprophylaxis in patients receiving chemotherapy for cancer［J］. N Engl J Med. 2012, 366(7): 601–609.

［55］RANPURA V, HAPANI S, WU S. Treatment-related mortality with bevacizumab in cancer patients: a meta-analysis［J］. JAMA. 2011, 305(5): 487–494.

［56］HOMPES D, RUERS T. Review: incidence and clinical significance of Bevacizumab-related non surgical and surgical serious adverse events in metastatic colorectal cancer［J］. Eur J Surg Oncol. 2011, 37(9): 737–746.

［57］CLARK A J, BUTOWSKI NA, CHANG S M, et al. Impact of bevacizumab chemotherapy on craniotomy wound healing［J］. J Neurosurg. 2011, 114(6): 1609–1616.

［58］HAPANI S, CHU D, WU S. Risk of gastrointestinal perforation in patients with cancer treated with bevacizumab: a meta-analysis［J］. Lancet Oncol. 2009, 10(6): 559–568.

［59］HAWKES E A, OKINES A F, PLUMMER C, et al. Cardiotoxicity in patients treated with bevacizumab is potentially reversible［J］. J Clin Oncol. 2011, 29(18): e560–e562.

［60］LOU E, TURNER S, SUMRALL A, et al. Bevacizumab-induced reversible posterior leukoencephalopathy syndrome and successful retreatment in a patient with glioblastoma［J］. J Clin Oncol. 2011, 29(28): e739–e742.

［61］YASUDA K, TAGUCHI H, SAWAMURA Y, et al. Low-dose craniospinal irradiation and ifosfamide, cisplatin and etoposide for non-metastatic embryonal tumors in the central nervous system［J］. Jpn J Clin Oncol. 2008, 38(7): 486–492.

［62］AJITHKUMAR T, PARKINSON C, SHAMSHAD F, et al. Ifosfamide encephalopathy ［J］. Clin Oncol. 2007, 19(2): 108–114.

［63］REARDON D A, SAMPSON J H, SAHEBJAM S, et al. ASCO 2016 safety and activity of nivolumab(nivo)monotherapy and nivo in combination with ipilimumab (ipi)in recurrent glioblastoma(GBM): updated results from checkmate-143［J］. J Clin Oncol. 2016, 34(suppl): 2014.

［64］REARDON D A, KIM T M, FRENEL J S, et al. Results of the phase Ib KEY-NOTE-28 multi-cohort trial of pembrolizumab monotherapy in patients with recurrent PD-L1-positive glioblastoma multiforme(GBM)［J］. Neuro-Oncology. 2016, 18: vi25.

［65］STUPP R, TAILLIBERT S, KANNER A A, et al. Maintenance therapy with tumor-treating fields plus temozolomide vs temozolomide alone for glioblastoma: a randomized clinical trial［J］. JAMA. 2015, 314(23): 2535–2543.

［66］SINGH D, CHAN J M, ZOPPOLI P, et al. Transforming fusions of FGFR and

TACC genes in human glioblastoma［J］. Science. 2012, 337(6099): 1231–1235.

［67］GROVES M D. Leptomeningeal disease［J］. Neurosurg Clin N Am. 2011, 22(1): 67–78.

［68］BOOGERD W, VAN DEN BENT MJ, KOEHLER PJ, et al. The relevance of intraventricular chemotherapy for leptomeningeal metastasis in breast cancer: a randomised study［J］. Eur J Cancer. 2004, 40(18): 2726–2733.

［69］CHAMBERLAIN M C, KHATIBI S, KIM J C, et al. Treatment of leptomeningeal metastasis with intraventricular administration of depot cytarabine(DTC 101). A phase I study［J］. Arch Neurol. 1993, 50(3): 261–264.

［70］DUNTON S F, NITSCHKE R, SPRUCE W E, et al. Progressive ascending paralysis following administration of intrathecal and intravenous cytosine arabinoside［J］. A Pediatric Oncology Group study. Cancer. 1986, 57(6): 1083–1088.

［71］RUBIN E H, ANDERSEN J W, BERG D T, et al. Risk factors for highdose cytarabine neurotoxicity: an analysis of a cancer and leukemia group B trial in patients with acute myeloid leukemia［J］. J Clin Oncol. 1992, 10(6): 948–953.

［72］BLEYER W A. The clinical pharmacology of methotrexate: new applications of an old drug［J］. Cancer. 1978, 41(1): 36–51.

［73］MAINI R, ST CLAIR E W, BREEDVELD F, et al. Infliximab(chimeric antitumour necrosis factor alpha monoclonal antibody)versus placebo in rheumatoid arthritis patients receiving concomitant methotrexate: a randomised phase III trial［J］. Lancet. 1999, 354(9194): 1932–1939.

［74］KERR I G, JOLIVET J, COLLINS J M, et al. Test dose for predicting high-dose methotrexate infusions［J］. Clin Pharmacol Ther. 1983, 33(1): 44–51.

［75］DIETRICH J, RAO K, PASTORINO S, et al. Corticosteroids in brain cancer patients: benefits and pitfalls［J］. Expert Rev Clin Pharmacol. 2011, 4(2): 233–234.

8　骨髓恶性肿瘤

Laurent Plawny

摘　要

　　骨髓恶性肿瘤包括各种骨髓增生性干细胞疾病。在本文中，将描述常规血液科治疗中常用药物的不良反应。对于涵盖的各种疾病，药物的不良反应也是多样的。因此，对于慢性髓细胞性白血病的酪氨酸激酶抑制剂，用表格方式进行了总结。自体和异体的造血干细胞移植不包括在内。这些治疗方案是由非常专业的医疗单位使用的，患者最初几个月的随访也是由他们完成。

关键词

　　骨髓增生异常综合征　急性髓细胞性白血病　真性红细胞增多症原发性血小板增多症　慢性髓细胞性白血病

8.1 骨髓增生异常综合征

8.1.1 5- 氮杂胞苷

5- 氮杂胞苷[1-6]是一种低甲基化药物，已被美国国际预后评分系统（International Prognostic Scoring System，IPSS）批准用于治疗骨髓增生异常综合征。在欧盟，5- 氮杂胞苷已经被批准用于高 IPSS 评分的骨髓增生异常综合征。

一些关于其在慢性髓细胞性白血病或低细胞计数急性髓细胞性白血病中的疗效的数据也已被注意到。

5- 氮杂胞苷的不良反应如下。在大多数患者中观察到血液学毒性，主要是贫血或血小板计数减少。1/5 的患者出现白细胞计数减少或 3 级嗜中性粒细胞减少，并可能导致发热性嗜中性粒细胞减少或机会性感染。在接受 5- 氮杂胞苷治疗的患者中，侵袭性真菌感染仍然是一个问题；因此，有活性的预防性抗真菌治疗的曲霉菌应在选定的患者中进行讨论。

粒细胞缺乏症或不可逆再生障碍性贫血是一种特殊情况，但它是感染性死亡的原因之一。

注射时可出现发热，但主要与感染有关。恶心 / 呕吐时有发生，但可通过适当的镇吐药物减轻。

接受皮下注射 5- 氮杂胞苷的患者反复出现的一个问题是输注部位的皮肤反应。这些反应可以从皮疹到瘙痒性斑疹不等。大多数皮疹用外用抗组胺药或抗炎药膏就会消失。然而，注射技术会影响皮肤损伤的发生率。正确的注射能避免皮肤接触到药物，降低 50% 皮疹和瘙痒性斑疹的发生。

以下是 5- 氮杂胞苷治疗的不良反应。

8.1.1.1 血液学毒性

- 非常常见（> 50% 的患者）：贫血、血小板计数减少。
- 常见（> 20% 的患者）：白细胞计数减少、嗜中性粒细胞减少。
- 罕见（5% ~ 10% 的患者）：淋巴结病变、血肿。
- 非常罕见（< 5%）：粒细胞缺乏症、再生障碍性贫血、脾大。

8.1.1.2 一般毒性

- 非常常见（＞50% 的患者）：发热。
- 常见（＞20% 的患者）：疲劳、厌食症、注射部位疼痛。
- 偶尔（＞10% 的患者）：鼻出血、发热性嗜中性粒细胞减少、体重减轻、出汗。
- 罕见（5%～10% 的患者）：单纯疱疹、低血压。
- 非常罕见（＜5% 的患者）：过敏性休克、机会性感染（芽生菌病、弓形虫病）、脱水、全身炎症反应。

8.1.1.3 胃肠毒性

- 非常常见（＞50% 的患者）：恶心／呕吐。
- 常见（＞20% 的患者）：腹泻、便秘、咽炎。
- 偶尔（＞10% 的患者）：腹痛和压痛。
- 罕见（5%～10% 的患者）：口炎、口腔瘀斑、口腔出血。
- 非常罕见（＜5% 的患者）：消化道出血。

8.1.1.4 肾毒性

- 罕见（5%～10% 的患者）：排尿困难、尿路感染。
- 非常罕见（＜5% 的患者）：肾衰竭、血尿。

8.1.1.5 肺毒性

- 常见（＞20% 的患者）：咳嗽，呼吸困难。
- 偶尔（＞10% 的患者）：胸痛、上呼吸道感染、肺炎、鼻漏。
- 罕见（5%～10% 的患者）：喘息、胸腔积液。

8.1.1.6 心脏毒性

- 罕见（5%～10% 的患者）：心动过速。

8.1.1.7 皮肤毒性

- 常见（＞20% 的患者）：注射部位红斑、瘀斑。
- 偶尔（＞10% 的患者）：苍白、全身皮疹、注射部位瘀伤。
- 罕见（5%～10% 的患者）：蜂窝织炎、注射部位瘙痒、注射部位肿胀、皮肤干燥、皮肤结节。

8.1.1.8　神经系统毒性

- 常见（＞20% 的患者）：头痛。
- 偶尔（＞10% 的患者）：焦虑、抑郁、失眠。
- 罕见（5%~10% 的患者）：感觉减退。
- 非常罕见（＜5% 的患者）：意识混乱、抽搐、颅内出血。

8.1.1.9　代谢毒性

- 偶尔（＞10% 的患者）：低钾血症。

8.1.1.10　运动毒性

- 常见（＞20% 的患者）：僵直、关节痛、肢体疼痛、背痛。
- 偶尔（＞10% 的患者）：外周水肿、肌痛。

致畸活性已在动物模型中得到证实。推荐一种有效的避孕方法给接受 5-氮杂胞苷治疗的患者。

8.1.2　地西他滨

地西他滨[1, 2, 7]是一种静脉注射的低甲基化剂，目前仅限在美国使用。地西他滨在低 IPSS 评分和高 IPSS 评分的骨髓增生异常综合征中均表现出活性。

最常见的不良反应是血液方面的，超过 50% 的患者会出现贫血、血小板计数减少和嗜中性粒细胞减少。发热性嗜中性粒细胞减少症约占 20%。机会性感染很少发生。真菌感染，如侵袭性念珠菌病见于超过 10% 的患者。接受地西他滨治疗的患者的抗真菌预防仍然是一个悬而未决的问题。

代谢不良反应相当常见，主要包括低蛋白血症、高血糖和肝酶升高。因此，建议密切监测血糖水平。接受地西他滨治疗的患者出现的不良反应如下。

8.1.2.1　血液毒性

- 非常常见（＞50% 的患者）：嗜中性粒细胞减少症、血小板减少症、贫血。
- 偶尔（＞10% 的患者）：淋巴结病。
- 罕见（5%~10% 的患者）：血小板增多症。
- 非常罕见（＜5%）：骨髓抑制、脾大。

8.1.2.2 一般毒性

- 非常常见（＞50%的患者）：发热。
- 常见（＞20%的患者）：发热性嗜中性粒细胞减少、周围水肿。
- 偶尔（＞10%的患者）：寒战、疼痛、嗜睡、脱水、厌食症。
- 罕见（5%~10%的患者）：胸部不适、输液部位红斑、输液部位疼痛、注射部位肿胀。

8.1.2.3 胃肠毒性

- 常见（＞20%的患者）：恶心/呕吐、便秘、腹泻。
- 偶尔（＞10%的患者）：腹痛、口腔黏膜瘀点、口腔炎、消化不良、腹腔积液。
- 罕见（5%~10%的患者）：牙龈出血、痔疮、大便稀、舌溃疡、吞咽困难、唇溃疡、腹胀、腹痛、胃食管反流、舌痛。
- 非常罕见（＜5%的患者）：胆囊炎。

8.1.2.4 肾毒性

- 罕见（5%~10%的患者）：排尿困难、尿频。

8.1.2.5 肺毒性

- 常见（＞20%的患者）：咳嗽。
- 偶尔（＞10%的患者）：咽炎、呼吸破裂、缺氧。
- 罕见（5%~10%的患者）：后鼻滴涕。

8.1.2.6 心脏毒性

- 罕见（5%~10%的患者）：肺水肿。
- 非常罕见（＜5%的患者）：心肌梗死、房颤。

8.1.2.7 皮肤毒性

- 常见（＞20%的患者）：瘀斑、苍白。
- 偶尔（＞10%的患者）：皮疹、皮肤损伤、瘙痒、脱发。
- 罕见（5%~10%的患者）：荨麻疹、面部肿胀。

8.1.2.8 神经系统毒性

- 常见（＞20%的患者）：头痛。

- 偶尔（＞10% 的患者）：头晕、感觉迟钝、失眠、思维混乱、焦虑。
- 罕见（5%～10% 的患者）：视物模糊。

8.1.2.9 代谢毒性

- 常见（＞20% 的患者）：高血糖、低清蛋白血症。
- 偶尔（＞10% 的患者）：高胆红素血症、低镁血症、低钠血症。
- 罕见（5%～10% 的患者）：高钾血症。

8.1.2.10 运动毒性

- 常见（＞20% 的患者）：关节痛。
- 偶尔（＞10% 的患者）：肢体疼痛、背痛。
- 罕见（5%～10% 的患者）：胸部疼痛、肌痛。

8.1.2.11 传染性毒性

- 常见（＞20% 的患者）：肺炎。
- 偶尔（＞10% 的患者）：蜂窝织炎、念珠菌感染。
- 罕见（5%～10% 的患者）：导管相关感染、尿路感染、鼻窦炎、菌血症。
- 非常罕见（＜5% 的患者）：鸟型分枝杆菌感染。

建议在治疗期间和治疗后至少 12 个月采用有效的避孕方法。

8.2 急性髓细胞性白血病

8.2.1 阿糖胞苷

阿糖胞苷[1, 2, 8-10]是一种静脉注射的胞苷类抗代谢物，已被广泛应用于急性髓细胞性白血病的诱导治疗或作为单一治疗或与其他药物联合使用。它还被证明对淋巴瘤的治疗有效，尤其是套细胞淋巴瘤，其中含有胞嘧啶的方案可以延长无进展生存期和获得更高的缓解率。阿糖胞苷也用于一些急性淋巴细胞白血病的治疗方案，主要是在巩固期。

最常见的不良反应是血液毒性。接受阿糖胞苷治疗的患者常发生血液毒性，表现为高度骨髓抑制。白细胞计数减少通常遵循双相曲线，第一个最低点在 7～9 天，第二个更严重的最低点在 15～24 天。经常出血已被描述为血小板减少的结果。

大约 10% 的患者可能会出现阿糖胞苷综合征，包括发热、肌痛、胸痛、斑丘疹、结膜炎和乏力。阿糖胞苷综合征可以发展为严重的低血压，需要皮质类固醇治疗。停止治疗必须根据症状的严重程度进行讨论。

恶心 / 呕吐经常发生，需要用镇吐药物进行预防。在接受高剂量阿糖胞苷（大于 10 克 / 周）的患者中，胃肠道不良反应可能更明显，包括腹泻和严重结肠炎，范围从嗜中性粒细胞减少性结肠炎到胃肠道出血。罕见的胰腺炎病例已被描述见于实验剂量的阿糖胞苷。

发热性嗜中性粒细胞减少是接受以胞嘧啶为基础的治疗方案患者的常见症状。如果细菌是最常见的原因，那么侵袭性真菌感染也很常见，尤其是急性髓细胞性白血病患者。在选定的患者中，必须考虑对曲霉病有效的抗真菌预防措施。

中枢神经系统毒性主要发生在接受高剂量治疗的老年患者。小脑毒性是患者的主要特征，它会导致共济失调和说话含糊不清。患者偶尔会出现意识混乱或致命的脑炎。预防性吡哆醇治疗的应用一直存在争议。结膜炎在患者中也很常见。对于接受大剂量阿糖胞苷治疗的患者，预防性外用糖皮质激素可能有用。

阿糖胞苷的不良反应如下。

8.2.1.1　血液毒性
- 骨髓抑制：贫血、白细胞计数减少、血小板计数减少。
- 血栓性静脉炎（常见）。

8.2.1.2　一般毒性
- 阿糖胞苷综合征。
- 白细胞计数减少可导致严重脓毒症。
- 罕见：过敏反应、过敏性休克。

8.2.1.3　胃肠道毒性
- 常见：厌食症、恶心 / 呕吐、腹泻、口腔和肛门黏膜炎、肝功能障碍。
- 罕见：食管溃疡、肠坏死、胰腺炎。

8.2.1.4 肾毒性

● 罕见：肾功能不全、尿潴留。

8.2.1.5 肺毒性

● 罕见：肺炎、间质性肺炎。

8.2.1.6 心脏毒性

● 罕见：快速进展性肺水肿伴心脏增大、心包炎。

8.2.1.7 皮肤毒性

● 常见：皮疹、脱发（大剂量可致完全脱发）。

● 罕见：雀斑、瘙痒、荨麻疹、皮肤溃疡、手足综合征、注射部位蜂窝织炎。

8.2.1.8 神经系统毒性

● 罕见：周围神经炎、头痛、结膜炎，中枢神经系统毒性，如脑炎和小脑炎（中枢神经系统并发症已在高剂量和非常高剂量的阿糖胞苷中被描述）。

8.2.1.9 代谢毒性

● 常见：ASAT 和 ALAT 水平升高。

● 罕见：黄疸。

阿糖胞苷可以在鞘内使用。鞘内给药的毒性与静脉给药大致相同。然而，毒性是自限性的。神经并发症包括截瘫、坏死性白质脑病、失明和脊髓坏死。

阿糖胞苷在动物模型中显示致畸作用。应建议育龄女性在阿糖胞苷治疗期间不要妊娠。男性和女性患者都推荐一种有效的避孕方法。

8.2.2 伊达比星

伊达比星[1, 2, 11-13]是一种蒽环类拓扑异构酶 II 抑制剂，已被推荐与其他药物联合治疗急性髓细胞性白血病。

伊达比星治疗的主要不良反应包括血液毒性。严重的骨髓抑制是一个持续的过程，需要通过输血和粒细胞集落刺激因子进行治疗。严重发热性嗜中性粒细胞减少症可能由含有伊达霉素的治疗方案引起。伊达比星在因既往化疗而出现细胞减少的患者中应慎用，因为已经有永久性骨髓抑制的病例报道。

脱发是以伊达比星为基础的化疗的一种常见并发症。

心脏毒性经常发生，主要是限制性心肌病与左心室射血分数（LVEF）下降。LVEF 的下降取决于患者的累积剂量和年龄。对已有心肌病的患者或曾接受过蒽环类药物治疗的患者应慎用。

蒽环类药物外渗可能导致皮肤大面积坏死，需要手术治疗。如外渗，应采用间断性冷敷，并应采取手术治疗。

继发性肿瘤被认为是与蒽环类药物有关。

伊达比星的不良反应如下。

8.2.2.1　血液毒性

- 严重骨髓抑制。

8.2.2.2　胃肠道毒性

- 常见：1 ~ 3 级恶心 / 呕吐、腹痛、腹泻；少于 5% 的患者出现 4 级并发症。
- 罕见的严重小肠结肠炎伴穿孔。

8.2.2.3　皮肤毒性

- 常见：脱发。
- 偶尔：手掌和脚掌出现皮疹、荨麻疹和大疱性红疹。在同时接受抗生素治疗或有放疗史的患者中，皮肤反应更为常见。

8.2.2.4　心脏毒性

- 充血性心力衰竭和严重的心律失常，包括房颤和心肌梗死。

8.2.2.5　神经毒性

- 非常罕见（< 5% 的患者）：周围神经病变、癫痫、小脑麻痹。

8.2.2.6　肺毒性

- 少于 5% 的患者患有肺炎。

8.2.3　柔红霉素

柔红霉素[1, 2, 11, 12]是一种静脉注射的蒽环类药物，与其他药物联合用于治疗急性髓细胞性白血病。

柔红霉素的不良反应与伊达比星大致相同。然而，60岁以上患者的口腔黏膜炎、骨髓抑制和左心室射血分数下降似乎没有伊达比星严重。

柔红霉素的最大累积剂量为550mg/m²。一些作者建议接受过心脏放射治疗的患者的剂量为400mg/m²。

8.2.4 安吖啶

安吖啶[1, 2, 14]已被批准用于耐蒽环类药物的AML的挽救治疗。在一些欧洲国家，安吖啶被用于AML的联合治疗。

安吖啶的不良反应主要是血液毒性，导致持续的全血细胞计数减少，需要红细胞输注、血小板输注以及粒细胞集落刺激因子支持治疗。如果患者以前有严重的化疗引起的全血细胞计数减少，就不应该使用安吖啶。

胃肠道毒性是常见的，包括单纯腹泻到4级嗜中性粒细胞减少性结肠炎。

心脏毒性主要包括心律失常，心律失常可由同时存在的低钾血症引起。如果使用安吖啶，建议密切监测心电图和血清钾水平。

安吖啶的不良反应如下。

8.2.4.1 血液毒性

- 非常常见：全血细胞计数减少。
- 常见：发热性嗜中性粒细胞减少。
- 罕见：大出血。

8.2.4.2 胃肠道毒性

- 常见：1~2级恶心/呕吐，1~4级黏膜炎。

8.2.4.3 肾毒性

- 罕见：肾功能不全、无尿、急性肾衰竭。

8.2.4.4 肝毒性

- 血清肝酶升高，高胆红素血症，是剂量累积性的。

8.2.4.5 神经毒性

- 有神经系统疾病患者的癫痫大发作。

8.2.4.6 心脏毒性

- 常见：充血性心力衰竭、心搏骤停、室性心动过速。

8.2.4.7 皮肤毒性

- 注射部位的反应包括从简单的皮疹到坏死。

安吖啶已被证明对小鼠有致畸作用。男性和女性患者都建议采取有效的避孕方法。

8.2.5 氯法拉滨（静脉）

氯法拉滨[1, 2, 15-17]是嘌呤核苷类似物，已被批准用于儿童 ALL 的治疗。一些研究表明，与其他药物联合治疗对复发的 AML 患者无进展生存期有益。

毒性主要是血液方面的，大约一半的患者会出现发热性嗜中性粒细胞减少。胃肠道毒性常见，35% 的患者可能会导致严重的腹痛。

掌跖红斑感觉异常是一种常见的现象，需要局部类固醇或局部非甾体抗炎药治疗。也提出过系统性糖皮质激素进行预防治疗。

氯法拉滨的不良反应如下。

8.2.5.1 血液毒性

- 频繁常见：骨髓抑制。

8.2.5.2 心脏毒性

- 约 1/3 的患者出现心动过速。
- 35% 的患者有心包积液。

8.2.5.3 胃肠道毒性

- 常见：超过一半的患者出现恶心、腹泻和呕吐。35% 的患者会出现腹痛。
- 偶尔：咽痛、便秘。

8.2.5.4 一般毒性

- 超过 1/3 的患者出现疲劳、发热和寒战。
- 17% 的患者患有黏膜炎。
- 30% 的患者会出现厌食症。

8.2.5.5 肝胆管毒性

- 偶尔：黄疸、肝大。

8.2.5.6 传染性毒性

- 菌血症、蜂窝织炎、念珠菌病、细菌和真菌性肺炎。

8.2.5.7 神经毒性

- 44% 的患者患有头痛。
- 罕见：嗜睡、震颤、抑郁、焦虑。

8.2.5.8 呼吸系统毒性

- 常见：鼻出血。
- 罕见：呼吸窘迫、胸腔积液、咳嗽。

8.2.5.9 皮肤毒性

- 常见：皮炎、瘀斑。
- 掌跖红斑感觉异常综合征。

8.2.6 吉妥珠单抗（静脉）

吉妥珠单抗[1, 2, 18, 19]是一种抗 CD33 单克隆抗体，与 ozogamicin 有关联性。它已被用于 CD33 阳性的老年 AML 患者的单药治疗。由于不利的风险 – 收益比，吉妥珠单抗已经退出市场。

输液相关的急性不良反应经常发生，并在某些病例中导致 4 级不良事件。常见（30% 的患者）不良反应是发热、恶心、寒战、呕吐和头痛。20% ~ 30% 的患者有呼吸困难、低血压或高血压，在某些情况下伴有血流动力学不稳定。注射后罕见的急性不良反应可能是高血糖和缺氧。虽然到目前为止还没有检测到吉妥珠单抗抗体，但已经报道了一些严重的过敏反应。有 2 例患者产生了抗 ozogamicin 抗体。

血液毒性导致严重的嗜中性粒细胞减少，恢复时间为 40 ~ 43 天。贫血和血小板减少症持续时间更长，恢复时间是 50 ~ 56 天。

大约 1/3 接受吉妥珠单抗和 ozogamicin 治疗的患者存在肝毒性问题，并导致 3 ~ 4 级肝酶升高或高胆红素血症。静脉闭塞性疾病是吉妥珠单抗和 ozogamicin 一种众所周知的，但罕见的不良反应，发生在约 1% 的患者，然而，大多数病例都有异体干细胞移植史。

迟发性不良反应如下。

8.2.6.1 血液毒性
- 非常常见：3～4级嗜中性粒细胞减少症。
- 贫血和血小板计数减少。
- 超过 13% 的患者出现 3～4 级出血。

8.2.6.2 传染性毒性
- 常见：感染性休克、肺炎。
- 罕见：口腔炎、单纯疱疹。

8.2.6.3 肝毒性
- 3～4 级肝酶升高或高胆红素血症。
- 罕见：腹腔积液。
- 静脉阻塞性疾病。

8.2.6.4 胃肠道毒性
- 常见：便秘、厌食症、消化不良、恶心型口炎。

8.2.6.5 代谢毒性
- 常见：低钾血症。
- 偶尔：高血糖、低钙血症。
- 罕见：低镁血症、低磷血症。

8.2.6.6 呼吸系统毒性
- 常见（＞20%）：咳嗽、呼吸困难、鼻出血。
- 偶尔（20%～30%）：肺炎、咽炎。

8.2.6.7 皮肤毒性
- 罕见：瘙痒、皮疹。

8.3 慢性骨髓增生性疾病

这里使用的药物是最常导致红细胞增多症、原发性血小板增多症和慢性粒细胞白血病。对于后一种疾病，其不良反应以表格形式列出。

8.3.1　羟基脲

羟基脲[1, 2, 20-22]是口服核苷还原酶抑制剂，广泛用于黑色素瘤、耐药的慢性髓细胞性白血病、复发性卵巢癌和骨髓增生性疾病（原发性血小板增多症、真性红细胞增多症）。

骨髓毒性是羟基脲的主要不良反应。有明显骨髓抑制的患者不应使用。白细胞减少症和血小板减少症在治疗中断后很快恢复。

皮肤毒性是罕见的，但可能导致皮肤溃疡。进展性溃疡需要停止羟基脲治疗。

在用羟基脲治疗骨髓增生综合征的患者中，继发性白血病的发生率似乎略有增加。

羟基脲治疗的不良反应如下。

8.3.1.1　血液毒性

- 常见：嗜中性粒细胞减少症、血小板减少症、巨幼细胞性贫血。

8.3.1.2　皮肤毒性

- 以前接受过放射治疗的患者术后红斑恶化。
- 罕见：血管毒性、溃疡、坏疽见于有干扰素治疗史的骨髓增生性疾病患者。
- 罕见：皮肌炎样皮肤改变，斑丘疹。
- 非常罕见：脱发。

8.3.1.3　肾毒性

- 排尿困难。
- 肾小管功能受损伴高尿酸血症及肌酐水平增高。肾功能不全者应减少剂量。

8.3.1.4　胃肠道毒性

- 去羟肌苷或司他夫定治疗后可出现胰腺炎。
- 偶尔：口腔炎、恶心 / 呕吐、腹泻、便秘。

8.3.1.5 神经毒性

- 罕见：头晕、头痛、幻觉、抽搐。

8.3.1.6 肺毒性

- 非常罕见：肺纤维化。

8.3.1.7 致癌作用

- 在接受长期治疗的患者中发现继发性白血病。

8.3.1.8 实验室毒性

- 观察到 γ- 谷氨酰转肽酶升高，可能没有任何临床症状。

多种胎儿畸形见于动物模型。考虑生育的男性和女性患者应重新评估其治疗的效用，并应尽可能中断治疗。

8.3.2 阿那格雷

阿那格雷[1, 2, 22-24]用于血小板增多症，以降低血小板计数水平。

阿那格雷的主要不良作用是心脏病，包括室上性心动过速。阿那格雷在心脏病患者中使用时应谨慎，只有在潜在益处大于风险的情况下才可使用。

间质性肺病（变应性肺泡炎、嗜酸性肺炎和间质性肺炎）虽然非常罕见，但与阿那格雷有关。发病时间为治疗开始后 1 周至数年。

阿那格雷的不良反应如下：

8.3.3 血液毒性

- 非常罕见（1% ~ 5%）：贫血、白细胞计数减少和血小板计数减少 < 100000/μl。停药后血小板减少症可恢复。

8.3.3.1 一般毒性

- 常见（20% ~ 30%）：虚弱。
- 偶尔（10% ~ 20%）：头晕、疼痛、发热。
- 罕见（5% ~ 10%）：乏力。
- 非常罕见（< 5%）：流感样症状、寒战、光敏、血栓形成。

8.3.3.2 心脏毒性

- 常见（20% ~ 30%）：心悸、水肿。

- 罕见（5% ~ 10%）：心动过速。
- 非常罕见（< 5%）：心律失常、高血压、直立性低血压、心绞痛、心力衰竭。

8.3.3.3　肺毒性

- 肺间质疾病。

8.3.3.4　运动毒性

- 非常罕见：关节痛、肌痛、抽筋。

8.3.3.5　皮肤毒性

- 罕见（5% ~ 10%）：瘙痒。
- 非常罕见（< 5%）：脱发。

8.3.3.6　胃肠道毒性

- 偶尔（10% ~ 20%）：恶心、腹痛、胀气。
- 罕见（5% ~ 10%）：呕吐。
- 非常罕见（< 5%）：胃肠道出血、黑便、口腔炎、便秘。

8.3.3.7　感觉毒性

- 非常罕见（< 5%）：弱视、视力异常、耳鸣、复视、视野异常。

一些在接受阿那格雷治疗时妊娠的案例已经被描述为没有胎儿伤害。但是建议在妊娠期间或有意愿妊娠时停止治疗。

8.3.4　CML 的酪氨酸激酶抑制剂 [1, 2, 25–27]

酪氨酸激酶抑制剂在慢性粒细胞白血病治疗中有活性。在一线治疗中，伊马替尼改变了 CML 的预后。近年来，尼洛替尼和达沙替尼这两种第二代酪氨酸激酶抑制剂已被批准用于一线治疗 CML。伊马替尼和达沙替尼在胃肠道间质瘤中均有疗效。FIP-1L1PDGFR-α 易位的嗜酸性粒细胞增多综合征也对伊马替尼有反应。

伊马替尼、达沙替尼和尼洛替尼的不良反应谱相当。然而，各不良反应的频率有所不同，并可能影响治疗决策。表 8.1 比较了三种药物的主要不良反应。

表 8.1 酪氨酸激酶抑制剂的不良反应比较

不良反应	频 率					
	伊马替尼[a]		尼洛替尼[b]		达沙替尼	
	各级	3~4级	各级	3~4级	各级	3~4级
血液毒性（%）						
中性粒细胞减少症	58~68	20	38~43	10~12	65	21
血小板减少症	56~62	9~10	48	10~12	70	19
贫血	47~84	5~7	38~47	3	90	10
非血液毒性（%）						
外周水肿	14~36	0	5	0	9	0
眼睑水肿	13	< 1	2~5	< 1	0	0
胸腔积液	0	0	0	0	19	1
眶周水肿	34	0	1~2	0	0	0
腹泻	17~60	1	18~22	1	17	< 1
恶心	20~31	0	32~54		8	0
呕吐	10~14	0	5~9	1	5	0
肌痛	10~12	0	10	0	6	0
肌炎	17	< 1	NA	NA	4	0
肌肉疼痛	14~24	< 1	6~7	0	11	0
皮疹	11~17	1	31~36	1~3	11	0
头痛	8~10	0	14~21	1	12	0
乏力	8	< 1	9~11	0~1	10	0
脱发	11	0	22-36	0	0	0
代谢毒性（%）						
胆红素升高	10	< 1	53~62	4~8	NA	
碱性磷酸酶升高	33	< 1	–	0		
低磷血症	45	8	32~34	5		

续表

不良反应	频　率					
	伊马替尼[a]		尼洛替尼[b]		达沙替尼	
	各级	3～4 级	各级	3～4 级	各级	3～4 级
高血糖	20	0	41～36	4～6	NA	NA
脂肪酶升高	11	3	24～29	6		
淀粉酶升高	12	＜1	15～18	1		
ALT 升高	20	2	66～73	4～9		
AST 升高	23	1	40～48	1～3		
肌酸酐升高	13	＜1	5	0		

注：改编自[25, 26]。a. 伊马替尼的变动范围取决于研究分析；b. 尼洛替尼的变动范围取决于剂量（300mg 或 400mg）。

2011 年，美国 FDA 发布了一项关于接受达沙替尼治疗的患者出现肺动脉高压风险的警告。对于既往有肺动脉高压的患者，建议谨慎使用。建议心脏超声密切监测。

博舒替尼是一种第三代酪氨酸激酶抑制剂，已被批准用于治疗复发或难治性 CML。最常见的不良反应是血液毒性：嗜中性粒细胞减少症、血小板减少症和贫血。当血象恢复正常时，需要停止用药和适应。液体潴留是一种其他酪氨酸激酶抑制剂的常见不良反应。有 QT 间期延长的心律失常风险者需要在治疗开始时进行心电图检查，并仔细评估其他有延长 QT 间期风险的药物（大环内酯类、三唑类）。

帕纳替尼是一种酪氨酸激酶抑制剂，对 bcr-abl T315I 突变的患者有效。在报告了几个动脉事件后，其许可证已被复核。研究表明，有一种动脉疾病危险因素的患者，如果用帕纳替尼治疗，发生外周动脉阻塞或缺血性心脏病的风险更高。

动脉风险似乎并不局限于帕纳替尼，博舒替尼、尼洛替尼和达沙替尼在一种或多种风险因素存在的情况下，也增加了诱发动脉疾病的风险。因此，建议在治疗前和治疗期间仔细评估危险因素。

8.3.5 鲁索替尼[28, 29]

非选择性 Jak-2 抑制剂鲁索替尼已证明其对骨髓纤维化一般症状的治疗效果。接受鲁索替尼治疗的患者脾迅速缩小，一般症状减轻，生活质量提高。鲁索替尼减少了一小部分患者的 Jak-2 负荷。

主要不良反应如下。

血液毒性

● 血小板减少和贫血：当血小板计数减少至 < 100000/μl 时，应减少常用的起始剂量，当血小板计数减少至 < 50000/μl 时，应停药直到恢复。

感染

● 多达 50% 的患者在最初几周发生感染，主要是肺炎性尿路感染：在COMFORT- Ⅱ试验中，感染的发生率往往在治疗的最初几周最高，在 6 个月后降至 30%。

● 最近有报道称，有重新激活乙型肝炎病毒的风险。

出血

● 出血（鼻血肿）在试验的前几周很常见（约 17%），在治疗 6 个月后消退。

（王力军　译）

参考文献

［1］CHABNER B, WILSON W, SUPKO J. Pharmacology and toxicity of antineoplastic drugs. Williams haematology. 7th ed［M］. New York: McGraw-Hill. 2006. 249–274.

［2］FERNANDEZ H. New trends in the standard of care for initial therapy［J］. Hematology Am Soc Hematol Educ Program. 2010, 2010: 56–61.

［3］FENAUX P, GATTERMANN N, SEYMOUR J F, et al. Prolonged survival with improved tolerability in higher-risk myelodysplastic syndromes: azacitidine compared with low dose ara-C［J］. Br J Haematol. 2010, 149(2): 244–249.

［4］SANTINI V, FENAUX P, MUFTI G J, et al. Management and supportive care measures for adverse events in patients with myelodysplastic syndromes treated with azacitidine［J］. Eur J Haematol. 2010, 85(2): 130–138.

［5］ALMEIDA A M, PIERDOMENICO F. Generalized skin reactions in patients with

MDS and CMML treated with azacitidine: effective management with concomitant prednisolone ［J］. Leuk Res. 2012, 36(9): e211–e213.

［6］FENAUX P, MUFTI G J, HELLSTROM-LINDBERG E, et al. Efficacy of azacitidine compared with that of conventional care regimens in the treatment of higherrisk myelodysplastic syndromes: a randomised, open-label, phase Ⅲ study ［J］. Lancet Oncol. 2009, 10(3): 223–232.

［7］KANTARJIAN H M, THOMAS X G, DMOSZYNSKA A, et al. Multicenter, randomized, open-label, phase Ⅲ trial of decitabine versus patient choice, with physician advice, of either supportive care or low-dose cytarabine for the treatment of older patients with newly diagnosed acute myeloid leukemia ［J］. J Clin Oncol. 2012, 30(21): 2670–2677.

［8］LAZARUS H M, HERZIG R H, HERZIG G P, et al. Central nervous system toxicity of high-dose systemic cytosine arabinoside ［J］. Cancer. 1981, 48(12): 2577–2582.

［9］JOHNSON H, SMITH T J, DESFORGES J. Cytosine-arabinoside-induced colitis and peritonitis: non-operative management ［J］. J Clin Oncol. 1985, 3(5): 607–612.

［10］LÖWENBERG B, PABST T, VELLENGA E, et al. Cytarabine dose for acute myeloid leukemia ［J］. N Engl J Med. 2011, 364(11): 1027–1036.

［11］MANDELLI F, VIGNETTI M, SUCIU S, et al. Daunorubicin versus mitoxantrone versus idarubicin as induction and consolidation chemotherapy for adults with acute myeloid leukemia: the EORTC and GIMEMA Groups Study AML-10 ［J］. J Clin Oncol. 2009, 27(32): 5397–5403.

［12］MOREB J S, OBLON D J. Outcome of clinical congestive heart failure induced by anthracycline chemotherapy ［J］. Cancer. 1992, 70: 2637.

［13］LEONI F, CIOLLI S, NOZZOLI C, et al. Idarubicin in induction treatment of acute myeloid leukemia in the elderly ［J］. Haematologica. 1997, 82(Suppl 5): 13–18.

［14］LEGHA S S, KEATING M J, MCCREDIE K B, et al. Evaluation of AMSA in previously treated patients with acute leukemia: results of therapy in 109 adults ［J］. Blood. 1982, 60(2): 484–490.

［15］FADERL S, WETZLER M, RIZZIERI D, et al. Clofarabine plus cytarabine compared with cytarabine alone in older patients with relapsed or refractory acute myelogenous leukemia: results from the CLASSIC I trial ［J］. J Clin Oncol. 2012, 30(20): 2492–2499.

［16］CLAXTON D, ERBA HP, FADERL S, et al. Outpatient consolidation treatment with clofarabine in a phase 2 study of older adult patients with previously untreated acute myelogenous leukemia ［J］. Leuk Lymphoma. 2012, 53(3): 435–440.

［17］KANTARJIAN H M, ERBA H P, CLAXTON D, et al. Phase Ⅱ study of clofarabine monotherapy in previously untreated older adults with acute myeloid leukemia and unfavorable prognostic factors ［J］. J Clin Oncol. 2010, 28(4): 549–555.

［18］CANDONI A, MARTINELLI G, TOFFOLETTI E, et al. Gemtuzumab-ozogamicin in combination with fludarabine, cytarabine, idarubicin(FLAI-GO)as induction therapy in

CD33-positive AML patients younger than 65 years [J]. Leuk Res. 2008, 32(12): 1800–1808.

[19] DE LIMA M, CHAMPLIN R E, THALL P F, et al. Phase Ⅰ / Ⅱ study of gemtuzumab ozogamicin added to fludarabine, melphalan and allogeneic hematopoietic stem cell transplantation for high-risk CD33 positive myeloid leukemias and myelodysplastic syndrome [J]. Leukemia. 2008, 22(2): 258–264.

[20] BAZ W, NAJFELD V, YOTSUYA M, et al. Development of myelodysplastic syndrome and acute myeloid leukemia 15 years after hydroxyurea use in a patient with sickle cell anemia [J]. Clin Med Insights Oncol. 2012, 6: 149–152.

[21] ANTONIOLI E, GUGLIELMELLI P, PIERI L, et al. Hydroxyurearelated toxicity in 3411 patients with Ph'-negative MPN [J]. Am J Hematol. 2012, 87(5): 552–554.

[22] KLUGER N, NAUD M, FRANÇÈS P. Toenails melanonychia induced by hydroxyurea [J]. Presse Med. 2012, 41(4): 444–445.

[23] GUGLIOTTA L, TIEGHI A, TORTORELLA G, et al. Low impact of cardiovascular adverse events on anagrelide treatment discontinuation in a cohort of 232 patients with essential thrombocythemia [J]. Leuk Res. 2011, 35(12): 1557–1563.

[24] BIRGEGÅRD G, BJÖRKHOLM M, KUTTI J, et al. Adverse effects and benefits of two years of anagrelide treatment for thrombocythemia in chronic myeloproliferative disorders [J]. Haematologica. 2004, 89(5): 520–527.

[25] SAGLIO G, KIM D W, ISSARAGRISIL S, et al. Nilotinib versus imatinib for newly diagnosed chronic myeloid leukemia [J]. N Engl J Med. 2010, 362: 2251–2259.

[26] KANTARJIAN H, SHAH N P, HOCHHAUS A, et al. Dasatinib versus imatinib in newly diagnosed chronic-phase chronic myeloid leukemia [J]. N Engl J Med. 2010, 362: 2260–2270.

[27] MOSLEHI J J, DEININGER M. Tyrosine kinase inhibitor-associated cardiovascular toxicity in chronic myeloid leukemia [J]. J Clin Oncol. 2015, 33(35): 4210–4218.

[28] CERVANTES F, VANNUCCHI A M, KILADJIAN J J, et al. Three-year efficacy, safety, and survival findings from COMFORT- Ⅱ , a phase 3 study comparing ruxolitinib with best available therapy for myelofibrosis [J]. Blood. 2013, 122(25): 4047–4053.

[29] KIRITO K, SAKAMOTO M, ENOMOTO N. Elevation of the hepatitis B virusDNAduring the treatment of polycythemia vera with the JAK kinase inhibitor ruxolitinib [J]. Intern Med. 2016, 55(10): 1341–1344.

9 淋巴瘤

Sigrid Cherrier-De Wilde

摘 要

淋巴瘤分为霍奇金淋巴瘤和非霍奇金淋巴瘤（NHL）。使用的药物基本分为两种类型：单克隆抗体和化疗药物，治疗的不良反应也相应地进行分组。NHL中最常用的治疗方案是单克隆抗体联合多种化疗药物。因此，本文根据这两种治疗方法进行讨论。

关键词

霍奇金淋巴瘤　非霍奇金淋巴瘤　化疗　单克隆抗体

9.1 引言

淋巴瘤有多种亚型，在组织病理学、症状学、受累范围、预后和治疗方面各有所不同。淋巴瘤约占癌症的 5%，占血液肿瘤的 55% 以上。

淋巴瘤分为两组：霍奇金淋巴瘤和非霍奇金淋巴瘤。有时无法将淋巴瘤归为其中一组，这些无法分类的淋巴瘤称为 B 细胞淋巴瘤。

非霍奇金淋巴瘤的经典化疗方案是 CHOP 方案（环磷酰胺、氢柔比星、长春新碱和泼尼松）及其衍生方案（CVP、CHOEP、COMP 等），但基于嘌呤核苷的组合也是可行的。

更强化的治疗方案中包括异环磷酰胺、铂类、阿糖胞苷和美法仑（melphalan）。淋巴瘤的治疗是基于化疗、放疗和单克隆抗体的联合治疗或三者中任何一种的单一治疗。

如果复发甚至是首次缓解的高级别淋巴瘤，强化治疗方法可采用大剂量化疗后注入干细胞。这种干细胞大部分使用自体干细胞，但是同种异体干细胞移植也是治疗复发性淋巴瘤的一种选择。

另一方面，同时需要治疗一些继发症状，如疼痛、高钙血症、高尿酸血症、自发性肿瘤溶解、脊髓压迫、癫痫、肾功能不全、贫血、血小板计数减少等。这些方面将在本书的其他章节中介绍。

可采用大剂量静脉化疗（阿糖胞苷或氨甲蝶呤）和鞘内化疗（氨甲蝶呤、阿糖胞苷、氢化可的松）治疗淋巴瘤性脑膜炎。也有很多新的治疗方法，如鞘内注射利妥昔单抗（rituximab）。

9.2 单克隆抗体[1-5]

9.2.1 利妥昔单抗

利妥昔单抗是治疗 CD20 阳性淋巴瘤最常用的静脉用药物之一。可能出现严重甚至致命的输液反应，需要准备必需的药物（解热药、抗组胺药和糖皮质激素）。特别是在患者有心脏病的情况下，复苏设备及密切的监测是必不可少的。

初始输注速度（250mg/h）每 30 分钟增加 1 次，直至最大速度 400mg/h。如果发生严重不良反应，立即停止输注。如果不良反应不太严重，则应降低输注速度。

肿瘤负荷大时常发生肿瘤溶解综合征，需要予以足够的水化、拉布立酶或别嘌呤醇治疗。

由于抑制了 B 淋巴细胞，增加了感染的可能性，应予以预防肺孢子菌肺炎和疱疹的治疗。

最常见的不良反应是发热、高血压、周围性水肿、疼痛、皮疹、瘙痒、恶心、腹泻、血细胞减少、关节痛、咳嗽和虚弱。

较少发生的不良事件包括低血压、焦虑、头晕、高血糖、进行性多灶性白质脑病（PML，JC 病毒）、肠梗阻和肠穿孔、室性心动过速、病毒再激活以及皮肤黏膜反应。

需要注意该药物与抗凝剂或抗血小板药物、免疫抑制剂、疫苗等的相互作用。

建议在治疗期间以及治疗后至少 12 个月内采取有效避孕方法，如同本书另一章所述。

9.2.2　替伊莫单抗

替伊莫单抗（ibritumomab）是一种针对复发性或难治性 CD20 阳性淋巴瘤的静脉放射免疫治疗药物，也可用于强化治疗方案。

必要的预防用药与利妥昔单抗相似，并且可能发生致命性输注反应（详见 9.2.1）。

如果血小板计数低于 $10 \times 10^9/$ L 或者骨髓受累率超过 25% 导致血细胞长期减少，则不能使用替伊莫单抗。

该药最常见的不良反应是疲劳、寒战、发热、疼痛、头痛、恶心 / 呕吐、腹泻、腹痛、鼻咽炎、咳嗽或呼吸困难、感染和血液学毒性。

较少见的不良反应，有周围性水肿、高血压或低血压、潮红、瘙痒、皮疹、肌痛或关节痛、黑便、骨髓增生异常综合征、支气管痉挛和呼吸暂停等。

有形成人抗鼠抗体（human anti-mouse antibody，HAMA）的风险。

可能发生严重的黏膜皮肤反应或外渗和放射性坏死。

淋巴瘤区域可发生延迟性放射损伤。

应注意该药物与抗凝剂或抗血小板药、免疫抑制剂和疫苗间的相互作用。治疗后 3 个月 B 细胞计数开始恢复，并在 9 个月内达到正常范围。

9.2.3　阿仑单抗

阿仑单抗（alemtuzumab）是一种静脉内或皮下使用药物，具有以下作用：通过结合 B 细胞慢性淋巴细胞性白血病（CLL）、T 细胞淋巴瘤和 T 细胞淋巴细胞性白血病的 CD52 分子进行抗体依赖性裂解。

首先，需要逐步增加剂量。由于可能发生输液反应，在给药前必须给予有效的抗过敏和解热治疗。如果不进行预防性治疗，感染率会很高。

皮下注射可以发生到局部反应。

最常见的不良反应是低血压、周围性水肿、高血压、心律失常、发热、疲劳、头痛、头晕、皮疹、荨麻疹、恶心 / 呕吐、厌食、僵硬、肌痛和骨骼疼痛。

不常见的不良反应如下：胸痛、紫癜、消化不良、无溶血 Coombs 试验阳性、自身免疫性血小板减少症和溶血性贫血。

可能会发生致命性血细胞减少症，因为在淋巴细胞减少期间可能会发生移植物抗宿主病（GVHD），建议使用经过照射的血液制品。

9.2.4　阿托珠单抗

阿托珠单抗（obinutuzumab）[6] 是一种抗 CD20 抗体，用于治疗 CLL、CD20 阳性淋巴瘤。

尽管术前予以对乙酰氨基酚、抗组胺药和糖皮质激素治疗，仍可发生严重的输液反应，如支气管痉挛、喉水肿、潮红、头痛和呼吸困难等。发生输液反应时必须停止输液或降低输液速度。发生危及生命的 4 级输液反应，应永久禁用阿托珠单抗。

需水化预防肿瘤溶解综合征和预防高尿酸血症。肾和肝损伤时不必调整剂量。

所有患者在使用阿托珠单抗前均应进行乙型肝炎病毒（HBV）感染筛查，并对 HBV 阳性患者进行监测。如果 HBV 再次激活，必须停止使用阿托珠单抗。

最常见的不良反应如下：低钙血症、高钾血症、低蛋白血症、低钠血症、白细胞减少症、血小板减少症、贫血、感染、肝炎性改变等。

较少发生的不良反应如下：进行性多灶性白质脑病、高血压或低血压、高磷血症、腹泻或便秘、背部疼痛及使原有心脏病恶化等。

9.2.5　奥法木单抗

奥法木单抗（ofatumumab）[7] 是一种新的静脉注射用药物，用于治疗经利妥昔单抗治疗后复发的 CD20 阳性淋巴瘤和白血病。

出现肾和肝损伤时不必调整剂量。

常见不良反应有流感样症状、疲劳、皮疹、恶心、腹泻、感染、咳嗽、发热、口腔溃疡、肛门瘙痒、周围性水肿和说话困难。

与其他抗 CD20 抗体一样，存在输注反应、肿瘤溶解综合征、HBV 再激活、PML 等风险。

育龄期女性患者在最后一次使用阿托珠单抗后 6 个月内不得妊娠，同时该药物可在母乳中分泌。

9.2.6　托西莫单抗

托西莫单抗（tositumomab）是一种静脉注射用放射免疫治疗药物，通过诱导凋亡、补体依赖性细胞毒作用和抗体依赖性细胞毒作用来清除 CD20 阳性细胞。

与利妥昔单抗一样，为了避免与输液有关的毒性，必须进行术前用药。

建议在给药前 24 小时服用甲状腺保护剂。

最常见的不良反应是发热、疼痛、寒战、头痛、皮疹、甲状腺功能减退、恶心、厌食、骨髓抑制、肌痛、咳嗽、呼吸困难和感染。

低血压、周围性水肿、头晕、瘙痒、关节痛、鼻炎和继发性恶性肿瘤等不良反应少见。

骨髓储备受损或骨髓受累超过 25% 的患者禁止使用托西莫单抗。

9.2.7　替西罗莫司

替西罗莫司（temsirolimus）是一种静脉注射的 mTOR 激酶抑制剂，用于治疗套细胞淋巴瘤。

术前必须予以 H_1 受体阻滞剂。如有变态反应，应减慢输液速度。

应避免药物相互作用，如同时服用 CYP3A4 抑制剂或诱导剂以及抗凝剂和舒尼替尼。患者也应该避免喝葡萄柚汁。

此药在中重度肝功能不全时禁用。

依据血液毒性调整药物剂量，剂量需要根据全血细胞计数进行调整。

最常见的不良反应是水肿、胸痛、发热、头痛、失眠、皮疹、高血糖、高胆固醇血症、低磷血症、低钾血症、黏膜炎、恶心、厌食、腹泻、呼吸困难和感染。

较少发生的不良反应是高血压、静脉血栓形成、抑郁症、痤疮、肠穿孔、高胆红素血症、肌痛、间质性肺病和癫痫。

建议所有上述药物在治疗期间和治疗后至少 3 个月内采取有效的避孕方法。

9.2.8　布仑妥昔单抗维多汀[8]

这是一种具有抗 CD30 特性的抗体偶联药物，用于难治性霍奇金淋巴瘤和系统性间变性大细胞淋巴瘤或自体造血干细胞移植后的维持治疗。

适用于轻度肝损伤，肝功能 Child-Pugh B 或者 C 级者禁用。严重肾损伤（CrCl < 30ml/min）者禁用。

最常见的不良反应是周围神经病变、肺毒性、疲劳、头痛、头晕、腹泻、嗜中性粒细胞减少、肝毒性、史 – 约综合征（Stevens-Johnson syndrome）或中毒性表皮坏死、变态反应或输液反应、PML 等。

布仑妥昔单抗与博来霉素联合使用增加肺毒性，因此二者不能联合应用。

该药物中含有微管聚合抑制剂甲基澳瑞他汀（auristatin）E，孕妇服用会对胎儿造成伤害。

9.2.9 来那度胺

来那度胺（lenalidomide）[9, 10] 是一种沙利度胺类似物，具有抗肿瘤、免疫调节和抗血管生成的特性。

由于来那度胺有致畸性，只有在妊娠试验阴性和避孕的条件下才可用。

用于骨髓瘤、套细胞淋巴瘤、骨髓增生异常综合征伴 5q 缺失、慢性淋巴细胞白血病、全身轻链淀粉样变性等。来那度胺的剂量必须依据肾功能和年龄调整。

来那度胺使用超过 4 个周期会使干细胞减少，进而影响干细胞的采集。因此，必须确定干细胞采集的最佳时间，并建议与环磷酰胺或 CXC4 趋化因子受体抑制剂联合使用。

最危险的风险是深静脉血栓形成和肺栓塞、嗜中性粒细胞减少和血小板计数减少、肿瘤耀斑反应、皮疹和血管水肿。

其他不良反应包括水肿、疲劳、失眠、头晕、抑郁、神经病变、甲状腺功能减退、腹泻、便秘、第二原发性恶性肿瘤、肌肉痉挛、背痛、视物模糊等。

9.3 化学疗法 [2, 11]

9.3.1 氟达拉滨

氟达拉滨（fludarabine）[12-14] 是一种广泛应用的口服和静脉注射用嘌呤类似物，用于治疗慢性淋巴细胞白血病、急性白血病、滤泡性淋巴瘤、瓦氏（Waldenström's）巨球蛋白血症和干细胞移植后的维持治疗。

该药必须根据肾肌酐清除率调整剂量。

该药的一个主要问题是血液毒性，可导致持续很长时间的细胞减少（2 个月至 1 年）和常见的自身免疫效应，如溶血、免疫性血小板减少性紫癜（ITP）、Evans 综合征和获得性血友病。如果患者再次服用，这些不良反应可再次发生。

由于机会性感染频发，必须予以预防性抗感染药物治疗。

最常见的不良反应是水肿、发热、疲劳、皮疹、恶心、腹泻、神经肌肉无力、视觉障碍、感觉异常、咳嗽和肺炎。

较不常见的不良反应包括头痛、神经毒性（昏迷、混乱、癫痫、PML）、心律失常、血栓栓塞事件、脱发、高血糖、口炎、排尿困难、听力丧失、血尿、变应性肺炎、流感样综合征和皮质盲。

因有严重或致命的肺毒性风险，因此氟达拉滨不能与戊固酮联合使用。

如果需要输血，为预防发生输血相关的 GVHD，只能使用辐照血液制品。

与乙醇结合可引起胃肠道刺激。

与曲妥珠单抗、氯氮平、免疫抑制剂和疫苗可能发生药物相互作用。

建议在治疗期间和治疗后至少 6 个月内采取有效的避孕方法。

9.3.2　苯丁酸氮芥

苯丁酸氮芥（chlorambucil）是一种口服的烷基化剂药物，用于治疗 CLL、非霍奇金淋巴瘤、霍奇金淋巴瘤和瓦氏巨球蛋白血症。

常见的不良反应有药物热、皮肤反应（立即停止使用）、水肿、抗利尿激素分泌不当综合征（SIADH）、血液毒性、肝毒性、神经病变、间质性肺炎、继发性恶性肿瘤和癫痫发作（尤其是有癫痫、肾病综合征或头部外伤史的患者）。

肝损害时需要减少剂量。

食物会降低药物吸收。

与曲妥珠单抗、氯氮平、免疫抑制剂和疫苗可发生相互作用。

可以影响生育能力，有致突变和致畸作用，在本书的其他章节对此有介绍。

9.3.3　博来霉素

博来霉素（bleomycin）是抗生素家族中的一种抗肿瘤药物，可以通过静脉、肌内、皮下和胸膜腔内给药，有多种适应证，如霍奇金淋巴瘤、睾丸癌、卵巢生殖细胞癌、恶性胸腔积液和鳞状细胞癌。

最为人所知的毒性是肺毒性，且随着累积剂量（大于 400mg）的增加发生肺毒性的风险也随之增加。肺毒性可表现为间质性肺炎和肺纤维化，对皮质激素的治疗反应不一致。在老年人、吸烟者、接受过放射治疗或正在接受氧治疗的患者中更为常见。非格司亭可增加博来霉素的不良反应和肺毒性。

有发生变态反应的危险。由于存在假阴性结果，是否应给予初始试验剂量存在争议。变态反应可立即或延迟几个小时发生。

在肾损害的情况下，必须调整剂量。

最常见的不良反应是静脉炎、肿瘤部位疼痛、色素沉着、脱发、黏膜炎、厌食和急性发热反应。

罕见的不良反应包括血管水肿、胸痛、脑血管意外（CVA）、肝毒性、雷诺现象和血栓性微血管病。

女性患者在治疗期间应避免妊娠。

9.3.4 卡莫司汀（BCNU）

卡莫司汀（carmustine）是治疗霍奇金淋巴瘤、多发性骨髓瘤、脑肿瘤、非霍奇金淋巴瘤、胶质母细胞瘤、干细胞移植和蕈样肉芽肿的静脉用烷基化剂。

本品对注射部位具有刺激性，应在玻璃或聚烯烃容器中制备。输液速度应缓慢，持续 2 小时，避免潮红、低血压和烦躁。

最常见的不良反应是心律失常、共济失调、头痛、色素沉着、呕吐、恶心、血液毒性、肝毒性、结膜充血、肾衰竭、间质性肺炎和肺纤维化（延迟发病）。

美法仑可增加该药物不良反应，该药会增加患者对卡莫司汀肺毒性的敏感性。

需要注意与曲妥珠单抗、氯氮平、免疫抑制剂和疫苗存在相互作用。

女性患者在接受治疗时应避免妊娠。

9.3.5 达卡巴嗪

达卡巴嗪（dacarbazine）是一种治疗霍奇金淋巴瘤、转移性黑色素瘤和肉瘤的静脉用烷基化剂。

如有外渗，应立即使用冷敷，并保护外渗部位不受日光照射。

最常见的不良反应是脱发、恶心 / 呕吐、厌食、骨髓抑制、流感样综合征、肝坏死、变态反应、肾和肝损害。

应注意药物与曲妥珠单抗、氯氮平、免疫抑制剂和疫苗间的相互作用；患者应避免使用乙醇和圣约翰草。

由于达卡巴嗪已知具有致癌和致畸作用，只有当其益处大于潜在风险时，孕妇才可使用。

9.3.6　苯达莫司汀

苯达莫司汀[4, 5, 15, 16]是一种治疗 CLL、非霍奇金淋巴瘤、套细胞淋巴瘤和多发性骨髓瘤的新型静脉用烷基化剂。

如果患者存在中度或重度肝功能不全或清除率低于 40ml/min，则不推荐使用。输液过程中可能出现变态反应（寒战、瘙痒、皮疹、发热）。

最常见的不良反应是周围性水肿、疲劳、发热、头痛、寒战、皮疹、恶心 / 呕吐、腹泻、口腔炎、腹痛、骨髓抑制、虚弱、咳嗽和呼吸困难。

罕见的不良反应可能有心动过速、焦虑、疼痛、胸痛、低血压、口干、转氨酶浓度增加、输液部位疼痛、感染和皮肤毒性反应。

应注意与氯氮平、CYP1A2 诱导剂或抑制剂等药物间的相互作用。

建议在治疗期间和治疗后至少 3 个月内使用有效的避孕方法。

9.3.7　硼替佐米

硼替佐米（bortezomib）[17]是一种静脉和皮下使用的蛋白酶体抑制剂，用于多发性骨髓瘤、套细胞淋巴瘤、皮肤或外周 T 细胞淋巴瘤、滤泡性淋巴瘤、系统性轻链淀粉样变性或瓦氏巨球蛋白血症。

肾衰竭时硼替佐米不需要进行剂量调整，但应在透析后给予。对于严重的肝损伤，必须减少剂量。

皮下注射引起神经病变风险较小。

最常见的不良反应有低血压、周围神经病变、疲劳、头痛、皮疹、腹泻、恶心、便秘、血小板计数减少、带状疱疹感染或复发、呼吸困难、心力衰竭加重等。

接受硼替佐米治疗的患者应避免服用维生素 C 补充剂、复合维生素、绿茶或绿茶提取物以及葡萄柚汁。治疗后 3 个月内必须使用有效的避孕措施。

最新的蛋白酶体抑制剂有静脉注射的卡非司米和口服的异唑米布。

9.4　其他化疗药物

多柔比星、依托泊苷、长春新碱、长春碱、氨甲蝶呤、阿糖胞苷、顺铂、异环磷酰胺、卡铂和吉西他滨，都是治疗淋巴瘤的常用药物。它们在本书的其他部分（骨髓病、肺癌、妇科癌症）中也有描述。

（谢　晖　译）

参考文献

［1］SMITH M R. Antibodies and hematologic malignancies［J］. Cancer J. 2008, 14(3): 184–190.

［2］ARMITAGE J O. How I treat patients with diffuse large B-cell lymphoma［J］. Blood. 2007, 110(1): 29–36.

［3］CHESON B D, Leonard JP. Monoclonal antibody therapy for B-cell non-Hodgkin's lymphoma［J］. N Engl J Med. 2008, 359: 613–626.

［4］FRIEDBERG J W, VOSE J M, KELLY J L, et al. The combination of bendamustine, bortezomib, and rituximab for patients with relapsed/refractory indolent Lymphoma 276 S. Cherrier-De Wilde and mantle cell non-Hodgkin lymphoma［J］. Blood. 2011, 117: 2807–2812.

［5］RUMMEL M J, NIEDERLE N, MASCHMEYER G, et al. Bendamustine plus rituximab (B-R)versus CHOP plus rituximab(CHOP-R)as first-line treatment in patients with indolent and mantle cell lymphomas(MCL): updated results from the StiL NHL1 study［J］. J Clin Oncol. 2012, 30: 3.

［6］GOEDE V, FISCHER K, HUMPHREY K, et al. Obinutuzumab(GA101) + chlorambucil or rituximab + Clb versus Clb alone in patients with CLL and co-existing medical conditions: final stage Ⅰ results of the CLL11 phase 3 trial［J］. N Engl J Med. 2014, 370: 1101–1110.

［7］WIERDA W G, KIPPS T J, DÜRIG J, et al. Chemoimmunotherapy with OFC in previously untreated patients with chronic lymphocytic leukemia［J］. Blood. 2011, 117(24): 6450–6458.

［8］YOUNES A, GOPAL A K, SMITH S E, et al. Results of a pivotal phase Ⅱ study of brentuximab vedotin for patients with relapsed or refractory Hodgkin's lymphoma［J］. J Clin Oncol. 2012, 30(18): 2183–2189.

［9］LAROCCA A, CAVALLO F, BRINGHEN S, et al. Aspirin or enoxaparin thromboprophylaxis for patients with newly diagnosed multiple myeloma treated with lenalidomide［J］. Blood. 2012, 119(4): 939.

［10］OEHRLEIN K, LANGER C, STURM I, et al. Successful treatment of patients with multiple myeloma and impaired renal function with lenalidomide: results of 4 German centers ［J］. Clin Lymphoma Myeloma Leuk. 2012, 12(3): 191–196.

［11］SAVAGE K J, SKINNIDER B, AL-MANSOUR M, et al. Treating limited-stage nodular lymphocyte predominant Hodgkin lymphoma similarly to classical Hodgkin lymphoma with ABVD may improve outcome ［J］. Blood. 2011, 118: 4585–4590.

［12］ZINZANI PL. Clinical experience with fludarabine in indolent non-Hodgkin's lymphoma ［J］. Hematol J. 2004, 5(Suppl 1): S38–S49.

［13］ECONOMOPOULOS T, PSYRRI A, FOUNTZILAS G, et al. Phase II study of low-grade non-Hodgkin lymphomas with fludarabine and mitoxantrone followed by rituximab consolidation: promising results in marginal zone lymphoma ［J］. Leuk Lymphoma. 2008, 49(1): 68–74.

［14］JOHNSON S A. Use of fludarabine in the treatment of mantle cell lymphoma, Waldenström's macroglobulinemia and other uncommon B- and T-cell lymphoid malignancies ［J］. Hematol J. 2004, 5(Suppl 1): S50–S61.

［15］WEIDMANN E, KIM S Z, ROST A, et al. Bendamustine is effective in relapsed or refractory aggressive non-Hodgkin's lymphoma ［J］. Ann Oncol. 2012, 13(8): 1285–1289.

［16］OHMACHI K, ANDO K, OGURA M, et al. Multicenter phase II study of bendamustine for relapsed or refractory indolent B-cell non-Hodgkin lymphoma and mantle cell lymphoma ［J］. Cancer Sci. 2010, 101(9): 2059–2064.

［17］MOREAU P, PYLYPENKO H, GROSICKI S, et al. Subcutaneous versus intravenous administration of bortezomib in patients with relapsed multiple myeloma: a randomised, phase 3, non-inferiority study ［J］. Lancet Oncol. 2011, 12(5): 431–440.

10 多发性骨髓瘤

Mario A. Dicato

摘　要

在过去几年，随着新型非化疗药物的出现，如免疫抑制剂、蛋白酶体抑制剂，以及它们的第二代及其他新药物，使得多发性骨髓瘤的治疗和预后完全改变。它们的不良反应与标准化疗完全不同，但仍有一些是相同的，如周围神经病变、血细胞计数的改变、静脉血栓形成以及疲乏等。这些不同的毒性允许药剂配伍以及顺序的改变，以试图避免积累毒性并增加配伍方案。本书的第 1 版中，只有三种重要的药物，而在几年后的第 2 版，我们的疗法已经扩展到额外的免疫抑制剂和蛋白酶体抑制剂以及全新药物、单克隆抗体、HDAC 抑制剂，当然也包括肿瘤免疫药物。在今后几年，现在被用于复发或难治性骨髓瘤的新药也能够用于诱导缓解和维持治疗。肿瘤免疫治疗适应证的激增，很有可能也会包括多发性骨髓瘤。20 年前，这种致命性疾病转变为慢性疾病，现在已经得到了进一步的完善和越来越多的证实。

关键词

骨髓瘤　浆细胞恶液质　不良反应　沙利度胺　来那度胺　波莫利度胺　硼替佐米　卡非佐米　伊沙替佐米　达雷木单抗　埃罗妥珠单抗

10.1 引言

在过去 20 年里，随着免疫抑制剂、蛋白酶体抑制剂及单克隆抗体等新药的有效性，多发性骨髓瘤——为数不多的预后不良的恶性肿瘤之一，已经演变为有更高生活质量及生存质量的更加慢性的疾病。

在这些药物可使用之前，化疗的不良反应主要是骨髓抑制，在标准和高剂量化疗，有无自体干细胞移植的情况下均有发生。贫血、嗜中性粒细胞减少症、血小板减少症、黏膜炎、脱发等化疗不良反应，也类似于其他肿瘤环境中的低氧血症、感染、出血。他们将在本书的其他部分描述。

这些新型非标准化疗药物的不同毒性将在本文中进行描述。因治疗可导致的频繁但不太明显且持续时间较短的标准不良反应，如贫血、嗜中性粒细胞减少症，在这本书的对应章节中也会特别介绍。还会涉及一些非特异性不良反应的对症治疗，如便秘和疲乏。

值得注意的是，这些二代和新制剂可能作为治疗组合和序列的替代方案，具有明显较少的不良反应。一线治疗及之后更多的药物组合和更早的剂量适应机构成为可能。系统抗凝等预防措施也减少了静脉血栓形成等不良反应。

监管机构为了密切追踪患者的潜在风险，要求实行风险管理计划。对于一些药物信息，除了治疗医师签署的强制性表格和患者知情同意书外，还要求给患者提供小册子或传单。

由于经常联合用药，将特定不良事件归因于单一药物时，必须十分慎重。贫血、嗜中性粒细胞减少症、血小板减少症等血液毒性及感染问题大多数是多因素导致的，即疾病本身之前的或联合治疗。

10.2 免疫抑制剂

10.2.1 沙利度胺

沙利度胺（thalidomide）是在五六十年前用于治疗妊娠期呕吐的一种轻度镇静剂。因其抗血管生成的特性会导致胎儿短肢畸形，因而从市场上撤下。该药一直被用于治疗麻风及其他自身免疫性疾病，直到 20 世纪 90 年代末期，沙利度胺被允许用于多发性骨髓瘤的治疗。很快，该药相当频繁地以不同剂量用于基础及维持治疗，以及与其他治疗（如化疗、皮质类固醇和硼替佐米）联合使用。也出现了几种特异性的不良反应，如周围神经病变是该药的主要不良反应。第二个主要不良反应是发生静脉血栓形成的风险，这种并发症与利那多胺相同，如下所述。

周围神经病变（PN）是该药的主要不良反应之一，多为感觉障碍，运动障碍较少见。骨髓瘤患者通常因疾病本身、其他医学问题（如糖尿病、酗酒）或之前接受过导致周围神经损伤的治疗（如作为标准 VAD 方案的一部分——长春新碱），已经出现了神经系统症状。沙利度胺诱导周围神经病变的确切机制尚未明了。经常发生剂量依赖性神经病变，而这种不良反应往往是不可逆的，并可能会降低患者的生活质量。肌电图测试可以有效排除其他病变，早期临床诊断至关重要。医师应询问患者早期症状，如感觉障碍及疼痛等，以便调整剂量、延长给药间隔或停止给药。标准镇痛药或加巴喷丁、普瑞巴林等可减轻不良反应[1]。维生素 B 制剂对治疗的作用不大。

已被报道的其他不太常见的不良反应包括精神和认知障碍、心脏毒性、肺动脉高压、性功能障碍及疲乏[2]。

10.2.2 来那度胺

来那度胺（lenalidomide）虽与沙利度胺同属一类，但它们有不同的毒性作用。沙利度胺仅有很小或没有骨髓抑制，但来那度胺却有很强的血液毒性。

例如在维持治疗中，当来那度胺单独给药时，嗜中性粒细胞减少症就变得十分常见。然而，当来那度胺与其他化疗药物联合使用时，嗜中性粒细胞减少症的发生率就会显著增加[1]。另一方面，发热性嗜中性粒细胞减少症不常见。嗜中性粒细胞减少症可能是不得不接受的不良反应，尤其是在与化疗药物联合使用时。

据报道，约有 60% 的骨髓瘤患者患有继发性肿瘤，如骨髓增生异常综合征（MDS）和急性髓细胞性白血病（AML）。而安慰剂组的患者预计为 2%。[3, 4]然而，对于观察结果的解释，是有一定异议的。值得注意的是，相同的恶性肿瘤——MDS 和 AML 在未经治疗的单克隆丙种球蛋白病的患者中也有所增多。[3, 4]尚无沙利度胺增加继发性肿瘤风险的报道[5]。

据报道，沙利度胺和来那度胺均会引起静脉血栓形成（VTE）。若患者联合使用皮质类固醇，主要是地塞米松、促红细胞生成素或化疗药物时，静脉血栓形成事件的发生率就会急剧升高。在这种情况下，所有的癌症患者VTE 相关指南都特别指出要进行标准化的预防措施。[6]值得注意的是，除了这些推荐，阿司匹林也是预防 VTE 的有效选择。[7]偶尔可见使用来那度胺导致皮疹。对症治疗是值得提倡的。通常地塞米松可加入骨髓瘤治疗方案，并可以控制皮疹。

来那度胺没有周围神经病变的不良反应，并且它可以替代沙利度胺和硼替佐米。[8]来那度胺可诱导或加重肾衰竭，急性间质性肾炎是一种罕见的肾并发症，肾活检是诊断这一并发症的必要手段。在骨髓瘤中，肾衰可能由其他因素引起。通常骨髓瘤患者会使用双磷酸盐，包括唑来膦酸，这些潜在的肾毒性药物将在本书的另一章讨论。这些药物伴随的病变是肾小管坏死，而不是间质性肾炎，在来那度胺诱导的肾炎中，一些作者推测其原因是由免疫系统介导的[9]。

10.2.3　波莫利度胺

波莫利度胺（pomalidomide）是二代免疫抑制剂，主要用于大多数伴有3～4 级血液毒性（如贫血、嗜中性粒细胞减少症和血小板减少症）的难治性或复发性骨髓瘤。发热性嗜中性粒细胞减少症的发病率可高达 10%。非血液学 3～4 级不良事件包括肺炎、骨痛和疲乏。没有任何迹象表明发生周围神经病变。这些都是通过临床观察总结出来的，因为是联合用药，我们很难将不良事件具体归咎于其中的某一种药物。在报道的实验中，由于方案要求患者进行预防性抗凝血治疗，静脉血栓形成的发生率相当低[10]。

10.3　蛋白酶体抑制剂

10.3.1　硼替佐米

蛋白酶体抑制剂在治疗骨髓瘤方面也取得了重大进展。其不良反应也包括周围神经病变，但没有沙利度胺那么严重。如果药物在短期内停用，该不良反应大多数是可逆的。

与沙利度胺一样，注意询问患者及留意感觉障碍的早期临床症状可能会有所帮助。

硼替佐米的一个主要不良反应是血小板减少症，如化疗药物中所见，这并不是由于骨髓毒性，而是巨核细胞释放血小板的短暂影响。当血小板计数低于 5×10^9/L 时，建议停用或减少剂量。然而血小板输血是没有必要的。

使用硼替佐米时可发生带状疱疹 - 水痘病毒的复活，并且会增加带状疱疹后神经痛的发病率，特别是硼替佐米与大剂量的地塞米松联合应用时。阿昔洛韦被认为是一种预防措施[11]。

肾功能不全是骨髓瘤的常见并发症，有 20%～40% 的骨髓瘤患者在发病时已患有肾功能不全，50% 甚至更多的是在发病过程中伴发。非甾体抗炎药或双磷酸盐可以诱导或加重肾功能不全。硼替佐米通过其快速抗骨髓瘤作用，已经被证明可改善肾功能，并且有时可预防甚至逆转透析[12]。如果因为某些原因不能使用硼替佐米，沙利度胺和来那度胺也可以作为选择[13]。

10.3.2　卡非佐米

卡非佐米（carfilzomib）是第二代蛋白酶体抑制剂。像其他蛋白酶体抑制剂（如硼替佐米和伊沙替佐米）一样，卡非佐米的最常见、一过性的不良反应也是贫血、嗜中性粒细胞减少症和血小板减少症。根据其联合使用时间的不同，其发生率在 5%～30%。周围神经病变不常见，比硼替佐米少得多。

10.3.3　伊沙替佐米

伊沙替佐米（ixazomib）是一种有趣的蛋白酶体抑制剂。由于它是一种口服药，因此它与免疫抑制剂和皮质类固醇联用，就实现了"全口服联合用药"。患者对卫生系统的依赖性降低，并且对提高药物依从性也很重要。其毒性与卡非佐米非常相似，均有血液毒性和低神经病变发生率。

其他蛋白酶体抑制剂，包括口服剂均在进行不同的临床试验，且可能在几年内投入使用。

10.4 单克隆抗体

新型非化疗药物的三大经典支柱，分别是免疫抑制剂、蛋白酶体抑制剂和皮质类固醇（主要为地塞米松）。在过去的几年中，骨髓瘤的治疗因另一种药物——单克隆抗体而得到了进一步改善。目前为止，有两种上市药物可用于骨髓瘤治疗方案，分别是达雷木单抗和埃罗妥珠单抗。其他的药物则处于早期临床试验阶段。

10.4.1 达雷木单抗

在第 1 次使用达雷木单抗（daratumumab）之前，需要确定血型及不规则抗体（间接抗人球蛋白试验）的存在。这就是首次使用前的"血型测定及筛选"。

达雷木单抗与红细胞表面的 CD38 相结合，并可以间接诱导 Coombs 试验阳性。达雷木单抗与红细胞结合可以掩盖患者血清中存在的不规则抗体。加入抗人球蛋白试剂后，其抗体与达雷木单抗结合，并通过间接 Coombs 试验干扰血液相容性测试而呈现假阳性。达雷木单抗并不影响 ABO/Rh 血型的判定。在紧急情况下，可根据当地的实际情况，提供不需要交叉配血的 ABO/Rh 兼容红细胞。到目前为止，使用达雷木单抗的患者未出现明显的溶血现象，红细胞输血也未出现输血反应。在使用达雷木单抗后，这种间接 Coombs 试验假阳性可持续 6 个月。所有患者都需被告知这一事实，并指导他们在寻求医疗帮助时要携带一张信息卡。若患者需要输入红细胞，并在前一年服用了达雷木单抗，有必要将这一情况告知血库。

输液反应常见，1 ~ 2 级反应患者高达 70%，大多数发生在第 1 次输液期间。在长期输液中，输液反应的发生率较低。通过强调输液速度的重要性，大多数不良反应可以减少。除了输液反应，超过 10% 的 3 ~ 4 级不良反应可归因于达雷木单抗，且不同于各种可比较药物，包括来那度胺或硼替佐米，其不良反应有嗜中性粒细胞减少症、腹泻、上呼吸道感染及咳嗽等。[14, 15] 较少发生的不良反应是肺炎、疲乏、恶心和呼吸困难[16]。

10.4.2　埃罗妥珠单抗

埃罗妥珠单抗（elotuzumab）是一种单克隆抗体，靶向信号淋巴细胞激活分子 SLAMF7，一种在浆细胞上表达的糖蛋白。埃罗妥珠单抗对 SLAMF7 有双重作用，而且可激活抗体依赖细胞介导的细胞毒作用（ADCC）和直接激活 NK 细胞。

与对照组患者相比，3～4级不良反应的显著差异在于嗜中性粒细胞减少症、淋巴细胞减少症和带状疱疹感染。10% 的患者有 1～2 级输液反应，如发热、寒战、高血压、疲乏、咳嗽、头痛、恶心及背痛，多次发生在首次给药，前驱给药可明显减轻症状。未发现埃罗妥珠单抗导致周围神经病变。高达 15% 的患者中发现了抗药物抗体[17]。到目前为止，根据制造商的标注，出现肾和肝损害时没有要求调整剂量。继发性恶性肿瘤（实体瘤和皮肤癌）在治疗组比对照组更常见。

在未来几年中，埃妥珠单抗与其他药物联合治疗复发 / 难治性肿瘤的相关数据将会陆续报道，但也可能是用于诱导和维持治疗。值得注意的是，与抗 PD-1 抗体的联合用药试验正在进行中。

10.5　其他

10.5.1　帕比司他

帕比司他（panobinostat）是组蛋白脱乙酰酶（HADC）抑制剂，属于近几年来出现在血液肿瘤学领域的另一类完全不同的药物。在目前接受过治疗的患者中，其不良反应大多数是贫血、嗜中性粒细胞减少症、淋巴细胞减少症和血小板减少症[18]。

10.5.2　肿瘤免疫治疗

在各种实体瘤和淋巴瘤中取得了良好或极好的结果后，PD-1/PDL-1 抑制剂在骨髓瘤中的早期研究也在进行中[19]。发生的不良反应都是使用这些药物可预期到的和本手册其他地方所描述的。在未来几年，所有可用药物与PD-1/PDL-1 抑制剂的各种组合将受到影响，并成为可用的组合。到目前为止，肿瘤免疫治疗的不良反应得到了广泛的治疗。

10.6　小结

总的来说，在骨髓瘤治疗中，免疫抑制剂和蛋白酶体抑制剂已经被它们的第二代药物所取代。此后，单克隆抗体和其他抗体相继出现。由于它们都有不同的不良反应，更容易管理，更多的药物组合和序列已可供使用。以适当的剂量联合用药，可使各种不良反应降到最低。这些新的药物组合使更多的治疗途径成为可能，从而显著提高患者的生存率和生活质量。

（韩　颖　译）

参考文献

［1］MATEOS M V. Management of treatment related adverse events in patients with multiple myeloma［J］. Cancer Treat Rev. 2010, 36(Suppl 2): S24–S32.

［2］FDA. US thalidomide label 1–28, NDA 020785［P］. 2017-05-21.

［3］ATTAL M, LAUWERS V C, MARIT G, et al. Maintenance treatment with lenalidomide after transplantation for myeloma: final analysis of the IMF 2005-02［J］. Blood. 2010, 116: 310.

［4］MCCARTHY P L, OWZAR K, ANDERSON K C, et al. Phase Ⅲ intergroup study of lenalidomide versus placebo maintenance therapy following single autolo-10 Multiple Myeloma 284 M. A. Dicatogous hematopoietic stem cell transplantation for multiple myeloma: CALGB 100104 abstract［J］. Blood. 2010, 116: 37.

［5］STEWART A K, TRUDEL S, BAHLIS N, et al. A randomized phase Ⅲ trial of thalidomide and prednisone as maintenance therapy following autologous stem cell transplantation in patients with multiple myeloma: the NCIC CTG myeloma 10 trial(abstract)［J］. Blood. 2010, 116(21): 39.

［6］MANDALA M, FALANGA A, ROILA F. Management of venous thromboembolism in cancer patients. ESMO Clinical Practice Guidelines［J］. Ann Oncol. 2011, 22(Suppl 6): 85–92.

［7］PALUMBO A, RAJKUMAR S V, DIMOPOULOS M A, et al. Prevention of thalidomide and lenalidomide associated thrombosis in myeloma［J］. Leukemia. 2008, 22: 414–423.

［8］DELFORGE M, BLADÉ J, DIMOPOULOS M A, et al. Treatmentrelated peripheral neuropathy in multiple myeloma. The challenge continues［J］. Lancet Oncol. 2010, 11: 1086–1095.

［9］LIPSON E J, HUFF C A, HOLANDA D G, et al. Lenalidomide-induced acute interstitial nephritis［J］. Oncologist. 2010, 15: 961–964.

［10］SAN MIGUEL J F, WEISEL K C, MOREAU P, et al. Pomalidomide plus low-dose dexamethasone versus high-dose dexamethasone alone for patients with relapsed and refractory multiple myeloma(MM-003): a randomised, open-label, phase 3 trial［J］. Lancet Oncol. 2013, 14: 1055–1066.

［11］VICKREY E, ALLEN S, SINGHAL S. Acyclovir to prevent reactivation of varicella-zoster virus(herpeszoster)in multiple myeloma patients receiving bortezomib therapy［J］. Cancer. 2009, 115: 229–232.

［12］LUDWIG H, ADAM Z, HAJEK R, et al. Light chain induced acute renal failure can be reversed by bortezomib-doxorubicin-dexamethasone in multiple myeloma: results of a phase II study［J］. J Clin Oncol. 2010, 28: 4635–4641.

［13］DIMOPOULOS M, ALEGRE A, STADTMAUER E A, et al. The efficacy and safety of lenalidomide plus dexamethasone in relapsed and/or refractory multiple myeloma patients with impaired renal function［J］. Cancer. 2010, 116: 3807–3814.

［14］PALUMBO A, CHANAN-KHAN A, WEISEL K, et al. Daratumumab, bortezomib and dexamethasone for multiple myelom［J］. N Engl J Med. 2016, 375: 754–766.

［15］DIMOPOULOS M A, ORIOL A, NAHI H, et al. Daratumumab, lenalidomide and dexamethasone for multiple myeloma［J］. NEJM. 2016, 375: 1319–1231.

［16］LOKHORST H M, PLESNER T, LAMBACH J P, et al. Targeting CD38 with daratumumab monotherapy in multiple myeloma［J］. NEJM. 2016, 373: 1207–1219.

［17］LONIAL S, DIMOPOULOS M, PALUMBO A, et al. Elotuzumab therapy for relapsed or refractory multiple myeloma［J］. N Engl J Med. 2015, 373: 621–631.

［18］RICHARDSON P G, HUNGRIA V T M, YOON S S, et al. Panobinostat plus bortezomib and dexamethasone in previously treated multiple myeloma: outcomes by prior treatment［J］. Blood. 2016, 127: 713–721.

［19］MATEOS M V, ORLOWSKI R Z, DICAPUA SIEGEL D S, et al. Pembrolizumab in combination with lenalidomide and low-dose dexamethasone for relapsed/refractory multiple myeloma (RRMM): final efficacy and safety analysis［J］. J Clin Oncol. 2016, 34(suppl 15): 8010.

11　系统性靶向抗肿瘤治疗的皮肤相关不良反应

Caroline Robert, Christina Mateus, and Alexander M. M. Eggermont

摘　要

　　皮肤、毛发和指甲几乎都会受到系统性抗肿瘤治疗的影响。对于皮肤相关不良反应，少部分患者表现为重度，大部分患者仅表现为轻度和中度。尽管如此，这些皮肤病表现会显著影响患者的生活质量，尤其是对于需要长期持续应用新型靶向药物的患者。

　　在开始治疗前，医师必须事先告知患者在治疗过程中可能会出现的皮肤症状。可以采用预防或者对症措施来提高患者的治疗依从性和生活质量。

　　肿瘤科医师和皮肤科医师之间需要密切的互动，以便去描述、定义和管理在应用抗肿瘤新药治疗期间发生的常见或少见皮肤表现。由于肿瘤科医师和内科医师对抗肿瘤靶向药物皮肤不良反应的了解少于他们对经典化疗药物皮肤不良反应的了解，因此在本文中，我们将重点介绍与靶向药物相关的皮肤不良反应。

关键词

　　癌症治疗　皮肤不良反应　靶向药物　手足皮肤反应　毛囊炎　角化棘皮瘤　皮肤鳞状细胞癌　毛发改变甲沟炎

11.1　引言

导致细胞异常转化和增殖不受抑制的原因通常与控制细胞分化和／或增殖的正常信号通路的调控解除有关。针对这些通路的新药正在研发中，它们或多或少特异性地阻断一种或几种酶，通常是激酶，这些酶在连锁反应中被依次激活：配体与细胞膜表面的相应受体结合后，激活细胞表面受体，进而激活细胞质受体。

特异性抑制癌症发生或者抑制增殖过程的靶向治疗目前被广泛地应用，并仍然在不断地积极研发。有两种类型的分子可用于抑制蛋白激酶：①抑制特定激酶活性的小分子药物（后缀"-ib"通常用于命名这些分子）；②能够通过与配体或受体结合来阻止其相互作用和后续通路激活的大分子单克隆抗体（mAb，后缀"-ab"）。

当在癌症治疗过程中发生皮肤不良反应时，首先需要明确这种症状是否与治疗有关。实际上，在这些患者中同样也可以发生感染性皮疹、炎症性皮疹以及移植物抗宿主反应相关的特异性皮疹，上述皮疹必须与靶向药物治疗相关的皮疹进行鉴别。有时患者会同时使用多种药物治疗，因此要区分观察到的皮肤变化是由哪种药物导致的并不是一件容易的事情。

另外，及时识别出需要停止治疗和／或特定处理的严重皮肤变态反应是至关重要的，提示可能发生伴有嗜酸性粒细胞增多和全身症状的药物反应（DRESS）、史－约综合征（Stevens-Johnson syndrome）或中毒性表皮坏死松解症（TEN）的征象包括：黏膜受累、大的疱疹性病变以及发生相关的临床生物学症状，如体温升高、转氨酶升高或高嗜酸性粒细胞增多症。

在本文中，我们将回顾EGFR抑制剂、血管内皮生长因子（VEGFR）抑制剂、kit抑制剂和血小板衍生生长因子受体（PDGFR）抑制剂、bcr-abl抑制剂、RAF抑制剂以及雷帕霉素靶蛋白（mTOR）抑制剂所引起的皮肤相关不良反应。

同时还将讨论与靶向药物治疗相关的各种不良反应的管理。

11.2 EGFR 抑制剂

表皮生长因子受体（EGFR）属于 HER 受体家族，HER 受体家族由 HER1 ~ HER4 四个成员组成。30% ~ 100% 的实体瘤表达 HER1/EGFR，该受体活性升高是预后不良的因素。有几种小分子抑制剂或单克隆抗体，可以特异性地阻断 HER1 和 / 或 HER2。所有抑制 EGFR 通路的靶向药物所导致的皮肤不良反应谱都是一样的，且具有剂量相关性。

11.2.1 脓疱样丘疹 / 脂溢区的毛囊炎

脓疱样丘疹 / 脂溢区的毛囊炎（图 11.1a–c）是 EGFR 抑制剂最常见、发生最早和最让人印象深刻的皮肤不良反应，有超过 75% 的患者在治疗 1 ~ 2 周后发生[1]。它通常被描述为痤疮样，但实际上它与痤疮不同，因为虽然是位于脂溢区（面部、头皮、躯干）的毛囊脓疱样丘疹，但无潴留性病变或粉刺。皮疹的严重程度不一，可以是从少量的几处皮疹到令患者感到不适甚至疼痛的大量皮疹。皮疹恢复后可以观察到持久存在的色素斑，特别是在有色素沉着皮肤病的患者中。皮疹的严重程度会随着时间的推移而自发减轻并且累及到身体的不同部位：经过几个月的治疗后，四肢可能会受到累及，而面部和躯干上的皮疹已经消失。

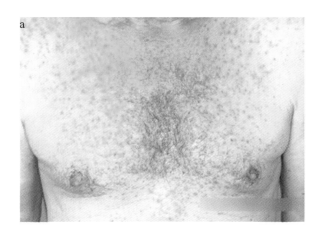

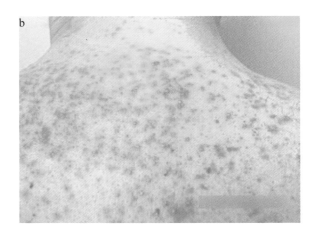

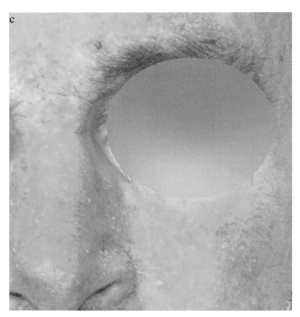

图 11.1　接受 EGFR 抑制剂治疗患者发生的躯干（a、
b）和面部（c）脂溢区脓疱样丘疹

　　皮疹病理学检查显示非特异性无菌性化脓性毛囊炎，单核细胞较嗜中性
粒细胞出现早。

　　最常用的不良反应分级标准参照 CTCAE（不良事件通用术语标准）V4，
也有研究建议采用其他更适合 EGFR 抑制剂不良反应分类的标准[2]。

只有不到 10% 的患者会出现严重的皮疹（3 级）[1, 3]。它们需要局部和系统对症治疗，有时还需要降低药物剂量甚至暂时停药。通常在几个月后观察到毛囊炎的逐步消退[4]。

毛囊炎的发病机制与皮肤的表皮生长因子受体和涉及毛囊皮脂腺内平衡[5, 6]的主要细胞因子 IL-1α 和 TNF-α[7] 都具有重要的相关性。

应该关注的是，这种皮疹的发生和程度与患者较好的肿瘤治疗反应和总体生存率有关[8]。以下几个假设可以解释这种相关性。有人认为 EGFR 的某些多态性可能与皮肤不良反应的出现和更好的抗肿瘤反应有关[9]。这种毒性 / 疗效的相关性也可以通过该药物在皮肤和肿瘤中具有更好的生物利用度来解释。然而，也不能排除其他假设，如皮肤损伤诱发的炎症 / 免疫反应在使皮损恢复的同时，也有抗肿瘤效应。

与往常一样，对皮疹的管理依赖于患者在开始治疗之前就有良好认知以及由皮疹严重程度和对患者影响大小决定的局部对症和 / 或系统治疗方法[1, 10-13]。

对于 1 级皮疹，依靠局部抗生素（红霉素、克林霉素、甲硝唑）以及含铜、锌的抗菌乳膏进行对症治疗通常就足够了。允许并建议患者使用适当的非阻塞性化妆品（检测为非致粉刺性的）来遮盖皮损。当抗生素疗效不佳时，外用糖皮质激素通常有效[14]。

当病变广泛、弥漫或患者耐受性差（2 级和 3 级）时，采用全身系统治疗。如果有必要，环素类药物（多西环素 100～200mg/d）作为一线治疗使用 4～8 周，必要时更长时间。环素类药物可能通过其抗炎作用在这一适应证中发挥作用。四环素预防性治疗可以降低皮疹的程度和带来的影响，但不能降低皮疹的发生率[15, 16]。应该建议患者在四环素治疗期间避免日晒，因为这类抗生素具有光毒性。

患者的心理管理不应该被忽视，定期处理皮疹对他们的社会职业和情感生活的影响是至关重要的。

如果皮肤不良反应程度严重或患者对治疗的耐受性差（3 级），则应减少 EGFR 抑制剂的剂量。毛囊炎是剂量依赖性的，在降低用药剂量或中断治疗后可以迅速缓解。毛囊炎在恢复 EGFR 抑制制治疗后不一定会复发。

11.2.2 甲沟炎

甲沟炎（图 11.2）可能是 EGFR 抑制剂最令人担忧的不良反应，因为它经常造成功能上的影响，而且治疗困难。表现为类似嵌甲的甲周皱襞炎症。其实这是一种生长在甲外侧皱襞之上的化脓性肉芽肿。脚趾比手指更容易受影响，尤其是大脚趾，可能是因为它是最常受到创伤的。甲沟炎在治疗过程中发生较晚，至少在治疗 1 个月后出现，比毛囊炎少见。10% ~ 25% 的患者在治疗过程中可以发生甲沟炎[17]。甲沟炎对日常生活的影响可能会很大，因为这些损伤会很痛苦，会使患者抗拒穿鞋，影响他们的行走。与毛囊炎一样，甲沟炎病变是无菌性的，但常见二重感染。处理比较困难，可通过局部应用皮质类固醇，也可在化脓性肉芽肿处注射（密切监测很重要，因为类固醇会促进二重感染）或用液氮、硝酸银或三氯乙酸进行化学烧灼的方法治疗，以缩小肉芽组织的范围甚至完全破坏肉芽组织。手术切除包括基质在内的部分纵向甲板撕脱，然后在局部麻醉下应用饱和苯酚也有必要。这是一种有效的治疗方法，但必须由有经验的医师进行。的确，如果苯酚使用过度，可能会引发骨膜炎。采用一些预防措施，如避免摩擦、创伤和按摩，穿宽大、敞开的鞋子，将会减轻局部病变的恶化。

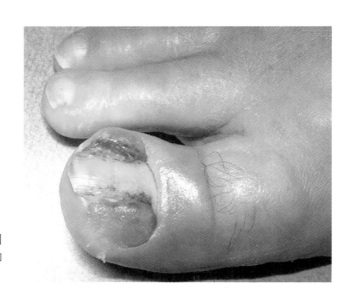

图 11.2　接受 EGFR 抑制剂治疗患者发生的右大脚趾甲沟炎

11.2.3 干燥症

据报道，大约 1/3 的患者在治疗 1～3 个月后出现皮肤干燥。实际上，几乎所有接受 EGFR 抑制剂治疗的患者都观察到了这种情况。干燥症通常是弥漫性的，但使用润肤剂容易被控制。如果在淋浴后将保湿剂涂抹在仍然湿润的皮肤上，效果会更好。应该避免长时间的热水澡。发生在肢端的干燥症，可能导致指腹或足跟疼痛性、皲裂性皮炎，产生疼痛和功能上的影响。以维生素 A 或尿素为基础的软膏可以帮助患者缓解症状。

11.2.4 毛发改变

几乎所有患者在接受治疗 2～3 个月后都观察到了脱发和发质改变（图 11.3a，图 11.3b）。颞隐窝和额部脱发（类似雄激素性脱发）频繁发生，发质的改变也是如此，头发变成"稻草样"，干燥而细软[1]。

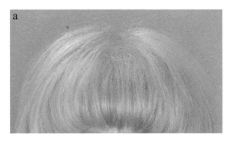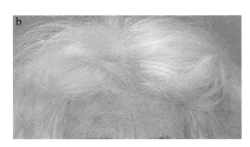

图 11.3　毛发改变
EGFR 抑制剂治疗开始前（a）和开始后 3 个月（b）拍摄的照片

经过几个月的治疗后，面部多毛症和 trichomegaly 综合征（睫毛细小，呈波浪状）很常见。睫毛可能还会向后弯曲，导致角膜炎。所有这些毛发不良反应在女性患者身上更容易显现，她们比男性更容易受到这些不良反应的困扰[18]。

建议患者使用护发素，面部脱毛，并定期修剪睫毛，以防止结膜并发症。

11.3　kit 和 bcr-abl 抑制剂：伊马替尼，尼洛替尼和达沙替尼

伊马替尼、尼洛替尼、达沙替尼和博舒替尼可抑制 c-kit、血小板衍生生

长因子受体（PDGFR）和bcr-abl融合蛋白，这是慢性粒细胞白血病（CML）的特征性表现。在大多数胃肠道间质瘤（GIST）中，c-kit受体（CD117）突变激活，bcr-abl蛋白是慢性粒细胞白血病（CML）9号和22号染色体易位的产物。血小板衍生生长因子受体α（PDGFRα）与高嗜酸性粒细胞综合征有关，血小板衍生生长因子受体β（PDGFRβ）与慢性粒单核细胞白血病有关。自分泌PDGF/PDGFR环路与皮肤纤维肉瘤有关。

总体而言，这些药物耐受性良好，虽然皮肤不良反应是最常见的非血液性不良反应，但基本不严重，通常不需要中断治疗。

与其他kit和PDGFR靶向药相比，关于伊马替尼的信息更多。伊马替尼的皮肤病症状很常见，但基本不严重，发病率从9.5%~69%不等[19-25]。

据报道，63%~84%的病例在平均治疗6周之后出现水肿，主要表现在面部，早上眼眶周围的水肿更明显，晚上身体低垂部位水肿更明显[21~26]。水肿可以很严重，体重会大幅增加甚至出现胸腔和/或腹腔积液或脑水肿[27]。其病理生理机制尚不清楚，可能与PDGFR抑制相关的组织间液稳态的改变有关[1]。

高达50%的患者在治疗开始后的平均9周出现斑丘疹[21, 26]，通常为轻到中度，自限性，通过应用抗组胺药物或局部涂抹皮质类固醇可以得到有效控制[25]。病理通常显示为非特异性血管周围单个核细胞的浸润[21, 26]。很少有严重的皮疹（3~4级）报道[21]。

有几例证据充分的史-约综合征[28-33]、急性全身发疹性脓疱病[34.35]和一例DRESS（伴有嗜酸性粒细胞增多和全身症状的药物不良反应）[36]已经发表。

尼洛替尼相关的皮疹占17%~35%，瘙痒占13%~24%，脱发占10%，干燥症占13%~17%。大多数皮肤不良反应为轻到中度的，具有剂量依赖性[37, 38]。

达沙替尼最常见的皮肤不良反应是局限性或弥漫性斑丘疹（13%~27%），通常与瘙痒有关（11%）[17]。

银屑病或银屑病样皮疹的急性发作病例[21, 39]以及类似脓疱型银屑病的脓疱性毛囊炎[39]或类似玫瑰糠疹的皮疹[40, 41]也有相应的报道。

也有几例掌跖过度角化和指甲营养不良的报道[42]。

据报道，苔藓样皮疹有时伴有黏膜糜烂性或苔藓样颊内病变[43-49]，通常表现为躯干和四肢对称性局限的红紫色丘疹皮损。

伊马替尼引起的色素改变（图 11.4）——局部或弥漫性的色素改变经常被报道，而达沙替尼和尼洛替尼关于色素改变的病例报道很少见。据报道，均一性色素缺失的患病率为 16%～40%，特别是在黑色或棕褐色皮肤（皮肤光型 5～6）的患者中[21, 50, 51]。相反，也有皮肤和头发色素沉着过度甚至色素再生的报道[21, 52, 53]。这些色素改变在停止治疗后可以恢复，可能是由于 c-kit 在治疗时被暂时抑制，c-kit 通过转录因子 MITF 参与黑色素的形成已经得到了了很好的证实[54, 55]。

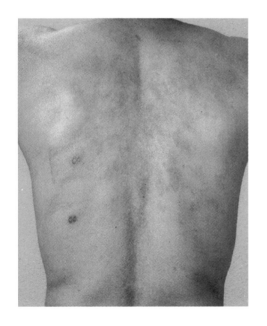

图 11.4　接受伊马替尼治疗患者发生的色素沉着斑

其他几种不同的皮肤表现也有相应的报道，如荨麻疹、嗜中性粒细胞皮肤病、血管性紫癜[56]、假性淋巴瘤[57]和光敏性皮疹[21, 58]。

皮疹和水肿可能是剂量依赖性的。事实上，药疹的患病率随着每天用药剂量的增加而增加[21, 23]。这表明这种类型的皮肤表现是由药理学机制而不是免疫学机制导致的[2]。

服用达沙替尼后，也有 16% 的患者报告有黏膜受累，如黏膜炎和口腔炎[59, 60]。

管理

中度的眼眶周围水肿不需要任何治疗。弥漫性和 / 或严重的水肿通过电解质监测和利尿剂可以减轻。

大多数皮疹通过抗组胺药物和局部治疗、润肤剂和 / 或皮质类固醇可以得到控制，不需要停止治疗。然而，由于大多数已报道的不良反应是剂量依赖性的，对于对症治疗无法控制的严重或持续性症状，可以减少剂量。当然，在出现严重和可能威胁生命的皮肤不良反应时，应该停止治疗，且不得再次使用。

11.4 抗血管生成药物：索拉非尼、舒尼替尼和帕唑帕尼

小分子激酶抑制剂，如索拉非尼、舒尼替尼、帕唑帕尼、阿昔替尼、瑞戈非尼和凡德他尼，是靶向 VEGF 受体（VEGFR）以及其他受体的抗血管生成药物，如 PDGF 受体、kit、Flt3 和 RAF（索拉非尼和瑞戈非尼）和 RET（凡德他尼）。它们被用于治疗肾细胞癌、肝细胞癌、胃肠道间质瘤（GIST）或甲状腺癌。小分子抗血管生成药物具有多种不良反应，通常皮肤黏膜表现最为突出，经常影响患者的生活质量，并且威胁患者的治疗依从性[1, 61, 62]。另一种抗血管生成药物贝伐珠单抗，是一种能够结合 VEGF 并阻止其与受体结合的单克隆抗体，皮肤不良反应小。

一些不良反应在所有药物中都很常见，如手足皮肤反应（HFSR）、生殖器皮疹和指甲下碎片状出血。其他一些表现则特别见于其中一种或两种药物，如角化棘皮瘤和皮肤鳞状细胞癌（索拉非尼）或光敏反应（凡德他尼）。

11.4.1 手足皮肤反应

手足皮肤反应（HFSR）较为常见，通常在治疗的前几周发生。可见于 10%~63% 接受索拉非尼治疗的患者（2%~36% 严重程度为 3 级）[63-69]、10%~28% 接受舒尼替尼治疗的患者（4%~12% 为 3 级）[70-72] 和 11% 接受帕唑帕尼治疗的患者（2% 为 3 级）[73-75]。

不同于经典化疗药物如卡培他滨、5- 氟尿嘧啶（5-FU）（图 11.5）、聚乙二醇多柔比星或阿糖胞苷所见的手足综合征[76-78]，VEGFR 抑制剂导致的

病变主要位于受压或摩擦区域（跖骨头、足跟、足侧、掌指关节），并迅速变得角化过度（图 11.6）。经典化疗的手足损害不限于受压区域，损害表现为发炎、红斑，并可能脱屑数周，角化过度也可能发生，但在治疗开始后的较晚时间。抗血管生成药物也可见手足炎症，出现红斑、脱屑甚至大疱性损害。角化过度病变周围的红斑环也相当常见[1, 61, 79]。HFSR 通常为双侧对称[80]。既存角化过度病变区域似乎具有疼痛性足底受累的倾向[80, 81]。虽然不会危及生命，但 HFSR 可能非常疼痛并影响日常活动，如步行或持物。前驱主观症状伴轻度刺痛和手足麻木较为常见[79]。已提出一种新的生活质量量表对该不良事件进行分级[82]。

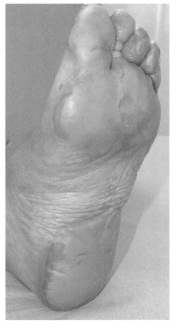

图 11.5 接受 5- 氟尿嘧啶治疗患者发生的 3 级手足皮肤反应

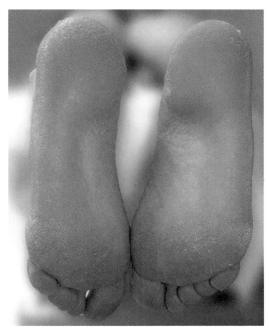

图 11.6 接受索拉非尼治疗患者发生的 1 级手足皮肤反应

在 HFSR 中观察到的主要病理学异常为角质形成细胞变性伴血管周围淋巴细胞浸润，有时为小汗腺鳞状导管化生[80, 83, 84]。治疗过程中发现的连续病理学变化为第 1 个月的棘层 / 颗粒层变化，然后是表皮上层变化、角质层角化过度和第 1 个月后的局灶性角化不全[84]。

11.4.1.1 管理

HFSR 具有明显的剂量依赖性，可随着剂量降低或治疗中断而改善。管理基于肿瘤科医师的经验和专家共识的建议[85, 86]，尚未通过对照研究进行评估。指导可分为预防措施和管理策略。

11.4.1.2 预防措施

必须明确告知患者可能发生 HFSR；理想情况下，应在治疗开始前检查手足。对既存角化过度区域进行足部检查，并通过机械或化学角质剥脱措施（局部 10%～50% 尿素，2%～5% 水杨酸软膏）进行预防性治疗似乎有帮助。润肤剂可用于预防干燥和开裂。对于足底压力区域不平衡的患者，处方矫形鞋垫也可能有帮助。

应建议患者穿舒适灵活的鞋，避免摩擦和创伤。为辅助记忆，这些措施可称为"3C"方法：控制胼胝（control calluses）、使用舒适的垫子（comfort with cushions）和涂抹乳膏（cover with cream）[85]。

11.4.1.3 治疗

治疗以对症措施和剂量调整为主。根据 NCI-CTCAE V4 中 HFSR 严重程度的 3 级分级提出治疗措施。

1 级：支持性措施，包括在胼胝区域使用保湿霜、角质剥脱剂［如 40% 尿素和 / 或含 1%～10% 水杨酸的乳膏或软膏］。建议使用凝胶或泡沫减震鞋底和软鞋对受影响区域进行缓冲。治疗剂量维持不变。

2 级：应及时采取与 1 级相同的对症措施；炎性病变可局部应用强效皮质类固醇（氯倍他索）数天。必要时应考虑镇痛治疗。应考虑剂量减少 50%，直至 HFSR 恢复至 0 级或 1 级，尤其是在第二次发生 2 级 HFSR 的情况下。如果毒性缓解至 0 级或 1 级，应重新递增至初始剂量。在第二次或第三次发生 2 级 HFSR 后应基于临床判断和患者意愿决定是否重新增加剂量。如果减量后毒性仍未缓解至 0 级或 1 级，则应中断治疗至少 7 天，直至毒性缓解至 0 级或 1 级。当中断给药后恢复治疗时，应从减低的剂量开始。如果减量后毒性维持在 0 级或 1 级至少 7 天，应给予初始剂量。

3 级：应采取 2 级 HFSR 的对症措施以及对水疱和糜烂的抗菌治疗。应中断治疗至少 7 天，直至毒性缓解至 0 级或 1 级。当中断给药后恢复治疗时，应以减低的剂量开始。如果减量后毒性维持在 0 级或 1 级至少 7 天，应再次给予初始剂量。在第二次发生 3 级 HFSR 时，应根据临床判断和患者意愿决定是否重新增加剂量，同样的原则适用于第三次发生 3 级 HFSR 后决定是否停止治疗。

到目前为止，全身治疗尚未显示出任何有益效果。

11.4.2 指甲下碎片状出血

所有抗血管生成药物都会出现指甲下碎片状出血，根据报道的不同，发生率在 3% ~ 70%，但由于没有症状，通常被低估。在治疗的最初几周，表现为甲板远端下方的无痛性纵向黑线。在临床上可与在某些系统性疾病如类风湿关节炎、系统性红斑狼疮或 Osler 心内膜炎中观察到的相同，但与这些疾病不同，其与远端栓塞或血栓形成过程无关。VEGF 受体的抑制加上局部微创伤可以解释这种症状。治疗结束时逐渐消失，无须任何治疗[79, 81, 87]。

11.4.3 红斑性皮疹

所有这些药物均可观察到各种红斑性皮疹——使用舒尼替尼的患者中有 13% ~ 24%[88, 89]，索拉非尼 10% ~ 60%[79, 88, 90]，帕唑帕尼 6% ~ 8%[73-75]。一般在治疗的前几周出现。通常是轻微、相对无症状的斑丘疹，但有时可能更为严重和弥散。它们可能主要出现在面部，这在索拉非尼治疗的前几周经常发生，常观察到类似脂溢性皮炎的轻度红斑和脱屑性面部皮疹[79]。继续治疗皮疹可自行消失，但在某些情况下可能需要暂时中止治疗。已有 1 例多形性红斑的病例发表[91]，严重程度的体征如黏膜受累、表皮脱落和一般体征（发热、肝酶升高）可能与严重的临床表现、中毒性表皮坏死松解或 DRESS 相关，应始终加以评估。

11.4.4 毛发改变

毛发改变几乎总是与这些药物相关，但文献中的报道严重性不足。可能只是轻微的质地变化，头发通常会变得更加干燥和卷曲。服用索拉非尼的患者中有 21% ~ 44% 发生脱发[79, 92]，舒尼替尼（5% ~ 21%）和帕唑帕尼（8% ~ 10%）的发生率略低[73-75]。通常为中度，数周或数月后逐渐发病。也可能涉及其他区域的毛发脱落（躯干、手臂、阴部）。

即使患者仍在接受治疗，观察到毛发重新生长并不罕见。新长出的毛发通常比治疗前更卷曲。

可逆性毛发脱色常见于舒尼替尼（7%～14%）[88, 93, 94]和帕唑帕尼（27%～44%）[73, 74]。舒尼替尼（给药4周和停药2周）可发生特征性颜色改变：与给药期相关的连续脱色带和与停药期相关的正常色素带[94, 95]。色素脱失的潜在机制被认为是c-kit通路抑制导致的黑色素生成缺陷；然而，这一定不是kit抑制的直接作用，因为其他kit抑制剂，如伊马替尼、达沙替尼或尼洛替尼，不会诱导这种系统性毛发脱色。

11.4.5　干燥症

这些治疗使皮肤干燥[1, 79]，对症润肤治疗通常有效。

11.4.6　生殖器皮疹

男性和女性患者生殖器部位均可观察到生殖器皮疹伴红斑、脱屑性银屑病样或苔藓样皮损（图11.7）[62, 96]。皮损可累及外阴或阴囊区，并扩展至腹股沟区。偶可导致包茎。组织学分析显示银屑病样或苔藓样模式，已在索拉非尼、舒尼替尼和帕唑帕尼中观察到此类生殖器皮疹[63]，其真实发生率尚不清楚，仔细系统的询问是必要的。排除细菌或真菌感染后，可建议局部类固醇治疗。有时需要暂时调整剂量，以使症状迅速改善。

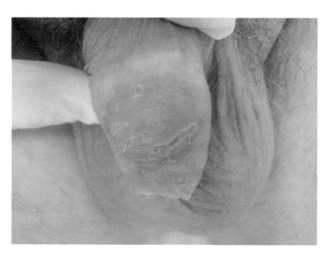

图11.7　接受舒尼替尼治疗患者发生的生殖器皮疹

11.4.7　黏膜炎

黏膜炎的特征是消化道黏膜的疼痛性炎症和溃疡，而口腔炎和唇炎分别具体指口腔黏膜和口唇的炎症。这些不良反应可能引起疼痛、说话或进食困难。19%～35% 接受舒尼替尼治疗和 19%～26% 接受索拉非尼治疗的患者报告了口腔炎和唇炎[72, 79, 88, 97]，通常在治疗的前几周。它们具有剂量依赖性，可能需要调整剂量[88]。

11.4.8　与舒尼替尼相关的不良反应

11.4.8.1　皮肤颜色改变

舒尼替尼治疗后观察到皮肤呈黄色，但可迅速逆转，在停药 2 周内减退，可能是由于药物本身呈亮黄色所致[1]。

11.4.8.2　面部水肿

在 4.5%～24% 接受舒尼替尼治疗的患者中观察到轻度至中度面部水肿[98]。甲状腺功能减退是舒尼替尼的常见并发症，可加重这种水肿。

11.4.8.3　口干症

舒尼替尼治疗常见口干症，可导致说话和进食困难以及龋齿的发生，且口腔易受感染。

11.4.9　与索拉非尼相关的不良反应

11.4.9.1　暴发性痣

接受索拉非尼治疗的患者中，在面部、躯干或四肢（包括掌跖区域）观察到数例暴发性痣[92, 99]。病理活检病灶表现为交界性痣。由于 BRAF 蛋白在野生型 BRAF 细胞中的促衰老作用[100, 101]，可以推测这些痣的暴发可能与"抗衰老作用"有关，而这种"抗衰老作用"伴随着亚临床既存痣的出现和发展。

11.4.9.2　鳞状细胞增殖：角化棘皮瘤和鳞状细胞癌

在过去几年中，在索拉非尼治疗过程中描述了几例皮肤肿瘤，角化棘皮瘤（KA）（图 11.8）和鳞状细胞癌（SCC）[102, 103]。这些病变可能是多发性的，在开始治疗后数周至数月发生，估计发生率低于 10%。除具有 Ferguson-Smith 或 Muir-Torre 综合征等不常见遗传疾病背景外，角化棘皮瘤是一种罕见病变，多发生在日光暴露区域，表现为快速生长的圆顶状结节，中央有角化性痂皮，不引起转移，偶可自行消退。病理学上与高分化鳞状细胞癌几乎无法区分，具有外生性增殖和围绕中央角化栓的高分化鳞状上皮的火山口状带。KA 的存在仍有争议，因为对于一些作者来说，其应被视为 SCC 的一种高分化形式[104-106]。与 KA 相反，SCC 是一种真正的恶性病变，不会自行消退，可引起转移，作为一种常见的皮肤肿瘤，多数情况下与日晒或存在癌前病变（如光线性角化病）有关。然而，索拉非尼治疗期间观察到的 SCC 似乎不是典型的和最常报告的 SCC，而是在临床和病理学方面均表现出与 KA 相似，通常在病理学上被描述为 KA 样 SCC，伴有侵入真皮的非典型细胞巢以及具有边界凸出的火山口形状，使人联想到 KA。SCC 也并不总是位于日光暴露区域[102]。目前还没有任何索拉非尼诱导的 SCC 转移性进展的报道，它们更多地表现为低侵袭性皮肤肿瘤。

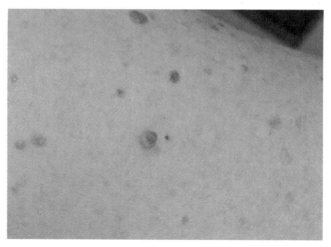

图 11.8　接受索拉非尼治疗患者发生的角化棘皮瘤

从索拉非尼所靶向的分子来看，可以推断这种特殊的不良反应很可能是由于 RAF 抑制造成的。靶向除 RAF 蛋白外索拉非尼所抑制的分子（即

PDGFR、FLT3 或 VEGFR）的药物，如舒尼替尼（VEGFR、kit、PDGFR、FLT3）或伊马替尼（kit、PDGFR），的确从未有 KA 或 SCC 报告。这种推理被证明是正确的，因为目前在两种新药的使用中发现了类似的肿瘤，这两种新药目前正在研发中，可高效和特异地靶向 RAF 蛋白，特别是 BRAF 的突变形式：BRAF V600E。

BRAF 是一种丝/苏氨酸激酶，位于 RAS 蛋白下游，MAPK（丝裂原活化蛋白激酶）信号通路上的 MEK 和 ERK 上游[107]。该通路在几种癌症（包括黑色素瘤）中组成性激活，有利于细胞增殖和存活。超过 65% 的黑色素瘤由于反复发生的 BRAF V600E 突变（40%～50%）和 NRAS 突变（15%～20%）而被激活[108]。

因此，索拉非尼和 RAF 抑制剂导致皮肤肿瘤出现的机制是由于不携带 BRAF 突变细胞（特别是具有 RAS 突变蛋白的细胞）RAF/MEK/ERK 信号通路的反常激活。这正如一些体外模型所示[109-113]，并通过对接受 BRAF 抑制剂治疗患者的观察证实了这一点。

建议应仔细监测患者皮肤，并切除 KA 和 SCC。这些病变应完全切除，而不应进行单纯的病灶刮除（导致仅部分切除）。

除 KA 和 SCC 外，在接受索拉非尼治疗的患者中或多或少经常观察到炎性毛囊囊肿病变：毛发角化症[90]、微囊肿、营养不良性毛囊囊肿病变和穿孔性毛囊炎[79, 90, 102]。这些病变与相同患者 KA 和 SCC 的相关性表明，它们可以代表从良性囊性病变到交界性（KA）和恶性皮肤肿瘤（SCC）的广泛病变的各个方面[102, 112, 113]。

在 37% 使用凡德他尼的患者中观察到皮肤光敏反应，需要严格的预防性光保护措施。也可观察到类似胺碘酮的灰蓝色小点或斑疹，通常在治疗中止后消失[86]。

11.5 RAF 抑制剂

BRAF 是人类癌症中最常发生突变的蛋白激酶，也是几种抗癌药物的作用靶点。市场上或临床研究中的 BRAF 抑制剂效力和特异性各不相同。索拉非尼是一种泛 RAF 抑制剂，也可阻断血管内皮生长因子受体（VEGFR）-2、VEGFR-3、血小板衍生生长因子受体 -β（PDGFR-β）、fms 样酪氨酸激酶 3（FLT3）和 kit。相反，维莫非尼和达拉非尼是高度选择性和非常强效的 BRAF 抑制剂，对携带 BRAF 突变和依赖于 RAF/MEK/ERK 通路的肿瘤有效，如携带 BRAF V600E 突变的黑色素瘤。维莫非尼和达拉非尼均为特异性 BRAF V600E 抑制剂，在快速临床研发后获批用于治疗转移性黑色素瘤，据报道该类患者的客观缓解率约在 50%，并且在总生存期方面有优势。

目前 BRAF 抑制剂不再用于单药治疗，而是与 MEK 抑制剂联合使用。事实上，BRAF 和 MEK 抑制剂联合治疗的疗效显著优于抗 BRAF 治疗，且未诱发更频繁或更严重的不良事件，不过联合治疗的相关毒性与单药治疗略有所不同[114, 115]。

皮肤肿瘤：乳头状瘤、角化棘皮瘤、皮肤鳞状细胞癌和黑色素瘤

尽管在 BRAF 选择性和临床活性方面存在差异，但所有 RAF 抑制剂都与同一种非常见的皮肤不良反应相关，即出现了交界性鳞状细胞肿瘤：皮肤乳头状瘤（图 11.9）、角化棘皮瘤（keratoacanthoma，KA）和鳞状细胞癌（squamous cell carcinoma，SCC）。

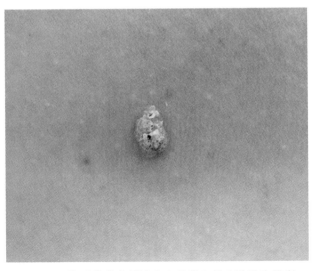

图 11.9　接受维莫非尼治疗患者发生的皮肤乳头状瘤

接受维莫非尼治疗患者的发生率在 15%～25%[113, 116]，远高于达拉非尼[117, 118]。

事实上，在治疗的前几周或几个月内，维莫非尼经常诱发多种良性皮肤肿瘤（类似人乳头瘤病毒相关的乳头状瘤或疣）、角化棘皮瘤和皮肤癌。到目前为止，还没有转移性鳞状细胞癌的报道，这些皮肤肿瘤通常可以通过手术切除或破坏。

这些皮肤肿瘤的发生是由与 BRAF/CRAF 异二聚体化和随后 CRAF 激活相关的角质形成细胞中 MAPK 通路的反常激活所致。角质形成细胞的完全转化可能需要额外的体细胞事件，如 aHRAS 突变或 EGFR 激活引起 MAPK 通路共激活[110-113, 119]。

接受维莫非尼治疗很少有暴发性痣和薄型黑色素瘤的报道[120]。

接受维莫非尼治疗经常观察到光敏反应，发生在 30%～70% 的患者中。中度日晒即可发生，患者必须严格遵守光防护措施：衣物以及含有 UVA 和 UVB 阻断剂的强效防晒霜。

表现为斑丘疹或毛发角化症的皮疹经常发生，以躯干和四肢伸展部位为主。据报道高达 75% 的患者出现皮疹，但很少影响持续治疗。可见与索拉非尼相似的毛发改变和脱发。

与使用 VEGFR 抑制剂观察到的症状类似，手足皮肤反应伴受压和摩擦区域角化过度与维莫非尼相关，但症状不如 VEGFR 抑制剂治疗所见的严重，很少有患者表现为重度炎症或大疱性病变（图 11.10）。角化过度也可见于其他皮肤摩擦区域，如乳头或肘部。

据报道，15%～20% 的患者出现干燥症，10%～30% 出现瘙痒。

两种 BRAF 抑制剂均有脂膜炎以及皮肤放射增敏和放射回忆反应的报道[121, 122]。

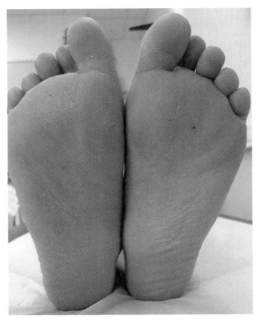

图 11.10　接受维莫非尼治疗患者发生的 2 级手足皮肤反应

11.6　MEK 抑制剂

两种 MEK 抑制剂获批与 BRAF 抑制剂联合治疗转移性黑色素瘤：曲美替尼联合维莫非尼。

单药治疗时，MEK 抑制剂的皮肤毒性与 EGFR 抑制剂观察到的丘疹性脓疱疹、皮肤干燥和甲沟炎非常相似[123]，也可诱发部分患者面部或身体其他部位的水肿。

当与 BRAF 抑制剂联合使用时，这些不良事件的发生频率往往较低，与 MAP 激酶通路反常激活相关的 BRAF 抑制剂诱导的不良事件也是如此[115, 124]。

11.7　mTOR 抑制剂：依维莫司和坦罗莫司

这些药物抑制丝 / 苏氨酸激酶雷帕霉素靶蛋白（mTOR），诱导 mTOR 分子靶点下游去磷酸化，最终抑制 PI3K/AKT/mTOR 信号通路。这种特殊的信号通路在肿瘤细胞生物学中起着关键作用，尤其是在调节细胞生长、存活以及增殖和凋亡机制方面，也积极参与血管生成[116, 120, 125-128]。

两种药物获批用于治疗晚期或转移性肾细胞癌：坦罗莫司和依维莫司。这些药物与各种不良反应相关，其中皮肤黏膜不良反应最为常见。

11.7.1　皮疹

据报道，接受依维莫司和坦罗莫司治疗的患者中分别有 25%～61% 和 43%～76% 出现皮疹。通常为轻度至中度（0%～6% 为 3 级或 4 级），在治疗的前几周出现，很少需要调整剂量或中断治疗。皮疹的特征不是很清楚，很少有报道提供其临床表现的细节，但在 30%～40% 的患者中被描述为丘疹性脓疱样或痤疮样皮疹。没有相关潴留病变（微囊肿、黑头）可将这种皮疹区别于真正的痤疮。病理上发现为非特异性嗜中性粒细胞真皮浸润。以此类推，目前的治疗管理是基于对 EGFR 抑制剂的建议。

11.7.2　口腔炎和口腔溃疡

口腔炎、黏膜炎、唇炎和类似阿弗他溃疡的口腔溃疡在两种药物的治疗中均非常常见：依维莫司治疗患者中高达 40%，坦罗莫司治疗患者中高达 70%[129-134]。这些不良反应具有剂量依赖性，有时可能需要减量或中断治疗，尤其是在口腔溃疡的情况下，通常非常疼痛，并可能影响患者的食物摄入。

接受依维莫司治疗的患者中有 5%～11% 报告了口干症，两种药物均观察到味觉障碍[129-134]。

这些不良反应的管理依赖于对症措施：局部 / 全身镇痛或局部类固醇（氯倍他索乳膏和泼尼松龙漱口水）。然而，这些对症治疗措施往往不够有效，经常需要调整剂量或暂时中止治疗。

11.7.3　甲沟炎 / 化脓性肉芽肿

指（趾）甲受累在接受两种药物治疗的病例中有零星报道（5%～46%），有时被描述为甲营养不良或甲床增厚。还观察到与 EGFR 抑制剂所见病变非常相似的甲沟炎和 / 或化脓性肉芽肿，发生率尚不清楚。管理依赖于类似 EGFR 抑制剂治疗建议的对症措施。

干燥症和瘙痒似乎很常见（分别为 20% 和 30%），并且有时二者是相关的。在 40% 接受坦罗莫司治疗的患者中观察到瘙痒，1% 为 3～4 级。

在高达 35% 的患者中也报告了水肿[98, 129, 134]。

11.8　总结

全身性癌症治疗，尤其是新的靶向药物，会诱发极为频繁的各种皮肤表现，可严重影响患者的生活质量和治疗依从性，必须早期发现可能需要中断治疗的潜在严重不良事件。在开始治疗前，必须告知患者风险，有时可采取预防措施。这些皮肤不良反应的最佳管理需要肿瘤科医师和皮肤科医师之间的密切配合。

（冯　宇　胡兴胜　朱豪华　译）

参考文献

［1］ROBERT C, SORIA J-C, SPATZ A, et al. Cutaneous side-effects of kinase inhibitors and blocking antibodies［J］. Lancet Oncol. 2005, 6(7): 491–500.

［2］LACOUTURE M E, MAITLAND M L, SEGAERT S, et al. A proposed EGFR inhibitor dermatologic adverse eventspecific grading scale from the MASCC skin toxicity study group［J］. Support Care Cancer. 2010, 18: 509–522.

［3］AGERO A L C, DUSZA S W, BENVENUTO-ANDRADE C, et al. Dermatologic side effects associated with the epidermal growth factor receptor inhibitors［J］. J Am Acad Dermatol. 2006, 55(4): 657–670.

［4］OSIO A, MATEUS C, SORIA J-C, et al. Cutaneous side-effects in patients on long-term treatment with epidermal growth factor receptor inhibitors［J］. Br J Dermatol. 2009, 161(3): 515–521.

［5］LAUX I, JAIN A, SINGH S, et al. Epidermal growth factor receptor dimerization status determines skin toxicity to HER-kinase targeted therapies［J］. Br J Cancer. 2006, 94(1): 85–92.

［6］LACOUTURE M E. Mechanisms of cutaneous toxicities to EGFR inhibitors［J］. Nat Rev Cancer. 2006, 6(10): 803–812.

［7］SURGULADZE D, DEEVI D, CLAROS N, et al. Tumor necrosis factoralpha and interleukin-1 antagonists alleviate inflammatory skin changes associated with epi?dermal growth factor receptor antibody therapy in mice［J］. Cancer Res. 2009, 69(14): 5643–5647.

［8］PÉREZ-SOLER R. Can rash associated with HER1/EGFR inhibition be used as a marker of treatment outcome? ［J］Oncology(Williston Park). 2003, 17(Suppl 12): 23–28.

［9］AMADOR ML, OPPENHEIMER D, PEREA S, et al. An epidermal growth factor receptor intron1polymorphism mediates response to epidermal growth factor receptor inhibitors ［J］. Cancer Res. 2004; 64(24), 9139–9143.

［10］LACOUTURE M E. Insights into the pathophysiology and management of dermatologic toxicities to EGFR-targeted therapies in colorectal cancer ［J］. Cancer Nurs. 2007, 30(4 Suppl 1): S17–S26.

［11］JANUS N, LAUNAY-VACHER V, ROBERT C, et al. Description of erlotinib-related skin effects management in France. Results of the PRECEDE study ［J］. Cancer Radiother. 2009, 13(2): 97–102.

［12］AKMAN A, YILMAZ E, MUTLU H, et al. Complete remission of psoriasis following bevacizumab therapy for colon cancer ［J］. Clin Exp Dermatol. 2009, 34(5): e202–e204.

［13］LACOUTURE M E, ANADKAT M J, BENSADOUN R-J, et al. Clinical practice guidelines for the prevention and treatment of EGFR inhibitor-associated dermatologic toxicities ［J］. Support Care Cancer. 2011, 19: 1079–1095.

［14］JACOT W, BESSIS D, JORDA E, et al. Acneiform eruption induced by epidermal growth factor receptor inhibitors in patients with solid tumours ［J］. Br J Dermatol. 2004, 151(1): 238–241.

［15］SCOPE A, AGERO A L C, DUSZA S W, et al. Randomized doubleblind trial of prophylactic oral minocycline and topical tazarotene for cetuximab-associated acne-like eruption ［J］. J Clin Oncol. 2007, 25(34): 5390–5396.

［16］JATOI A, ROWLAND K, SLOAN J A, et al. Tetracycline to prevent epidermal growth factor receptor inhibitor-induced skin rashes: results of a placebo-controlled trial from the North Central Cancer Treatment Group(N03CB) ［J］. Cancer. 2008, 113(4): 847–853.

［17］LACOUTURE M E. The growing importance of skin toxicity in EGFR inhibitor therapy ［J］. Oncology(Williston Park). 2009, 23(2): 194–196.

［18］KEROB D, DUPUY A, REYGAGNE P, et al. Facial hypertrichosis induced by Cetuximab, an anti-EGFR monoclonal antibody ［J］. Arch Dermatol. 2006, 142(12): 1656–1657.

［19］ELLIS L M, HICKLIN D J. VEGF-targeted therapy: mechanisms of anti-tumour activity ［J］. Nat Rev Cancer. 2008, 8(8): 579–591.

［20］BRECCIA M, CARMOSINO I, RUSSO E, et al. Early and tardive skin adverse events in chronic myeloid leukaemia patients treated with imatinib ［J］. Eur J Haematol. 2005, 74(2): 121–123.

［21］VALEYRIE L, BASTUJI-GARIN S, REVUZ J, et al. Adverse cutaneous reactions to imatinib(STI571)in Philadelphia chromosome-positive leukemias: a prospective study of 54 patients ［J］. J Am Acad Dermatol. 2003, 48(2): 201–206.

［22］BASSO F G, BOER C C, CORRÊA M E P, et al. Skin and oral lesions associated to imatinib mesylate therapy［J］. Support Care Cancer. 2009, 17(4): 465–468.

［23］BROUARD M, SAURAT J H. Cutaneous reactions to STI571［J］. N Engl J Med. 2001, 345(8): 618–619.

［24］KANTARJIAN H, SAWYERS C, HOCHHAUS A, et al. Hematologic and cytogenetic responses to imatinib mesylate in chronic myelogenous leukemia［J］. N Engl J Med. 2002, 346(9): 645–652.

［25］DEININGER M W N, O'BRIEN S G, FORD J M, et al. Practical management of patients with chronic myeloid leukemia receiving imatinib［J］. J Clin Oncol. 2003, 21(8): 1637–1647.

［26］SCHEINFELD N. Imatinib mesylate and dermatology part 2: a review of the cutaneous side effects of imatinib mesylate［J］. J Drugs Dermatol. 2006, 5(3): 228–231.

［27］HENSLEY M L, FORD J M. Imatinib treatment: specific issues related to safety, fertility, and pregnancy［J］. Semin Hematol. 2003, 40(2 Suppl 2): 21–25.

［28］HSIAO L T, CHUNG H M, LIN J T, et al. Stevens-Johnson syndrome after treatment with STI571: a case report［J］. Br J Haematol. 2002, 117(3): 620–622.

［29］SEVERINO G, CHILLOTTI C, DE LISA R, et al. Adverse reactions during imatinib and lansoprazole treatment in gastrointestinal stromal tumors［J］. Ann Pharmacother. 2005, 39(1): 162–164.

［30］VIDAL D, PUIG L, SUREDA A, et al. Sti571-induced Stevens-Johnson syndrome［J］. Br J Haematol. 2002, 119(1): 274–275.

［31］PAVITHRAN K, THOMAS M. Imatinib induced Stevens-Johnson syndrome: lack of recurrence following re-challenge with a lower dose［J］. Indian J Dermatol Venereol Leprol. 2005, 71(4): 288–289.

［32］SANCHEZ-GONZALEZ B, PASCUAL-RAMIREZ J C, FERNANDEZ-ABELLAN P, et al. Severe skin reaction to imatinib in a case of Philadelphia-positive acute lymphoblastic leukemia［J］. Blood. 2003, 101(6): 2446.

［33］MAHAPATRA M, MISHRA P, KUMAR R. Imatinib-induced Stevens-Johnson syndrome: recurrence after re-challenge with a lower dose［J］. Ann Hematol. 2007, 86(7): 537–538.

［34］BROUARD M C, PRINS C, MACH-PASCUAL S, et al. Acute generalized exanthematous pustulosis associated with STI571 in a patient with chronic myeloid leukemia［J］. Dermatology. 2001, 203(1): 57–59.

［35］SCHWARZ M, KREUZER K-A, BASKAYNAK G, et al. Imatinib-induced acute generalized exanthematous pustulosis(AGEP)in two patients with chronic myeloid leukemia［J］. Eur J Haematol. 2002, 69(4): 254–256.

［36］LE NOUAIL P, VISEUX V, CHABY G. Drug reaction with eosinophilia and systemic symptoms(DRESS)following imatinib therapy［J］. Ann Dermatol Venereol. 2006,

133(8–9): 686–688.

［37］KANTARJIAN H, GILES F, WUNDERLE L, et al. Nilotinib in imatinib-resistant CML and Philadelphia chromosome-positive ALL［J］. N Engl J Med. 2006, 354(24): 2542–2551.

［38］KANTARJIAN H M, GILES F, GATTERMANN N, et al. Nilotinib (formerly AMN107), a highly selective BCR-ABL tyrosine kinase inhibitor, is effective in patients with Philadelphia chromosome-positive chronic myelogenous leukemia in chronic phase following imatinib resistance and intolerance［J］. Blood. 2007, 110(10): 3540–3546.

［39］WOO S M, HUH C H, PARK K C, et al. Exacerbation of psoriasis in a chronic myelogenous leukemia patient treated with imatinib［J］. J Dermatol. 2007, 34(10): 724–726.

［40］BRAZZELLI V, PRESTINARI F, ROVEDA E, et al. Pityriasis rosealike eruption during treatment with imatinib mesylate: description of 3 cases［J］. J Am Acad Dermatol. 2005, 53(5 Suppl 1): S240–S243.

［41］KONSTANTOPOULOS K, PAPADOGIANNI A, DIMOPOULOU M, et al. Pityriasis rosea associated with imatinib(STI571, Gleevec)［J］. Dermatology. 2002, 205(2): 172–173.

［42］DEGUCHI N, KAWAMURA T, SHIMIZU A, et al. Imatinib mesylate causes palmoplantar hyperkeratosis and nail dystrophy in three patients with chronic myeloid leukemia［J］. Br J Dermatol. 2006, 154(6): 1216–1218.

［43］KURAISHI N, NAGAI Y, HASEGAWA M, et al. Lichenoid drug eruption with palmoplantar hyperkeratosis due to imatinib mesylate: a case report and a review of the literature［J］. Acta Derm Venereol. 2010, 90(1): 73–76.

［44］GÓMEZ FERNÁNDEZ C, SENDAGORTA CUDÓS E, CASADO VERRIER B, et al. Oral lichenoid eruption associated with imatinib treatment［J］. Eur J Dermatol. 2010, 20(1): 127–128.

［45］KAWAKAMI T, KAWANABE T, SOMA Y. Cutaneous lichenoid eruption caused by imatinib mesylate in a Japanese patient with chronic myeloid leukaemia［J］. Acta Derm Venereol. 2009, 89(3): 325–326.

［46］SENDAGORTA E, HERRANZ P, FEITO M, et al. Lichenoid drug eruption related to imatinib: report of a new case and review of the literature［J］. Clin Exp Dermatol. 2009, 34(7): e315–e316.

［47］DALMAU J, PERAMIQUEL L, PUIG L, et al. Imatinib associated lichenoid eruption: acitretin treatment allows maintained antineoplastic effect［J］. Br J Dermatol. 2006, 154(6): 1213–1216.

［48］PRABHASH K, DOVAL D C. Lichenoid eruption due to imatinib［J］. Indian J Dermatol Venereol Leprol. 2005, 71(4): 287–288.

［49］ENA P, CHIAROLINI F, SIDDI G M, et al. Oral lichenoid eruption secondary to imatinib (Glivec)［J］. J Dermatolog Treat. 2004, 15(4): 253–255.

［50］ARORA B, KUMAR L, SHARMA A, et al. Pigmentary changes in chronic myeloid leukemia patients treated with imatinib mesylate［J］. Ann Oncol. 2004, 15(2): 358–359.

［51］TSAO A S, KANTARJIAN H, CORTES J, et al. Imatinib mesylate causes hypopigmentation in the skin［J］. Cancer. 2003, 98(11): 2483–2487.

［52］ETIENNE G, CONY-MAKHOUL P, MAHON F-X. Imatinib mesylate and gray hair［J］. N Engl J Med. 2002, 347(6): 446.

［53］MCPHERSON T, SHERMAN V, TURNER R. Imatinib-associated hyperpigmentation, a side effect that should be recognized［J］. J Eur Acad Dermatol Venereol. 2009, 23(1): 82–83.

［54］DIPPEL E, HAAS N, GRABBE J, et al. Expression of the c-kit receptor in hypomelanosis: a comparative study between piebaldism, naevus depigmentosus and vitiligo［J］. Br J Dermatol. 1995, 132(2): 182–189.

［55］CARIO-ANDRÉ M, ARDILOUZE L, PAIN C, et al. Imatinib mesilate inhibits melanogenesis in vitro［J］. Br J Dermatol. 2006, 155(2): 493–494.

［56］HAMM M, TOURAUD J P, MANNONE L, et al. Imatinib-induced purpuric vasculitis［J］. Ann Dermatol Venereol. 2003, 130(8–9 Pt 1): 765–767.

［57］CLARK S H, DUVIC M, PRIETO V G, et al. Mycosis fungoides-like reaction in a patient treated with Gleevec［J］. J Cutan Pathol. 2003, 30(4): 279–281.

［58］ROUSSELOT P, LARGHERO J, RAFFOUX E, et al. Photosensitization in chronic myelogenous leukaemia patients treated with imatinib mesylate［J］. Br J Haematol. 2003, 120(6): 1091–1092.

［59］TALPAZ M, SHAH N P, KANTARJIAN H, et al. Dasatinib in imatinibresistant Philadelphia chromosome-positive leukemias［J］. N Engl J Med. 2006, 354(24): 2531–2541.

［60］HOCHHAUS A, KANTARJIAN H M, BACCARANI M, et al. Dasatinib induces notable hematologic and cytogenetic responses in chronic-phase chronic myeloid leukemia after failure of imatinib therapy［J］. Blood. 2007, 109(6): 2303–2309.

［61］ROBERT C. Cutaneous side effects of antiangiogenic agents［J］. Bull Cancer. 2007; 94 Spec No: S260–S264.

［62］ROBERT C, MATEUS C, SPATZ A, et al. Dermatologic symptoms associated with the multikinase inhibitor sorafenib［J］. J Am Acad Dermatol. 2009, 60(2): 299–305.

［63］ABOU-ALFA G K, SCHWARTZ L, RICCI S, et al. Phase Ⅱ study of sorafenib in patients with advanced hepatocellular carcinoma［J］. J Clin Oncol. 2006, 24(26): 4293–4300.

［64］BLUMENSCHEIN G R JR, GATZEMEIER U, FOSSELLA F, et al. Phase Ⅱ, multicenter, uncontrolled trial of single-agent sorafenib in patients with relapsed or refractory, advanced non-small-cell lung cancer［J］. J Clin Oncol. 2009, 27(26): 4274–4280.

［65］CHENG AL, KANG Y K, CHEN Z, et al. Efficacy and safety of sorafenib in patients in the Asia-Pacific region with advanced hepatocellular carcinoma: a phase Ⅲ randomised, double-blind, placebo-controlled trial［J］. Lancet Oncol. 2009, 10(1): 25–34.

［66］ESCUDIER B, EISEN T, STADLER W M, et al. Sorafenib for treatment of renal cell carcinoma: final efficacy and safety results of the phase Ⅲ treatment approaches in renal cancer global evaluation trial [J] . J Clin Oncol. 2009, 27(20): 3312–3318.

［67］LLOVET J M, DI BISCEGLIE A M, BRUIX J, et al. Design and endpoints of clinical trials in hepatocellular carcinoma [J] . J Natl Cancer Inst. 2008, 100(10): 698–711.

［68］RATAIN M J, EISEN T, STADLER W M, et al. Phase Ⅱ placebocontrolled randomized discontinuation trial of sorafenib in patients with metastatic renal cell carcinoma [J] . J Clin Oncol. 2006, 24(16): 2505–2512.

［69］RYAN C W, GOLDMAN B H, LARA P N JR, et al. Sorafenib with interferon alfa-2b as first-line treatment of advanced renal carcinoma: a phase Ⅱ study of the Southwest Oncology Group [J] . J Clin Oncol. 2007, 25(22): 3296–3301.

［70］DEMETRI G D, VAN OOSTEROM A T, GARRETT C R, et al. Efficacy and safety of sunitinib in patients with advanced gastrointestinal stromal tumour after failure of imatinib: a randomised controlled trial [J] . Lancet. 2006, 368(9544): 1329–1338.

［71］GORE M E, SZCZYLIK C, PORTA C, et al. Safety and efficacy of sunitinib for metastatic renal-cell carcinoma: an expanded-access trial [J] . Lancet Oncol. 2009, 10(8): 757–763.

［72］MOTZER R J, HUTSON T E, TOMCZAK P, et al. Sunitinib versus interferon alfa in metastatic renal-cell carcinoma [J] . N Engl J Med. 2007, 356(2): 115–124.

［73］HURWITZ HI, DOWLATI A, SAINI S, et al. Phase I trial of pazopanib in patients with advanced cancer [J] . Clin Cancer Res. 2009, 15(12): 4220–4227.

［74］STERNBERG C N, DAVIS I D, MARDIAK J, et al. Pazopanib in locally advanced or metastatic renal cell carcinoma: results of a randomized phase Ⅲ trial [J] . J Clin Oncol. 2010, 28(6): 1061–1068.

［75］HUTSON T E, DAVIS I D, MACHIELS J-P H, et al. Efficacy and safety of pazopanib in patients with metastatic renal cell carcinoma [J] . J Clin Oncol. 2010, 28(3): 475–480.

［76］SUSSER W S, WHITAKER-WORTH D L, GRANT-KELS J M. Mucocutaneous reactions to chemotherapy [J] . J Am Acad Dermatol. 1999, 40(3): 367–400.

［77］VON MOOS R, THUERLIMANN B J K, AAPRO M, et al. Pegylated liposomal doxorubicin-associated hand-foot syndrome: recommendations of an international panel of experts [J] . Eur J Cancer. 2008, 44(6): 781–790.

［78］WEBSTER-GANDY J D, HOW C, HARROLD K. Palmar-plantar erythrodysesthesia(PPE): a literature review with commentary on experience in a cancer centre [J] . Eur J Oncol Nurs. 2007, 11(3): 238–246.

［79］AUTIER J, ESCUDIER B, WECHSLER J, et al. Prospective study of the cutaneous adverse effects of sorafenib, a novel multikinase inhibitor [J] . Arch Dermatol. 2008, 144(7): 886–892.

［80］LIPWORTH A D, ROBERT C, ZHU A X. Hand-foot syndrome(hand-foot skin reaction, palmar plantar erythrodysesthesia): focus on sorafenib and sunitinib [J] . Oncology. 2009,

77(5): 257–271.

［81］AUTIER J, MATEUS C, WECHSLER J, et al. Cutaneous side effects of sorafenib and sunitinib ［J］. Ann Dermatol Venereol. 2008, 135(2): 147–154.

［82］SIBAUD V, DALENC F, CHEVREAU C, et al. HFS-14, a specific quality of life scale developed for patients suffering from hand-foot syndrome ［J］. Oncologist. 2011, 16: 1469–1478.

［83］LACOUTURE M E, REILLY L M, GERAMI P, et al. Hand foot skin reaction in cancer patients treated with the multikinase inhibitors sorafenib and sunitinib ［J］. Ann Oncol. 2008, 19(11): 1955–1961.

［84］YANG C H, LIN W C, CHUANG C K, et al. Hand-foot skin reaction in patients treated with sorafenib: a clinicopathological study of cutaneous manifestations due to multitargeted kinase inhibitor therapy ［J］. Br J Dermatol. 2008, 158(3): 592–596.

［85］LACOUTURE M E, WU S, ROBERT C, et al. Evolving strategies for the management of hand-foot skin reaction associated with the multitargeted kinase inhibitors sorafenib and sunitinib ［J］. Oncologist. 2008, 13(9): 1001–1011.

［86］GIACCHERO D, RAMACCIOTTI C, ARNAULT J P, et al. A new spectrum of skin toxic effects associated with the multikinase inhibitor vandetanib ［J］. Arch Dermatol. 2012, 148: 1418–1420.

［87］ROBERT C, FAIVRE S, RAYMOND E, et al. Subungual splinter hemorrhages: a clinical window to inhibition of vascular endothelial growth factor receptors? ［J］Ann Intern Med. 2005, 143(4): 313–314.

［88］LEE W J, LEE J L, CHANG S E, et al. Cutaneous adverse effects in patients treated with the multitargeted kinase inhibitors sorafenib and sunitinib ［J］. Br J Dermatol. 2009. 161(5): 1045–1051.

［89］MOTZER R J, HUTSON T E, TOMCZAK P, et al. Overall survival and updated results for sunitinib compared with interferon alfa in patients with metastatic renal cell carcinoma ［J］. J Clin Oncol. 2009. 27(22): 3584–3590.

［90］KONG H H, TURNER M L. Array of cutaneous adverse effects associated with sorafenib. J Am Acad Dermatol ［J］. 2009, 61(2): 360–361.

［91］MACGREGOR J L, SILVERS D N, GROSSMAN M E, et al. Sorafenib-induced erythema multiforme ［J］. J Am Acad Dermatol. 2007, 56(3): 527–528.

［92］KONG H H, SIBAUD V, CHANCO TURNER M L, et al. Sorafenib-induced eruptive melanocytic lesions ［J］. Arch Dermatol. 2008, 144(6): 820–822.

［93］ROSENBAUM S E, WU S, NEWMAN M A, et al. Dermatological reactions to the multitargeted tyrosine kinase inhibitor sunitinib ［J］. Support Care Cancer. 2008, 16(6): 557–566.

［94］ROBERT C, SPATZ A, FAIVRE S, et al. Tyrosine kinase inhibition and grey hair ［J］. Lancet. 2003, 361(9362): 1056.

［95］HARTMANN J T, KANZ L. Sunitinib and periodic hair depigmentation due to temporary c-KIT inhibition ［J］. Arch Dermatol. 2008, 144(11): 1525–1526.

［96］BILLEMONT B, BARETE S, RIXE O. Scrotal cutaneous side effects of sunitinib ［J］. N Engl J Med. 2008, 359(9): 975–976.

［97］SUWATTEE P, CHOW S, BERG B C, et al. Sunitinib: a cause of bullous palmoplantar erythrodysesthesia, periungual erythema, and mucositis ［J］. Arch Dermatol. 2008, 144(1): 123–125.

［98］GUEVREMONT C, ALASKER A, KARAKIEWICZ P I. Management of sorafenib, sunitinib, and temsirolimus toxicity in metastatic renal cell carcinoma ［J］. Curr Opin Support Palliat Care. 2009, 3(3): 170–179.

［99］BENNANI-LAHLOU M, MATEUS C, ESCUDIER B, et al. Eruptive nevi associated with sorafenib treatment ［J］. Ann Dermatol Venereol. 2008, 135(10): 672–674.

［100］DHOMEN N, REIS-FILHO J S, DA ROCHA DIAS S, et al. Oncogenic Braf induces melanocyte senescence and melanoma in mice ［J］. Cancer Cell. 2009, 15(4): 294–303.

［101］WAJAPEYEE N, SERRA R W, ZHU X, et al. Oncogenic BRAF induces senescence and apoptosis through pathways mediated by the secreted protein IGFBP7 ［J］. Cell. 2008, 132(3): 363–374.

［102］ARNAULT J P, WECHSLER J, ESCUDIER B, et al. Keratoacanthomas and squamous cell carcinomas in patients receiving sorafenib ［J］. J Clin Oncol. 2009, 27(23): e59–e61.

［103］KWON E J, KISH L S, JAWORSKY C. The histologic spectrum of epithelial neoplasms induced by sorafenib ［J］. J Am Acad Dermatol. 2009, 61(3): 522–527.

［104］CLAUSEN O P F, AASS H C D, BEIGI M, et al. Are keratoacanthomas variants of squamous cell carcinomas? A comparison of chromosomal aberrations by comparative genomic hybridization ［J］. J Invest Dermatol. 2006, 126(10): 2308–2315.

［105］CRIBIER B, ASCH P, GROSSHANS E. Differentiating squamous cell carcinoma from keratoacanthoma using histopathological criteria. Is it possible? A study of 296 cases ［J］. Dermatology. 1999, 199(3): 208–212.

［106］HODAK E, JONES R E, ACKERMAN A B. Solitary keratoacanthoma is a squamous-cell carcinoma: three examples with metastases ［J］. Am J Dermatopathol. 1993, 15(4): 332–342.

［107］ROBINSON M J, COBB M H. Mitogen-activated protein kinase pathways ［J］. Curr Opin Cell Biol. 1997, 9(2): 180–186.

［108］DHOMEN N, MARAIS R. BRAF signaling and targeted therapies in melanoma ［J］. Hematol Oncol Clin North Am. 2009, 23(3): 529–545.

［109］HEIDORN S J, MILAGRE C, WHITTAKER S, et al. Kinasedead BRAF and oncogenic RAS cooperate to drive tumor progression through CRAF ［J］. Cell. 2010, 140(2): 209–221.

［110］MATEUS C, ROBERT C. New drugs in oncology and skin toxicity ［J］. Rev

Med Interne. 2009, 30(5): 401–410.

［111］POULIKAKOS P I, ZHANG C, BOLLAG G, et al. RAF inhibitors transactivate RAF dimers and ERK signalling in cells with wild-type BRAF［J］. Nature. 2010, 464(7287): 427–430.

［112］ARNAULT J P, MATEUS C, ESCUDIER B, et al. Skin tumors induced by sorafenib; paradoxical RAS-RAF pathway activation and oncogenic mutations of HRAS, TP53 and TGFBR1［J］. Clin Cancer Res. 2012, 18(1): 263–272.

［113］ROBERT C, ARNAULT J-P, MATEUS C. RAF inhibition and induction of cutaneous squamous cell carcinoma［J］. Curr Opin Oncol. 2011, 23(2): 177–182.

［114］LONG G V, TREFZER U, DAVIES M A, et al. Dabrafenib in patients with Val-600Glu or Val600Lys BRAF-mutant melanoma metastatic to the brain (BREAK-MB): a multi-centre, open-label, phase 2 trial［J］. Lancet Oncol. 2012, 13: 1087–1095.

［115］ROBERT C, KARASZEWSKA B, SCHACHTER J, et al. Improved overall survival in melanoma with combined dabrafenib and trametinib［J］. N Engl J Med. 2015, 372: 30–39.

［116］ELLARD S L, CLEMONS M, GELMON K A, et al. Randomized phase Ⅱ study comparing two schedules of everolimus in patients with recurrent/metastatic breast cancer: NCIC Clinical Trials Group IND. 163［J］. J Clin Oncol. 2009, 27(27): 4536–4541.

［117］CHAPMAN P B, HAUSCHILD A, ROBERT C, et al. Updated overall survival(OS)results for BRIM-3, a phase Ⅲ randomized, open-label, multicenter trial comparing BRAF inhibitor vemurafenib(vem)with dacarbazine(DTIC)in previously untreated patients with BRAFV600E-mutated melanoma［J］. J Clin Oncol. 2012, 30: Suppl. 8502. abstract.

［118］HAUSCHILD A, GROB J-J, DEMIDOV L V, et al. V, Chapman PB. Dabrafenib in BRAF-mutated metastatic melanoma: a multicentre, open label, phase 3 randomised controlled trial［J］. Lancet. 2012, 380: 358–365.

［119］BOUSSEMART L, GIRAULT I, MALKA-MAHIEU H, et al. Secondary tumors arising in patients undergoing BRAF inhibitor therapy exhibit increased BRAF-CRAF heterodimerization［J］. Cancer Res. 2016, 76: 1476–1484.

［120］O'DONNELL A, FAIVRE S, BURRIS H A, et al. Phase Ⅰ pharmacokinetic and pharmacodynamic study of the oral mammalian target of rapamycin inhibitor everolimus in patients with advanced solid tumors［J］. J Clin Oncol. 2008, 26(10): 1588–1595.

［121］BOUSSEMART L, BOIVIN C, CLAVEAU J, et al. Vemurafenib and Radiosensitization［J］. JAMA Dermatol. 2013, 149(7): 855–857.

［122］BOUSSEMART L, ROUTIER E, MATEUS C, et al. Prospective study of cutaneous side-effects associated with the BRAF inhibitor vemurafenib: a study of 42 patients［J］. Ann Oncol. 2013, 24: 1691–1697.

［123］SCHAD K, BAUMANN CONZETT K, ZIPSER M C, et al. Mitogen-activated protein/extracellular signal-regulated kinase kinase inhibition results in biphasic alteration of epidermal homeostasis with keratinocytic apoptosis and pigmentation disorders [J]. Clin Cancer Res. 2010, 16: 1058–1064.

[124] LONG G V, STROYAKO VSKIY D, GOGAS H, et al. Combined BRAF and MEK inhibition versus BRAF inhibition alone in melanoma [J]. N Engl J Med. 2014, 371: 1877–1888.

[125] MOTZER R J, ESCUDIER B, OUDARD S, et al. Efficacy of everolimus in advanced renal cell carcinoma: a double-blind, randomised, placebo-controlled phase Ⅲ trial [J]. Lancet. 2008, 372(9637): 449–456.

[126] TABERNERO J, ROJO F, Calvo E, et al. Dose- and scheduledependent inhibition of the mammalian target of rapamycin pathway with everolimus: a phase Ⅰ tumor pharmacodynamic study in patients with advanced solid tumors [J]. J Clin Oncol. 2008, 26(10): 1603–1610.

[127] PUNT C J A, BONI J, BRUNTSCH U, et al. Phase Ⅰ and pharmacokinetic study of CCI-779, a novel cytostatic cell-cycle inhibitor, in combination with5-fluorouracil and leucovorin in patients with advanced solid tumors [J]. Ann Oncol. 2003, 14(6): 931–937.

[128] RAYMOND E, ALEXANDRE J, FAIVRE S, et al. Safety and pharma cokinetics of escalated doses of weekly intravenous infusion of CCI-779, a novel mTOR inhibitor, in patients with cancer [J]. J Clin Oncol. 2004, 22(12): 2336–2347.

[129] BJELOGRLIĆ S K, SRDIĆ T, RADULOVIĆ S. Mammalian target of rapamycin is a promising target for novel therapeutic strategy against cancer [J]. J BUON. 2006, 11(3): 267–276.

[130] SEHGAL S N. Rapamune(RAPA, rapamycin, sirolimus): mechanism of action immunosuppressive effect results from blockade of signal transduction and inhibition of cell cycle progression [J]. Clin Biochem. 1998, 31(5): 335–340.

[131] NGUYEN A, HOANG V, LAQUER V, et al. Angiogenesis in cutaneous disease: part I. J Am Acad Dermatol [J]. 2009, 61(6): 921–944.

[132] AMATO RJ, JAC J, GIESSINGER S. A phase 2 study with a daily regimen of the oral mTOR inhibitor RAD001(everolimus)in patients with metastatic clear cell renal cell cancer [J]. Cancer. 2009, 115(11): 2438–2446.

[133] ATKINS M B, HIDALGO M, STADLER W M, et al. Randomized phase Ⅱ study of multiple dose levels of CCI-779, a novel mammalian target of rapamycin kinase inhibitor, in patients with advanced refractory renal cell carcinoma [J]. J Clin Oncol. 2004, 22(5): 909–918.

[134] ATKINS M B, YASOTHAN U, KIRKPATRICK P. Everolimus [J]. Nat Rev Drug Discov. 2009, 8(7): 535–536.

12 免疫检查点抑制剂

Sarah Sammons, Megan McNamara, April K. S. Salama, and Jeffrey Crawford

摘 要

免疫检查点抑制剂（ICI）是一类肿瘤免疫治疗药物，由针对免疫系统内抑制性受体或配体的单克隆抗体组成，包括 CTLA-4、PD-1 和 PD-L1。在过去的 10 年中，ICI 改变了肿瘤学历史，使多种晚期恶性肿瘤的疗效和总生存率显著提高。ICI 可引起一系列独特的毒性，称为免疫相关不良事件（irAEs），它们是 T 细胞介导的自身免疫毒性，几乎在每个器官系统中都有报道；最常见于皮肤、肝、胃肠道和内分泌系统。通过及时发现和适当处理，大多数 irAEs 是可管理的。irAEs 的常规治疗是使用不同强度的糖皮质激素引发免疫抑制。严重的类固醇难治性 irAEs 需要使用非类固醇免疫抑制剂。本文我们主要从临床表现、分级、发病率、发病时间、治疗和疗程等方面来描述 CTLA-4 和 PD-1/PDL-1 抑制剂带来的irAEs。

关键词

免疫相关不良事件　免疫检查点抑制　细胞毒 T 淋巴细胞相关抗原 4（CTLA-4）　程序性死亡受体 1（PD-1）　不良反应　毒性　免疫治疗　皮疹　白癜风　腹泻　结肠炎　肝炎　肺炎　垂体　甲状腺炎　肾炎

12.1　免疫检查点抑制剂

在过去的 10 年里，免疫检查点抑制（ICI）改变了晚期癌症的管理。免疫检查点抑制剂是一种由单克隆抗体（Mabs）组成的药物，作用于免疫系统中天然存在的被称为"免疫检查点"的抑制性受体。在健康的个体中，这些免疫检查点具有下调免疫反应、防止自身免疫和限制免疫反应激活后对正常组织的损伤的功能。免疫检查点在多种肿瘤中被上调，并参与肿瘤免疫逃逸机制。通过阻断抑制途径，应用免疫检查点抑制剂能够带来免疫反应，并已被证明在多种恶性肿瘤中[1]具有抗肿瘤作用。

目前，CTLA-4、程序性死亡受体 1（PD-1）和程序性死亡受体 – 配体 -1（PD-L1）免疫检查点的抑制剂已投入商业使用或正在对多种恶性肿瘤进行临床研究。CTLA-4 抑制剂伊匹木单抗在 2011 年成为第一个获得美国食品药品监督管理局（FDA）批准的 ICI，当时它是基于Ⅲ期临床试验[2]中可提高生存率而批准用于转移性黑色素瘤的。它的治疗指征已扩至Ⅲ期黑色素瘤的辅助治疗[3]。在不同剂量和治疗周期的研究中，伊匹木单抗的毒性呈剂量依赖性[4]。基于Ⅲ期试验显示出的生存优势，PD-1 抑制剂帕博利珠单抗也被美国 FDA 批准用于晚期黑色素瘤[5]以及转移性非小细胞肺癌（NSCLC）[6]的二线[7]和一线[8]治疗。在铂类为基础的化疗进展后的头颈部鳞状细胞癌（SCCH N）、三线难治性经典霍奇金淋巴瘤[9]、不能使用或含顺铂化疗方案化疗进展后的转移性尿路上皮癌[10]及没有更好选择的高度微卫星不稳定性（MSI-H）实体肿瘤[11]中，帕博利珠单抗的使用也获得了美国 FDA 的批准。

基于Ⅲ期临床试验带来的生存获益，另一种 PD-1 抑制剂纳武利尤单抗被美国 FDA 批准用于转移性 NSCLC[12, 13]、转移性肾细胞癌（RCC）[14]和头颈部鳞状细胞癌（SCCHN）[13]。最近，基于Ⅱ期临床试验的数据，纳武利尤单抗也被加速批准用于治疗复发难治性霍奇金淋巴瘤和铂耐药的转移性尿路上皮癌[15, 16]。PD-L1 抑制剂阿替利珠单抗被批准用于不能使用顺铂的转移性尿路上皮癌[17]以及 NSCLC[18]。度伐利尤单抗和 avelumab 最近在铂耐药的晚期或转移性尿路上皮癌[19, 20]中获得加速批准。除了这些美国 FDA 批准的适应证外，PD-1 和 PD-L1 抑制剂在多个瘤种[11, 17, 21, 22]中显示出疗效，预计将获得更多的监管批准。针对 PD-1 和程序性死亡受体 – 配体 1（PD-L1）的多个单抗正在研发中，这些药物和其他药物的监管批准将在欧洲和全球范围内扩大，并且我们对这些药物生物学行为的认识继续快速加深。本文将讨论已经通过美国 FDA 批准，并可用于临床试验以外的肿瘤治疗的 ICI，如表 12.1 所示。

表 12.1　美国 FDA 批准的免疫检查点抑制剂

药物	靶点	抗体	获批瘤种	适应证
伊匹木单抗[a]	CTLA-4	IgG1	2011 转移性黑色素瘤 2015 辅助[a]	无法检测 / 转移性黑色素瘤 局部淋巴结受累黑色素瘤的辅助治疗，完全切除后
纳武利尤单抗	PD-1	IgG4	2014 黑色素瘤 2015 NSCLC，RCC 2016 HL SCCHN 2017 尿路上皮癌	无法切除或转移性黑色素瘤（BRAFV600WT 和突变阳性） 转移性非小细胞肺癌 .（NSCLC）铂类化疗后进展 晚期肾细胞癌（RCC），已接受过抗血管生成治疗 自体造血干细胞移植（HSCT）和移植后色瑞替尼治疗后复发或进展的经典霍奇金淋巴瘤（HL） 头颈部复发性或转移性鳞状细胞癌（SCCHN） 铂基础化疗后进展局部晚期或转移性尿路上皮癌，含铂基础化疗期间或之后或在新辅助 / 辅助治疗 12 个月内，含铂基础化疗后疾病进展
帕博利珠单抗	PD-1	IgG4	2014 黑色素瘤 2015 NSCLC 2016 SCCHN NSCLC 2017 HL 尿路上皮癌 MSI-H 肿瘤	无法切除或转移性黑色素瘤 . 转移性（晚期）PD-L1 + NSCLC 含铂基化疗后进展 转移性 NSCLC 的初步治疗，其肿瘤表达 PDL-1 > 50% 初治转移性非鳞状 NSCLC，联合培美曲塞和卡铂 （SCCHN）含铂化疗后进展 难治性 HL ≥ 3 线治疗 . 转移性尿路上皮癌不符合顺铂化疗的条件 局部晚期或转移性尿路上皮癌，在含铂化疗期间或之后或在新辅助 / 辅助治疗 12 个月内，含铂化疗高度微卫星不稳定性（MSI-H）实体肿瘤，没有替代选择 氟嘧啶、奥沙利铂和伊立替康治疗后 MSI-H 结肠癌

药物	靶点	抗体	获批瘤种	适应证
阿替利珠单抗	PD-L1	IgG1	2016 尿路上皮癌 NSCLC	局部晚期或转移性尿路上皮癌，含铂化疗期间或之后或在新辅助/辅助治疗 12 个月内，含铂化疗后疾病进展 转移性尿路上皮癌不符合顺铂化疗的条件 转移性 NSCLC 在含铂化疗后进展
度伐利尤单抗	PD-L1	IgG1	2017 尿路上皮癌	局部晚期或转移性尿路上皮癌，含铂化疗期间或后疾病进展或在新辅助/辅助治疗后 12 个月内用含铂化疗
avelumab	PD-L1	IgG1	2017 MCC 尿路上皮癌	转移性梅克尔细胞癌（MCC） 局部晚期转移性尿路上皮癌含铂化疗后进展

注：a. 伊匹木单抗辅助治疗时给药剂量为 10mg/kg。

ICI 临床试验通常会排除患有需要使用糖皮质激素或其他免疫抑制剂系统治疗史的患者及有乙型、丙型肝炎病史或艾滋病毒携带者。但一些回顾性研究表明，ICI 在一些存在潜在免疫疾病或肝炎患者中也可以使用，关键是需要基于患者个体差异对治疗获益和风险进行评估，从而确定 ICI 的使用方案[23]。

12.2 免疫相关不良事件：概述

ICI 的优点包括提高了多种恶性肿瘤的疗效并改善了总生存率。这些优点的代价是一个新的毒性反应，不同于化疗的细胞毒性和其他靶向药物的不良反应。ICI 与一系列被称为免疫相关不良事件（irAEs）的独特毒性相关。irAEs 是 T 细胞介导的自身免疫毒性，在每个器官系统中均有报道，但最常见于皮肤、肝、胃肠道和内分泌系统。受影响器官的组织病理学分析通常显示，T 细胞富集的淋巴细胞和嗜中性粒细胞浸润。irAEs 被认为是由免疫识别和通常会被免疫监视完全抑制的自身抗原的激活引起的。

CTLA-4 检查点抑制剂的所有级别和高级别 irAEs 的总发生率分别为 72% 和 24%，死亡率小于 1%[4]。与 CTLA-4 抑制剂相关的 irAEs 最常见于皮肤（44%）、胃肠道（35%）、肝（5%）和内分泌系统（6%）。其他罕见的事件见于神经、血液、眼科或风湿性疾病[4]。

与抗 CTLA-4 单抗治疗相比，PD-1/PD-L1 抑制剂导致 irAEs 发生率更低、更轻微。临床试验中 irAEs 的评价缺乏统一标准，给累积发病率报告带来困难。抗 PD-1 单抗治疗的全部级别毒性反应，包括免疫毒性和非免疫毒性，发生在 58%～79% 的患者中，并且在 7%～19% 的患者[13, 14, 24]中观察到高级别毒性。在一项纳入了 576 例晚期黑色素瘤患者的关于纳武利尤单抗安全性分析的 Ⅰ～Ⅲ 临床试验中发现，在 4% 的患者中发生 3～4 级 irAEs，并未出现药物相关的死亡[25]。最常见的 irAEs 发生在皮肤（34%）、胃肠道（13%）、内分泌腺（8%）和肝（4%）。与单独使用两种药物相比，伊匹木单抗和纳武利尤单抗联合治疗有更高的 irAEs 的发生率和严重程度。这种毒性的增加在一项 Ⅲ 期研究中得到证实，该研究评估了纳武利尤单抗和伊匹木单抗联合治疗或单药治疗初治转移性黑色素瘤，超过一半的患者[26]出现 3 级或 4 级毒性。对伊匹木单抗和纳武利尤单抗的大量数据分析报告中提到，近一半的患者在治疗过程中至少需要住院 1 次，最常见的原因是严重的 irAEs[25]。

《不良事件通用术语标准》（CTCAE）是美国国家癌症研究所（National Cancer Institute, NCT）公布的一套不良事件的标准化定义。它包括了一系列从 1 到 5 级用于严重程度评分的相关的描述性术语。这些标准被广泛认可，并可在 http：//e vs. nci.nih.gov/ftp1/CTCAE/CTCAE_4.03_2010-06-14_QuickReference_8.5x11.pdf[27] 找到。更多特殊的 irAEs 评分系统已提出，但尚未被采用。临床试验中 irAEs 的报告存在明显的异质性，需要标准化。

鼓励患者早报告和医师早发现，因为 irAEs 的疗效具有时间敏感性。irAEs 是可管理的。及时识别和启动适当的管理通常可使 irAEs 逆转。irAEs 的一般治疗是基于使用不同强度的糖皮质激素发挥免疫抑制作用。更严重的 irAEs 是类固醇难治性的，需要非类固醇免疫抑制剂。还需要对导致穿孔的严重结肠炎进行手术干预。疲劳、恶心、乏力、发热和输液反应是 ICI 的常见不良反应。这些不良反应的管理已有证据支持，在此不做讨论。

在本文中，我们通过描述临床表现、分级、发病率、发病时间、治疗和疗程等方面来系统描述针对 CTLA-4 和 PD-1/PDL-1 单抗观察到的 irAEs。ICI 是一个新的、快速发展的治疗类别，因此，它的毒性特征、发病率和管理正在不断发现和进行中。

12.3 皮肤毒性

12.3.1 临床表现

皮肤毒性是 CTLA-4 和 PD-1 抑制剂常见的 irAEs，包括皮疹（黄斑、苔癣、湿疹等）、白癜风样皮肤色素减退和瘙痒。严重和危及生命的皮肤毒性非常罕见，如史 – 约综合征（SJS）和中毒性表皮坏死松解症（TEN），但已有相关报道。

12.3.1.1 皮疹

皮疹可表现为黄斑、苔癣、湿疹、Sweet 综合征、荨麻疹皮炎、大疱性天疱疮、中毒性表皮坏死松解症和史 – 约综合征。ICI 相关的最常见的皮疹与药物性皮疹类似，这些药物如抗生素，非甾体抗炎药物[28]。常见表现为：散在的，红斑的，瘙痒的丘疹融合成薄斑片状。皮疹最常累及躯干和四肢，少见于面部、头部、手掌和脚底。这些病变有时伴有瘙痒。组织病理学上，这些病变的活检显示，从真皮浅层延伸到表皮血管周围免疫细胞浸润，主要是以混合 CD4+ 和 CD8+ T 细胞为主的淋巴细胞聚集[29]。图 12.1 显示了 2 例伊匹木单抗治疗晚期黑色素瘤引起的典型的黄斑皮疹。

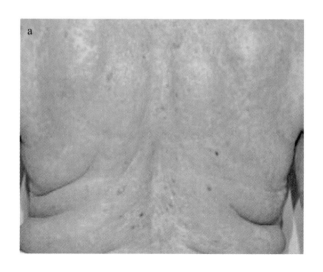

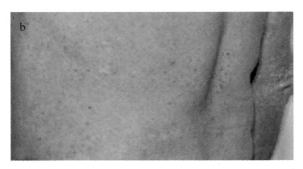

图 12.1　2 例伊匹木单抗治疗转移性黑色素瘤引起的皮疹

注：a. 红斑、红斑和丘疹；b. 上肢的红疹、红斑、丘疹和脱落鳞片。节选自 KIRA MINKIS，BENJAMIN C. GARDEN，et al. The risk of rash associated with ipilimumab in patients with cancer：A system- atic review of the literature and meta-analysis［J］. Journal of the American Academy of Dermatology，2013，69（3）：e121–e1282.

在接受抗 PD-1 单抗治疗[30] 的几例患者中可见苔癣样反应。这些病变的特征是多个散在的、红斑形、紫色、丘疹或斑块，主要在胸部或背部为主，少见于黏膜。图 12.2 显示了三例 ICI 治疗后出现的苔癣样反应。

活检显示苔癣样界面皮炎，偶见嗜酸性粒细胞和散在凋亡的基底角质细胞，与苔癣样药物反应一致。$CD3^+$ T 细胞浸润约占全部 PD-L 染色 T 细胞的 10%[31]。

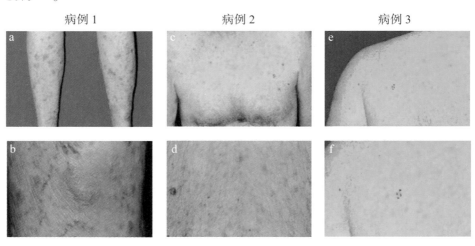

图 12.2　3 例 PD-L1 抑制剂引起的皮肤苔藓样药疹

注：病例 1，a. 病例 1 腿上的角化丘疹和红斑发紫；b. 上肢病变的近距离观察。病例 2；c. 散在的、红斑的、水肿的丘疹和斑块，躯干和四肢为主，面部未受损；d. 下背部病变的近距离观察。病例 3；e. 丘疹，呈单形性、扁平、轻度红斑丘疹和斑块，其散在分布于胸部、背部和腹部；f. 近距离观察肩部病变。节选自参考文献[31]。

ICI 治疗很少出现严重的、危及生命的皮疹。在抗 PD-L 单抗治疗中已报道存在大疱性天疱疮不良反应[30, 32]。在抗 CTLA-4 和抗 PD-1 单抗治疗中[2, 33]观察到中毒性表皮坏死松解症。任何皮疹合并全层真皮溃疡、坏死、大疱或出血性表现，应视为严重不良反应，并应及时治疗。

12.3.1.2 皮肤色素脱失 / 白癜风

白癜风样色素脱失是一种无害的自身免疫毒性，可能会影响美观。白癜风表现为苍白、斑片状的皮肤。对晚期黑色素瘤患者应用抗 CTLA-4 和抗 PD-1 单抗[34]治疗后，由于强烈的抗黑素细胞免疫反应导致色素脱失，也会作用于健康的黑色素细胞。在接受免疫治疗的 Ⅲ ~ Ⅳ 期黑色素瘤患者中，白癜风的累积发病率为 2.0%，治疗药物包括抗 CTLA-4 单抗或抗 PD-1 单抗[34]。然而，白癜风已出现在高达 10% 应用抗 PD-L 单抗的黑色素瘤患者中[24]。

12.3.1.3 瘙痒

ICI 相关性瘙痒相对常见，伴或不伴皮疹。瘙痒是一种不愉快的皮肤感觉，引起抓挠，可能导致皮肤变化，如水肿、丘疹、脱皮和苔癣。这种感觉对患者来说是非常痛苦的，并能明显影响生活质量。

12.3.2 分级

关于斑疹、白癜风和瘙痒的 CTCAE（版本 4.03，2010 年 6 月 14 日出版）如下。皮疹分级是基于受损的体表面积（BSA）和生活质量。表面积量化可能很难计算，Lund 和 Browder 图可用于精确的量化[35]，如图 12.3 所示。任何危及生命的皮肤毒性都被认为是 4 级。任何导致死亡的皮肤毒性都被认为是 5 级。

皮疹黄斑

1 级：覆盖 < 10%BSA，伴或不伴症状（瘙痒、灼热、紧绷）。

2 级：覆盖 10% ~ 30%BSA，伴或不伴症状（瘙痒、灼热、紧绷）；工具性日常生活受限。

3 级：覆盖 > 30%BSA，伴或不伴症状（瘙痒、灼热、紧绷）；日常生活自理受限。

皮肤色素脱失（白癜风）

1 级：色素脱失或褪色 < 10%BSA；无社会心理影响。

2 级：色素脱失或褪色 > 10%BSA；无社会心理影响。

瘙痒

1 级：轻度或局部；需局部干预。

2 级：强烈或广泛；间歇性；皮肤因抓挠而改变（水肿、丘疹、脱皮、苔藓、渗出 / 结痂）；需口服药物干预；工具性日常生活受限。

3 级：强烈或广泛；恒定；日常生活自理、睡眠受限；需口服皮质类固醇激素或免疫抑制治疗。

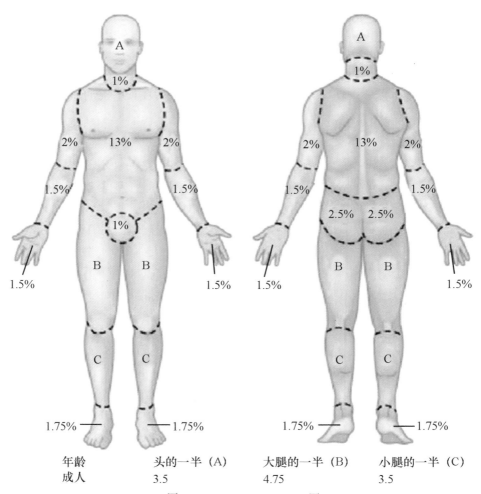

年龄	头的一半（A）	大腿的一半（B）	小腿的一半（C）
成人	3.5	4.75	3.5

图 12.3　Lund and Browder 图

注：用于估计涉及皮疹的体表面积，可用于推测免疫检查点抑制剂相关皮疹的严重程度。节选自 MARX J，HOCKBERGER R，WALLS R. Rosen's Emergency Medicine. 7th ed［M］. Philadelphia，PA：Mosby Elsevier. 2009，760.

12.3.3 发病率

在不同的肿瘤中，皮肤病的发生率和严重程度各不相同，黑色素瘤的皮肤毒性发生率最高。在晚期黑色素瘤中应用 PD-1 抑制剂和 CTLA-4 抑制剂所有级别的皮肤 irAEs 发生率分别为 40% 和 40% ~ 50%[4, 30, 36, 37]。严重（3级或 4 级）皮肤毒性罕见，抗 CTLA-4 单抗约 < 2%，抗 PD-1 单抗 < 1%。

最近进行的一项荟萃分析包括了来自 22 个临床试验的 1265 例黑色素瘤患者，其中抗 CTLA-4 单抗治疗发现 44% 的患者有全级皮肤毒性，1.4%的患者有高级别毒性[4]。最近对纳武利尤单抗治疗的 BRAF 野生型黑色素瘤患者的 4 项临床试验进行了综合安全分析，发现皮肤毒性如下：瘙痒（16.5%）、皮疹（12%）、白癜风（5.4%）和黄斑皮疹（5.4%）[38]。

在其他实体肿瘤如 NSCLC 和肾癌的治疗中，所有皮肤毒性的发生率较低。在 495 例晚期 NSCLC 患者中使用帕博利珠单抗导致 1 级或 2 级皮肤毒性仅占 10%，仅有 1 例患者出现 3 级或 4 级皮肤毒性[6]。

罕见的严重皮疹病例（包括史 – 约综合征、大疱性类天疱疮和中毒性表皮坏死松解症）仅在 < 1% 的患者中有报道[2, 32, 33]。

12.3.4 发病时间

皮肤毒性通常是最早发生的 irAEs。应用伊匹木单抗治时，中度、重度或危及生命的免疫介导的皮疹发病的中位时间为 3 周，最长可达 4 个月[39, 40]。在综合安全分析[25]中，应用纳武利尤单抗治疗发生皮肤毒性的中位时间为 5 周。

12.3.5 治疗

已经有一些方法可以用来帮助治疗皮肤毒性，并被推荐[35, 41]。厂家应鼓励使用保湿剂、减少阳光照射和应用防晒霜。一级毒性可使用外用皮质类固醇软膏、口服抗组胺药（如苯海拉明或羟嗪）和保湿乳液来缓解症状。应同时进行血清肝肾功能检查。1 级皮肤毒性不需要中断 ICI 治疗。

对于 2 级皮肤毒性，可考虑早期局部使用皮质类固醇激素缓解症状。如果在 1 周内症状没有改善，应考虑使用全身皮质类固醇激素，如 0.5mg/（kg·d）泼尼松或等效物。如果患者无症状，且 < 30% 的体表面积受损，可使用局部皮质类固醇药膏和抗组胺药来处理，并在经验丰富的医师密切监视下继续 ICI

治疗。对于有症状的 10%~30% 的体表面积受累的患者，可继续 ICI 治疗，并给予 0.5~1mg/kg 泼尼松或等效物以控制症状。应考虑皮肤评估和活检。

对于 3 级皮肤毒性，应暂停 ICI 治疗。应给予患者症状管理和 1~2mg/（kg·d）泼尼松或等效物用来控制症状。推荐请皮肤科会诊。症状改善或降至 1 级毒性，且类固醇激素已逐渐减少到 < 10mg/d 泼尼松后，可考虑重启 IC 治疗。

发展到 4 级（危及生命的）皮肤毒性（包括 SJS 或 TEN），需要入院进行支持治疗，包括静脉应用皮质类固醇、静脉输液、考虑使用抗生素、疼痛管理和正式的皮肤科诊疗。对于有水疱、皮肤溃疡、坏死、大疱或出血性改变迹象的皮疹，ICI 应永久停止使用，及时给予 1~2mg/（kg·d）泼尼松或等效物的系统性皮质类固醇治疗，并在 1 月后逐渐减量。

对于白癜风，通常不建议停药。白癜风的皮损治疗包括免疫抑制剂、紫外线治疗和脱色治疗；然而，对于恶性肿瘤患者而言，该毒性反应是表面的。白癜风是永久性的，如果色素缺失导致患者明显的情绪困扰，请转介皮肤科医师。

苔癣反应一般不需要停止药物。治疗包括局部类固醇激素（如曲安奈德），可用于控制症状，并改善瘙痒和皮疹。在 3 例应用抗 PD-1 单抗治疗的患者中出现皮肤苔癣反应，其中两例患者继续治疗，未行任何干预，皮疹仍然轻微[31]。

研究表明，皮肤 irAEs 的发展，特别是白癜风色素脱失，可能具有积极的预后价值。在 27 项研究的荟萃分析中，白癜风的发展与 PFS（$P < 0.005$）和 OS（$P < 0.003$）[34] 显著相关。回顾性分析表明，使用帕博利珠单抗治疗晚期黑色素瘤或者 NSCLC 出现任何皮肤 irAEs 的患者（不局限于白癜风），无疾病进展生存时间明显延长[36]。

12.3.6 疗程

在Ⅲ期临床试验中，伊匹木单抗导致的中度皮疹用全身类固醇激素治疗，中位治疗时间为 15 天。严重皮疹患者接受全身类固醇治疗，中位治疗时间为 21 天，缓解时间最长可达 3.6~4.3 个月[39]。在纳武利尤单抗导致的皮疹中，汇集了安全分析中的中位解决时间为 29 周[25]。大多数患者有皮疹的解决方案，只有少数患者在重新启动药物后再次出现皮疹。

12.4 胃肠毒性

12.4.1 临床表现

腹泻和小肠结肠炎是 ICI 常见的胃肠毒性。根据严重程度不同，患者会主诉每天数次稀水样便。腹泻的频次应仔细评估。如果大便带血或黏液应考虑结肠炎。医师应询问是否伴有腹痛、发热、恶心 / 呕吐，因为这些症状与结肠炎有关，有可能即将发生肠梗阻或穿孔。查体应仔细寻找腹部压痛或腹膜炎体征。在严重腹痛的情况下，应进行 STAT 成像，以排除肠梗阻、结肠炎或腹部穿孔。伊匹木单抗导致的结肠炎最常见的 CT 表现是肠系膜血管充盈和肠壁增厚，其次是弥漫性或节段性结肠扩张[42]。建议出现长时间 2 级或 3/4 级腹泻或结肠炎时请胃肠外科会诊，及早行乙状结肠镜或结肠镜检查，协助诊断免疫性结肠炎。在免疫介导的小肠结肠炎患者的内镜检查中，通常观察到严重溃疡或红斑以及常见的三种组织病理学模式：嗜中性粒细胞炎症（46%）、淋巴细胞炎症（15%）或嗜中性粒细胞和淋巴细胞合并炎症（38%）[43]。

12.4.2 分级

腹泻

1 级：与基线相比，每天大便次数增加 < 4 次；经造口大便比基线轻度增加。

2 级：与基线相比，每天大便次数增加 4 ~ 6 次；经造口排便中度增加。

3 级：与基线相比，每天大便次数增加 > 7 次；大便失禁；达到住院标准；经造口排便严重增加；日常活动自理受限。

4 级：危及生命的后果；需紧急干预。

5 级：死亡。

结肠炎

1 级：无症状；仅临床或诊断观察；无须干预。

2 级：腹痛；大便中有黏液或血。

3 级：严重或持续腹痛；发热；肠梗阻，腹膜炎体征。

4 级：危及生命的后果；需紧急干预。

5 级：死亡。

12.4.3 发病率

腹泻和小肠结肠炎是常见的 ICI 相关的胃肠道（GI）irAEs，与 PD-1/PDL-1 抑制剂相比，抗 CTLA-4 单抗治疗的患者发病率较高。大约 1/3 接受 CTLA-4 检查点抑制剂治疗的患者会出现任何级别的腹泻和 / 或结肠炎，高达 11% 的患者会出现严重的 3 级或 4 级毒性[4]。相反，8% ~ 19% 的抗 PD-1 单抗治疗的患者出现腹泻和 / 或结肠炎，严重胃肠道毒性发生率仅为 1%[6, 14, 24, 26]。同时使用抗 CTLA-4 和抗 PD-1 单抗可导致高达 44% 患者发生胃肠道毒性，其中 9.3% 患者出现严重胃肠道毒性[26]。

12.4.4 发病时间

在多个临床试验中，伊匹木单抗导致的 2 级小肠结肠炎的中位发病时间为 6.3 周，3 ~ 5 级小肠结肠炎的中位发病时间为 7.4 周[39]。当单用纳武利尤单抗时，免疫介导的结肠炎的中位发病时间为 2.7 ~ 5.6 个月，最早 2 天，最晚 15 个月[44]。联合应用伊匹木单抗和纳武利尤单抗结肠炎的中位发病时间更短，为 1.6 个月[44]。帕博利珠单抗导致结肠炎的中位发病时间为 3.4 个月[45]。

12.4.5 治疗

必须引导患者及时向医师汇报稀便、腹泻和 / 或腹痛情况，并追踪其发生频次。应该全面了解病史并进行体检。应评估其他可能导致腹泻的原因，包括病毒性胃肠炎、药物性腹泻或感染性腹泻。患者可能在 ICI 引起的腹泻 / 结肠炎的基础上合并感染，如艰难梭菌。在接受 ICI 治疗的患者中，应该高度怀疑与免疫相关的腹泻和 / 或结肠炎。虽然小样本数据研究了特定基因组突变在导致患者出现结肠炎中的作用，但目前未进行临床试验[46]，并且没有推荐的预防措施。在一项 II 期随机研究中，预防性口服布地奈德与安慰剂[46]相比，未能预防伊匹木单抗治疗的患者发生胃肠道 irAEs。

及早治疗 ICI 导致的结肠炎势在必行。从出现症状到开始使用类固醇治疗的时间，如果超过 3 周，与至少 2 例患者因结肠炎导致死亡[40, 47]有关。在 ICI 导致的小肠结肠炎起病后 5 天内应用类固醇治疗，症状改善比类固醇治疗延迟 > 5 天[48]更明显。

已经有治疗 ICI 导致的腹泻的标准，并推荐[35, 40]使用。1 级腹泻的初始治疗是针对有症状患者，并鼓励口服补液，应用止泻药物，如洛哌丁胺和补充电解质。应警惕患者腹泻恶化或结肠炎进展。

2 级腹泻最初是通过支持性护理对症处理的。应暂停 ICI 治疗。如果腹泻持续超过 3~5 天，应给予泼尼松或等效物 0.5~1.0mg/（kg·d）。口服盐酸地苯诺酯、硫酸阿托品每天 4 次，布地奈德每天 9mg，已被经验丰富的医师用于治疗 2 级腹泻[40]。如果存在持续的 2 级腹泻、3~4 级腹泻或直肠出血，请胃肠科医师进行乙状结肠镜或结肠镜检查协助诊治。任何级别的结肠炎都需要全身类固醇治疗。治疗应持续在症状改善后至少 1 个月。

3~4 级腹泻或结肠炎需要停止 ICI 治疗。应考虑入院静脉注射类固醇激素，静脉输液，补充电解质，并全面监测。应尽快给予泼尼松或等效物 1~2mg/（kg·d）。在改善到 1 级或以下时，类固醇药物应维持至少 4 周，以确保症状的完全解决。3 级腹泻或结肠炎经类固醇激素治疗，症状改善为 1 级，继续维持治疗至少 1 月后，可考虑恢复 ICI 治疗。建议 4 级结肠炎、出血或穿孔患者永久停止 ICI 治疗。

对于难治性患者，使用大剂量激素冲击治疗约 5 天，以及英夫利昔单抗 5mg/kg，可带来症状迅速缓解和持久的疗效[43, 49]。英夫利昔单抗也可用于应用激素治疗后复发或者激素减量困难的持续性 2 级症状患者。建议在治疗早期对严重腹泻 / 结肠炎或肠梗阻患者进行手术评估。结肠炎会导致肠穿孔，这可能是致命的。

12.4.6 疗程

在针对发生 3~5 级伊匹木单抗介导的小肠结肠炎的转移性黑色素瘤患者的Ⅲ期临床试验中，大剂量激素治疗的中位治疗时间为 16 天（最多 3.2 个月），然后皮质类固醇激素维持治疗[39]。帕博利珠单抗介导的结肠炎的中位治疗时间为 1.4 个月（1 天至 7.2 个月）[45]。在多个临床试验中，纳武利尤单抗介导的结肠炎，应用大剂量激素治疗，中位治疗时间为 3 周至 4.2 个月，后续需要激素维持治疗[44]。

12.5 肝毒性

12.5.1 临床表现

肝毒性是一种不太常见但严重的 irAEs，其特征是免疫性肝炎。一般来说，常规实验室检查会发现血清谷草转氨酶（AST）和谷丙转氨酶（ALT）和 / 或胆红素水平升高。大多数是无症状的，虽然偶尔伴有发热，右上腹疼痛和其他不适。总胆红素的伴随升高通常是由于炎症和胆汁淤积引起的长时间的转氨酶升高造成的。高胆红素血症可引起黄疸、巩膜黄染和茶色尿液。

12.5.2　分级

1 级：AST 和 / 或 ALT > 正常上限的 3.0 倍，胆红素 > 正常上限的 1.5 倍。

2 级：AST 和 / 或 ALT > 正常上限的 3.0 ~ 5.0 倍，胆红素 > 正常上限的 1.5 ~ 3.0 倍。

3 级：AST 和 / 或 ALT > 正常上限的 5.0 ~ 20.0 倍，胆红素 > 正常上限的 3.0 ~ 10.0 倍。

4 级：AST 和 / 或 ALT > 上限的 20.0 倍或正常，胆红素 > 正常上限的 10 倍。

5 级：死亡。

12.5.3　发病时间

在接受伊匹木单抗治疗的局部晚期黑色素瘤患者中，3 ~ 4 级免疫性肝炎的中位发病时间为 2.0 个月。较低的 2 级肝炎发生在 1.4 个月[39]。在帕博利珠单抗治疗的患者中，肝炎发病的中位时间为 26 天（8 天 ~ 21.4 个月）[45]。在纳武利尤单抗治疗的患者中，肝炎发病的中位时间为 3.7 个月（6 天 ~ 9 个月）[44]。

12.5.4　发病率

一项大型荟萃分析显示，CTLA-4 抑制剂治疗的患者中所有级别和高级别肝毒性的发生率分别为 5% 和 2%[4]。CTLA-4 和 PD-1 抑制剂联合治疗会增加肝毒性风险。例如，在纳武利尤单抗联合伊匹木单抗治疗的黑色素瘤患者中，各级别和高级别的转氨酶升高的发生率分别为 15.3% 和 6.1%[26]。

与抗 CTLA-4 单抗治疗和抗 CTLA-4 和抗 PD-1 单抗联合治疗相比，单用 PD-1 抑制剂治疗的肝毒性最小。在一项 NSCLC 患者大型 III 期临床试验中，使用帕博利珠单抗治疗导致 3.0% 的患者肝酶升高，0.6% 的患者[6]出现严重的肝毒性。在 4 个临床试验的综合分析中，使用纳武利尤单抗治疗晚期黑色素瘤，所有级别的肝毒性报告在 4% 的患者中[25]。

12.5.5　治疗

目前的指南建议定期评估肝酶（AST、ALT、碱性磷酸酶、胆红素）治疗前的基线水平，包括在每次治疗之前，并在完成治疗后。应建议患者尽量减少其他肝毒性药物的摄入，如乙醇或过量的对乙酰氨基酚。在 ICI 给药前检查病毒性肝炎血清学基线是合理的，特别是在有已知高危因素的患者中。大多数临床试验排除活动性乙型或丙型肝炎患者，尽管在少量研究中发现活动性乙型或丙型肝炎患者中使用 ICI 导致的肝毒性与普通人群无明显区别[50]。对于 1 级肝毒性，ICI 治疗可以继续[35, 39, 40]。应增加监测实验室指标至少 1 周 2 次。应检测自身免疫相关抗体，包括血清抗核抗体、平滑肌抗体、抗线粒体抗体、抗肝肾微粒体 -1 抗体等。应完善病毒性肝炎检测。应完善肝影像学检查，以排除梗阻或疾病进展以鉴别诊断。应量化饮酒史，并戒酒。

对于 2 级肝毒性，应暂停 ICI 治疗。应至少每 3 天检测 1 次肝功能。应给予 0.5 ~ 1.0mg/（kg·d）的泼尼松。激素维持治疗至少 1 个月，肝毒性降至 1 级后可考虑重启 ICI 治疗。建议完善自身免疫抗体检查。

对于 3 级或 4 级肝毒性，应停止 ICI 治疗。予以相当于 1 ~ 2mg/（kg·d）泼尼松剂量的激素治疗。入院 24 ~ 48 小时内给予静脉激素治疗。应每天检查肝功能，直到明显改善。建议在 3 级或 4 级肝毒性中无限期停用 ICI。激素应用至少 1 个月以上。如果肝酶升高持续、恶化或反弹超过 3 ~ 5 天，则应给予免疫抑制药物，如口服霉酚酸酯[40]。因其潜在的肝毒性，应避免使用英利昔单抗。抗胸腺细胞球蛋白（ATG）已被用于激素和霉酚酸酯难治性的严重的自身免疫性肝炎[51]。

12.5.6　疗程

在使用伊匹木单抗治疗黑色素瘤出现 3 ~ 4 级肝毒性的患者中，使用系统性激素治疗的中位时间为 4.4 个月（最多可达 56.1 个月）。中度肝炎患者接受全身激素治疗的中位持续时间为 2.6 个月（最多 41.4 个月）[39]。在应用

纳武利尤单抗的患者中，使用大剂量激素治疗肝毒性的中位时间为 3～4 周
（5 天至 2 个月）[25, 44]。

12.6 肺炎

12.6.1 临床表现

虽然罕见，肺炎是 ICI 治疗的一个可怕并发症。当应用免疫检查点抑制剂的患者出现无明显诱因的咳嗽、进行性呼吸急促、查体闻及破裂音和缺氧时，应怀疑出现肺炎。肺炎的 CT 表现为一系列典型间质性肺炎表现，包括散在分布和肺下叶的弥漫性磨玻璃样混浊和网格状混浊[52]。主要的鉴别诊断包括感染、肿瘤进展和肺水肿（图 12.4）。

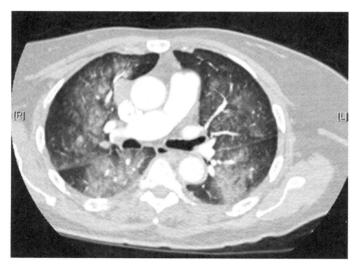

图 12.4　1 例转移性黑色素瘤患者的肺炎 CT

注：该患者接受了两个周期的抗 PD-1 抗体治疗，随后出现缺氧、呼吸困难和咳嗽。CT 显示新发的弥漫性双侧磨玻璃样混浊，考虑是药物性肺炎。

12.6.2 分级

1 级：无症状；仅临床或检查发现；无须干预。

2 级：有症状；需医疗干预；工具性日常活动受限。

3 级：症状严重；日常生活自理受限；需要吸氧。

4 级：危及生命的呼吸损害；需紧急干预（如气管切开或插管）。

5 级：死亡。

12.6.3 发病率

在随机Ⅱ期和Ⅲ期临床试验中，伊匹木单抗治疗的患者所有级别肺炎的发生率在 0.4% ~ 1.6%。在接受伊匹木单抗[5, 53, 54]的患者中，0.3% ~ 0.4% 发生了高级别肺炎。这些数字不包括由 Postow 等进行的一项相对较小的随机Ⅲ期临床研究的数据，其中 142 例晚期黑色素瘤患者被随机按 2∶1 分配到伊匹木单抗联合纳武利尤单抗与伊匹木单抗联合安慰剂组。在该试验中，单用伊匹木单抗的所有级别和高级别肺炎的发生率分别为 4% 和 2%，约为伊匹木单抗在其他试验[55]中观察到的肺炎发生率的 4 倍。

纳武利尤单抗的随机Ⅱ期和Ⅲ期研究表明，治疗患者的全级别肺炎发生率在 1.3% ~ 5%，高级别肺炎发生率在 0 ~ 1%[12-14, 24, 56]。帕博利珠单抗的Ⅱ期和Ⅲ期试验显示，全级别（0.4% ~ 5%）和高级别（0 ~ 2%）肺炎[5, 7]的发生率相似。

伊匹木单抗与纳武利尤单抗联合使用会增加毒性。在两项同时应用伊匹木单抗和纳武利尤单抗的Ⅲ期临床试验中，所有级别和高级别肺炎分别发生在 6.4% ~ 11% 和 1% ~ 2% 的患者。联合治疗组还出现一例药物相关肺炎导致的死亡[54, 55]。在实体肿瘤患者的一项关于伊匹木单抗、纳武利尤单抗和帕博利珠单抗的随机Ⅱ期和Ⅲ期研究的 Meta 分析表明，与单独使用伊匹木单抗的治疗相比，伊匹木单抗和纳武利尤单抗联合可增加所有级别肺炎的发生率，但与高级别肺炎风险的增加无关 [纳武利尤单抗联合伊匹木单抗 vs 伊匹木单抗单药治疗的 OR 为 3.68（95%CI：1.59 ~ 8.50，$P = 0.002$）]。高级别肺炎的 OR 为 1.86（95%CI：0.36 ~ 9.53，$P = 0.46$）[57]。

该荟萃分析表明，PD-1 抑制剂和伊匹木单抗的全级别或高级别肺炎风险没有差异（所有级别肺炎的 OR 为 1.26，95%CI 0.44 ~ 3.63，$P = 0.66$，高级别肺炎的 OR 为 0.71，95%CI：0.10 ~ 5.08，$P = 0.74$）。同样，不同瘤种（NSCLC 与其他癌症），肺炎的风险没有差异（全级别肺炎的 OR 为 3.96，95%CI：

2.02 ~ 7.79，$P < 0001$。高级别肺炎的 OR 为 2.87，95%CI：0.90 ~ 9.20，$P = 0.08$）[57]。

12.6.4 发病时间

只有两个关于伊匹木单抗、纳武利尤单抗和帕博利珠单抗的 Ⅱ 期和 Ⅲ 期试验描述了肺炎的发病时间。这两项研究都是研究纳武利尤单抗在晚期 NSCLC 患者中的作用的 Ⅲ 期随机临床试验。在其中一项试验中，治疗相关肺炎的中位发病时间为 15.1 周（2.6 ~ 85.1 周）[13]。在第二项研究中，发病的中位时间为 31.1 周（11.7 ~ 56.9 周）[12]。根据这些数据，免疫检查点抑制剂相关肺炎通常发生在治疗的前 3 ~ 6 个月，但可以发生在任何时间。

12.6.5 治疗

目前还没有关于 ICI 介导的肺炎管理的正式指南。所有疑似肺炎病例均应暂停 ICI 治疗。支气管镜检查与支气管肺泡灌洗和淋巴结经支气管活检可用于排除感染或疾病的进展。经验性使用抗生素也应该考虑。对于 2 级以上肺炎，类固醇激素［如泼尼松 1 ~ 2mg/（kg·d）口服或甲泼尼龙 1 ~ 2mg/（kg·d）静脉注射］是治疗的主要内容。如果类固醇激素治疗后症状改善，建议在几周内逐渐减量。如果激素治疗 48 ~ 72 小时后没有改善，则应考虑[55, 58]加用免疫抑制治疗，如英夫利昔单抗。

12.6.6 疗程

在 Ⅱ 期和 Ⅲ 期临床试验中，66.7% ~ 100% 的病例通过治疗改善了肺炎，其中位时间为 3.2 ~ 6.1 周[12, 13, 54, 55]。

12.7 内分泌毒性

12.7.1 甲状腺功能异常

12.7.1.1 临床表现

ICI 可导致一系列不同的甲状腺功能异常，包括由于破坏性甲状腺炎导致的原发性甲状腺功能减退（高 TSH、低游离 T_4）、甲状腺炎导致的继发性甲状腺功能减退（低 TSH、低游离 T_4）、急性甲状腺炎合并短暂性甲状腺功能亢进（低 TSH、高游离 T_4）后甲状腺功能减退（高 TSH、低游离 T_4）以及 Graves 病导致的甲状腺功能亢进（低 TSH、高游离 T_4）。症状是非特异性的，可能包括疲劳、体重变化、畏热、便秘、腹泻、心动过缓和 / 和心动过速，这取决于甲状腺激素失衡的方向和程度[58-60]。

由于甲状腺功能减退（甲减）和甲状腺功能亢进（甲亢）是免疫检查点阻断的相对常见的不良反应，并与非特异性症状有关，应对 TSH 和游离 T_4 进行基线监测，在整个治疗过程中定期监测，如果有临床症状，则更频繁地监测。

12.7.1.2　分级

1 级：无症状；仅临床或诊断观察；无须干预。

2 级：有症状；需甲状腺替代治疗（甲减）或抑制治疗（甲亢）；工具性日常生活受限。

3 级：症状严重；日常生活自理受限；需住院治疗。

4 级：危及生命；需紧急干预。

5 级：死亡。

12.7.1.3　发病率

与 PD-1 抑制剂相比，CTLA-4 抑制剂导致的甲状腺功能障碍更常见，甲状腺功能减退比甲亢更常见。在 II 期和 III 期试验中，接受纳武利尤单抗的患者中有 4% ~ 8.6% 报告了全级甲状腺功能减退症[12,13,24,54]，接受帕博利珠单抗的患者中有 7% ~ 10%[5-7, 62] 和接受伊匹木单抗的患者中有 1.5% ~ 4.2%[2, 5, 54]。在相同的试验中，在纳武利尤单抗治疗患者有 3.4% ~ 4.2% 发生全级甲状腺功能亢进症，在帕博利珠单抗治疗的患者中有 4% ~ 6.5%[5, 7, 61]，在伊匹木单抗治疗的患者中有 1% ~ 2.3%[5, 54]。虽然相当常见，但甲状腺功能减退和甲状腺功能亢进通常是轻微的，高级别（3 ~ 4 级）甲状腺功能障碍的发生率较低（0% ~ 0.4%）[5-7, 12, 13, 24, 54, 57, 61]。纳武利尤单抗和伊匹木单抗联合应用增加了全级甲状腺功能减退症（15% ~ 16%）和甲亢（4.3% ~ 9.9%）的发生率，但似乎没有增加高级别甲状腺疾病（0% ~ 1%）[54, 62]的风险。

12.7.1.4 发病时间

ICI 介导的甲状腺功能障碍的发病时间从开始治疗的 4 周到 3 年不等。一般情况下，急性甲状腺炎和甲状腺功能亢进症在治疗早期发生（发病时间中位数 4 ~ 6 周），甲状腺功能减退症发生时间稍晚（发病时间中位数 12 周）[63, 64]。

12.7.1.5 治疗

如上所述，甲状腺功能障碍通常是轻微的，很少需要中断或停止 ICI 治疗。甲状腺功能减退应采用左旋甲状腺素替代治疗，剂量为 1 ~ 1.5μg/kg，滴定至 TSH 水平为 1 ~ 2mU/L。甲状腺功能亢进可能会自发解决，但应仔细监测患者随后继发甲状腺功能减退的发展。如果有症状，急性甲状腺炎患者可考虑应用激素冲击治疗。非选择性 β 受体阻滞剂，如普萘洛尔，也可用于心动过速。如果甲状腺功能亢进症持续存在，应咨询内分泌科医师，以获得有关甲状腺抑制治疗作用的管理指导和建议，如甲巯咪唑[58-60]。

12.7.1.6 疗程

当作为 ICI 治疗的不良反应发生时，甲状腺功能减退通常是永久性的。相比之下，甲状腺功能亢进症在大多数患者中都能解决。免疫相关甲状腺功能障碍的解决时间尚未得到很好的研究，但在几个关键的 PD-1 试验中，内分泌不良反应的综合分析显示，中位解决时间为 20.6 周（0.4 ~ 47.6 周；$n=6$）[63]。

12.7.2 垂体炎

12.7.2.1 临床表现

垂体炎可以出现一系列的症状，与质量效应和激素不足导致的垂体前叶功能减退症有关。最常见的初始症状是新发作的头痛、疲劳和乏力。其他症状可能包括厌食、恶心 / 呕吐、腹泻、便秘、怕热怕冷、性欲下降、勃起功能障碍、情绪和精神状态变化[65, 66]。基于不同的分泌轴，低皮质醇症（60% ~ 100%）、甲状腺功能减退症（6% ~ 100%）和性腺功能减退症（71% ~ 87%）通常存在。催乳素和生长激素水平通常是正常的，但据报道，高达 25% 的患者[4, 67-70]出现异常升高或降低。垂体肿胀引起的视觉障碍较罕见[67]；少数病例报道了尿崩症[65, 70]。脑 MRI 检查对于排除引起上述症状的蝶鞍转移疾病具有重要作用。经典的 MRI 表现包括垂体对称增大和均匀增强，但正常的 MRI 不能排除垂体炎[67]。有趣的是，免疫检查点抑制剂相关垂体炎似乎有男性优势（男性∶女性约为 6∶1）。然而，真正的男性 / 女性分布是未知的，因为在几项研究中没有报道垂体炎患者的性别。此外，这一发现可能部分解释为什么男性转移性黑色素瘤的发病率较高[71]。

12.7.2.2　分级

垂体炎不是 CTCAE V4 具体定义的不良事件。然而，"内分泌紊乱 – 其他"的毒性分级结构已应用于垂体，具体如下。

1 级：无症状或轻微症状；仅临床或诊断发现；无须干预。

2 级：症状中等；需要最小的，局部的或非侵入性干预；年龄相关工具性日常生活受限。

3 级：症状严重或医学意义重大，但不立即危及生命；需住院或延长现有住院时间；致残；日常生活自理受限。

4 级：危及生命的后果；需紧急干预。

5 级：死亡。

12.7.2.3　发病率

垂体炎是一种相对罕见的 ICI 并发症，最常与 CTLA-4 抑制剂有关，很少发生在 PD-1 抑制剂中。例如，在随机 Ⅱ 期和 Ⅲ 期试验中，接受伊匹木单抗[2, 5, 54]的患者中有 1.5% ~ 3.9% 报告了全级垂体炎，而接受纳武利尤单抗[2, 5, 54]的患者为 0.6%[54]、接受帕博利珠单抗的患者 < 0.7%[5, 7, 61]。在这些试验中，高级别垂体炎的发生率较低，但具有相似的分布（伊匹木单抗 1.5% ~ 1.9%、纳武利尤单抗 0.3% 与帕博利珠单抗 < 1%）[2, 5, 7, 54, 61]。伊匹木单抗和纳武利尤单抗联合使用增加了垂体炎的风险（所有等级 7.7% ~ 12%，高级别 1.6% ~ 2%）[54, 62]。

12.7.2.4　发生时间

垂体炎发病的中位时间是在开始免疫检查点抑制剂治疗后 9 ~ 16 周，但有些病例最早在治疗后 4 周和最晚在治疗后 19 个月有报道[40, 64, 65, 67, 70, 72]。

12.7.2.5　治疗

对于所有内分泌 irAEs 的诊断都需要高度怀疑。垂体炎的诊断是通过垂体前叶产生的所有或几种激素的低水平来确定的，包括促甲状腺激素（TSH）、游离 T_4、促肾上腺皮质激素（ACTH）、早晨皮质醇、卵泡刺激素（FSH）、黄体生成素（LH）、雌性雌二醇、雄性睾酮、生长激素（GH）、胰岛素样生长因子 1（IGF-1）和催乳素。脑 MRI 检查被推荐用于评估垂体的增大和强化，排除鞍区转移性疾病。在垂体功能减退的情况下脑 MRI 表现可能是正常的。

没有正式的指南来管理 ICI 介导的垂体炎。治疗主要涉及大剂量类固醇激素治疗，受影响的垂体激素的替代治疗，并考虑停止 ICI 治疗。与内分泌科医师一起的多学科管理，是至关重要的。一旦症状得到控制，患者继续服用稳定剂量的类固醇激素，ICI 治疗通常可以恢复。对于 1 级垂体炎，一些作者建议继续 ICI 治疗，密切观察 1 周，如果症状持续则开始大剂量皮质类固醇［如泼尼松或甲泼尼龙 1mg/（kg·d）］[73]。

对于 ≥ 2 级垂体炎，传统的建议是暂停 ICI，启动大剂量皮质激素直到所有不良事件解决到 1 级或以下，并对缺乏的垂体激素进行替代治疗。然而，最近停止 ICI 的建议和大剂量类固醇的作用都受到了质疑，在一项队列研究中，大多数患者在激素替代治疗后继续使用 ICI[72]，另外两项队列研究表明类固醇激素不能促进垂体功能恢复[70, 72]。如果使用大剂量类固醇激素，它们应该逐渐减量，并改为生理替代剂量的氢化可的松（见下文）[74, 75]。

最后，应在内分泌科医师的指导下予以受影响的激素替代治疗。一般来说，氢化可的松（早上 20mg，晚上 10mg）通常用于治疗垂体功能减退导致的继发性肾上腺功能不全。与原发性肾上腺功能不全相反，盐皮质激素替代治疗通常是不必要的。甲状腺功能减退症用左旋甲状腺素治疗。重要的是，左旋甲状腺素不应在肾上腺功能不全治疗之前服用，因为在合并甲状腺功能减退和肾上腺功能不全的患者中，单独治疗甲状腺功能减退症可增加皮质醇缺乏的严重程度。LH 和 FSH 缺乏的治疗取决于性别和对生育的要求[58, 76, 77]。

12.7.2.6　疗程

ICI 介导的垂体炎相关的肾上腺功能不全通常是永久性的，大多数患者需要终身使用糖皮质激素替代治疗。到目前为止，只有少数病例报告了皮质激素的恢复[74, 78]。相反，37% ~ 50% 的患者[40, 67, 70]甲状腺功能恢复，57% 的男性患者[67, 79]性腺功能恢复。在一项研究[70]中，甲状腺功能减退和性腺功能减退的中位治疗时间分别为 13 周和 10 周。磁共振表现异常病灶好转时间各不相同，报道中最早在 2 周、最晚是 27 周[70, 74]。

12.8 血液毒性

12.8.1 临床表现

与 CTLA-4 抑制剂相关的罕见的免疫相关血液学毒性已被报道，包括血小板减少、嗜中性粒细胞减少、获得性血友病和再生障碍性贫血。晚期癌症患者血细胞计数的微小下降和波动是常见的。然而，这些免疫相关的血液学毒性如果不及时治疗的话，影响是深刻和持久的。

应用伊匹木单抗中出现的纯红细胞发育不良，在没有出血或溶血的情况下，存在孤立性贫血和网织红细胞计数降低。其他细胞系包括血小板计数和白细胞计数均大体正常。外周血涂片显示正色素红细胞和正常红细胞明显异常。骨髓活检显示有明显的红系发育不良、粒细胞增生和大量成熟的巨核细胞，不伴有骨髓增生异常、恶性肿瘤或细小病毒[80]。

在 ICI 治疗期间严重的嗜中性粒细胞减少已在 1 例报告中报道。骨髓穿刺和活检显示髓系发育不全，伴有不明显的红细胞生成和巨核细胞生成[81]。

获得性血友病是由获得性因子Ⅷ抑制剂的存在引起的，在 CTLA-4 抑制剂治疗的患者中可见。临床表现以血尿和单独的活化部分凝血活酶时间延长。Ⅷ因子水平 < 1% 可确定存在Ⅷ因子抑制剂，抑制剂效价为 26Bethesda 单位[82]。

与伊匹木单抗有关的 4 级免疫介导的血小板减少症也有相关报道。骨髓活检显示巨核细胞增多，支持药物相关的免疫介导的血小板计数减少的诊断[83]。

12.8.2 分级

1 级：血红蛋白（Hb）< 健康人群低限（LLN）~ 10.0g/dl；< LLN ~

$75000/mm^3$；$< LLN \sim 1500/mm^3$。

2级：Hb $< 8.0 \sim 10.0g/dl$；$< 50000 \sim 75000/mm^3$；$< 1000 \sim 1500/mm^3$。

3级：Hb $< 8.0g/dl$；$< 25000 \sim 50000/mm^3$；$< 500 \sim 1000/mm^3$。

4级：危及生命的后果，需要紧急干预；$< 25000/mm^3$；$< 500/mm^3$。

5级：死亡。

12.8.3 发病率

据报道，使用 ICI 出现 1 级或 2 级贫血患者多达 4.2%[6]。目前尚不清楚这是否是 ICI 的作用还是其他原因引起的贫血。3 级或 4 级贫血很少见。贫血和粒细胞减少更常见于使用细胞毒性化疗药物。例如一项针对晚期非鳞状 NSCLC 患者的大型 III 期临床试验显示，应用纳武利尤单抗和多烯紫杉醇的患者出现全级别贫血发生率分别为 2% 和 20%[12]。

同一试验中，全级别嗜中性粒细胞减少症在纳武利尤单抗和多烯紫杉醇组的发病率分别为 < 1% 和 31%[12]。

3 级或 4 级免疫介导的血液毒性罕见，在应用 PD-1 抑制剂和 CTLA-4 抑制剂患者中的发生率远小于 1%。

12.8.4 发病时间

血液学表现是罕见的，目前尚无具体发病时间的报道。

12.8.5 治疗

建议在开始 ICI 治疗之前和每个疗程之前进行完整的全血细胞计数（CBC）评估。任何异常都提示应更频繁的评估。如前所述，细胞系的微小波动，特别是贫血，在晚期癌症中很常见。在临床试验中，1 ~ 2 级贫血通常被报道，不需要治疗或停止 ICI 治疗。初步建议常规检查所有血液毒性可能的原因。

免疫相关贫血、血小板计数减少和嗜中性粒细胞减少通常是有意义的（3 级或 4 级）。孤立性贫血应全面评估，排除其他病因，如出血、溶血、维生素或铁缺乏以及甲状腺疾病。早期外周血涂片是有用的。建议提供必要的支持性护理和输血。如果找不到潜在的原因，建议骨髓活检以排除骨髓恶性肿瘤、骨髓增生异常综合征，特别是对于既往有放化疗病史或再生障碍性贫血的患者。

如果考虑免疫相关性贫血，可给予泼尼松 $1 \sim 2mg/(kg \cdot d)$ 或等效药物。对 3 级或 4 级血液毒性应暂停 ICI 治疗。如果伊匹木单抗引起的贫血应用类固醇激素后在数天内改善不明显，静脉注射免疫球蛋白（IVIG）会使网织红细胞迅速增多和血红蛋白水平正常化。

白细胞计数减少、血小板计数减少和嗜中性粒细胞减少应评估其他原因，包括药物、感染、弥散性血管内凝血等。应考虑骨髓活检。应指导患者监测体温，并在发生嗜中性粒细胞减少的情况下立即寻求治疗。如果怀疑免疫介导的病因，发生 3 级或 4 级血液毒性时应给予泼尼松 $1 \sim 2mg/(kg \cdot d)$ 或同等剂量其他激素。在个案报道中，当嗜中性粒细胞减少或血小板减少对类固醇激素治疗没有反应时，IVIG 可迅速改善免疫相关贫血、嗜中性粒细胞减少和血小板计数减少[80, 81, 83]。

12.8.6 疗程

免疫相关的红细胞发育不良和嗜中性粒细胞减少在 IVIG 后迅速改善。治疗 9 天后，血小板减少症也开始改善。

12.9 眼毒性

12.9.1 临床表现

与 ICI 相关的眼部不良事件是罕见的，但已有报告，特别是在使用伊匹木单抗中。在病例报告描述了涉及眼部不同位置的各种炎症情况，包括结膜炎、双侧前葡萄膜炎、玻璃体炎、视盘炎、脉络膜炎、浆液性视网膜脱离、周围溃疡性角膜炎（PUK）、炎症性眼眶病、脉络膜新生血管、神经视网膜炎、眼眶肌炎和双侧视神经病变[84]。双侧前葡萄膜炎伴神经视网膜炎表现为单侧变形（扭曲的视力，其中直线网格出现波浪状）、暗点、双侧眼疼痛、发红和畏光[84]。综合眼科检查显示前房炎症和双侧视神经水肿。双侧葡萄膜炎仅表现为视物模糊、潮红、飞蚊症和头痛[85]。葡萄膜炎的发展往往与 ICI 相关的结肠炎有关。炎症性眼眶病表现为撕裂、复视、疼痛、结膜化学性疾病和眼球运动受限[85]。PUK 表现为双眼疼痛。

眼毒性是 PD-1 抑制剂罕见的不良反应，但有病例相关的葡萄膜炎报道[86, 87]。

12.9.2 分级

眼疾

1 级：无症状或轻微症状；仅临床或诊断观察；无须干预。

2 级：中度症状；需最小的、局部的或无创的干预；工具性日常活动受限。

3 级：症状严重或医学意义重大，不会立即危及视力；需住院；致残；日常活动自理能力受限。

4 级：有失明的后果；需紧急干预；患眼失明。

12.9.3 发病率

在伊匹木单抗的 Ⅱ 期和 Ⅲ 期试验中，眼部 irAEs 的发生率为 1.3%，其中 0.4% 为 3 级或更高级别的[88]。使用抗 PD-1 单抗的临床试验中眼事件的发生率没有得到很好的报道，发病率小于 1%。

12.9.4 发病时间

大多数患者在第 2 次或第 3 次使用伊匹木单抗治疗[85]后出现眼部 ir AEs。

12.9.5 治疗

治疗伊匹木单抗相关的眼部 irAEs 取决于炎症的严重程度和位置以及是否存在全身并发症。局部皮质类固醇滴剂在轻度葡萄膜炎、虹膜炎、骨膜炎和 PUK[84, 85] 中是足够的。后葡萄膜炎或影响视力的眼眶炎症应给予全身皮质类固醇[84, 85]。如有任何视觉异常主诉，应立即转介眼科医师。当出现复视、头痛或视物模糊等症状时，应考虑完善脑 MRI 检查排除中枢神经系统转移性疾病。眼眶炎症时应进行甲状腺和肾上腺功能检查。

伊匹木单抗导致的眼部 irAEs 通常需要应用皮质类固醇治疗来解决。对局部免疫抑制治疗无反应的免疫相关眼部疾病，应考虑永久停止 ICI 治疗[39]。

12.9.6 疗程

通常用局部或全身皮质类固醇来治疗眼部 irAES。葡萄膜炎和 PUK 在 1~6 周内可缓解[85]。炎症性眼眶病需要几个月才能解决。

12.10 风湿毒性

12.10.1 临床表现

ICI 相关的关节和肌肉疼痛常见。应用抗 PD-1 单抗引起的关节疼痛常有报道，可表现为单关节或多关节疼痛。应用帕博利珠单抗出现多关节炎性关节炎已有报道。这可能表现为严重的腱鞘炎、滑膜炎和 / 或肌炎[89]。与炎性关节炎相关的关节改变，包括红肿、红斑和肿胀。

肌肉疼痛是第二常见的肌肉骨骼毒性。肌痛表现为肌肉疼痛，可弥漫性或局限性。与伊匹木单抗和帕博利珠单抗治疗相关的罕见的严重自身免疫性炎症性肌病和坏死性肌炎病例已有报道[90, 91]。

其他一系列与免疫相关的风湿毒性在不到 1% 的使用 ICI 治疗的患者中已被报道，包括风湿性多肌痛 / 巨细胞动脉炎、结节样反应[92-95]和血管炎（肉芽肿性多血管炎）[96]。

风湿性多肌痛在多个伊匹木单抗治疗患者中发生，表现为疼痛、僵硬和 / 或虚弱，涉及颈部、肩、上臂和臀部的近端肌肉[97]。其中两例均伴有巨细胞动脉炎（GCA），这是一种累及头部大动脉和中动脉的血管炎。炎症标志物包括红细胞沉降率（ESR）和 C 反应蛋白（CRP）通常升高。

结节病以多种方式出现，包括皮肤、肺和脾病变。需要活检来区分结节病和疾病进展。

12.10.2 分级

关节疼痛

1级：轻度疼痛。

2级：中度疼痛；工具性日常生活受限。

3级：剧烈疼痛；日常生活自理受限。

肌炎

1级：轻度疼痛。

2级：中度疼痛导致虚弱；疼痛导致工具性日常生活受限。

3级：疼痛导致严重虚弱；疼痛导致日常生活自理受限。

12.10.3 发病率

在使用抗 PD-1 单抗治疗不同恶性肿瘤患者临床试验中，1~2 级关节痛的发生率为 5%~17%，而高级别关节痛的发生率在 1% 以下[5, 6, 11, 13]。在这些试验中，低级别和高级别肌炎的发生率分别为 <1.0%~15% 和 <1%。

在晚期黑色素瘤患者的临床试验中，伊匹木单抗治疗后低级别和高级别的关节痛发生率分别为 5.1% 和 <1%[5]。

自身免疫性炎性肌炎、PMR/GCA、血管炎和结节病等罕见不良事件发生率不到 1%。

12.10.4 发病时间

尚无相关报道。

12.10.5 治疗

风湿病不良事件没有具体的管理指南。1 级至 2 级肌肉骨骼不良反应（包括肌痛和关节痛）可先使用非甾体类抗炎药物治疗。可以用双膦酸盐和磺胺嘧啶[89] 对症治疗滑膜炎和腱鞘炎。如果效果不明显，可以开始系统应用泼尼松类药物（从 0.5mg/kg 开始）。类固醇激素的减量应在症状缓解后开始。应检测包括 ESR 和 CRP 在内的实验室指标，并对其变化趋势进行评估，以评估炎症程度和治疗反应。

对于关节痛来说，应检测类风湿因子、抗瓜氨酸抗体、抗核抗体和尿酸以评估类风湿关节炎、系统性红斑狼疮和痛风等风湿病综合征的发展。如果自身免疫性肌肉骨骼疾病或多关节关节炎与关节改变加重强烈推荐转介风湿科医师。

在肌痛或肌炎的情况下，应评估血清肌酸激酶，以排除炎性肌炎或横纹肌溶解。肌炎的主要治疗方法是使用泼尼松进行糖皮质激素治疗，每天剂量为 1mg/kg，然后缓慢减少。炎症性肌病可伴有甲状腺和肾上腺功能障碍，因此，应进行相应的血清学检查评估。

12.10.6　疗程

具体疗程尚无相关报道。

12.11　神经毒性

12.11.1　临床表现

神经系统不良反应是 ICI 治疗的一种罕见的异质性毒性。抗 CTLA-4 抗体导致的多种神经系统综合征已有报道，如格林 – 巴利综合征（GBS）[98]、无菌性脑膜炎[99]、可逆性后部白质脑病综合征（PRES）[100]、重症肌无力（MG）样综合征[101]、单性或多发性神经病[102]、炎症性肠神经病[103]、边缘系统脑炎、慢性炎症性脱髓鞘性多发性神经病（CIDP）[101]和横贯性脊髓炎。与桥本甲状腺炎相关的脑炎也有报道[89]。局限性脑炎[72]、重症肌无力[93]、周围神经病变和 GBS 在应用 PD-1 抑制剂患者中也有发生。

GBS 表现为手脚麻木和刺痛，迅速上升到感觉丧失和四肢运动功能损害步态。临床神经学检查显示深部腱反射消失。肌电图（EMG）是诊断广泛性运动和感觉脱髓鞘性多发性神经病的一种方法。脑脊液（CSF）分析显示，在脑脊液和血清[98]中存在寡克隆带，蛋白水平和 IgG 升高。

PRES 表现为急性双侧失明伴头痛和在急性肾功能衰竭住院治疗患者中出现全身强直 – 阵挛性发作。脑部 MRI 显示在枕旁、额叶和颞叶以及小脑半球的皮质和皮质下区域表现出多个双侧对称性改变[100]。

MG 并发肌炎。最初的症状包括吞咽困难、吞咽疼痛、双侧上睑下垂、近端肌肉的疲劳 / 衰弱，应检测乙酰胆碱受体结合抗体、乙酰胆碱贮器调节抗体和抗瓜氨酸抗体是否升高[101]。

炎症性肠神经病表现为严重难治性便秘[103]。结肠镜检查显示与肌肠神经系统相关的单核淋巴细胞明显的炎性浸润。

CIDP 表现为面部近侧肌肉无力、间歇性麻木和双侧上下肢刺痛。最初症状是间歇性的，但后来变成持续性[101]。横贯性脊髓炎表现为双侧下肢无力和感觉异常，伴间歇性尿潴留和大便失禁[101]。

12.11.2　分级

由于神经系统不良事件报道的多种多样，请参阅《不良事件通用术语标准》（CTCAE）的具体分级。

12.11.3　发病率

在接受伊匹木单抗辅助治疗高风险黑色素瘤患者一个大型Ⅲ期临床试验中，神经系统不良事件发生在 2.3% 的患者中[3]。3 ~ 5 级神经损伤发生在 1% 以下患者中。

在接受抗 PD-1 单抗治疗的患者中，不到 1% 的患者发生神经系统 irAEs。应用纳武利尤单抗治疗发生 1 例致命性边缘系统脑炎[72]。

12.11.4　发病时间

用伊匹木单抗治疗神经 irAEs 的中位发病时间是 13.1 周（8.3 ~ 77.3 周）[3]。PD-1 抑制剂相关的神经系统并发症的出现时间尚无报道。

12.11.5　治疗

新发生的 3 级或 4 级神经体征或症状的患者应停用 ICI。详细追问病史和体格检查，以鉴别感染或其他原因引起的中重度神经功能恶化。评价应包括神经系统查体和及时进行脑 MRI 检查。腰椎穿刺有助于鉴别感染性、软脑膜转移性疾病、副肿瘤综合征和炎症病因。

如果排除其他病因，对 3 或 4 级神经毒性患者使用皮质类固醇激素，剂量为 1 ~ 2mg/（kg·d）泼尼松或等效物，然后皮质类固醇激素至少维持 4 周后减量。对于 3 级或 4 级免疫介导的脑炎、严重或危及生命的神经系统不良事件，永久停止 ICI 治疗，尽管对于激素难治性神经毒性管理的资料有限，但严重的免疫介导的神经综合征（包括 GBS、MS 或 CIPD），可考虑使用血浆交换或 IVIG[101]。

12.11.6　疗程

伊匹木单抗介导的神经毒性的中位时间为 8 周[3]。

12.12　肾毒性

12.12.1　临床表现

ICI 免疫介导的肾炎引起的急性肾功能衰竭很少发生[104-106]。血清肌酐的轻微波动在治疗的过程中常有发生。免疫介导的肾炎的定义为肾功能障碍或血清肌酐高于基线 2 ~ 3 倍，需要皮质类固醇激素治疗，没有明确的其他病因[72]。最典型的临床表现是急性肾功能损害，通过在常规评估中发现血清肌酐升高，无论尿液检查是否有异常。

肾炎与膜性狼疮性肾炎或更常见的急性间质肉芽肿性肾炎有关[105, 106]。狼疮性肾炎已在一份病例报告中描述，其表现为血清肌酐升高、尿蛋白与肌酐比值升高、显微镜下血尿、抗核抗体（ANA）和抗双链 DNA 抗体（dsDNA）升高和补体（C3 和 C4）水平低。肾活检显示 IgG、IgM、C3 和 C1q[106] 的膜外和系膜沉积。

几例急性肉芽肿性间质性肾炎表现为血清肌酐升高。肾活检显示严重间质炎症伴水肿或急性间质性肾炎伴肾小管坏死，非坏死上皮样肉芽肿[105]，并有蛋白尿、抗核抗体、抗双链 DNA 抗体或镜下血尿。有一半的病例发生肾衰竭或伴有皮疹。在 1 例与伊匹木单抗相关的肾衰中，腹部和骨盆的 CT 扫描显示双侧肾皮质肿胀[104]。

12.12.2　分级

急性肾损伤

1 级：肌酐水平增加 > 0.3mg/dl；肌酐比基线高 1.5 ~ 2.0 倍。

2 级：肌酐水平高于基线 2 ~ 3 倍。

3 级：肌酐大于 3 倍基线或大于 4.0mg/dl；需要住院治疗。

4 级：危及生命的后果；需要透析。

5 级：死亡。

12.12.3 发病率

单用抗 CTLA-4 和抗 PD-1 单抗出现免疫介导性肾炎和肾功能衰竭的发生率小于 1%。联合应用伊匹木单抗和纳武利尤单抗出现免疫介导的肾炎和肾功能障碍发生在 2.2% 的患者中[72]。

12.12.4 发病时间

在伊匹木单抗治疗[105]的患者中，肾疾病出现的时间从 6 到 12 周不等。纳武利尤单抗引起免疫性肾炎和肾功能障碍发病的中位时间为 15 周[25]。帕博利珠单抗免疫介导的肾炎发病的中位时间为 5.1 个月（12 天 ~ 12.8 个月）[45]。

12.12.5 治疗

应在 ICI 治疗开始前和每周期治疗之前评估肾功能。任何肾功能下降都应通过实验室检查进行更密切的监测。应进行尿检以检测蛋白尿和镜下血尿。排除肾功能衰竭的其他原因是非常重要的，包括容量不足、肾毒性药物和恶性肿瘤引起的尿路梗阻。推荐肾内科会诊。尿蛋白排泄的定量评价应采用斑点蛋白 / 肌酐比值。如果怀疑狼疮性肾炎，推荐检测血清 ANA、补体水平和 dsDNA。应高度考虑肾活检以鉴别诊断。

中度（2 级）或重度（3 级）的血清肌酐升高应使用皮质类固醇治疗，剂量为 0.5 ~ 1mg/（kg·d）泼尼松或等效物，然后逐渐减量。应暂停 ICI 治疗。如果病情恶化或无改善，增加皮质类固醇剂量到 1 ~ 2mg/（kg·d）泼尼松或等效物，并永久停止 ICI 治疗。

对于危及生命（4 级）的血清肌酐升高，患者应到急诊室或直接入院进行电解质管理，请肾病科急会诊，并考虑透析。永久停止 ICI 治疗，并给予皮质类固醇，剂量为 1 ~ 2mg/（kg·d）泼尼松或等效物，然后皮质类固醇维持治疗至少 4 周。

12.12.6　疗程

在大多数病例中应用类固醇激素治疗后，急性肉芽肿性间质性肾炎在 2 ~ 4 周内好转[105]。在用纳武利尤单抗治疗的免疫介导性肾炎患者中，给予高剂量皮质类固醇的中位持续时间为 16 天（1 天 ~ 9.9 个月）。完全缓解（定义为随着皮质类固醇的停药肾功能改善到基线）发生在 50% 的患者中[72]。帕博利珠单抗介导的肾炎还未见系统报道。

12.13　其他毒性

在任何器官系统中都可能发生罕见的 irAEs。免疫相关胰腺炎导致胰腺功能不全和糖尿病已有报道[59, 107]。一般来说，除非患者有症状，否则不建议常规检测淀粉酶和脂肪酶基线水平。如发生无症状淀粉酶和脂肪酶升高，不需要治疗或停止 ICI 治疗。Takotsubo 样综合征的心肌炎和心肌病已有报道[108, 109]。

12.14　与免疫有关的不良事件和预后

irAEs 的发生率与 ICI 疗效的相关性已有报道[34]。例如在一项研究中发现，irAEs 的发展与客观缓解率增加有关，而较高级别的 irAEs 与更深入持久的疗效[105]有关。特别是短暂的 irAEs 与良好预后有关。在几种黑色素瘤免疫治疗的大型荟萃分析中，白癜风与总生存率的改善、无进展生存期的延长、疾病进展风险的降低和死亡风险的降低有关[34]。一项回顾性队列研究还显示，与无皮肤毒性[36]的患者相比，黑色素瘤、肺癌、前列腺癌和梅克尔细胞癌患者使用帕博利珠单抗治疗后出现皮肤 irAEs 的患者有无疾病进展生存获益。值得注意的是，irAEs 与对 ICI 的反应之间的联系还没有完全明确，因为其他回顾性系列研究还没有显示出，与无 irAEs 相比，在 ICI 治疗患者中有 irAEs 患者的总生存率改善或治疗失败时间的延长[62]。更需要强调的是，使用糖皮质激素治疗 irAEs 似乎不会对疗效产生负面影响，不应为此目的[62]拒绝激素治疗。

12.15　糖皮质激素治疗期间的支持性管理

许多 irAEs 的管理长期使用类固醇激素，会使患者面临机会性感染的风险，包括肺孢子虫病。根据美国家综合癌症网络（NCCN）的预防和治疗癌症相关感染指南（第 2B 类建议），每天 20mg 泼尼松，治疗至少 4 周的患者应考虑预防性给予 TMP/SMX、阿托伐醌（atovaquone）或喷他脒。也应密切监测血糖水平，因为糖皮质激素治疗会导致类固醇介导的高血糖。

12.16　总结

免疫检查点抑制（ICI）治疗是靶向癌症治疗的一种新模式，在许多不同的恶性肿瘤中产生良好的预后。细胞毒性 T 淋巴细胞相关抗原 4（CTLA-4）和程序性死亡受体 -1（PD-1）的抑制剂已在临床上显示出显著的抗肿瘤反应，在晚期黑色素瘤、非小细胞肺癌、霍奇金淋巴瘤、头颈部鳞状细胞瘤、尿路上皮癌和肾细胞癌中已获批，在其他肿瘤类型中具有良好疗效。虽然 ICI 通常耐受性良好，但已经发现了一系列独特的毒性事件，称为免疫相关不良事件（irAEs），这些事件在一些患者中可能非常严重甚至危及生命。irAEs 是 T 细胞介导的自身免疫，肿瘤科医师应及时识别和应对新的毒性特征。irAEs 在每个器官系统中都有报道，但最常见的是影响皮肤、肝、胃肠道和内分泌系统。目前没有办法预测或预防 irAEs。及时发现并给予积极的管理和 / 或免疫抑制治疗是关键，常可使不良反应可逆。使用免疫抑制治疗 irAEs 尚未被发现对肿瘤预后产生不良影响。

（关雅萍　王　俊　译）

参考文献

［1］POSTOW M A, CALLAHAN M K, WOLCHOK J D. Immune checkpoint blockade in cancer therapy［J］. J Clin Oncol. 2015, 33(17): 1974–1982.

［2］HODI F S, O'DAY S J, MCDERMOTT D F, et al. Improved survival with ipilimumab in patients with metastatic melanoma [J] . N Engl J Med. 2010, 363(8): 711–723.

[3] EGGERMONT A M, CHIARION-SILENI V, DUMMER R, et al. Adjuvant ipilim-umab versus placebo after complete resection of high risk stage Ⅲ melanoma(EORTC 18071): a randomised, double-blind, phase 3 trial [J] . Lancet Oncol. 2015, 16(5): 522–530.

[4] BERTRAND A, KOSTINE M, BARNETCHE T, et al. Immune related adverse events associated with anti-CTLA-4 antibodies: systematic review and meta-analysis [J] . BMC Med. 2015, 13: 211.

[5] ROBERT C, SCHACHTER J, LONG G V, et al. Pembrolizumab versus Ipilimumab in advanced Melanoma [J] . N Engl J Med. 2015, 372(26): 2521–2532.

[6] GARON E B, RIZVI N A, HUI R, et al. Pembrolizumab for the treatment of non-small-cell lung cancer [J] . N Engl J Med. 2015, 372(21): 2018–2028.

[7] HERBST R S, BAAS P, KIM D W, et al. Pembrolizumab versus docetaxel for previously treated, PD-L1-positive, advanced non-small-cell lung cancer(KEYNOTE-010): a randomised controlled trial [J] . Lancet. 2015, 387(10027): 1540–1550.

[8] RECK M, RODRÍGUEZ-ABREU, DELVYS, et al. Pembrolizumab versus chemo-therapy for PD-L1-positive non-small-cell lung cancer [J] . N Engl J Med. 2016，375(19): 1823–1833.

[9] CHEN R, ZINZANI P L, FANALA M A, et al. Phase Ⅱ study of the efficacy and safety of pembrolizumab for relapsed/refracory classic Hodgkin lymphoma [J] . J Clin Oncol. 2017, 35(19): 2125–2132.

[10] BELLMUNT J, WIT R D, VAUGHN D J, et al. Pembrolizumab as second-line therapy for advanced urothelial carcinoma [J] . N Engl J Med. 2017, 376(11): 1015–1026.

[11] LE D T, URAM J N, WANG H, et al. PD-1 blockade in tumors with mismatch-repair deficiency [J] . N Engl J Med. 2015, 372(26): 2509–2520.

[12] BORGHAEI H, PAZ-ARES L, HORN L, et al. Nivolumab versus docetaxel in advanced nonsquamous non-small-cell lung cancer [J] . N Engl J Med. 2015, 373(17): 1627–1639.

[13] BRAHMER J, RECKAMP K L, BAAS P, et al. Nivolumab versus Docetaxel in advanced squamous-cell non-small-cell lung cancer [J] . N Engl J Med. 2015, 373(2): 123–135.

[14] MOTZER R J, ESCUDIER B, MCDERMOTT D F, et al. Nivolumab versus everoli-mus in advanced renal-cell carcinoma [J] . N Engl J Med. 2015, 373(19): 1803–1813.

[15] ANSELL S M, STEPHEN M, ANSELL M D, et al. PD-1 blockade with nivolumab in relapsed or refractory Hodgkin's lym phoma [J] . N Engl J Med. 2015, 372(4): 311–319.

[16] SHARMA P, RETZ M, SIEFKER-RADTKE A, et al. Nivolumab in metastatic urothelial carcinoma after platinum therapy (CheckMate 275): a multicentre, single-arm, phase 2 trial [J] . Lancet Oncol. 2017, 18(3): 312–322.

［17］ROSENBERG J E, JEAN H C, TOM P, et al. Atezolizumab in patients with locally advanced and metastatic urothelial carcinoma who have progressed following treatment with platinum-based chemotherapy: a single-arm, multicentre, phase 2 trial［J］. Lancet. 2016, 387(10031): 1909–1920.

［18］RITTMEYER A, BARLESI F, WATERKAMP D, et al. Atezolizumab versus docetaxel in patients with previously treated non small-cell lung cancer(OAK): a phase 3, open-label, multicentre randomised controlled trial［J］. Lancet. 2017, 389(10066): 255–265.

［19］MASSARD C, GORDON M S, SHARMA S, et al. Safety and efficacy of durvalumab (MEDI4736), an anti-programmed cell death Ligand-1 immune checkpoint inhibitor, in patients with advanced urothelial bladder cancer［J］. J Clin Oncol. 2016, 34(26): 3119–3125.

［20］GULLEY J L, RAJAN A, SPIGE D R, et al. Avelumab for patients with previously treated metastatic or recurrent non small-cell lung cancer(JAVELIN solid tumor): dose-expansion cohort of a multicentre, open label, phase 1b trial［J］. Lancet Oncol. 2017, 18(5): 599–610.

［21］HAMANISHI J, MANDI M, IKEDA T, et al. Safety and antitumor activity of anti-PD-1 antibody, Nivolumab, in patients with platinum-resistant ovarian cancer［J］. J Clin Oncol. 2015, 33(34): 4015–4022.

［22］NGHIEM P T, BHATIA S, LIPSON E J, et al. PD-1 blockade with pembrolizumab in advanced Merkel-cell carcinoma［J］. N Engl J Med. 2016, 374(26): 2542–2552.

［23］JOHNSON D B, SULLIVAN R J, OTT P A, et al. Ipilimumab therapy in patients with advanced melanoma and preexisting autoimmune disorders［J］. JAMA Oncol. 2016, 2(2): 234–240.

［24］ROBERT C, LONG G V, BRADY B, et al. Nivolumab in previously untreated melanoma without BRAF mutation［J］. N Engl J Med. 2015, 372(4): 320–330.

［25］WEBER J S, ANTONIA S J, TOPALIAN S L, et al. Safety profile of nivolumab(NIVO)in patients with advanced melanoma: a pooled analysis［J］. J Clin Oncol. 2015, 33(15 suppl): 9018.

［26］LARKIN J, HODI F S, WOLCHOK J D. Combined nivolumab and ipilimumab or monotherapy in untreated melanoma［J］. N Engl J Med. 2015, 373(13): 1270–1271.

［27］The National Cancer Institute. Common Terminology Criteria for Adverse Events(CTCAE) v4. 0［EB/OL］. (2018-02-22) http://evs.nci.nih.gov/ftp1/CTCAE/CTCAE_4.03_2010-06-14_QuickReference_5x7.pdf.

［28］JABER S H, COWEN E W, HAWORTH L R, et al. Skin reactions in a subset of patients with stage Ⅳ melanoma treated with anti-cytotoxic T-lymphocyte antigen 4 monoclonal antibody as a single agent［J］. Arch Dermatol. 2006, 142(2): 166–172.

［29］LACOUTURE M E, WOLCHOK J D, YOSIPOVITCH G, et al. Ipilimumab in patients with cancer and the management of dermato logic adverse events［J］. J Am Acad Dermatol. 2014, 71(1): 161–169.

［30］HWANG S J, GARLOS G, CHOU S, et al. Bullous pemphigoid, an autoantibody-mediated disease, is a novel immunerelated adverse event in patients treated with anti-pro-grammed cell death 1 antibodies [J] . Melanoma Res. 2016, 26(4): 413–416.

[31] JOSEPH R W, CAPPEL M, GOEDJEN B, et al. Lichenoid dermatitis in three pa-tients with metastatic melanoma treated with anti-PD-1 therapy [J] . Cancer Immunol Res. 2015, 3(1): 18–22.

[32] NAIDOO J, SCHINDLER K, QUERFELD C, et al. Autoimmune bullous skin disor-ders with immune checkpoint inhibitors tar geting PD-1 and PD-L1 [J] . Cancer Immunol Res. 2016, 4(5): 383–389.

[33] NAYAR N, BRISCOE K, FERNANDEZ PENAS P. Toxic epidermal necrolysis-like reaction with severe satellite cell necrosis associated with nivolumab in a patient with ipilimumab refractory metastatic melanoma [J] . J Immunother. 2016, 39(3): 149–152.

[34] TEULINGS H E, LIMPENS J, JANSEN S N, et al. Vitiligo-like depigmentation in patients with stage Ⅲ ~ Ⅳ melanoma receiving immunotherapy and its association with survival: a systematic review and meta analysis [J] . J Clin Oncol. 2015, 33(7): 773–781.

[35] FECHER L A, AGARWALA S S, HODI F S, et al. Ipilimumab and its toxicities: a multidisciplinary approach [J] . Oncologist. 2013, 18(6): 733–743.

[36] SANLORENZO M, VUJIC I, DAUD A, et al. Pembrolizumab cutaneous adverse events and their association with disease progression [J] . JAMA Dermatol. 2015, 151(11): 1206–1212.

[37] RIZVI N A, MAZIERES J, PLANCHARD D, et al. Activity and safety of nivolum-ab, an anti-PD-1 immune checkpoint inhibi tor, for patients with advanced, refractory squamous non-small-cell lung cancer(CheckMate 063): a phase 2, single-arm trial [J] . Lancet Oncol. 2015, 16(3): 257–265.

[38] LARKIN J, LAO C D, URBA W J, et al. Efficacy and safety of nivolumab in pa-tients with BRAF V600 mutant and BRAF wild-type advanced melanoma: a pooled analysis of 4 clinical trials [J] . JAMA Oncol. 2015, 1(4): 433–440.

[39] Yervoy® [R/OL] . (2013)[2016-04] . http://dailymed.nlm.nih.gov/dailymed/dru-gInfo.cfmsetid = 2265ef30-253e-11df-8a39-0800200c9a66.

[40] WEBER J S, KAHLER K C, HAUSCHILD A. Management of immune-related adverse events and kinetics of response with ipilimumab [J] . J Clin Oncol. 2012, 30(21): 2691–2697.

[41] NAIDOO J, PAGE D B, LI B T, et al. Toxicities of the anti-PD-1 and anti-PD-L1 immune checkpoint antibodies [J] . Ann Oncol. 2015, 26(12): 2375–2391.

[42] KIM K W, RAMAIYA N H, KRAJEWSKI K M, et al. Ipilimumab-associated colitis: CT findings [J] . AJR Am J Roentgenol. 2013, 200(5): W468–W474.

[43] BECK K E, BLANSFIELD J A, TRAN K Q, et al. Enterocolitis in patients with cancer after antibody blockade of cytotoxic T-lymphocyte-associated antigen 4 [J] . J Clin Oncol. 2006, 24(15): 2283–2289.

［44］Opdivo® ［R/OL］.（2015）［2016-04］. http://dailymed.nlm.nih.gov/dailymed/drugInfo.cfmsetid = f570b9c4-6846-4de2-abfa-4d0a4ae4e394.

［45］Keytruda® ［R/OL］.（2015）［2016-4］. http://dailymed.nlm.nih.gov/dailymed/drugInfo.cfmsetid = 9333c79b-d487-4538-a9f0-71b91a02b287.

［46］WEBER J, THOMPSON J A, HAMID O, et al. A randomized, double-blind, placebo-controlled, phase Ⅱ study comparing the tolerability and efficacy of ipilimumab administered with or without prophylactic budesonide in patients with unresectable stage Ⅲ or Ⅳ melanoma ［J］. Clin Cancer Res. 2009, 15(17): 5591–5598.

［47］WEBER J S, DUMMER R, DE PRIL V, et al. Patterns of onset and resolution of immune-related adverse events of special interest with ipilimumab: detailed safety analysis from a phase 3 trial in patients with advanced melanoma ［J］. Cancer. 2013, 119(9): 1675–1682.

［48］O'DAY S, WEBER J S, WOLCHOK J D, et al. Effectiveness of treatment guidance on diarrhea and colitis across ipilimumab studies ［J］. J Clin Oncol. 2011, 29(15): 8554.

［49］JOHNSTON R L, LUTZKY J, CHODHRY A, et al. Cytotoxic T-lymphocyte-associated antigen 4 antibody-induced colitis and its management with infliximab ［J］. Dig Dis Sci. 2009, 54(11): 2538–2540.

［50］RAVI S, SPENCER K, RUISI M, et al. Ipilimumab administration for advanced melanoma in patients with pre-existing hepatitis B or C infection: a multicenter, retrospective case series ［J］. J Immunother Cancer. 2014, 2(1): 33.

［51］CHMIEL K D, SUAN D, LIDDLE C, et al. Resolution of severe ipilimumab-induced hepatitis after antithymocyte globulin therapy ［J］. J Clin Oncol. 2011, 29(9): e237–e240.

［52］NISHINO M, SHOU L M, HATABU H, et al. Anti-PD-1-related pneumonitis during cancer immunotherapy ［J］. N Engl J Med. 2015, 373(3): 288–290.

［53］KWON E D, DRAKE C G, SCHER H I, et al. Ipilimumab versus placebo after radiotherapy in patients with meta static castration-resistant prostate cancer that had progressed after docetaxel chemother apy(CA184-043): a multicentre, randomised, double-blind, phase 3 trial ［J］. Lancet Oncol. 2014, 15(7): 700–712.

［54］LARKIN J, HODI F S, WOLCHOK J D, et al. Combined nivolumab and ipilimumab or monotherapy in untreated melanoma ［J］. N Engl J Med. 2015, 373(1): 23–34.

［55］POSTOW M A, CHESNEY J, PAVLICK A C, et al. Nivolumab and ipilimumab versus ipilimumab in untreated melanoma ［J］. N Engl J Med. 2015, 372(21): 2006–2017.

［56］WEBER J S, D'ANGELO S P, MINOR D, et al. Nivolumab versus chemotherapy in patients with advanced melanoma who progressed after anti-CTLA-4 treatment(CheckMate 037): a randomised, controlled, openlabel, phase 3 trial ［J］. Lancet Oncol. 2015, 16(4): 375–384.

［57］ABDEL-RAHMAN O, FOUAD M. Risk of pneumonitis in cancer patients treated with immune checkpoint inhibitors: a meta-analysis ［J］. Ther Adv Respir Dis. 2016, 10(3):

183–193.

[58] SPAIN L, DIEM S, LARKIN J. Management of toxicities of immune checkpoint inhibitors [J]. Cancer Treat Rev. 2016, 44: 51–60.

[59] HOFMANN L, FORSCHNER A, LOQNAI C, et al. Cutaneous, gastrointestinal, hepatic, endocrine, and renal side-effects of anti-PD-1 therapy [J]. Eur J Cancer. 2016, 60: 190–209.

[60] CORSELLO S M, AGNESE B, PAOLO M, et al. Endocrine side effects induced by immune checkpoint inhibitors [J]. J Clin Endocrinol Metab. 2013, 98(4): 1361–1375.

[61] RIBAS A, PUZANOW I, DUMMER R, et al. Pembrolizumab versus investigator-choice chemotherapy for ipilimumab refractory melanoma(KEYNOTE-002): a randomised, controlled, phase 2 trial [J]. Lancet Oncol. 2015, 16(8): 908–918.

[62] HORVAT T Z, ADEL N G, DANG T O, et al. Immune-related adverse events, need for systemic immunosuppression, and effects on survival and time to treatment failure in patients with melanoma treated with Ipilimumab at Memorial Sloan Kettering Cancer Center [J]. J Clin Oncol. 2015, 33(28): 3193–3198.

[63] EIGENTLER T K, HASSEL J C, BERKING C,et al. Diagnosis, monitoring and management of immune-related adverse drug reactions of anti-PD-1 antibody therapy [J]. Cancer Treat Rev. 2016, 45: 7–18.

[64] RYDER M, CALLAHAN M, POSTOW M A, et al. Endocrine-related adverse events following ipilimumab in patients with advanced melanoma: a comprehensive retrospective review from a single institution [J]. Endocr Relat Cancer. 2014, 21(2): 371–381.

[65] DILLARD T, YEDINAK C G, ALUMKAL I, et al. Anti-CTLA-4 antibody therapy associated autoimmune hypophysitis: serious immune related adverse events across a spectrum of cancer subtypes [J]. Pituitary. 2010, 13(1): 29–38.

[66] BLANSFIELD J A, BECK K E, TRANK, et al. Cytotoxic T-lymphocyte-associated antigen-4 blockage can induce autoimmune hypophysitis in patients with metastatic melanoma and renal cancer [J]. J Immunother. 2005, 28(6): 593–598.

[67] JUSZCZAK A, GUPTA A, KARAVITAKI N, et al. Ipilimumab: a novel immuno-modulating therapy causing autoimmune hypophysitis: a case report and review [J]. Eur J Endocrinol. 2012, 167(1): 1–5.

[68] VAN DEN EERTWEGH A J, VERSLUIS J, VANDEN BERG H P, et al. Combined immunotherapy with granulocyte-macrophage colonystimulating factor-transduced allogeneic prostate cancer cells and ipilimumab in patients with metastatic castration-resistant prostate cancer: a phase1dose-escalation trial [J]. Lancet Oncol. 2012, 13(5): 509–517.

[69] MADAN R A, MOHEBTOSH M, ARLEN P M, et al. Ipilimumab and a poxviral vaccine targeting prostate-specific antigen in metastatic castration-resistant prostate cancer: a phase 1 dose-escalation trial [J]. Lancet Oncol. 2012, 13(5): 501–508.

[70] MIN L, VAIDYA A, BECKER C. Association of ipilimumab therapy for advanced

melanoma with secondary adrenal insufficiency: a case series ［J］. Endocr Pract. 2012, 18(3): 351–355.

［71］MAHZARI M, LIU D, ARNAOUT A, et al. Immune checkpoint inhibitor therapy associated hypophysitis ［J］. Clin Med Insights Endocrinol Diabetes. 2015, 8: 21–28.

［72］ALBAREL F, GAUDY C, CASTINETTI F, et al. Long-term follow-up of ipilimum-ab-induced hypophysitis, a common adverse event of the anti-CTLA-4 antibody in melanoma ［J］. Eur J Endocrinol. 2015, 172(2): 195–204.

［73］Marlier J, Cocquyt V, Brochez L, et al. Ipilimumab, not just another anti-cancer therapy: hypophysitis as side effect illustrated by four case-reports. Endocrine. 2014, 47(3): 878–883.

［74］FAJE A T, RYAN S, DONALD L, et al. Ipilimumab-induced hypophysitis: a detailed longitudinal analysis in a large cohort of patients with metastatic melanoma ［J］. J Clin Endocrinol Metab. 2014, 99(11): 4078–4085.

［75］GIUSEPPINA D V S, CELESTE F, FRANCESCO F P, et al. Ipilimumab in the treatment of metastatic melanoma: man agement of adverse events ［J］. Onco Targets Ther. 2014, 7: 203–209.

［76］GROSSMAN A B. Clinical review: the diagnosis and management of central hypoadrenalism ［J］. J Clin Endocrinol Metab. 2010, 95(11): 4855–4863.

［77］ARAFAH B M. Medical management of hypopituitarism in patients with pituitary adenomas ［J］. Pituitary. 2002, 5(2): 109–117.

［78］DOWNEY S G, KLAPPER J A, SMITH F O, et al. Prognostic factors related to clinical response in patients with metastatic melanoma treated by CTL-associated antigen-4 blockade ［J］. Clin Cancer Res. 2007, 13(22 Pt 1): 6681–6688.

［79］CATUREGLI P, LUPI I, GUTENBERG A, et al. Autoimmune hypophysitis ［J］. Endocr Rev. 2005, 26(5): 599–614.

［80］GORDON I O, WADE T, CHINK, et al. Immune-mediated red cell aplasia after anti-CTLA-4 immunotherapy for metastatic melanoma ［J］. Cancer Immunol Immunother. 2009, 58(8): 1351–1353.

［81］AKHTARI M, WALLER E K, JAYE D L, et al. Neutropenia in a patient treated with ipilimumab(anti-CTLA-4 antibody) ［J］. J Immunother. 2009, 32(3): 322–324.

［82］DELYON J, MATEUS C, LAMBERT T. Hemophilia a induced by ipilimumab ［J］. N Engl J Med. 2011, 365(18): 1747–1748.

［83］AHMAD S, LEWIS M, CORRIE P, et al. Ipilimumab-induced thrombocytopenia in a patient with metastatic mela noma ［J］. J Oncol Pharm Pract. 2012, 18(2): 287–292.

［84］HAHN L, PEPPLE K L. Bilateral neuroretinitis and anterior uveitis following ipilimumab treat ment for metastatic melanoma ［J］. J Ophthalmic Inflamm Infect. 2016, 6(1): 14.

［85］PAPAVASILEIOU E, PRASAD S, FREITAG S K, et al. Ipilimumab-induced ocular and orbital inflammation-a case series and review of the literature. Ocul Immunol Inflamm［J］. 2016, 24(2): 140–146.

［86］ABU SAMRA K, VALDES-NAVARRO M, LEE S, et al. A case of bilateral uveitis and papillitis in a patient treated with pembrolizumab［J］. Eur J Ophthalmol. 2016, 26(3): e46–e48.

［87］DE VELASCO G, BERMAS B, CHOUEIRI T K. Autoimmune arthropathy and uveitis as complications of programmed death1inhibitor treatment［J］. Arthritis Rheumatol. 2016, 68(2): 556–557.

［88］TARHINI A. Immune-mediated adverse events associated with ipilimumab ctla-4 block ade therapy: the underlying mechanisms and clinical management［J］. Scientifica (Cairo). 2013, 2013: 857519.

［89］CHAN M M, KEFFORD E F, CARLINO M, et al. Arthritis and tenosynovitis associated with the anti-PD1 antibody pembrolizumab in metastatic melanoma［J］. J Immunother. 2015, 38(1): 37–39.

［90］HUNTER G, VOLL C, ROBINSON C A. Autoimmune inflammatory myopathy after treatment with ipilimumab［J］. Can J Neurol Sci. 2009, 36(4): 518–520.

［91］VALLET H, GAILLET A, WEISS N, et al. Pembrolizumab-induced necrotic myositis in a patient with metastatic mela noma. Ann Oncol［J］. 2016, 27(7): 1352–1353.

［92］ANDERSEN R, PETER N, KADHEM M, et al. Late development of splenic sarcoidosis-like lesions in a patient with metastatic melanoma and long-lasting clinical response to ipilimumab［J］. Oncoimmunology. 2014, 3(8): e954506.

［93］BRAHMER J R, TYKODI S S, CHOW L Q W, et al. Safety and activity of anti-PD-L1 antibody in patients with advanced cancer［J］. N Engl J Med. 2012, 366(26): 2455–2465.

［94］BERTHOD G, LAZOR R, LETOVANEC I, et al. Pulmonary sarcoid-like granulomatosis induced by ipilimumab［J］. J Clin Oncol. 2012, 30(17): e156–e159.

［95］ECKERT A, SCHOEFFLER A, DALLE S, et al. Anti-CTLA4 monoclonal antibody induced sarcoidosis in a metastatic mela noma patient［J］. Dermatology. 2009, 218(1): 69–70.

［96］VAN DEN BROM R R, ABDULAHAD W H, ABRAHAM R, et al. Rapid granulomatosis with polyangiitis induced by immune check point inhibition［J］. Rheumatology (Oxford). 2016, 55(6): 1143–1145.

［97］GOLDSTEIN B L, GEDMINTAS L, TODD D J. Drug-associated polymyalgia rheumatica/giant cell arteritis occurring in two patients after treatment with ipilimumab, an antagonist of ctla-4［J］. Arthritis Rheumatol. 2014, 66(3): 768–769.

［98］WILGENHOF S, NEYNS B. Anti-CTLA-4 antibody-induced Guillain-Barre syndrome in a mela noma patient［J］. Ann Oncol. 2011, 22(4): 991–993.

［99］YANG J C, HUGHES M, KAMMNLA U, et al. Ipilimumab(anti-CTLA4 antibody) causes regression of metastatic renal cell cancer associated with enteritis and hypophysitis［J］.

J Immunother. 2007, 30(8): 825–830.

［100］MAUR M, TOMASELLO C, FRASSDDATI A, et al. Posterior reversible enceph-alopathy syndrome during ipilimumab therapy for malignant melanoma［J］. J Clin Oncol. 2012, 30(6): e76–e78.

［101］LIAO B, SHROFF S, KAMIYA-MATSUOKA C, et al. Atypical neurological complications of ipilimumab therapy in patients with metastatic melanoma［J］. Neuro Oncol. 2014, 16(4): 589–593.

［102］THAIPISUTTIKUL I, CHAPMAN P, AVILA E K. Peripheral neuropathy associat-ed with ipilimumab: a report of 2 cases［J］. J Immunother. 2015, 38(2): 77–79.

［103］BHATIA S, HUBER B R, UPTON M P, et al. Inflammatory enteric neuropathy with severe constipation after ipilimumab treatment for melanoma: a case report［J］. J Immu-nother. 2009, 32(2): 203–205.

［104］FORDE P M, ROCK K, WILSON G, et al. Ipilimumab-induced immune-related renal failure--a case report［J］. Anticancer Res. 2012, 32(10): 4607–4608.

［105］IZZEDINE H, GUEUTIN V, GHARBI C, et al. Kidney injuries related to ipilim-umab［J］. Investig New Drugs. 2014, 32(4): 769–773.

［106］FADEL F, EL KAROUI K, KNEBELMANN B. Anti-CTLA4 antibody-induced lupus nephritis［J］. N Eng J Med. 2009, 361(2): 211–212.

［107］DI GIACOMO A M, DANIELLI R, GUIDOBONI M, et al. Therapeutic efficacy of ipilimumab, an anti-CTLA-4 monoclonal antibody, in patients with metastatic melanoma unresponsive to prior systemic treatments: clinical and immunological evidence from three patient cases［J］. Cancer Immunol Immunother. 2009, 58(8): 1297–1306.

［108］GEISLER B P, RAAD R A, ESAIAN D, et al. Apical ballooning and cardiomyop-athy in a melanoma patient treated with ipilimumab: a case of takotsubo-like syndrome［J］. J Immunother Cancer. 2015, 3: 4.

［109］MEHTA A, GUPTA A, HANNALLAH F, et al. Myocarditis as an immune-related adverse event with ipilimumab/nivolumab combination therapy for metastatic melanoma［J］. Melanoma Res. 2016, 26(3): 319–320.

13　维持癌症患者的生育能力

Duhem Caroline and Fernand Ries

摘　要

对于患有可治愈癌症的青少年人群来说，保留生育功能是其长期生活质量的一项关键的决定性因素。患者的治疗阶段完成后，他们患有原发性或继发性不育症的风险是多变且难以预测的。此外，目前对于癌症治疗所致的生殖腺毒性的程度和可逆性的评估是不完善的，尤其是对年轻女性而言。

"癌症生殖"一词最初被用于描述一门新学科，它结合了肿瘤学与生殖医学来发现和应用针对青年癌症患者的新的保留生育功能的方式（FP）。由于缺乏大型的前瞻性队列研究和随机临床试验，尽管在这一领域大家存在浓厚的兴趣，绝大多数的证据推荐等级仍高于Ⅲ级。

大多数已建立的生育保护方法是男性的精子库和女性的胚胎或卵母细胞的冷冻保存。然而，有许多仍在试验中和完善阶段的其他备选方法已经被推荐给了有明确的符合条件的年轻患者。

尽管保留生育功能的技术已经得到发展和精进，教育资源也在日益增多，但患者和医疗团队之间依然存在信息鸿沟。全球性的癌症生殖项目应当齐心协力发展高质量的技术，以满足年轻癌症患者的这一独特需求。

关键词

保留生育功能　生活质量　信息　沟通　生殖医学　医学辅助生殖方法

13.1　引言

随着大多数儿童与青年癌症的治愈率已有所提高，保持理想的生活质量已经成为了首要问题，这要求肿瘤医师对治疗的远期不良反应有越来越多的认知和预防。其中，癌症幸存者生殖潜能的丧失对其生活质量起着重要的负面影响[1-4]。常有报道，经乳腺癌治疗后的年轻女性存在此类灾难性的经历，相比确诊癌症本身，她们对此感到了更大的压力[5]。

5% ~ 6% 的癌症患者年龄小于 40 岁，并且他们中的大部分并没有生育。目前的抗肿瘤治疗方法中约 50% 会对患者的生育潜能造成严重的影响。年轻癌症患者的生育项目和潜在的生育保护模式正面临着挑战，尽管男性患者的情况不如女性那么复杂。

13.2　男性的生育能力保护

13.2.1　不育症的危险因素

癌症本身可与无精症相关，如霍奇金淋巴瘤和睾丸癌。然而，精液改变与癌症分期或相关症状之间并无联系。几种外科手术（如睾丸癌或前列腺癌的骨盆手术）会造成严重的损伤，引起射精障碍。然而，对男性生育能力的首要威胁是精子数量的减少、精子质量和活力的下降，还有化疗或放疗造成的继发 DNA 损伤（表 13.1）。

表 13.1　治疗方法导致的无精症的风险因素

风险等级	风险因素
主要风险（长期或明确的无精症）	全身放射 睾丸放疗剂量 ≥ 2.5Gy 大剂量的烷化剂 ± 放疗（为移植做准备） 环磷酰胺 > $7.5g/m^2$（累积剂量） 颅脑辐射（ ≥ 40Gy）
中等风险（长期无精症）	在标准剂量下不常见（2 ~ 4 个周期的 BEP 方案） 顺铂累积剂量 < $400mg/m^2$ 或卡铂累积剂量 < $2g/m^2$

风险等级	风险因素
低风险（暂时性无精症）	非烷化剂化疗（ABVD 方案）
未知	伊利替康、奥沙利铂、贝伐珠单抗、西妥昔单抗、厄洛替尼等

精原干细胞的数量和质量的损伤可造成永久性的生育能力丧失。更多见的是，绝大多数的细胞毒性化疗药物所致的暂时性的精子生成障碍，这样的影响可持续到完成癌症治疗后的两年。对于女性患者而言，配子生成的损伤程度取决于患者年龄、化疗的类型、药物的累积剂量以及化疗周期。大部分接受过治疗的患者能够维持或恢复到能完成自然受孕的精子生成水平。

即使是低剂量的放疗，对发育中的生精组织也是有损伤的；高剂量的盆腔放疗（如治疗前列腺癌和直肠癌或睾丸精原细胞瘤所需）会诱发睾丸功能的永久性损伤，并可能导致不同程度的勃起功能障碍。

13.2.2　保护男性生育能力的选择

13.2.2.1　精子库

保护男性生育能力的最佳选择是在治疗前将精子冷冻保存，这种方法易于操作且被广泛应用（超过 95% 的年轻男性癌症患者的选择）[6]。在每禁欲48 小时后取 3 份或 4 份样品是最理想的（总周期 5 天以上）。对冷冻保存的长期随访研究（达 28 年）表明精子拥有可长期保存的生育活力。尽早告知患者医源性不育的潜在风险（即使极小）是极为重要的。强烈建议在治疗前完成精子的冷冻保存，以避免治疗后收集的精子基因损伤的增加。

此类干预的局限性在于因年龄、身体不适或疾病程度而导致的无法手淫和 / 或射精。在这些罕见的情况下，有一些替代的方法（尽管具有侵害性），如全麻下进行电刺激采精法或显微外科附睾精子抽吸术。

13.2.2.2　其他的选择

精原干细胞和睾丸组织的冷冻保存是一种门诊手术，对于青春期前的男童或由于其他原因无法使用精子库的患者，可以考虑这种方法。至于女性的卵巢皮质细胞的冷冻保存，这种方法仍停留在试验阶段（至今未有新生儿的报道），并且在理论上存在睾丸组织被癌细胞污染的风险。

在可行的情况下（最终需要与精子库联合使用），放射治疗期间使用性腺保护屏以减少睾丸所接受的射线剂量。近期在美国有较多报道，在接受细胞毒性药物治疗前未冷冻保存精子并患有无精症的癌症存活者中，通过显微外科睾丸精子提取技术成功治疗不育[7]。

值得注意的是，患癌父亲的数据缺乏，但大多数已发表的数据是令人欣慰的：如果患者在被诊断出癌症两年后才进行备孕，新生儿出生缺陷的风险似乎并未增加[8]。

13.3 女性的生育能力保护

相对男性而言，女性生育能力保护要复杂得多，因为像精子库这样简易快捷且经过验证的方法是不可行的：在咨询后选择接受可行的保留生育能力措施的女性比例为 2%～50%[9]。此外，目前仍缺乏能准确预测和评估治疗对女性性腺毒性的可靠方法。

13.3.1 治疗的风险因素和对性腺影响的评估

癌症本身似乎并未影响女性的生育能力，大多数的抗癌治疗会诱发诸多的生殖功能障碍，包括即刻的、确诊的不孕症，更年期提前以及子宫损伤造成的妊娠能力受损。有几个因素影响了性腺毒性的风险评估。首先，缺乏对女性癌症存活者生殖能力的长期随访研究，排除急性和永久性卵巢衰竭的区别。此外，继发性卵巢衰竭的评估主要取决于长期化疗诱导的闭经（CIA）的发生率这样的临床参数，而不是卵巢储备的客观指标，如超声参数（囊状卵泡数量或窦状卵泡数量）或血清激素水平[10, 11]。

最近的论文报道了抗米勒管激素（AMH）可作为化疗前、化疗中和化疗后的初级卵泡储备的可靠预测指标。相比其他常规指标［雌二醇、促卵泡激素（FSH）以及抑制素 B］有更好的评定效果：迭代测量血清 AMH 值可以定量评估毒性干预（化学治疗和放射治疗）对卵巢功能造成的损害，对于希望保留生育能力的患者，在保留卵巢功能方面是不可或缺的方法[12]。

继发性卵巢衰竭的风险很大程度上取决于患者的年龄、治疗前的生育状况以及化疗药物的类型和剂量（大剂量的烷化剂有更强的毒性）。腹部和 / 或盆腔放疗（取决于照射的范围和剂量）和大多数的非保守性妇科手术可引起明确的不孕。

如果细胞毒性的效果部分取决于卵巢储备的基线情况，在患者年龄将达40岁时这种作用会变得尤为明显。由于年轻女性的原始卵泡池很大，因此化疗后她们立即失去所有储备的可能性很小。但即使是那些在治疗后恢复正常月经的女性，由于初级卵泡的明显受损，最终也会出现卵巢早衰。

综上所述，所有这些变量使得在个体层面上很难对医源性不孕的发病率和可逆性进行准确的预测或评估。表 13.2 大致报告了治疗期间和治疗后的迟发 CIA 的风险，这是对女性生育力影响方面唯一可用（虽然不完善）的数据。然而，对于很多常用的现代治疗而言，这些数据依然不足。

表 13.2　女性长期 CIA 的风险因素

风险程度	治疗措施
高风险 （＞80% CIA）	全腹或盆腔放射（≥ 6Gy 成人）
	全身放射
	＞40 岁女性使用环磷酰胺 ≥ 5g/m^2
	任何高累积剂量的烷化剂
	颅脑放射 ≥ 40 Gy
中风险 （30%～70% CIA）	在 30～39 岁女性（乳腺癌）采用 CMF、CEF 或 CAF×6
	＞40 岁女性采用 AC（乳腺癌）
	＜40 岁女性采用 BEACOPP（霍奇金淋巴瘤）
低风险 （＜20% CIA）	30～39 岁女性（乳腺癌）采用 AC
	＜30 岁女性采用 CMF、CEF 或 CAF
	非烷化剂化疗（ABVD）
未知	紫杉醇类
	奥沙利铂
	伊立替康
	靶向治疗（贝伐珠单抗、西妥昔单抗、曲妥珠单抗、厄洛替尼、伊马替尼等）

13.3.2 保护女性生育能力的选择

目前，对于接受化疗的女性患者的生育能力保护的方法很有限，大多数仍在研究阶段，报道的成功率差异也很大。

经历化疗后的女性的生育能力保存的选择是受限制的；大多数仍处于临床研究阶段，报道也指出成功率的变化幅度极大。四种主要的保留年轻女性患者生育功能方法的潜在利弊总结见表 13.3。

表 13.3 年轻女性的生育能力保护技术

方　　法	优　　点	缺　　点
试管婴儿和胚胎冷冻保存	完善的技术	需要一个男性伴侣
	临床实用性	卵巢刺激
		延迟治疗
卵母细胞冷冻保存	不需要男性伴侣	效果未知
		卵巢刺激
		延迟治疗
卵巢组织冷冻保存	不需要男性伴侣	妊娠率未知
	无卵巢刺激	潜在的恶性组织种植可能
	无延迟治疗	腹腔镜检查
LH-RH 类似物抑制卵巢	不需要男性伴侣	效果未证实
	无创技术	担忧安全性
	无延迟治疗	

13.3.2.1 体外受精或卵母细胞保存

体外受精（IVF）和胚胎库是生育能力保护的最好的方式，未来受孕概率高（每个胚胎成功移植的概率在 15%～45%）。最近，卵母细胞冷冻保存成为了不愿接受精子捐赠的单身女性的标准方法，但是和体外受精一样，这需要卵巢过度刺激，然后取出卵母细胞，并且需要延迟治疗 2～6 周[13, 14]。

任何受控的卵巢刺激（OS）方案都会引起两个潜在的安全问题：癌症

治疗的延期和对激素敏感的肿瘤（主要是乳腺癌）患者预后的负面影响。

从月经周期第一天起，一个完整的 OS 周期会持续长达 6 周，这包括了 10～12 天内的一系列激素注射以刺激卵子发育，并且在密切监测其生长后提取卵母细胞。实际上，这有时会导致癌症治疗的延期超过 2 个月（例如，如果需要多于一个体外受精周期）。然而，通过尽早将潜在候选人转诊给生殖医学专家可以明显地缩短这一时间。基于这一原因，一些作者提出了一个全球性的建议，建立多学科团队照顾年轻患者（如乳腺团队），并真正地实现责任转变。对年轻的乳腺癌患者而言，外科医师甚至放射科医师（而非肿瘤内科医师）迅速将需要保留生育功能的年轻患者转诊到生殖医学专家，可将延期治疗 2～6 周的时间缩短。另一种试图缩短这种治疗延迟的新兴方法是在一个随机的周期行卵巢刺激，而不是等待它的自然周期开始[15]。

乳腺癌患者采用体外受精或保留卵母细胞作为保留生育能力方法的第二个障碍是卵巢刺激后的雌二醇激素峰值（有时是基线值的 30 倍）。几种卵巢刺激的替代性方案可被选用，如使用来曲唑或他莫昔芬[16]。为完全避免对卵巢刺激的需要，未成熟或体外成熟的卵母细胞的冷冻保存方法正在临床研究之中。所有这些方法仍处于试验阶段。目前为止，初步数据表明，在年轻女性中使用体外受精组和未受刺激的对照组已有了可对照的结果（乳腺癌复发率与生存率）[17, 18]。

从技术角度而言，如果胚胎和卵母细胞的冷冻保存已成为了保留生育能力的标准方法，那么目前有两种不同的冷冻保存方法：缓慢冷冻和玻璃化冷冻，但后者（玻璃化冷冻）在近期研究中有着更好的表现（表 13.4）。

表 13.4 保留生育能力的方法摘要：一种算法[13, 14]

性腺毒性的风险评估		
与患者进行讨论		
保留生育能力的意向和可行性		
证实有效的技术		实验性的技术
男性	女性	卵巢/睾丸组织的冷冻保存

续表

精子库	胚胎 / 卵母细胞的冷冻保存	
	性腺防护屏	LH-RH 类似物抑制卵巢
	卵巢固定术	

13.3.2.2　卵巢组织的冷冻保存

　　卵巢皮质组织的手术切除和切片的冷冻保存已经成为保留女性生育能力的一种创新的、有前途的选择，尽管仍处于试验阶段[19]。理论上讲，腹腔镜手术的优势在于它的快速性，可以在月经周期内的任何时间提取大量卵泡和卵母细胞且不需要预先的卵巢刺激。然而，卵巢组织冷冻保存的最佳候选者是青春期前的女孩（该人群中的唯一选择）。

　　另一有希望的适应证是患者已接受了化疗（皮质组织中仍保存有大量的卵泡）。卵巢组织可被用于原位移植，有可能恢复内分泌功能和卵子生成以进行自然受孕，也可作为将来卵母细胞体外生长成熟的新兴选择[9, 20]。

　　然而，这种具有吸引力的手术的成功率尚不清楚；至今，已报道原位移植解冻卵巢组织后共有 40 例活产新生儿[21]。

　　此外，尽管在冷冻之前和回植前使用了适当的组织学、免疫学和分子生物学的技术对肿瘤细胞进行了筛查，仍然存在恶性肿瘤细胞污染和复发的风险。白血病患者的这种风险可能高于霍奇金淋巴瘤或乳腺癌患者[22, 23]。

　　该领域正在不断地进行积极的研究，旨在优化这种手术的有效性和安全性。例如，避免缺血性损伤（移植完整的冷冻卵巢），分离的卵泡移植，体外卵泡培养，卵母细胞的药理保护以及新的冻融技术。

13.3.2.3　LH-RH 类似物对卵巢的抑制作用

　　在过去的 20 年内，动物实验和一系列的小型观察试验表明，LH-RH 激动剂与化疗一同使用可能会预防卵巢早衰；然而，既没有生物学上的合理假设也没有一致性的解释，FSH 受体在发育的晚期阶段仅在卵泡上表达。推测其作用机制包括了卵巢供血减少。

　　这种药理学方法是一种新颖的保护性腺功能和生育能力的方法。通过这类药物的广泛使用避免了抗癌治疗的延迟：必须在第一周期化疗前至少 2 周开始每月注射 LH-RH（曲普瑞林或戈舍瑞林）；在最初的刺激性"闪耀"之后，才能获得激素抑制。在这个卵巢过度活跃的时期，化疗的毒性使卵巢处于特别危险的情况中。

据报道，共有 10 项针对乳腺癌患者[24-26]和 2 项针对淋巴瘤患者的随机研究[27, 28]，主要依据化疗性闭经的发病率和持续时间而不是不孕症作为指标，评估了这种方法。总体而言，这些结果有时相互矛盾，尤其是在评估卵巢储备的可靠指标（超声下的 AMH 水平或 AFC）：最近对乳腺癌患者进行的荟萃分析结果显示，这种方法在降低卵巢早衰风险方面有潜在的效果[26]；相比之下，淋巴瘤患者的长期结果仍需更多探讨[28]。

真实世界中，在化疗前和化疗期间使用 LH-RH 来抑制卵巢被认为是保留生育能力的可靠方法（至少对于乳腺癌患者），但不等同于胚胎或卵母细胞冷冻保存的标准方法。

13.3.2.4 保留女性生育能力的其他选择

某些特定情况的盆腔或腹部肿瘤，可调整手术方式和 / 或放射治疗的计划。

卵巢移位术（或卵巢固定术）：这种干预方法可通过腹腔镜完成，使卵巢尽可能地远离放射治疗的照射野，尽管散射线和卵巢供血的改变可能是卵巢衰竭的原因。

放射治疗时使用性腺防护屏。

保守性的妇科手术，如早期宫颈癌的子宫颈切除术，对交界性或早期浸润性卵巢癌甚至早期的子宫内膜癌进行限制性手术。这些手术尝试可以应用在经过仔细的多学科讨论后和高度选择的病例。

胚胎捐赠、卵子捐赠、代孕和收养是受伦理学约束的其他选择。尽管如此，一些证据表明癌症幸存者更倾向于自然生育后代，而不是收养和第三方的生殖方法，他们对保留自己的生育能力非常感兴趣[2]。

13.4 癌症患者对保留生育能力的态度

大多数年轻的癌症患者被问及保留生育能力的问题时表现出了浓厚的兴趣，他们对未来有着积极的看法；然而，尽管有诸如 ASCO 和 ESMO 这样的国际性的指南推荐，肿瘤医师在日常实践中仍未能很好地解决这些问题[13, 14]。一系列回顾性报告显示，只有30%～60%的肿瘤医师能在治疗前妥善处理这些问题，即使男性患者可以广泛迅速地联系到精子库[1-3, 9, 29]。

这一领域最明显的沟通障碍如下。

医师缺乏对于治疗所致不孕症的真正风险因素的认识、保留生育能力技术和固有风险（主要是激素反应性肿瘤的延迟治疗和刺激）的认知。

缺乏与生育专家团队的恰当合作。

缺乏时间来讨论此类问题，根据患者的生育或婚姻状况，错误地理解了患者对保留生育能力方法的兴趣。

患者希望迅速开始治疗，并优先考虑最佳治愈机会。

当肿瘤医师提出保留生育能力的课题时，可能会低估它的含义，同时还要考虑无数潜在的甚至严重的不良反应；可能需要额外的教育材料（手册，网站等）来改善沟通和帮助决策[30]。

此外，治疗前的生育能力和保留生育能力咨询建议不单由肿瘤医师提供，和生育专家一起合作可以显著改善育龄期患癌女性的长期生活质量[31]。该问题已通过生活质量量表（如决策后悔评分）进行了有效的评估，但大多数潜在的候选人，有时是迫于其家人或医师的压力，认为她们没有时间进行此类的咨询。

技术方法与实践方面，肿瘤医师必须在有关保留生育能力的复杂讨论中尽早指出两个主要问题。

建议女性患者在癌症治疗完成后2～5年再尝试自然受孕或医学辅助妊娠。近期的数据表明乳腺癌幸存者在治疗结束后早期妊娠的结果是令人放心的[32]，对于激素反应性的患者也同样如此[33]。相比未妊娠的患者，她们甚至有更低的死亡风险，尽管选择偏差可能在一定程度上导致了风险的降低（"健康母亲效应"）。

目前尚无证据表明，相比普通人群，癌症史、癌症治疗史或者生育干预史会增加后代先天性异常或癌症发病率升高；而流产和早产是值得被关注的问题，但仅限于小部分接受过盆腔放疗或保留生育功能手术的女性。

最终，由于保留生育能力的决定是在改变生命和潜在的威胁生命的诊断的情况下做出的，保留生育能力技术在年轻癌症患者中的广泛应用无疑会在未来产生新的伦理学和法律难题（如一方去世后的胚胎所有权，体外受精前的基因诊断，寡转移情况下的胚胎再植术）。

对这个特定人群，可能需要进行伦理学的立法调整[34]。这些问题超出了本文所探讨的范围。

结论

面临癌症诊断的年轻患者对不孕症的潜在风险的认知和可供选择的保留生育能力方法的信息需求未得到满足。尽管选择（至少对年轻女性而言）仍然有限，但配子和性腺组织的冷冻保存以及辅助生殖技术正迅速发展。癌症生育已经成为一种新兴的交叉学科，需要跨学科范围的指导，并要求所有肿瘤科医师具备基础知识、沟通技巧以及和生育专家的有效合作，在采取任何细胞毒性的治疗前必须采取紧急决策和措施。肿瘤学小组向年轻患者提供的基本信息可通过教育资料传达，但更重要的是，潜在患者必须及时转诊给生殖医学专家以达到最优的个体化管理。

另一方面，年轻患者必须认识到目前可采用的保留生育能力技术的局限性，从而建立合理的治疗期望。实际上精子库和胚胎卵母细胞的冷冻保存是唯一被认可的标准措施。其他有希望的方法（性腺的药理学保护和性腺组织保存）仍处于试验阶段。必须告知患者关于现代疗法对其生育能力的潜在影响和现有知识中存在的不确定性。不同手术的成功率以及现有选择可能会导致的额外风险。然而，将现实主义和医学进展相结合的多学科方法有助于促进更有意义的讨论，以帮助年轻患者做出正确的生育决定。

（王　蕾　译）

参考文献

[1] KNOPMAN J M, PAPADOPOULOS E B, GRIFO J A. Surviving childhood and re-productive-age malignancy: effects on fertility and future parenthood [J] . Lancet Oncol. 2010, 11(5): 490–498.

[2] LEVINE J, CANADA A, STERN C J. Fertility preservation in adolescents and young adults with cancer [J] . J Clin Oncol. 2010, 28(32): 4831–4841.

［3］KELVIN J F, THOM B, BENEDICT C, et al. Cancer and fer tility program improves patient satisfaction with information received［J］. J Clin Oncol. 2016, 34(15): 1780–1786.

［4］JERUSS J S, WOODRUFF T K. Preservation of fertility in patients with cancer［J］. N Engl J Med. 2009, 360(9): 902–911.

［5］PEATE M, MEISER B, FRIEDLANDER M, et al. It's now or never: fertility-related knowledge, decision-making preferences, and treatment intentions in young women with breast cancer – an Australian fertility decision aid collaborative group study［J］. J Clin Oncol. 2011, 29(13): 1670–1677.

［6］KATZ DJ, KOLON T F, FELDMAN D R, et al. Fertility preservation strategies for male patients with cancer［J］. Nat Rev Urol. 2013, 10(8): 463–472.

［7］HSIAO W, STAHL P J, OSTERBERG E C, et al. Successful treatment of postchemo-therapy azoospermia with microsurgical testicular sperm extraction the Weill Cornell experience ［J］. J Clin Oncol. 2011, 29(12): 1607–1611.

［8］STAHL O, BOYD H A, GIWERCMAN A, et al. Risk of birth abnormalities in the offspring of men with a history of cancer: a cohort study using Danish and Swedish national reg-istries［J］. J Natl Cancer Inst. 2011, 103(5): 398–406.

［9］LAMBERTINI M, DEL MASTRO L, PESCIO M C, et al. Cancer and fertility pres-ervation: international recommendations from an expert meeting［J］. BMC Med. 2016, 14: 1–16.

［10］SUKUMVANICH P, CASE L D, VAN ZEE K, et al. Incidence and time course of bleeding after long-term amenorrhea after breast cancer treatment: a prospective study［J］. Cancer. 2010, 116(13): 3102–3111.

［11］REH A, OKTEM O. Impact of breast cancer chemotherapy on ovarian reserve: a prospec tive observational analysis by menstrual history and ovarian reserve markers［J］. Fertil Steril. 2008, 90(5): 1635–1639.

［12］IWASE A, NAKAMURA T, NAKAHARA T, et al. Anti-Mullerian hormone and assessment of ovarian reserve after ovarian toxic treatment: a systematic narrative review［J］. Reprod Sci. 2015, 22(5): 519–526.

［13］LOREN A W, MANGU P B, BECK L N, et al. Fertility preservation for patients with cancer: American Society of Clinical Oncology clinical practice guideline update［J］. J Clin Oncol. 2013, 31(19): 2500–2510.

［14］PECCATORI F A, AZIM H A JR, ORECCHIA R, et al. Cancer, pregnancy and fertility: ESMO clinical practical guidelines for diagnosis, treatment and follow-up［J］. Ann Oncol. 2013, 24(Suppl 6): vi160–vi170.

［15］SÖNMEZER M, TÜRKÇÜOĞLU I, COŞKUN U, et al. Random-start controlled ovarian hyperstimulation for emergency fertility preservation in letrozole cycles［J］. Fertil Steril. 2011, 95(6): e9–e11.

［16］OKTAY K, TURAN V, BEDOSCHI G, et al. Fertility preservation success subsequent to concurrent aromatase inhibitor treatment as ovarian stimulation in woman with breast cancer [J] . J Clin Oncol. 2015, 33(22): 2424–2429.

[17] AZIM A A, COSTANTINI-FERRANDO M, OKTAY K. Safety of fertility preservation by ovarian stimu lation with letrozole and gonadotropins in patients with breast cancer: a prospective controlled study [J] . J Clin Oncol. 2008, 26(16): 2630–2635.

[18] GOLDRAT O, KROMAN N, PECCATORI F A, et al. Pregnancy following breast cancer using assisted reproduction and its effect on long-term outcome [J] . Eur J Cancer. 2015, 51(12): 1490–1496.

[19] DONNEZ J, DOLAMNM M. Fertility preservation in women [J] . N Engl J Med. 2017, 377: 1657–1665.

[20] DONNEZ J, DOLMANS M M, PELLICER A, et al. Fertility preservation for age-related fertility decline [J] . Lancet. 2015, 385(9967): 506–507.

[21] ANDERSEN C Y. Success and challenges in fertility preservation after ovarian tissue grafting [J] . Lancet. 2015, 6/8(9981): 1947–1948.

[22] DOLMANS M M, MARINESCU C, SAUSSOY P, et al. Reimplantation of cryopreserved ovarian tissue from patients with acute lymphoblastic leu kemia is potentially unsafe[J] . Blood. 2010, 116(16): 2908–2914.

[23] ROSENDAHL M, TIMMERMANS WIELENGA V, NEDERGAARD L, et al. Cryopreservation of ovarian tissue for fertility preservation: no evidence of malignant cell con tamination in ovarian tissue from patients with breast cancer [J] . Fertil Steril. 2011, 95(6): 2158–2161.

[24] MOORE H C F, UNGER J M, PHILLIPS K-A, et al. Goserelin for ovarian protection during breast cancer adjuvant chemotherapy [J] . N Engl J Med. 2015, 372(10): 923–932.

[25] BEDAIWY M A, ABOU-SETTA A M, DESAI N, et al. Gonadotropinreleasing hormone analog cotreatment for preservation of ovarian function during gonadotoxic chemotherapy: a systematic review and meta-analysis [J] . Fertil Steril. 2011, 95(3): 906–914.

[26] LAMBERTINI M, CEPPI M, PECCATORI F A, et al. Ovarian suppression using luteinizing hormone-releasing hormone agonists during chemotherapy to preserve ovar ian function and fertility of breast cancer patients: a meta-analysis of randomized studies [J] . Ann Oncol. 2015, 26(12): 2408–2419.

[27] BEHRINGER K, WILDT L, MUELLER H, et al. No protection of the ovarian follicle pool with the use of GnRH-analogues or oral contraceptives in young women treated with escalated BEACOPP for advanced-stage Hodgkin lymphoma. Final results of a phase II trial from the German Hodgkin Study Group [J] . Ann Oncol. 2010, 21(10): 2052–2060.

[28] DEMEESTERE I, BRICE P, FEDRO A, et al. No evidence for the benefit of the gonadotropin-releasing hormone agonist in preserving ovarian function and fertility in lymphoma survivors treated with chemotherapy: final long–term report of a prospective randomized trial [J] . J Clin Oncol. 2016, 34(22): 2568–2574.

［29］QUINN G P, VADAPARAMPIL S T, LEE J H, et al. Physician referral for fertility preservation in oncology patients: a national study of practice behaviors ［J］. J Clin Oncol. 2009, 27(35): 5952–5957.

［30］QUINN G P, VADAPARAMPIL S T, MALO T, et al. Oncologists' use of patient educational materials about cancer and fertility preservation ［J］. Psychooncology. 2012, 21(11): 1244–1249.

［31］LETOURNEAU J M, EBBEL E E, KATZ P P, et al. Pretreatment fertility counseling and fertility preservation improve quality of life in reproductive age women with cancer［J］. Cancer. 2011, 118(6): 1710–1717.

［32］AZIM H A JR, SANTORO L, PAVLIDIS N, et al. Safety of pregnancy following breast cancer diagnosis: a meta-analysis of 14 studies ［J］. Eur J Cancer. 2011, 47(1): 74–83.

［33］AZIM H A JR, KROMAN N, PAESMANS M, et al. Prognostic impact of pregnancy after breast cancer according to estrogen receptor status: a multicenter retrospective study ［J］. J Clin Oncol. 2013, 31(1): 73–79.

［34］FOURNIER E M. Oncofertility and the rights to future fertility ［J］. JAMA Oncol. 2016, 2(2): 249–252.

14 心脏毒性

I. Brana, E. Zamora, G. Oristrell, and J. Tabernero

摘 要

尽管随着新型癌症化疗和联合治疗的发展，癌症患者的预后有了显著改善，但这些药物也引起了与心脏毒性有关的新的担忧。此外，最近将靶向治疗纳入治疗方案，扩大了心脏毒性谱。了解抗癌药物引起的心脏毒性对充分监测患者和早期心脏毒性检测和治疗至关重要。药物开发也反映了这一日益增加的关注，在开发的早期阶段已努力改进新化合物的潜在心脏毒性的特征，并设计更安全的药物。本文概述了目前正在使用的大量抗肿瘤治疗的主要心脏毒性作用和病理生理学，对早期治疗和未来发展的现有建议也做了描述。

关键词

心脏毒性 不良反应 左心室功能障碍 心力衰竭 心绞痛 心律失常 QTc 间期

14.1　引言

肿瘤科医师越来越关注目前可有效治疗患者的许多抗肿瘤药物存在的心脏毒性，特别是考虑到这种慢性不良事件可能恶化幸存者的长期预后[1-4]。随着人口老龄化，癌症和心血管疾病在老年人群中都很常见，潜在心脏疾病的存在增加了心脏毒性[5]的风险。此外，经典细胞毒性药物和新的靶向治疗都有新的心脏毒性机制的报道。因此，心脏病医师和肿瘤医师之间需要进行特别的合作，以改善癌症相关心血管事件的预防和管理。这些需求已经具体化为专门研究癌症患者心血管问题的新学科的创建：心脏肿瘤学或肿瘤心脏病学[6]。

美国国家癌症研究所（NCI）将心脏毒性定义为"影响心脏的毒性"，不仅包括对心脏的直接影响，还包括与癌症治疗相关的血流动力学改变或血栓事件。与抗癌治疗相关的最常见的并发症包括心肌坏死引起的扩张型心肌病、心律失常、血管闭塞或血管痉挛继发的心绞痛或心肌梗死。抗癌药物可能通过几种机制引起心脏毒性，本文将重点介绍每种药物的主要机制。

14.2　心肌病：左心室功能障碍

与蒽环类相关的心肌病是化疗引起的心脏毒性的范例，但是，近年来，其他药物也被证明可诱发心肌病，如曲妥珠单抗、帕妥珠单抗以及不同的酪氨酸激酶抑制剂，如舒尼替尼、拉帕替尼和伊马替尼。根据毒性[7]的可逆性和病理生理特性，将抗癌药物诱发的心肌病分为两类（表14.1）。Ⅰ型药物，如蒽环类药物、米托蒽醌或环磷酰胺，可引起不可逆的心肌损伤，与累积剂量有关，而Ⅱ型药物，如曲妥珠单抗或酪氨酸激酶抑制剂（TKIs），可诱发可能可逆的心肌病，而不会对超微结构的心肌细胞造成损害。基于Ⅱ型药物诱导的心脏毒性的短暂性，如果获益-风险可接受的话，这些药物在心肌损害恢复后可以重新使用。

表 14.1 药物性心室功能障碍的分类

	Ⅰ型	Ⅱ型
可逆性	不是	是
累积剂量有关	是	不是
超微结构变化	液泡，肌节破裂，坏死	无相关表现
药物	多柔比星 米托蒽醌 环磷酰胺	曲妥珠单抗 舒尼替尼 拉帕替尼 伊马替尼 硼替佐米

14.2.1 蒽环类药物

蒽环类药物是乳腺癌、肉瘤和恶性血液病治疗的主要药物，心脏毒性可能是它的急性 / 亚急性不良反应，也可能是慢性不良反应的一种[5, 8-10]。急性 / 亚急性并发症发生在用药后的前 2 周，包括各种不常见的事件，如心电图异常、室上或室性心律失常[11]或心包 – 心肌炎综合征[12]。慢性心脏毒性是蒽环类药物的一种剂量限制性不良反应，其特征是无症状心肌功能下降或临床心力衰竭。在一些患者中，慢性心脏毒性出现在治疗完成后的第一年，而在其他患者中，这种毒性出现得更晚[13]。一项包括 8 项随机对照试验的荟萃分析得出结论，与未接受蒽环类药物治疗的患者相比，接受蒽环类药物治疗的患者发生心脏毒性的风险更高（OR = 5.43[14]）。多柔比星的高累积剂量（ > 300mg/m^2 ）与较高的心脏毒性发生率相关[5, 15]。其他危险因素包括心脏照射[16]、既往心脏病史[17]、高血压[17]、冠状动脉疾病[17]和年龄 > 65 岁[18]。根据这些危险因素的存在，可将患者分为低风险（无风险因素）、中风险（1 ~ 2 个风险因素）、高风险（ > 2 个风险因素）三类[5]。除了这些危险因素外，由于遗传背景，某些患者可能更容易出现蒽环类药物毒性。某些种系基因多态性的存在，如透明质酸合成酶 3（HAS3），似乎通过抑制对活性氧（ROS）介导的损伤[19]的保护作用，增加了蒽环类药物心脏毒性的风险。

蒽环类药物相关的心脏毒性涉及了几种机制。其主要机制包括氧化应激，自由基通过脂质过氧化作用引起细胞损伤以及阻断拓扑异构酶Ⅱ引起心肌细胞 DNA 损伤。其他可能的机制包括线粒体 DNA 突变、钙失衡、直接 DNA 损伤和心脏转录因子[20]的解除管制。蒽环类药物诱导的心肌损伤病理表现为空泡形成、收缩功能紊乱和心肌细胞坏死[21~23]。损伤的强度与剂量[8]和输注速率相关，输注速度越快，对心脏的毒性越大[18, 24]。

已经提出了几种预防和减少蒽环类药物引起的心脏毒性的方法，包括心脏病医师在开始治疗前的评估、使用毒性较低的蒽环类药物或添加辅助治疗。蒽环类药物治疗前的心脏病医师评估包括对上述与蒽环类药物毒性相关的危险因素进行评估，对这些可能可逆的危险因素进行适当的纠正，并随后对高危患者进行密切监测。在过去的几十年里，新的蒽环类药物（如表柔比星）或新的配方（如脂质体蒽环类药物）已被开发出来以减少心脏毒性作用。表柔比星是多柔比星的半合成同分异构体，在同等的骨髓抑制剂量下，比多柔比星诱导更少的心脏毒性，因此允许延长大约 1/3 的等效治疗周期[25-28]。脂质体配方提供了大量的心脏保护，因为它们诱导药物分布模式的变化，实现心脏的低浓度和肿瘤的高浓度。因此，聚乙二醇化脂质体多柔比星的给药周期是天然化合物的两倍，当需要保留心脏功能的药物时，可作为需要蒽环类药物治疗的患者的替代药物[29, 30]。降低心脏毒性风险的另一种可能的方法是使用辅助治疗，如 β 肾上腺素能阻滞剂或右美拉唑烷。关于地塞米松，担心可能导致继发恶性肿瘤的风险增加和降低潜在的抗肿瘤疗效，美国 FDA 和美国临床肿瘤学会（ASCO）推荐只有患者计划使用多柔比星的累积剂量超过 300mg/m^2，有转移迹象下才可使用地塞米松[31]。

14.2.2 米托蒽醌

在结构上与蒽环类药物有关，它可以诱导肌细胞发生类似的超微结构变化。它诱导心脏毒性的潜力与它的累积剂量或之前接受过[32]的其他Ⅰ型药物的累积剂量有关。

14.2.3 环磷酰胺

这种烷基化剂可引起心肌出血性坏死，尤其是大剂量使用时。与蒽环类药物和米托蒽醌相比，环磷酰胺引起的心脏毒性似乎与累积剂量无关，而是与在单个周期内给予的单独剂量有关。因此，接受大剂量环磷酰胺治疗的患者风险更高[33, 34]。

14.2.4 曲妥珠单抗

这种针对 HER2 酪氨酸激酶受体的人源化单克隆抗体对 HER2 阳性乳腺癌（占所有乳腺癌的 20% ~ 25%）患者有效。曲妥珠单抗是 Ⅱ 型心脏毒性药物的典型：其毒性不依赖于剂量；它不引起心肌细胞超微结构的改变，是可逆的[35]。因此，出现心脏毒性后往往是可以接受再次使用的。曲妥珠单抗诱导左心室功能障碍，类似于心肌缺血[7]中所描述的昏迷或冬眠现象。已经发表的大量数据支持这种毒性的潜在机制：HER2 在心脏中组成性表达，临床前研究表明，干扰下游通路会影响心肌细胞的存活和对应激的适应[36, 37]。此外，蒽环类药物可诱导 HER2 过表达，如果同时或在蒽环类药物[38]后不久给药，则可能增加曲妥珠单抗诱导的心脏毒性。

许多危险因素与曲妥珠单抗引起的较高的心脏毒性发生率有关：年龄 > 50 岁；曲妥珠单抗治疗之前边缘型左心室射血分数（LVEF）；心血管疾病史；心血管疾病危险因素（糖尿病、血脂异常或体重指数 > 30kg/m^2）；进行化疗时治疗序列；之前或同时使用其他化疗药物，尤其是蒽环类药物[9, 35, 36, 39-42]。曲妥珠单抗单药用于转移和辅助治疗时，LVEF 降低或无症状心衰的发生率为 7%[42, 43]。与紫杉醇同时使用时，有症状性心力衰竭或无症状性 LVEF 下降的发生率下降了 13% ~ 18%[42, 44]，但与蒽环类药物同时使用时，发生率上升到 27%。之前使用蒽环类药物治疗是一个相关风险，特别是如果总多柔比星累积剂量超过 300mg/m^2[39]。为了进一步描述之前的蒽环类药物的作用，乳腺癌国际研究小组（Breast Cancer International Research Group）开展了 BCIRG-006 试验，评估了曲妥珠单抗结合非蒽环类方案（多烯紫杉醇、卡铂和曲妥珠单抗）的有效性和安全性，即以曲妥珠单抗联合多西单抗序贯蒽环类药物治疗方案（4 周期的多柔比星和环磷酰胺，紧随其后的是 4 周期的多烯紫杉醇和曲妥珠单抗）与没有曲妥珠单抗的含蒽环类药物方案相比[45]。在这项试验中，非蒽环类药物组（0.38%）发生纽约心脏协会（NYHA）Ⅲ

级或Ⅳ级心力衰竭的风险明显低于含蒽环类药物组（1.96%）。预测曲妥珠单抗引起心脏毒性的风险有两种评分方法：一种使用来自 NSABP B-31 试验的数据，另一种使用来自监测（surveillance）、流行病学（epideminology）和最终结果（end results）（SEER）的联邦医疗保险数据库的数据。第一个评分包括年龄和基线 LVEF 来预测单例患者的心衰绝对风险[44]，第二个评分预测曲妥珠单抗[46]治疗后 3 年心力衰竭或心肌病风险。尽管如此，这些分数在被考虑用于临床实践之前需要独立的验证。

14.2.5　拉帕替尼

拉帕替尼是表皮生长因子受体和 HER2 的口服双抑制剂，可能比曲妥珠单抗具有更好的心脏安全性。44 项研究的汇总数据表明 1.6% 接受了拉帕替尼治疗的患者发生临床失败或经历绝对 LVEF 下降 ≥ 20%[47]。在大多数情况下，心脏事件是可逆的。其毒性机制与抑制 HER2 下游通路后继发的肌细胞反应受损有关[36, 37]。然而，拉帕替尼和曲妥珠单抗引起心脏毒性的速度不同的原因仍然存在争议。

14.2.6　曲妥珠单抗 – 美坦新偶联物（T-DM1）

曲妥珠单抗 – 美坦新偶联物（T-DM1）是一种抗体 – 药物结合物，由曲妥珠单抗（一种硫醚连接剂）和美坦素（一种抗有丝分裂剂）组成。在一项Ⅲ期研究中，将 T-DM1 与卡培他滨加拉帕替尼在之前使用紫杉醇和曲妥珠单抗治疗的转移性乳腺癌患者中进行比较，T-DM1 导致 1.7% 的患者出现左心室功能障碍，而对照组中 1.6% 的患者出现左心室功能障碍。左心室功能障碍的定义为 LVEF < 50% 或较基线下降 15%。在本研究中，仅有 1 例使用 T-DM1 治疗的患者出现 3 级症状性左心室收缩功能障碍[48]。美国 FDA 处方信息建议在治疗开始前和治疗期间每 3 个月对 LVEF 进行评估[49]。

14.2.7　帕妥珠单抗

帕妥珠单抗是一种单克隆抗体，可与 HER2 的表位Ⅱ结合，防止 HER2 与其他 HER 家族受体发生同源二聚和异源二聚。来自Ⅱ期和Ⅲ期试验（CLEOPATRA）的数据证实，在曲妥珠单抗中加入帕妥珠单抗与增加的心脏毒性无关[50, 51]。帕妥珠单抗联合曲妥珠单抗被批准用于转移和辅助治疗。美国 FDA 批准的帕妥珠单抗处方信息建议，在治疗开始前进行 LVEF 评估，并在治疗期间进行定期监测：如系辅助治疗，每 6 周进行 1 次；如系转移治疗，每 3 个月进行 1 次[52]。

14.2.8 其他激酶抑制剂

除了针对 HER2 的蒽环类药物和靶向治疗外，其他一些获批的激酶抑制剂可能在一定程度上产生左心室功能障碍（表 14.2）[53]。毒性范围从无症状的 LVEF 下降到严重的心力衰竭。与激酶抑制剂相关的左心室功能障碍的诱发因素包括既往的蒽环类药物治疗史和 TKI 相关的高血压。激酶抑制剂属于 II 型心脏毒性药物；因此，在停药和实施药物管理后，其毒性通常是可逆的。在心肌损伤康复后，患者可考虑再次使用该类药物。左室起搏的间隔特征不明显，因此，建议对基线和治疗期 LVEF 进行定期评估[53]。

表 14.2 与左心室功能障碍相关的酪氨酸激酶抑制剂

药　　物	药　　物
阿法替尼	尼洛替尼
硼替佐米	帕唑帕尼
博舒替尼	普纳替尼
达拉非尼	索拉非尼
达沙替尼	舒尼替尼
拉帕替尼	曲美替尼
乐伐替尼	凡德他尼

14.2.8.1 舒尼替尼

舒尼替尼是口服剂，抑制血管内皮生长因子受体（VEGFR）1~3、血小板源生长因子受体（PDGFR）-α 和 β、KIT、FMS 样酪氨酸激酶 3（FLT3）、集落刺激因子 1 受体（CSFIR）、转染重排（RET）。Chu 等回顾性分析了该药物对 75 例胃肠道间质瘤患者的心脏毒性，这些患者均参与了舒尼替尼的

Ⅰ 期和 Ⅱ 期临床试验。LVEF 下降 > 10% 者占 28%，而心脏衰竭发生率为 8%。停用舒尼替尼后 LVEF 明显改善，且未观察到累积剂量关系。

有人认为，这种心脏毒性与核糖体 S6 激酶抑制的"脱靶"效应有关，该效应导致 ATP 耗竭、激活内源性凋亡通路[36]。与曲妥珠单抗诱导的心肌病相比，舒尼替尼诱导的心肌病的特点是在心肌活检中存在一些变化，如线粒体的改变[54]。另外一种潜在的毒性机制是通过 VEGFR 抑制，在诱发高血压的同时导致心脏对高血压的适应能力受损[36]。血管紧张素转换酶抑制剂或 β 受体阻滞剂（广泛用于治疗舒尼替尼引起的高血压）对舒尼替尼引起的左心室功能障碍的作用仍不清楚。

14.2.8.2　伊马替尼

伊马替尼是一种小分子酪氨酸激酶抑制剂，可抑制 ABL1（Abelson 小鼠白血病病毒致癌基因同族体 1 编码的蛋白质）、ABL 相关基因（ARG）、血小板源生长因子受体 α 和 β（PDGFR-α 和 PDGFR-β）和 KIT。据报道可发生外周水肿，心力衰竭发生率为 0.6%，通常发生在既往有心血管疾病史的老年患者[55]。这种毒性被认为是继发于内质网应激反应激活，由蛋白激酶 R 样内质网激酶（PERK）介导[56]。

14.2.8.3　硼替佐米

硼替佐米是一种蛋白酶抑制剂，导致心力衰竭的发生率为 5%[57]。蛋白酶抑制似乎可诱导内质网应激，最终导致肌细胞功能障碍[9, 58]。

14.3　冠状动脉疾病

在一项基于人群的研究中，与普通人群相比，冠状动脉疾病的风险在某些癌症患者（如多发性骨髓瘤和非霍奇金淋巴瘤）中有所增加[59]。系统性的抗癌治疗已表明可诱发冠状动脉事件，主要通过两种不同的机制：冠状动脉血管痉挛和动脉血栓事件。5- 氟尿嘧啶是与第一种机制相关的最常用药物，而抗血管生成药物是第二种机制的典型代表。其他通常与心肌缺血有关的化疗药物包括嘌呤类似物、拓扑异构酶抑制剂（如依托泊苷）和抗肿瘤抗生素。最近，两种不针对血管生成的多激酶抑制剂——尼罗替尼和达沙替尼也被发现与冠状动脉事件的风险增加有关[60]。

14.3.1　氟嘧啶

5- 氟尿嘧啶和卡培他滨可通过冠状动脉血管痉挛导致心肌缺血、心肌梗死和恶性室性心律失常。5- 氟尿嘧啶诱发心绞痛的发生率在不同研究中差异很大，从 1% ~ 68% 不等[9, 61-64]；治疗开始后平均 72 小时发病[65]。卡培他滨引起的心脏毒性发生率为 3% ~ 9%[9, 62]，发病时间为治疗开始后 3 ~ 4 天。在一项包括 600 多名接受 5- 氟尿嘧啶治疗的患者的回顾性研究中，4% 的患者出现临床症状、心电图改变或两者兼有[9, 66]。在大多数情况下，患者都有冠状动脉疾病的病史。硝酸盐和钙离子通道阻滞剂可成功预防这些患者新的缺血发作[64]。5- 氟尿嘧啶诱导的心脏毒性似乎依赖于剂量和输注速度，持续输注和高剂量（> 800mg/m^2）与更高的毒性相关[65]。

14.3.2　抗血管生成疗法

抗血管生成药物引起的动脉血栓形成的机制之一是通过抑制血管内皮生长因子（VEGF）来介导的，可能会阻碍偶然损伤情况下内皮细胞的再生，导致内皮下胶原暴露，然后激活组织因子，最终导致动脉血栓形成。对血小板聚集的干扰也被认为起了作用。已经提出与索拉非尼诱导心肌缺血相关的第三种机制，RAF 抑制激活的两个促凋亡激酶，参与氧化应激诱导心肌细胞损伤，使它们更容易受到缺血性损伤[67]。

文献中抗 VEGF 单克隆抗体贝伐珠单抗导致心绞痛和心肌梗死的发生率为 0.6% ~ 1.5%[68, 69]。

这种毒性还没有被证明是剂量依赖性的。冠状动脉事件的中位时间是 3 个月。已提出的危险因素包括年龄 > 65 岁和动脉血栓事件的既往史[68]。

关于抗血管生成多靶点激酶抑制剂，在一项对 86 例使用舒尼替尼或索拉非尼治疗的转移性肾细胞癌患者的观察性研究中，33.8% 发生了心血管事件，其中大多数与不同程度的心肌损伤有关。大约一半的病例（占总病例数16.2%）是无症状的，并且有心肌酶升高或心电图改变。其余病例（占总病例数的 17.6%）出现轻到危及生命的临床症状。7 例患者（9.4%）需要中级或重症监护。正如后面所讨论的，本研究中很大比例的患者至少有一个冠状动脉疾病危险因素[70]。

根据Ⅲ期临床试验的数据，1%～5% 接受新型抗血管生成多激酶抑制剂治疗的患者，如阿西替尼、帕唑帕尼、尼达尼布、瑞格非尼、卡博普尼和乐伐替尼，都经历过急性冠状动脉事件[71-76]。

帕拉替尼是一种多激酶抑制剂，更与动脉血栓形成事件相关；因此，它的美国 FDA 标签包括一个关于这种潜在不良反应的黑框警告。21% 的患者出现冠状动脉栓塞[77]。接受普纳替尼治疗的患者也经历了外周动脉闭塞（12%）和脑血管事件（9%）。这些动脉事件可能危及生命和导致多发性硬化症。动脉事件可以出现在治疗后的前 2 周，因此，建议密切监测。动脉闭塞不良事件随着年龄的增长和有缺血史或血管危险因素（如高血压、糖尿病或高脂血症）的患者更为频繁。然而，在使用普纳替尼治疗的无血管危险因素的年轻患者中，也有 19% 的动脉血管不良事件被报道[77]。

14.4 心律失常

癌症患者易发生心律失常事件，继发于全身治疗以及其他疾病及其治疗药物[78-80]。幸运的是，大多数心律失常事件在临床上并不明显；然而，在某些情况下，会发生危及生命的心律失常。它们的早期识别和治疗以及相关危险因素的纠正是至关重要的[79, 80]。

14.4.1 QT 间期延长及 QTc 间期相关性心律失常

14.4.1.1 QTc 间隔延长：定义与病理生理学

QT 间期从 QRS 波开始到 T 波结束[81, 82]（图 14.1），代表心室活化和恢复（去极化和复极化）。去极化是钠和钙流入心肌细胞的结果。相反，当钾流出量超过钠和钙流入量时，就会发生复极化[81]。任何影响这些通道的药物，尤其是复极化时参与钾外排的 hERG 钾通道[83]，都可能引起 QT 间期的改变[84, 85]。此外，电解干扰也可能干扰正常的去极化和复极化过程[78, 79]。

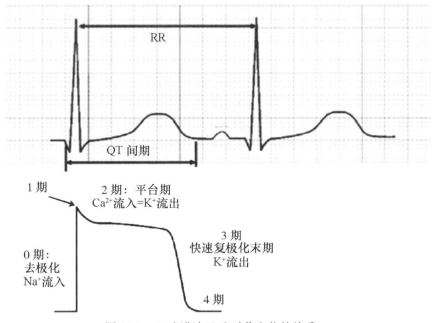

图 14.1 QT 间期与心室动作电位的关系

注：QT 间期从 QRS 波开始测量到 T 波结束；RR 是从一个 QRS 波群开始到下一个 QRS 波群开始的时间间隔。图的下半部分为 QT 间期与心室动作电位的相关性：0 期或去极化主要由钠离子流入细胞引起，而在 2 期或平台期钙离子流入与钾离子流出达到平衡。3 期或快速复极化末期是由钾流出引起的。

QT 间期随心率减慢而延长，随心率加快而缩短。为了避免与心率相关的变异性，已经研发了几个公式，数学上正确的 QT 间期，称为"QTc 间期"[10、78、79、81、86]（表 14.3）。这是最常用的评估药物致心律失常潜力的测量方法。目前还没有就哪一种方法是最合适的达成一致意见。自动测量通常提供巴泽特公式计算 QTc 间期。众所周知，这个公式高估了高心率下的 QTc 间期，而弗里达里亚公式在这种情况下似乎更准确[87、88]。

表 14.3　QTc 间期修正公式

参　　考	公　　式
弗里达里亚[92、196]	$QT_F = QT/RR^{1/3}$
巴泽特[92,197,198]	$QTc = QT/RR^{1/2}$
弗雷明汉（Sagie）[199]	$QT_{LC} = QT + 0.154（1-RR）$

如何界定正常的和延长的 QTc 间期，目前也缺乏国际共识。一般认为男性 QTc 间期 ≤ 430ms、女性 ≤ 450ms 为正常，而 QTc 间期男性 > 450ms、女性 > 470ms 则被视作延长[78, 79]。这些不同的数值反映了两性间 QTc 间期的生理变化[89]。根据先天性长 QT 综合征中得到的经验，认为当 QTc 间期超过 500ms 时，室性心律失常，尤其是室性心律不齐的风险增加[88]。然而，尚未确定相应的阈值，即低于该阈值 QTc 间期延长被认为是无心律失常风险的[78]。

虽然已经发现了几种诱导 QTc 间期延长的抗癌药物，但一篇文献综述显示，癌症患者通常还有其他可能导致 QTc 间期延长的情况，包括其他的药物治疗（表 14.4）、其他合并症和电解质干扰[79, 86, 88, 90]（表 14.5）。如处方药物可能延长 QTc 间期，识别和纠正患者存在的任何可逆的危险因素对于控制额外的心脏毒性至关重要。

表 14.4　诱导 QTc 间期延长的药物

分　　类	已知的药物
5- 羟色胺受体激动剂 / 阻滞剂	西沙必利、酮色林、齐美定
抗生素	克拉霉素、红霉素、加替沙星、司氟沙星、喷他脒
抗真菌药物	酮康唑、咪康唑、伊曲康唑
抗精神病药物	吩噻嗪、氟哌啶醇、氟哌利多、匹莫齐特、齐拉西酮、奥氮平、利培酮
抗抑郁药	阿米替林、氯米帕明、地西帕明、伊米帕明、舍曲林、文拉法辛
血管舒张药	哌啶类，苯乙胺
抗心律失常的药物	ⅠA：普鲁卡因胺、奎尼丁、丙吡胺
	ⅠC：氟卡尼、普罗帕酮
其他	Ⅲ：胺碘酮、索他洛尔、多非利特、伊布利特
	美沙酮

表 14.5 药物诱导的 QTc 间期延长的危险因素

参　　数	风险因素
性别	女性
与给药有关	高药物浓度
	快速静脉滴注一种延长 QT 间期的药物
电解质紊乱	低钙血症
	低钾血症
	低镁血症
心血管疾病史	心肌缺血
	心脏肥大
	充血性心力衰竭
	心动过缓
	房室传导阻滞
	心肌炎
基线心电图改变	亚临床长 QT 综合征
	基线 QT 延长
内分泌失调	醛固酮增多症
	甲状腺功能减退
	甲状旁腺功能亢进
神经系统紊乱	脑卒中
	蛛网膜下腔出血
	颅内损伤
其他疾病	糖尿病
	肝硬化

　　20 世纪 90 年代初，由于 QTc 间期延长引起心律失常的风险，一些非化学药物上市后被停用[91]，药物引起的 QTc 间期变化的评估成为抗癌药物

和其他药物的临床问题。《非抗心律失常药物 QT 间期延长及致心律失常潜力的临床评价》(International Conference Guidelines for the clinical evaluation of QT interval prolongation and pro-arrhythmic potential for non-anti-arrhythmic drugs，ICH E14) 于 2005 年发表[92]。该指南要求每一种新药在进入 Ⅱ 期临床试验前都要进行复极化效果的临床评估。然而，这些指南在评估抗癌药物时存在局限性，因为在大多数情况下，研究不能在健康的志愿者身上进行，因此，包括安慰剂在内的研究可能是不道德的[78, 88, 93]。

此外，在评价抗癌药物时必须考虑风险与收益的平衡。因此，虽然特非那定等药物因可诱导 QTc 间期平均延长 6ms，已从市面上撤下，但其他具有类似作用或导致更长延长时间的药物仍获得批准。例如镇吐，格拉司琼可诱导 QTc 间期平均延长 5ms[88]，而尼罗替尼或罗米地平等药物尽管分别诱导 QTc 间期平均延长 10ms[94] 和 14ms[95]，但仍根据其疗效获得批准。

14.4.1.2　与 QTc 间期延长相关的抗癌药物

经典的化疗药物和靶向治疗药物均被证明可诱导 QTc 间期延长[96]。与 QTc 间期延长相关的药物及其主要作用见表 14.6。

表 14.6　抗癌药物诱导的 QTc 间期延长

药　　物	影响[a]	发生率 / 延长时间	作　　者
化疗药物			
三氧化二砷	QTc 间期延长（任何级别）	38.4%	Barbey 等[102]
	QTc 间期延长 ≥ 500ms	26.5%	Barbey 等[102]
	室性心动过速	14 例患者中的 4 例	Ohnishi 等[200]
蒽环类	首次给药后 QTc 间期延长	11.5%	Pudil 等[99]
	化疗后 6 个月 QTc 间期延长	34.6%	Pudil 等[99]
组蛋白脱乙酰酶抑制剂			
罗米地辛	平均 QTc 间期延长	14ms	Piekarz 等[95]
	QTc 延长 480ms（2 级）	10%	Bates 等[88]

药　　物	影响 a	发生率 / 延长时间	作　　者
伏立诺他	QTc 间期延长（2 级）	1% ~ 3%	Munster 等[109]
	QTc 间期延长（3 级）	0.8% ~ 4%	
	与基线相比，QTc 延长 > 60ms	2%	
帕比司他			
3 周 1 个疗程，每天 1 次，连续 7 天，静脉滴注	DLT 由于 QTc 间期延长 > 500ms	6 例患者中的 4 例	Giles 等[112]
	2 级 QTc 间期延长	2 例患者中的 1 例	
每 3 周的第 1、3、5 天，静脉滴注剂量 20mg	QTc 间期延长 > 500ms	44 例患者中 1 例	Zhang 等[111]，Sharma 等[113]
	QTc 间期延长 480 ~ 500ms	44 例患者中的 2 例	
LAQ824	平均 QTc 间期延长	14ms	De Bono 等[201]
普利迪普辛	平均 QT 间期延长	2.51ms	Soto-Mates 等[175]
激酶抑制剂			
多靶点抗血管生成酪氨酸激酶抑制剂			
凡德他尼单药			
100mg	QTc 间期延长（任何级别）	23%	田村等[202]
200mg	QTc 间期延长（任何级别）	50%	
	3 级	5%	
300mg	QTc 间期延长（任何级别）	47%	
	3 级	5%	
凡德他尼联合多烯紫杉醇非（小细胞肺癌）			
控制臂（多烯紫杉醇）	治疗 6 周后 QTc 间期延长	2ms	Heymach 等[203]
凡德他尼 100mg + 多烯紫杉醇	治疗 6 周后 QTc 间期延长	14ms	
	QTc 间期延长（3 级或以上）	5%	

续表

药　　物	影响 [a]	发生率 / 延长时间	作　　者
凡德他尼 300mg + 多烯紫杉醇	治疗 6 周后 QTc 间期延长	26ms	美国 FDA [116]
	QTc 间期延长（3 级或以上）	11%	
舒尼替尼	尖端扭转型室速	< 0.1%	Shah 等 [53]
	QTc 间期 > 500ms QTc 间期延长 > 距基线 60ms	0.5% 1%	
卡博替尼	平均 QTc 间期延长	10 ~ 15ms	Shah 等 [117]
帕唑帕尼	相互矛盾的数据		Shah 等 [53]
	III 期研究 QTc 间期延长（帕唑帕尼组）［QTc 间期比安慰剂组延长 13%］ QTcB > 500ms 尖端扭转型室性心动过速 2 例（其中 1 例服用胺碘酮）	18% 2.0% 0.2%	
	专门的 QTc 间期研究 平均 QTc 延长 QTc 间期比基线延长 > 60ms QTc 间期 > 500ms	4.4ms 0 0	
索拉非尼	平均 QTc 间期延长	8.5ms	Shah 等 [53]
	平均 QTc 间期延长（有统计学意义）	10ms	Kloth 等 [118]
以 Bcr-Abl 为靶点的多靶点酪氨酸激酶抑制剂			
尼洛替尼	QTc 间期比基线延长 > 30ms	33% ~ 40.8%	Hazarika 等 [204]
	QTc 间期比基线延长 > 60ms	1.9% ~ 2.5%	
	QTc 间期比基线延长 > 60ms QTc 间期 > 500ms	3.9% 0.9%	Shah 等 [53]

药　　物	影响 a	发生率 / 延长时间	作　　者
达沙替尼	平均 QTc 间期变化	7.0 ~ 13.4ms	美国 FDA[119]
	QTc 间期比基线延长 < 30ms	54%	Johnson 等[205]
	QTc 间期延长 30 ~ 60ms	36%	
	QTc 间期比基线延长 > 60ms	11%	
	QTc 间期延长 450 ~ 500ms	21%	
	QTc 间期延长 > 500ms	1%	
伊马替尼	平均 QTc 间期延长（有统计学意义）	10ms	Kloth 等[118]
博舒替尼	QTc 间期延长（任何级别）	37%	Abbas 等[120]
	平均 QTc 间期 > 500ms QTc 间期延长	0.2% 3ms	Kloth et al.[118]

ALK 抑制剂

色瑞替尼	QTc 间期比基线延长 > 60ms	5.3%	Shah 等[117]
克唑替尼	QTc 间期延长 > 500ms QTc 间期比基线延长 > 60ms	1.5% 3%	Shah 等[53]
TSR-011	QTc 间期延长 ●［40mg q8h（Ⅱ期推荐剂量）］ QTc 间期延长 > 500ms ●［40mg q8h（Ⅱ期推荐剂量）］	15.9% 7.7% 4.3% 0%	阿肯瑙等[121]

BRAF 抑制剂

维莫非尼	任何 QTc 间期延长 QTc 间期延长 > 500ms	10% 1.6% ~ 2%	Shah 等[53]
	临床相关的 QTc 间期延长	34.4%	Kloth 等[118]

针对 EGFR-HER2 的酪氨酸激酶抑制剂

拉帕替尼	QTc 间期延长 > 500ms QTc 间期比基线延长 > 60ms	6% 11%	Shah 等[53]

续表

药　　物	影响[a]	发生率 / 延长时间	作　　者
罗基列替尼	QTc 间隔延长（任何级别） ● 500mg bid ● 625mg bid QTc 间期比基线延长 > 500ms ● 500mg bid ● 625mg bid	21% 28% 5% 9.5%	Goldman 等[123]
奥西替尼	QTc 间期延长 > 500ms QTc 间期比基线延长 > 60ms	0.2% 2.7%	美国 FDA[122]
厄洛替尼	QTc 间期延长（显著）	9ms	Kloth 等[118]
	没有影响 QTc 间期的证据		Shah 等[53]

免疫检查点激酶 1 抑制剂

MK-8776	QTc 间期延长 QTc 间期比基线延长 > 500ms	19% 2%	Daud 等[129]

胰岛素生长因子受体

利西替尼 （OSI-906）	QTc 间期延长	20%	Quinn 等[130]

蛋白激酶 C 抑制剂

恩扎妥林

单药

每天 800mg	QTc 间期延长（3 级）	1/9	Kreisl 等[133]
250mg，每天 2 次	QTc 间期延长（3 级）	1/5	
多种剂量	QTc 间期延长（1～2 级）	23%	
350mg，每天 2 次	QTc 间期延长（2 级）	1/7	Rademaker-Lakhai 等[131]
每天 500～ 525mg	QTc 间隔延长（2 级）		Kreisl 等[134]
每天 500mg	QTc 间期比基线延长 50ms	5%	Oh 等[135]

续表

药　　物	影响 [a]	发生率 / 延长时间	作　　者
多种剂量（健康志愿者）	QTc 间期延长 > 450ms	1/25	Welch 等 [132]
	QTc 间期比基线延长 > 30ms	5/25	
联合卡培他滨			
恩扎妥林 350mg	QTc 间期 > 500ms	1/7	Camidge 等 [206]
多种剂量	QTc 间期延长（1～2 级）	23%	
HSPqo 抑制剂			
HSP990	QTc 间期 > 500ms	3%	Spreafico 等 [124]
AUY922	QTc 间期 > 450ms QTc 间期 > 480ms	23% 2%	Sessa 等 [125]
PF-04929113	QTc 间期延长（任何级别） QTc 间期 > 450ms	16% 2%	Reddy 等 [127]
其他抑制剂			
洛纳法尼	QTc 间期延长（3 级）	1/15	Hanrahan 等 [136]
Combretastatin A4 磷酸酯	QTc 间期延长（1～2 级）	5%	Dowlati 等 [137]
硼替佐米			
戈舍瑞林 – 比卡鲁胺	QTc 间期延长 30～60ms	46%	Garnick 等 [140]
	QTc 间期比基线延长 > 60ms	8%	
亮丙瑞林 – 比卡鲁胺	QTc 间期延长 30～60ms	26%	Garnick 等 [140]
	QTc 间期比基线延长 > 60ms	6%	

注：DLT，剂量限制毒性；a，分级根据 NCI-CTCAE，版本 3。

化疗药物

蒽环类药物与延长 QTc 间期和增加心律失常风险有关 [97-99]。即使在接受化疗数年后，接受蒽环类药物预处理的乳腺癌患者的基线 QTc 更长，并且异氟醚麻醉后 QTc 间期延长也有显著差异 [100]。

与 QTc 间期延长关系最密切的化疗药物可能是三氧化二砷。在一项急性早幼粒细胞白血病研究中首次描述了其诱导 QTc 间期延长的潜力。在该研究中，40 例入组患者中有 16 例经历了 QTc 间期延长 > 500ms，并有 1 例出现了单一的、无症状的、一过性的、自限性的尖端扭转型室性心动过速[101]。对 99 例参与三氧化二砷 I 期和 II 期临床试验的患者的汇总分析显示，有 38 例患者 QT 间期延长，其中 26 例患者 QT 间期延长为 > 500ms。三氧化二砷诱导的 QTc 间期延长在下一个周期之前是可逆的、剂量依赖性的，也更可能发生在女性、低钾血症患者或有潜在心脏病的患者[102]。

其他与 QTc 间期延长相关的化疗药物有 amsacrine[96]、5- 氟尿嘧啶（一般是冠状动脉事件）[103, 104] 和环磷酰胺[105]。与环磷酰胺相关的 QTc 间期延长的幅度似乎与进一步的心脏衰竭风险相关。

组蛋白脱乙酰酶抑制剂

组蛋白脱乙酰酶（HDAC）抑制剂是一组化合物，调节组蛋白乙酰化，最终诱导表观遗传变化的转录。几种化学结构上不相关的 HDAC 抑制剂均可诱导 QTc 间期延长。第一个显示有诱发心律失常潜力的 HDAC 抑制剂是罗米地普辛，也称为去甲肽。罗米地普辛在转移性神经内分泌肿瘤中的 II 期研究，由于 2 例患者经历室性心动过速而提前终止，并且在第三例患者中描述了突然死亡[106]。NCI 资助的临床试验的汇总分析显示，包括 500 多例患者在内，QTc 间期 > 480ms 的发生率为 10%[88]。此外，罗米地普辛在 T 细胞淋巴瘤 II 期临床试验的心脏亚研究中，QTc 间期的平均延长时间为 14ms[95]。罗米地普辛现在已被批准用于 T 细胞淋巴瘤的治疗，基于其 QTc 数据值得进一步研究；美国食品药品监督管理局（FDA）的批准包括关于 QTc 间期监测和管理潜在延长的若干建议[107]。

vorinostat 是一种苯基丁酸酯衍生的 HDAC。在一项 II 期研究中纳入的 74 例难治性 T 细胞淋巴瘤患者中，vorinostat 导致 QTc 间期 > 470ms[108]。根据 CTCAE V3.0，2 级 QTc 间期延长的发生率为 1% ～ 3%，3 级为 0.8% ～ 4%[109]。一项专门针对晚期实体肿瘤的 I 期心脏研究表明，单次过量使用 vorinostat 并没有显著增加 QTc 间期[109]。美国 FDA 批准的一项具体建议是，在使用 vorinostat 之前监测电解质，以降低 QTc 间期延长和心律失常的风险[110]。

另一种化学上不相关的分子 panobinostat 显示出与剂量和用药方案相关的 QTc 间期延长，与间断给药相比，每天静脉给药后观察到的 3 级 QTc 间期延长发生率要高得多[111-113]。

激酶抑制剂

QTc 间期延长首次在多靶点激酶抑制剂如凡德他尼或舒尼替尼中描述。近年来，激酶抑制剂诱导 QTc 间期延长的谱系已经扩大，包括多靶点和特异性激酶抑制剂。

抗血管生成多靶点激酶抑制剂

一些已批准的多靶点激酶抑制剂具有诱导 QTc 间期延长的潜力[79]，它们在体外均表现出与 HERG K$^+$ 通道的相互作用。在评估凡德他尼治疗甲状腺髓样癌的Ⅲ期随机试验中[114]，大约 14% 的患者发生 QTc 间期延长，但只有 8% 的患者存在 3 级 QTc 间期延长，这是发生室性心律失常的高风险因素[115]。因此，凡德他尼的 FDA 批准中纳入了 QTc 间期、电解质监测和 QTc 间期延长时剂量调整的具体指南[115]。

其他抗血管生成多靶点激酶抑制剂，如舒尼替尼、索拉非尼或卡博替尼，已显示出延长 QTc 间期的潜力，但其影响较小[53]。除了诱导临床相关的 QTc 间期延长（0.5% 的患者为 > 500ms），舒尼替尼还在 < 0.1% 的患者中诱发尖端扭转型室性心动过速[116]。因此，美国 FDA 建议对电解质紊乱、既往 QT 间期延长或其他已有心脏疾病的患者慎用舒尼替尼。卡博替尼和索拉非尼均显示平均 QTc 间期略有增加[53, 117, 118]（表 14.6）。帕唑帕尼对 QTc 间期的影响尚不清楚。一项评估帕唑帕尼对 QTc 间期影响的专门研究没有显示出任何显著的影响[53]。然而，在Ⅲ期试验中使用帕唑帕尼的患者中，18% 的患者在一定程度上经历了 QTc 间期延长，安慰剂组中有 13% 的患者的 QTc 间期延长。根据 Shah 等的研究，在接受帕唑帕尼治疗的 977 例患者中，有 2 例患者发生尖端扭转型室性心动过速，其中 1 例患者正在服用抗心律失常药物，这种药物可能在该事件中存在因果效应[53]。

Abr-Bcl 和 Src 多激酶抑制剂

尼洛替尼和达沙替尼这两种 ABL-1 抑制剂已被证实与心力衰竭和 QTc 间期延长有关（表 14.6）。两者的美国 FDA 标签中分别有关于毒性监测和管理的具体指南[94, 119]。

关于博舒替尼，虽然一项专门的研究没有显示其对 QTc 间期有任何影响[117]，但一项评估博舒替尼在肝功能障碍患者中的安全性的 I 期研究显示，27 例参与研究的患者中有 10 例患者的 QTc 间期延长。虽然该研究中 QTc 间期延长的发生率随肝功能下降而增加，但 9 名健康志愿者中有 1 名经历了 QTc 间期延长（453ms，比基线增加了 16ms）。在所有患者中，QTc 间期均未达到 500ms[120]。

ALK 抑制剂

一些间变性淋巴瘤激酶（ALK）抑制剂显示出增加 QTc 间期的潜力。根据美国 FDA 标签，在 1.5% 的[53]患者中，克唑替尼使 QTc 间期超过 500ms；而在 5.3% 的患者中色瑞替尼诱导 QTc 间期较基线延长 > 60ms[117]。其他新化合物，如 TSR-011，以剂量依赖的方式诱导 QTc 间期延长[121]。

BRAF 抑制剂

最近的一项回顾性多中心研究评估了不同激酶抑制剂（即厄洛替尼、吉非替尼、伊马替尼、拉帕替尼、帕唑帕尼、索拉非尼、舒尼替尼和维莫非尼）对 QTc 间期的影响[118]。接受维莫非尼治疗的患者的 QTc 间期延长最为显著，34.3% 的患者 QTc 间期较基线延长 30ms，11.9% 的维莫非尼治疗的患者的 QTc 间期 > 470ms。

针对 EGFR 和 HER2 的酪氨酸激酶抑制剂

回顾性多中心研究评估了不同激酶抑制剂对 QTc 间期的影响，发现 21 例接受厄洛替尼治疗的患者平均 QTc 间期有统计学意义上的增加[118]。然而，只有 3 例患者的 QTc 间期增加 > 30ms，2 例患者的 QTc 间期达到 470ms，这是临床上相关 QTc 间期增加的预定义标准。

在同一项回顾性研究中，拉帕替尼未显示可显著增加 QTc 间期[118]。然而，在分析中接受拉帕替尼治疗的患者数量有限。在拉帕替尼的 I 期研究中，81 例接受治疗的患者中有 11% 的患者的 QTc 间期较基线延长了 > 60ms，6% 的患者在治疗期间的 QTc 间期 > 500ms。因此，美国 FDA 的标签建议，在伴有 QTc 间期延长危险因素的患者使用拉帕替尼时要谨慎[53]。

奥西替尼和罗基列替尼都是针对 t790m 耐药突变的新型 EGFR 抑制剂，

已经证明可以诱导依赖于剂量的 QTc 间期延长。在临床试验中，奥西替和罗基列替分别在 0.2% 和 5% 的患者中诱导 QTc 间期大于 500ms[122, 123]。因此，对于伴有 QTc 间期延长危险因素的患者，推荐行心电监护。

HSP90 抑制剂

不同的 HSP90 抑制剂显示 QTc 间期延长是一个限制剂量增加的不良事件。在 HSP990 I 期研究中，3% 患者的 QTc 间期大于 500ms[124]；而在 AUY922 I 期研究中，2% 患者的 QTc 间期大于 480ms[125]。HSP90 抑制剂 PF04929113 在实体肿瘤的 I 期试验中没有显示出任何相关的 QTc 间期延长[126]。然而，在血液系统恶性肿瘤的 I 期研究中，16% 的患者存在一定的 QTc 间隔延长，2% 的患者存在治疗期 QTc 间期 > 450ms[127]。

HSP90 抑制剂通常会引起腹泻和电解质紊乱，这可能与 QTc 间期延长有关。然而，HSP90 抑制剂可能对 QTc 间期有直接影响，因为 HSP90 参与了 ERG 通道的转运[128]。

其他药物

目前，有越来越多的药物被发现可能潜在延长 QTc 间期，包括某些检查点激酶抑制剂[129]、胰岛素样生长因子 1 抑制剂[130]、蛋白激酶 C 抑制剂（enzastaurin）[131–135]、血管干扰剂（洛纳法尼）[136] 和考布他汀 A4 磷酸酯[137] 或者 Hdm-2 抑制剂（serdemetan）[138]。在激素疗法方面，也有一些药物可能延长 QTc 间期[139, 140]（表 14.6）。

14.4.2 其他由化疗引起的心律失常

抗癌药物会引起与 QTc 间期无关的心律失常。化疗后心律失常实际上是癌症中心最常遇到的心脏病学问题[141]。在目前已有的心律失常事件报告中，主要包括窦性心律过缓、房室传导阻滞、房颤和室性心动过速，此外还包括一些发生率较低的心律失常[80, 141]。

在化疗药物中，最常与心律失常相关的是紫杉醇，其表现主要是无症状的窦性心动过缓（29%）和 I 度房室传导阻滞（25%）[142]。更严重的心脏传导阻滞较少见[143]。在 NCI 数据库的 3,400 例患者中，只有 4 例患者发生了 II 度或 III 度心脏传导阻滞[142]。尽管最初认为紫杉醇引起的心律失常与

Cremophor（可增加紫杉醇水溶性）有关，但紫杉醇本身就可能诱发心律失常。这一论点的证据是不需要氢化蓖麻油增溶剂的清蛋白结合型紫杉醇也可以诱导一小部分患者（＜1%）发生心动过缓[144]。另外，除紫杉醇外，其他的抗癌药物包括 5- 氟尿嘧啶、顺铂、吉西他滨、IL-2、蒽环类药物和美法仑也有此种风险[11]（表 14.7）。

表 14.7　化疗引起的心律失常患者

药物	心动过缓	心房颤动	心室心动过速	参考资料
紫杉醇	29% 心动过缓 25% 一级房室传导阻滞 ＜0.1% 二度房室传导阻滞	0.18%	0.26%	Guglin 等[141]，Rowinsky 和 Donehower[142]
氟尿嘧啶	2.8%	4.2%~6.5%	1.1%	De Forni 等[61]，Guglin 等[141]，Talapatra 等[207]
顺铂	案例报告	案例报告	xx	Canobbio 等[141]，Altundag 等[208]，Canobbio 等[209]，Hashimi 等[210]
吉西他滨	2.3%	8.1%	1.6%	Gridelli 等[211]，Santini 等[212]，Sauer-Heilborn 等[213]，Zwitter 等[214]，Lin 等[215]
蒽环类	3.4%	2.2%~10%	6%	Steinberg 等[11]，Guglin 等[141]，Kilickap 等[216, 217]
IL-2	1.08% 与联合化疗方案相关	4.3%~13.3%	0.2%~1.1%	Guglin 等[141]，Margolin 等[218]，Lee 等[219]
美法仑	5% 与硼替佐米联合应用	6.6%~11.8%	0.7%~1.5%	Moreau 等[220]，Phillips 等[221]，Mileshkin 等[222]，Lonial 等[223]，Palumbo 等[224]

靶向药物引起的心律紊乱

一些靶向药物（如克唑替尼和普纳替尼）也与 QTc 间期延长以外的心律紊乱有关。根据美国 FDA 的标签，在一项大型回顾性研究中，克唑替尼导致 69% 的患者窦性心动过缓[145]，而普纳替尼导致了 19% 的患者心律失常。在普纳替尼导致的心律失常中，房颤是最常见的类型，有 7% 的患者发生了此类症状。

14.5　高血压

高血压是 VEGF 抑制剂最常见的毒性反应之一。单抗类药物（如贝伐珠单抗）和多靶点的 TKI 类药物（如舒尼替尼、索拉非尼、阿西替尼、西地尼布、阿柏西普和特拉替尼等）都会有高血压不良反应。这类药物的作用机制是通过抑制 VEGF 通路，促进内皮细胞凋亡来达到抗肿瘤血管生成的目的；然而，抑制 VEGF 通路会导致一氧化氮水平降低，从而使血管收缩。这可能是抗 VEGF 治疗开始后血压快速升高的原因[146]。此外，持续抑制 VEGF 通路可诱导内皮细胞凋亡，最终导致毛细血管数量减少，增加整体血管阻力，这种作用机制导致的高血压可以在接受贝伐珠单抗[147]、舒尼替尼[148]和特拉替尼[149]治疗的患者中观察到，并且可以在停止治疗 2 周内逆转[150, 151]。由药物导致的高血压，舒尼替尼的发生率为 15% ~ 25%[152, 153]，索拉非尼为 20%[154]，贝伐珠单抗则高达 35%。这三种药物会诱发剂量依赖性高血压[155, 156]。高血压可能伴有严重的并发症，如颅内出血和高血压急症。患者既往患有不可控的高血压是发生此类并发症的高危因素，因此在开始抗血管生成治疗之前，将血压控制在正常范围之内是非常重要的。

14.6　静脉血栓形成

14.6.1　化疗药物和靶向药物

一些药物与静脉血栓形成事件发生率增加有关，包括顺铂[157]、伏立诺他[108, 158]、沙利度胺[159, 160]和厄洛替尼[161]。此外，抗血管生成药物与 3% ~ 6% 的静脉血栓事件相关[53, 71, 74, 116]。然而，两项随机对照 II 期和 III 期临床试验中使用 VEGFR-TKIs 的患者（舒尼替尼、索拉非尼、帕唑帕尼和阿西替尼）静脉血栓形成事件发生率的荟萃分析显示，VEGFR-TKIs 组和对照组之间比较差异无统计学意义[162, 163]。值得注意的是，使用新型 TKIs 治疗的患者，如卡博替尼和普纳替尼，其中有高达 6% 的患者发生了静脉血栓形成事件，但这两项荟萃分析都不包括这些新型药物[75, 77]。

抗肿瘤药物之所以会引起静脉血栓形成，其机制可能是药物改变了血小板聚集或者药物直接影响到了内皮细胞[5]。对此，给患者预防性使用阿司匹林或者低分子量肝素是否能起到预防作用目前尚不明确，但对于一些高危患者来说，使用抗血小板聚集或抗凝药物可能是有利的[164]。

14.6.2　激素疗法

他莫昔芬是一种选择性雌激素受体调节剂（SERM），与血栓形成事件的发生率增高有关[165]，对于有血栓形成事件史的女性应谨慎使用。在使用芳香化酶抑制剂治疗的同一患者人群中没有观察到静脉血栓风险升高。但是，芳香化酶抑制剂会导致心脏不良事件发生率增加[166]。一些数据表明他莫昔芬具有心脏保护作用，与芳香化酶抑制剂不良事件的对比也支持这一结论。此外，氟维司群，一种抑制雌激素受体的内分泌制剂，也会增加血栓形成事件的风险[167]。

14.7　放疗导致的心脏疾病

虽然放疗并不属于全身治疗，但在近期的回顾性研究中，放疗已经被证明会增加系统治疗的毒性。纵隔外的放疗可在治疗后 12 个月内引起心包毒性，如急性心包炎或无症状的慢性心包积液，在冠状动脉通过冠脉循环、瓣膜和心肌的损伤导致早期冠状动脉粥样硬化[168-170]。其潜在机制是由于直接细胞损伤导致微血管破坏和细胞凋亡，从而在治疗后的数年内产生纤维化。

心脏毒性风险增加与多种因素有关，如辐射剂量[4]、接受放射治疗的心脏体积、放射治疗技术和患者年龄。两项针对儿童癌症幸存者的大型研究表明，放射治疗后心脏毒性风险会增加，根据辐射剂量的不同，风险比在 2～25[4, 171]。随着放疗技术的不断改进，心脏辐射损伤的发生率正在逐步下降。

新的放射治疗和定位技术，如调强放射治疗、深吸气屏气技术和俯卧位，可能降低直接心脏损伤的风险。从放疗时患者的年龄来看，年龄越小的患者辐射诱导心脏毒性的发生率越高，20 岁以下的患者 DNA 损伤发生率明显更高[169, 172]。

14.8 心脏毒性的预防和管理

如图 14.2 所示，数种方法可用于限制心脏毒性的发生，并在发生时进行最佳治疗[6, 10, 173, 174]。

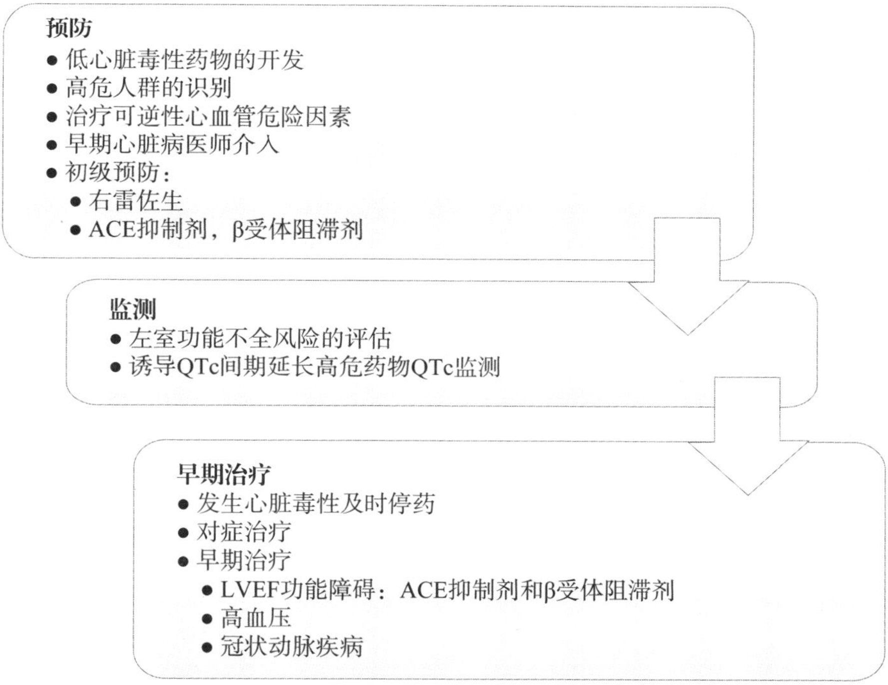

预防
- 低心脏毒性药物的开发
- 高危人群的识别
- 治疗可逆性心血管危险因素
- 早期心脏病医师介入
- 初级预防：
  - 右雷佐生
  - ACE抑制剂，β受体阻滞剂

监测
- 左室功能不全风险的评估
- 诱导QTc间期延长高危药物QTc监测

早期治疗
- 发生心脏毒性及时停药
- 对症治疗
- 早期治疗
  - LVEF功能障碍：ACE抑制剂和β受体阻滞剂
  - 高血压
  - 冠状动脉疾病

图 14.2 心脏毒性的预防、检测和管理建议

14.8.1 预防

14.8.1.1 药物研发

在药物研发的早期阶段，预防心脏毒性就已经被纳入研发目标中。为此，研发人员在药物设计上投入了大量的努力。其中一个开创性的方法是设

计供替代的蒽环类药物，如表柔比星和脂质体蒽环类药物；表柔比星是多柔比星的同分异构体，心脏毒性更低，而脂质体蒽环类制剂通过减少药物在心脏的分布来降低心脏毒性[30]。更近期的例子还有清蛋白结合型紫杉醇，通过将紫杉醇与清蛋白结合来提高活性，降低毒性[144]。plitidepsin 是一种罗米地辛类似物，可以减少临床早期 QTc 间期的延长[175]。关于 TKI 类药物，一些心脏毒性作用被认为是药物脱靶效应的结果，药物抑制了另外的与抗癌活性无关的激酶，从而导致心脏毒性[176]。在某些情况下，药物重组以降低其对这种脱靶激酶的亲和性可以改善其心脏毒性。为胃肠道间质瘤（GIST）重新设计的伊马替尼配方就是这一方法的一个很好的例子[177]。

药物监管部门也在努力提高新药的心脏安全性。除了本文所述临床进展过程中 QTc 间期评估的指南[92]之外，还发布了针对非抗心律失常药物诱发心律失常风险的临床前评估指南[178]。

14.8.1.2 高危人群识别

在癌症患者中，心血管风险因素往往被低估。一些研究表明，很大比例的患者至少有一种心血管危险因素。Schmidinger 等的一项观察性研究显示，48.8% 的患者患有高血压，26% 的患者患有高胆固醇血症，22% 的患者患有 2 型糖尿病，12.8% 的患者患有高三酰甘油血症[70]。正如本文所述，充分控制这些可逆危险因素和电解质紊乱对减少和控制心脏毒性至关重要[79]。最近发表的一项基于社区的回顾性队列研究表明，成年的癌症长期幸存者比对照组患心血管疾病的概率更高。多发性骨髓瘤、肺癌、非霍奇金淋巴瘤和乳腺癌的幸存者与非癌症对照组相比风险更高。在有两种或两种以上心血管危险因素的肿瘤患者中，这种风险甚至还要更高[59]。所以，针对既存在心脏疾病且服用可能导致左心室功能不全或 QTc 间期延长的药物的患者，应鼓励心脏病医师尽早参与临床管理[79]。

14.8.1.3 主要预防手段

有两项随机研究评估了使用抗高血压药物作为化疗相关心肌病的预防性治疗的效果：一项使用依那普利，另一项使用卡维地洛。Cardinale 等评估了依那普利对化疗后不久出现肌钙蛋白 I 升高的患者的作用。评估结论认为以肌钙蛋白升高为指标的急性心肌损伤是心室功能不全的潜在预测指标[179]。

结果显示，与安慰剂相比，依那普利可显著降低 12 个月内左心室功能不全的发生率（$P < 0.001$）。在 Kalay 等的一项较小型的研究中，25 例接受蒽环类药物治疗的患者被随机分配到 β 受体阻滞剂治疗组（卡维地洛）或安慰剂组。结果显示，与安慰剂相比，使用卡维地洛的患者在 6 个月时蒽环类药物诱发心肌病的发生率更低。这些研究表明，在左心室功能不全发病前优化血流动力学和神经体液状态可能是有益的，这两种药物可能是治疗抗肿瘤药物导致高血压的首选药物[180]。

另一项主要预防措施是使用右雷佐生，它是一种类似于乙二胺四乙酸的铁螯合剂。目前已有证据证明右雷佐生可降低使用蒽环类药物治疗的儿童和成人心力衰竭的发生率[181]。然而，此类药物有可能增加继发恶性肿瘤的风险，且有可能导致抗肿瘤治疗活性降低，这些负面作用已经引起了关注。根据这些发现，美国 FDA 已将其仅限在转移灶中使用，且多柔比星累积剂量须超过 300mg/m^2[182]。

14.8.2 监测

14.8.2.1 左心室射血分数（LVEF）评估

在肿瘤系统治疗之前、期间和之后的心脏评估是一个有争议的问题。针对这个问题，已经有多个指导原则和算法被提出。目前，LVEF 是最能被接受的预测心血管事件短期和长期死亡率的参数；然而，LVEF 对早期心脏毒性的检测仍然相对不敏感。基于其广泛的实用性和低辐射量，二维（2D）双平面超声心动图是目前癌症治疗期间估计左心室容积和射血分数的主要方法。二维超声心动图的主要局限性是其相对中等的再现性。

其他有用的超声心动图技术还有变形成像技术。最近的研究报道，整体收缩纵向心肌应变（GLS）的减少可以准确地预测在癌症治疗期间 LVEF 的减少[183]。虽然 GLS 可能是检测心脏毒性更敏感的工具，但目前没有证据表明仅凭 GLS 下降就可以停止癌症治疗或开始心脏治疗。心脏放射性核素（MUGA）扫描也可用于监测心功能；然而，这项技术也有一些限制，主要是需要患者暴露在较高的辐射剂量之下，另外这项技术能提供的心脏舒张功能和心脏结构信息也很有限[170]。实际上，磁共振成像才是目前公认的评估心脏收缩功能、容积和体积的"金标准"，但由于磁共振的成本过高且可及性不足，也并不能作为常规的监测手段。

多柔比星是非常适用 LVEF 监测的药物。美国 FDA 对多柔比星应用的限制是：LVEF 低于正常值下限 10%，任何水平的 LVEF 水平下降 20% 或 LVEF 总体水平低于 45%，都是成人心脏功能恶化的指标，出现上述情况时应停用蒽环类药物。在儿童中，应相应降低标准，如 LVEF 比基线下降 ≥ 10% 或低于 29% 或 LVEF 比基线下降 ≥ 10% 或低于 55% 时，应停用蒽环类药物。同时，患者的心脏监测应包含患者的既往病史，以心力衰竭体征和症状为重点的体格检查以及通过超声心动图或放射性核素血管造影评估的 LVEF 水平。对于不存在心脏毒性增加风险的患者，建议在完成 4 ~ 5 个化疗周期（$200 \sim 300mg/m^2$ 的多柔比星或等效药物）后评估 LVEF 水平，确定心脏收缩功能无异常的前提下，再考虑下一步治疗。高危患者应提高检测频率[5]。

目前，针对心脏毒性的诊断尚无共识。欧洲心脏病学会认为，LVEF 低于正常下限 10%（通常认为是 LVEF < 50%）可诊断为心脏毒性，建议使用 ACE 抑制剂和 β 受体阻滞剂来防止左室功能障碍或有症状的心力衰竭[184]。此外，应考虑使用心脏毒性更小的方案。目前关于如何设定监测频率以最大限度地提高蒽环类药物所致心肌病的灵敏度和特异度的研究尚不清楚，期待进一步的研究成果。

14.8.2.2 血清心脏生物标志物

除影像学技术外，过去 20 多年间被广泛使用的还有多种血清心脏标志物。血清肌钙蛋白 I 水平被认为可以反映心肌细胞死亡，并与多柔比星累积剂量和充血性心力衰竭相关。例如在化疗前、化疗结束后 72 小时（早期评估）和化疗后 1 个月（晚期评估），肌钙蛋白 I 水平的升高预测了 LVEF 的下降和心脏事件，且可以识别三种不同的肌钙蛋白释放模式。肌钙蛋白 T 也有类似的作用[185, 186]。在接受曲妥珠单抗治疗的患者中，肌钙蛋白 I 升高也可以识别出那些将发展为 LVEF 下降的患者以及即使接受 ACE 抑制剂和 β 受体阻滞剂治疗仍无法恢复的患者[187]。在乳腺癌患者中，一项小型单中心研究表明，高敏感性肌钙蛋白检测联合 GLS 检测对预测心脏毒性的阴性预测值为 91%[188]。蒽环类药物治疗后脑钠肽（BNP）水平升高也可能与左心室功能障碍和临床心力衰竭有关。由于个体间的差异，BNP 监测的作用尚不明确。在将这些血清标志物监测纳入接受潜在心脏毒性治疗的患者的常规治疗之前，需要进行更大规模的前瞻性研究来评估其效用[189-191]。

14.8.2.3　QTc 间期评估

如前文所述，针对临床开发阶段的药品已经发布了具体指南，确保在给药期间进行 QTc 间期变化的评估。此外，一些已知可导致 QTc 间期延长的已获批准的药物，如罗米地辛、凡德他尼或尼洛替尼，都在美国 FDA 标签中包含了在给药期间进行心脏监测的具体建议[94, 107.115]。

14.8.3　早期治疗

如果发生心血管事件，任何抗癌药物都应立即停药，如 LVEF 显著降低，QTc 间期 > 500ms 或 QTc 延长 > 60ms。尽量减少其他延长 QT 间期的药物暴露，纠正电解质异常。不过，若患者出现尖端扭转型室性心动过速，则需要异丙肾上腺素或经静脉起搏来将心率提升到每分钟 90 次以上，以防止出现新的急性发作。

在左室功能障碍的情况下，一旦确定了治疗方法，就难以获得关于心脏功能障碍的信息。一项观察性研究显示，在蒽环类药物治疗结束后的 6 个月内，如果使用依那普利和卡维地洛治疗，LVEF ≤ 45% 的患者的 LVEF 水平会有改善[192]。许多研究已经评估了依那普利对无症状心功能障碍的儿童癌症幸存者的作用。这些研究虽然观察到了 LVEF 的暂时改善，但这是否会影响未来的总体结果尚不清楚[193, 194]。

目前，还没有关于化疗引起的心力衰竭治疗的具体指南，但学界普遍认为，尽管尚未得到明确验证，但针对普通人群的循证指南对癌症患者也有帮助。对于预后合理、生活质量良好的个案，可采用植入式心律转复除颤器[195]。另外，心脏再同步治疗也可用于改善左心室功能障碍。关于干细胞疗法在蒽环类心脏病治疗中的潜在应用的数据尚未发布。

结论

由于化疗、靶向治疗和放射治疗，癌症患者患心脏病的风险会增加。心血管疾病目前是癌症幸存者长期发病和死亡的第二大原因。需要在肿瘤治疗开始前就识别出心脏毒性的高危个体，通过采取心脏保护措施或修改治疗方案将这种风险降到最低。在抗肿瘤治疗期间和之后，为了及时发现和有效管理心脏毒性，心血管系统监测是必不可少的。

我们需要肿瘤心脏病学或心脏肿瘤学这样的跨学科研究方法。通过肿瘤医师和心脏病医师在积极治疗和治疗后的监测中联合努力，优化对患者的管理，这一学科的发展有利于确保最佳的治疗效果。

（李晓凤　张明晖　译）

参考文献

［1］OEFFINGER K C, MERTENS A C, SKLAR C A, et al. Chronic health conditions in adult survivors of childhood cancer［J］. N Engl J Med. 2006，355(15): 1572–1582.

［2］ARMSTRONG G T, LIU Q, YASUI Y, et al. Late mortality among5-year survivors of childhood cancer: a summary from the childhood cancer survivor study［J］. J Clin Oncol. 2009, 27(14): 2328–2338.

［3］ARMENIAN S H, BHATIA S. Cardiovascular disease after hematopoietic cell transplantation–lessons learned［J］. Haematologica. 2008, 93(8): 1132–1136.

［4］TUKENOVA M, GUIBOUT C, OBERLIN O, et al. Role of cancer treatment in long-term overall and cardiovascular mortality after childhood cancer［J］. J Clin Oncol. 2010, 28(8): 1308–1315.

［5］EWER M S, EWER S M. Cardiotoxicity of anticancer treatments: what the cardiologist needs to know［J］. Nat Rev Cardiol. 2010, 7(10): 564–575.

［6］ALBINI A, PENNESI G, DONATELLI F, et al. Cardiotoxicity of anticancer drugs: the need for cardio-oncology and cardio-oncological prevention［J］. J Natl Cancer Inst. 2010, 102(1): 14–25.

［7］EWER M S, LIPPMAN S M. Type Ⅱ chemotherapy-related cardiac dysfunction: time to recog nize a new entity［J］. J Clin Oncol. 2005, 23(13): 2900–2902.

［8］JONES R L, SWANTON C, EWER M S. Anthracycline cardiotoxicity［J］. Expert Opin Drug Saf. 2006, 5(6): 791–809.

［9］YEH E T, BICKFORD C L. Cardiovascular complications of cancer therapy: incidence, pathogen esis, diagnosis, and management［J］. J Am Coll Cardiol. 2009, 53(24): 2231–2247.

［10］BRANA I, TABERNERO J. Cardiotoxicity［J］. Ann Oncol. 2010, 21(Suppl 7): vii173–vii179.

［11］STEINBERG J S, COHEN A J, WASSERMAN A G, et al. Acute arrhythmogenicity of doxorubicin administration［J］. Cancer. 1987, 60(6): 1213–1218.

［12］HARRISON D T, SANDERS L A. Pericarditis in a case of early daunorubicin cardiomyopathy ［J］. Ann Intern Med. 1976, 85(3): 339–341.

［13］LIPSHULTZ S E, LIPSITZ S R, SALLAN S E, et al. Chronic pro gressive cardiac dysfunction years after doxorubicin therapy for childhood acute lymphoblas tic leukemia ［J］. J Clin Oncol. 2005, 23(12): 2629–2636.

［14］SMITH L A, CORNELIUS V R, PLUMMER C J, et al. Cardiotoxicity of anthracycline agents for the treatment of cancer: systematic review and meta-analysis of randomised controlled trials ［J］. BMC Cancer. 2010, 10: 337.

［15］VON HOFF D D, LAYARD M W, BASA P. Risk factors for doxorubicin-induced congestive heart failure ［J］. Ann Intern Med. 1979, 91(5): 710–717.

［16］STEINHERZ L J, STEINHERZ P G, TAN C T C, et al. Cardiac toxicity 4 to 20 years after completing anthracycline therapy ［J］. J Am Med Assoc. 1991, 266(12): 1672–1677.

［17］HERSHMAN D L, MCBRIDE R B, EISENBERGER A, et al. Doxorubicin, cardiac risk factors, and cardiac toxicity in elderly patients with diffuse B-cell non-Hodgkin's lymphoma ［J］. J Clin Oncol. 2008, 26(19): 3159–3165.

［18］SWAIN S M, WHALEY F S, EWER M S. Congestive heart failure in patients treated with doxorubicin: a retrospective analysis of three trials ［J］. Cancer. 2003, 97(11): 2869–2879.

［19］WANG X, LIU W, SUN C-L, et al. Hyaluronan synthase 3 variant and anthracycline-related cardiomyopathy: a report from the children's oncology group ［J］. J Clin Oncol. 2014, 32(7): 647–653.

［20］LYU Y L, KERRIGAN J E, LIN C-P, et al. Topoisomerase II β–mediatedDNAdouble-strand breaks: implications in doxorubicin cardiotoxicity and prevention by dexrazoxane ［J］. Cancer Res. 2007, 67(18): 8839–8846.

［21］BILLINGHAM M E, BRISTOW M R, GLATSTEIN E, et al. Adriamycin cardiotoxicity: endomyocardial biopsy evidence of enhancement by irradiation ［J］. Am J Surg Pathol. 1977, 1(1): 17–23.

［22］BILLINGHAM M E, MASON J W, BRISTOW M R, et al. Anthracycline cardiomyopathy moni tored by morphologic changes ［J］. Cancer Treat Rep. 1978, 62(6): 865–872.

［23］MACKAY B, EWER M S, CARRASCO C H, et al. Assessment of anthracycline cardiomyopathy by endomyocardial biopsy ［J］. Ultrastruct Pathol. 1994, 18(1–2): 203–211.

［24］VAN DALEN E C, VAN DER PAL HELENA J H, CARON HUIB N, et al. Different dosage schedules for reducing cardiotoxicity in cancer patients receiving anthracycline chemo therapy. Cochrane Database Syst Rev. 2009, 4: CD005008 ［EB/OL］. http://www.mrw.interscience.wiley.com/cochrane/clsysrev/articles/CD005008/frame.html.

［25］BONNETERRE J, ROCHÉ H, KERBRAT P, et al. Long-term cardiac follow-up in relapse-free patients after six courses of fluorouracil, epirubicin, and cyclophosphamide, with either 50 or 100 mg of epirubicin, as adjuvant therapy for node-positive breast cancer: French

Adjuvant Study Group［J］. J Clin Oncol. 2004, 22(15): 3070–3079.

［26］JAIN K K, CASPER E S, GELLER N L. A prospective randomized comparison of epirubicin and doxorubicin in patients with advanced breast cancer［J］. J Clin Oncol. 1985, 3(6): 818–826.

［27］RYBERG M, NIELSEN D, CORTESE G, et al. New insight into epirubicin cardiac toxicity: competing risks analysis of 1097 breast cancer patients［J］. J Natl Cancer Inst. 2008, 100(15): 1058–1067.

［28］BEDANO P M, BRAMES M J, WILLIAMS S D, et al. Phase Ⅱ study of cis platin plus epirubicin salvage chemotherapy in refractory germ cell tumors［J］. J Clin Oncol. 2006, 24(34): 5403–5407.

［29］VALERO V, BUZDAR A U, THERIAULT R L, et al. Phase Ⅱ trial of liposome-en-capsulated doxorubicin, cyclophosphamide, and fluorouracil as first-line therapy in patients with metastatic breast cancer［J］. J Clin Oncol. 1999, 17(5): 1425–1434.

［30］VAN DALEN E C, MICHIELS ERNA M C, CARON HUIB N, et al. Different anthracy cline derivates for reducing cardiotoxicity in cancer patients. Cochrane Database Syst Rev. 2010, 5: CD005006［EB/OL］. http://www.mrw.interscience.wiley.com/cochrane/clsys rev/ articles/CD005006/frame.html.

［31］HENSLEY ML, HAGERTY K L, KEWALRAMANI T, et al. American Society of Clinical Oncology 2008 clinical practice guideline update: use of che motherapy and radiation therapy protectants［J］. J Clin Oncol. 2009, 27(1): 127–145.

［32］POSNER L E, DUKART G, GOLDBERG J. Mitoxantrone: an overview of safety and toxicity［J］. Investig New Drugs. 1985, 3(2): 123–132.

［33］DOW E, SCHULMAN H, AGURA E. Cyclophosphamide cardiac injury mimicking acute myocar dial infarction［J］. Bone Marrow Transplant. 1993, 12(2): 169–172.

［34］KATAYAMA M, IMAI Y, HASHIMOTO H, et al. Fulminant fatal cardiotoxicity following cyclophosphamide therapy［J］. J Cardiol. 2009, 54(2): 330–334.

［35］COSTA RB, KURRA G, GREENBERG L, et al. Efficacy and cardiac safety of adjuvant trastuzumab-based chemotherapy regimens for HER2-positive early breast cancer［J］. Ann Oncol. 2010, 21(11): 2153–2160.

［36］FORCE T, KRAUSE D S, VAN ETTEN R A. Molecular mechanisms of cardiotox-icity of tyrosine kinase inhibition［J］. Nat Rev Cancer. 2007, 7(5): 332–344.

［37］GRAZETTE L P, BOECKER W, MATSUI T, et al. Inhibition of ErbB2 causes mitochondrial dysfunction in cardiomyocytes: implications for herceptin induced cardiomyopathy［J］. J Am Coll Cardiol. 2004, 44(11): 2231–2238.

［38］DE KORTE M A, DE VRIES E G E, LUB-DE HOOGE M N, et al. 111 Indium-trastuzumab visualises myocardial human epidermal growth fac tor receptor 2 expression shortly after anthracycline treatment but not during heart fail ure: a clue to uncover the mechanisms of trastuzumab-related cardiotoxicity［J］. Eur J Cancer. 2007, 43(14): 2046–2051.

［39］SEIDMAN A, HUDIS C, PIERRI M K, et al. Cardiac dysfunction in the trastuzum-ab clinical trials experience［J］. J Clin Oncol. 2002, 20(5): 1215–1221.

［40］TAN-CHIU E, YOTHERS G, ROMOND E, et al. Assessment of cardiac dysfunc-tion in a randomized trial comparing doxorubicin and cyclophosphamide followed by paclitaxel, with or without trastuzumab as adjuvant therapy in node-positive, human epi-397 dermal growth factor receptor 2Â–overexpressing breast cancer: NSABP B-31［J］. J Clin Oncol. 2005, 23(31): 7811–7819.

［41］SERRANO C, CORTÉS J, DE MATTOS-ARRUDA L, et al. Trastuzumabrelated cardiotoxicity in the elderly: a role for cardiovascular risk factors［J］. Ann Oncol. 2011, 23(4): 897–902.

［42］SLAMON D J, LEYLAND-JONES B, SHAK S, et al. Use of chemotherapy plus a monoclonal antibody againstHER2for metastatic breast cancer that overexpresses HER2［J］. N Engl J Med. 2001, 344(11): 783–792.

［43］PICCART-GEBHART M J, PROCTER M, LEYLAND-JONES B, et al. Trastu-zumab after adjuvant chemotherapy in HER2-positive breast cancer［J］. N Engl J Med. 2005, 353(16): 1659–1672.

［44］ROMOND E H, JEONG J-H, RASTOGI P, et al. Seven-year follow-up assessment of cardiac function in NSABP B-31, a randomized trial comparing doxorubicin and cyclo-phosphamide followed by paclitaxel(ACP)with ACP plus trastuzumab as adjuvant therapy for patients with node-positive, human epidermal growth factor receptor 2–positive breast cancer ［J］. J Clin Oncol. 2012, 30(31): 3792–3799.

［45］SLAMON D, EIERMANN W, ROBERT N, et al. Adjuvant trastu zumab in HER2-positive breast cancer［J］. N Engl J Med. 2011, 365(14): 1273–1283.

［46］EZAZ G, LONG J B, GROSS CP, et al. Risk prediction model for heart failure and cardio myopathy after adjuvant trastuzumab therapy for breast cancer［J］. J Am Heart Assoc. 2014, 3(1): e000472.

［47］PEREZ E A, KOEHLER M, BYRNE J, et al. Cardiac safety of lapatinib: pooled analysis of 3689 patients enrolled in clinical trials［J］. Mayo Clin Proc. 2008, 83(6): 679–686.

［48］VERMA S, MILES D, GIANNI L, et al. Trastuzumab emtansine for HER2-positive advanced breast cancer［J］. N Engl J Med. 2012, 367(19): 1783–1791.

［49］Food and Drug Administration. Ado-Trastuzumab emtansine: highlights of prescrib-ing information［EB/OL］.［2016-12-1］. http://www.accessdata.fda.gov/drugsatfda_docs/label/2016/125427s096lbl. pdf.

［50］BASELGA J, GELMON K A, VERMA S, et al. Phase II Trial of per tuzumab and trastuzumab in patients with human epidermal growth factor receptor 2–posi tive metastatic breast cancer that progressed during prior trastuzumab therapy［J］. J Clin Oncol. 2010, 28(7): 1138–1144.

［51］SWAIN S M, EWER M S, CORTÉS J, et al. Cardiac tolerability of pertuzumab plus trastuzumab plus docetaxel in patients with HER2-positive metastatic breast cancer in CLEOP-ATRA: a randomized, double-blind, placebo-controlled phase Ⅲ study［J］. Oncologist. 2013, 18(3): 257–264.

［52］Food and Drug Administration. Pertuzumab: highlights of prescribing informa-tion［EB/OL］.（2016）［2016-12-12］. http://www.accessdata.fda.gov/drugsatfda_docs/label/2016/125409s109lbl.pdf.

［53］SHAH R R, MORGANROTH J, SHAH D R. Cardiovascular safety of tyrosine kinase inhibitors: with a special focus on cardiac repolarisation(QT interval)［J］. Drug Saf. 2013, 36(5): 295–316.

［54］CHU T F, RUPNICK M A, KERKELA R, et al. Cardiotoxicity associated with tyro-sine kinase inhibitor sunitinib［J］. Lancet. 2007, 370(9604): 2011–2019.

［55］ATALLAH E, DURAND J B, KANTARJIAN H, et al. Congestive heart failure is a rare event in patients receiving imatinib therapy［J］. Blood. 2007, 110(4): 1233–1237.

［56］KERKELA R, GRAZETTE L, YACOBI R, et al. Cardiotoxicity of the cancer thera-peutic agent imatinib mesylate［J］. Nat Med. 2006, 12(8): 908–916.

［57］Food & Drug Administration US. VELCADE® prescribing information［EB/OL］.（2011）［2011-12-14］. http://www.accessdata.fda.gov/drugsatfda_docs/label/2011/021602s029s030l-bl.pdf.

［58］FU H Y, MINAMINO T, TSUKAMOTO O, et al. Overexpression of endoplasmic reticulum-resident chaperone attenuates cardiomyocyte death induced by pro teasome inhibition［J］. Cardiovasc Res. 2008, 79(4): 600–610.

［59］ARMENIAN S H, XU L, KY B, et al. Cardiovascular disease among survivors of adult-onset cancer: a community-based retrospective cohort study［J］. J Clin Oncol. 2016, 34(10): 1122–1130.

［60］CHAI-ADISAKSOPHA C, LAM W, HILLIS C. Major arterial events in patients with chronic myeloid leukemia treated with tyrosine kinase inhibitors: a meta-analysis［J］. Leuk Lymphoma. 2016, 57(6): 1300–1310.

［61］DE FORNI M, MALET-MARTINO M C, JAILLAIS P, et al. Cardiotoxicity of high-dose continuous infusion fluorouracil: a prospective clinical study［J］. J Clin Oncol. 1992, 10(11): 1795–1801.

［62］VAN CUTSEM E, HOFF P M, BLUM J L, et al. Incidence of cardiotoxicity with the oral fluoropyrimidine capecitabine is typical of that reported with5-fluorouracil［J］. Ann Oncol. 2002, 13(3): 484–485.

［63］REZKALLA S, KLONER R A, ENSLEY J, et al. Continuous ambulatory ECG monitoring during fluorouracil therapy: a prospective study［J］. J Clin Oncol. 1989, 7(4): 509–514.

［64］KOSMAS C, KALLISTRATOS M S, KOPTERIDES P, et al. Cardiotoxicity of flu-oropyrimidines in different schedules of administration: a prospective study［J］. J Cancer Res

Clin Oncol. 2008, 134(1): 75–82.

［65］SAIF M W, SHAH M M, SHAH A R. Fluoropyrimidine-associated cardiotoxicity: revisited［J］. Expert Opin Drug Saf. 2009, 8(2): 191–202.

［66］JONES R L, EWER M S. Cardiac and cardiovascular toxicity of nonanthracycline anticancer drugs［J］. Expert Rev Anticancer Ther. 2006, 6(9): 1249–1269.

［67］KILICKAP S, ABALI H, CELIK I. Bevacizumab, bleeding, thrombosis, and warfarin ［J］. J Clin Oncol. 2003, 21(18): 3542.

［68］SCAPPATICCI F A, SKILLINGS J R, HOLDEN S N, et al. Arterial thromboembolic events in patients with metastatic carcinoma treated with chemotherapy and bevacizumab［J］. J Natl Cancer Inst. 2007, 99(16): 1232–1239.

［69］SUGRUE M, YI J, PURDIE D, et al. Serious arterial thromboembolic events(sATE) in patients(pts)with metastatic colorectal cancer(mCRC)treated with beva cizumab(BV): results from the BRiTE registry［J］. Proc Am Soc Clin Oncol. 2007, 25: 4136.

［70］SCHMIDINGER M, ZIELINSKI CC, VOGL UM, et al. Cardiac toxic ity of sunitinib and sorafenib in patients with metastatic renal cell carcinoma［J］. J Clin Oncol. 2008, 26(32): 5204–5212.

［71］Food and Drug Administration. Axitinib: highlights of prescribing informa-tion［EB/OL］. 2014［2016-12-11］. http://www.accessdata.fda.gov/drugsatfda_docs/label/2014/202324s002lbl.pdf.

［72］Food and Drug Administration. Pazopanib: highlights of prescribing information ［EB/OL］. 2016［2016-12-11］. http://www.accessdata.fda.gov/drugsatfda_docs/label/2016/022465s023lbl.pdf.

［73］Food and Drug Administration. Nintedanib: highlights of prescribing information ［EB/OL］. 2014［2016-12-11］; http://www.accessdata.fda.gov/drugsatfda_docs/label/2014/202324s002lbl.pdf.

［74］Food and Drug Administration. Regorafenib: highlights of prescribing information ［EB/OL］. (2016)［2016-12-11］. http://www.accessdata.fda.gov/drugsatfda_docs/label/2016/203085s006lbl.pdf.

［75］Food and Drug Administration. Cabozantinib: highlights of prescribing information ［EB/OL］. (2016)［2016-12-11］. http://www.accessdata.fda.gov/drugsatfda_docs/label/2016/203756s002lbl.pdf.

［76］Food and Drug Administration. Lenvatinib: highlights of prescribing information ［EB/OL］. (2016)［2016-12-11］. http://www.accessdata.fda.gov/drugsatfda_docs/label/2016/206947s003lbl.pdf.

［77］Food and Drug Administration. Ponatinib: highlights of prescription information ［EB/OL］. (2016)［2016-12-11］. http://www.accessdata.fda.gov/drugsatfda_docs/label/2016/203469s022lbl.pdf.

［78］STREVEL E L, ING D J, SIU L L. Molecularly targeted oncology therapeutics and prolongation of the QT interval ［J］. J Clin Oncol. 2007, 25(22): 3362–3371.

［79］EDERHY S, COHEN A, DUFAITRE G, et al. QT interval prolongation among patients treated with angiogenesis inhibitors ［J］. Target Oncol. 2009, 4(2): 89–97.

［80］MORGAN C, TILLETT T, BRAYBROOKE J, et al. Management of uncommon chemotherapyinduced emergencies ［J］. Lancet Oncol. 2011, 12(8): 806–814.

［81］AL-KHATIB S M, ALLEN LAPOINTE N M, KRAMER J M, et al. What Clinicians Should Know about the QT Interval ［J］. J Am Med Assoc. 2003, 289(16): 2120–2127.

［82］VISKIN S, ROSO VSKI U, SANDS A J, et al. Inaccurate electro cardiographic interpretation of long QT: the majority of physicians cannot recognize a long QT when they see one ［J］. Heart Rhythm. 2005, 2(6): 569–574.

［83］CURRAN M E, SPLAWSKI I, TIMOTHY K W, et al. A molec ular basis for cardiac arrhythmia: HERG mutations cause long QT syndrome ［J］. Cell. 1995, 80(5): 795–803.

［84］MITCHESON J S, CHEN J, LIN M, et al. A structural basis for drug induced long QT syndrome ［J］. Proc Natl Acad Sci U S A. 2000, 97(22): 12329–12333.

［85］RASCHI E, VASINA V, POLUZZI E, et al. The hERG K$^+$ channel: target and anti-target strategies in drug development ［J］. Pharmacol Res. 2008, 57(3): 181–195.

［86］VARTERASIAN M, FINGERT H, AGIN M, et al. Consideration of QT/QTc interval data in a phase I study in patients with advanced cancer(multiple letters) ［J］. Clin Cancer Res. 2004, 10(17): 5967–5969.

［87］DAVEY P. How to correct the QT interval for the effects of heart rate in clinical studies ［J］. J Pharmacol Toxicol Methods. 2002, 48(1): 3–9.

［88］BATES S E, ROSING D R, FOJO T, et al. Challenges of evaluating the cardiac effects of anticancer agents ［J］. Clin Cancer Res. 2006, 12(13): 3871–3874.

［89］YARNOZ M J, CURTIS A B. More reasons why men and women are not the same(gender differences in electrophysiology and arrhythmias) ［J］. Am J Cardiol. 2008, 101(9): 1291–1296.

［90］ZELTSER D, JUSTO D, HALKIN A, et al. Torsade de pointes due to noncardiac drugs: most patients have easily identifiable risk factors ［J］. Medicine. 2003, 82(4): 282–290.

［91］LASSER K E, ALLEN P D, WOOLHANDLER S J, et al. Timing of new black box warnings and withdrawals for prescription medications ［J］. J Am Med Assoc. 2002, 287(17): 2215–2220.

［92］International Conference on Harmonisation of Technical Requirements for Registration of Pharmaceuticals for Human Use. ICH harmonised tripartite guideline: the clinical evaluation of QT/QTc interval prolongation and pro-arrhythmic potential for non-antiarrhythmic drugs E14 ［EB/OL］. (2005)［2011-11-17］. http://www.ich.org/fileadmin/Public_Web_Site/ICH_Products/Guidelines/Efficacy/E14/Step4/E14_Guideline.pdf.

［93］SARAPA N, BRITTO M R. Challenges of characterizing proarrhythmic risk due to QTc prolongaton induced by nonadjuvant anticancer agents ［J］. Expert Opin Drug Saf. 2008,

7(3): 305–318.

［94］Food & Drug Administration US. TASIGNA® label information［EB/OL］. (2011)
［2011-11-14］. http://www.accessdata.fda.gov/drugsatfda_docs/label/2011/022068s007lbl.pdf.

［95］PIEKARZ R L, FRYE A R, WRIGHT J J, et al. Cardiac studies in patients treated
with depsipeptide, FK228, in a phase Ⅱ trial for T-cell lymphoma［EB/OL］. Clinancer Res.
2006, 12(12): 3762–3773.

［96］BECKER T K, YEUNG S C J. Drug-induced QT interval prolongation in cancer
patients［J］. Oncol Rev. 2010, 4(4): 223–232.

［97］NOUSIAINEN T, VANNINEN E, RANTALA A, et al. QT dispersion and late po-
tentials during doxorubicin therapy for non-Hodgkin's lymphoma［J］. J Intern Med. 1999,
245(4): 359–364.

［98］KUITTINEN T, JANTUNEN E, VANNINEN E, et al. Late potentials and QT
dispersion after high-dose chemotherapy in patients with non-Hodgkin lymphoma［J］. Clin
Physiol Funct Imaging. 2010, 30(3): 175–180.

［99］PUDIL R, HORACEK J, VOJACEK J, et al. Anthracycline therapy induces very
early increase in QT dispersion and QTc prolongation［J］. Circulation. 2010, 122(2): e385.

［100］OWCZUK R, WUJTEWICZ M A, SAWICKA W, et al. Is prolongation of the QTc
interval during isoflurane anaesthesia more prominent in women pretreated with anthracyclines
for breast cancer?［J］Br J Anaesth. 2004, 92(5): 658–661.

［101］SOIGNET S L, FRANKEL S R, DOUER D, et al. United States multicenter study
of arsenic trioxide in relapsed acute promyelocytic leukemia［J］. J Clin Oncol. 2001, 19(18):
3852–3860.

［102］BARBEY J T, PEZZULLO J C, SOIGNET S L. Effect of arsenic trioxide on QT
interval in patients with advanced malignancies［J］. J Clin Oncol. 2003, 21(19): 3609–3615.

［103］STEWART T, PAVLAKIS N, WARD M. Cardiotoxicity with5-fluorouracil and
capecitabine: more than just vasospastic angina［J］. Intern Med J. 2010, 40(4): 303–307.

［104］WACKER A, LERSCH C, SCHERPINSKI U, et al. High incidence of angina pec
toris in patients treated with5-fluorouracil. A planned surveillance study with 102 patients［J］.
Oncology. 2003, 65(2): 108–112.

［105］NAKAMAE H, TSUMURA K, HINO M, et al. QT dispersion as a predictor of
acute heart failure after high-dose cyclophosphamide［J］. Lancet. 2000, 355(9206): 805–806.

［106］SHAH M H, BINKLEY P, CHAN K, et al. Cardiotoxicity of histone deacetylase
inhibitor depsipeptide in patients with metastatic neuroendocrine tumors［J］. Clin Cancer Res.
2006, 12(13): 3997–4003.

［107］Food & Drug Administration US. ISTODAX® prescribing information［EB/
OL］. 2011. http://www.accessdata.fda.gov/drugsatfda_docs/label/2011/022393s006lbl.pdf.

［108］OLSEN E A, KIM Y H, KUZEL T M, et al. Phase ⅡB multicenter trial of
vorinostat in patients with persistent, progressive, or treatment refractory cutaneous t-cell

lymphoma［J］. J Clin Oncol. 2007, 25(21): 3109–3115.

［109］MUNSTER P N, RUBIN E H, VAN BELLE S, et al. A sin gle supratherapeutic dose of vorinostat does not prolong the QTc interval in patients with advanced cancer［J］. Clin Cancer Res. 2009, 15(22): 7077–7084.

［110］Food & Drug Administration US. ZOLINZA® prescribing information［EB/OL］.（2011）［2011-11-14］. http://www.accessdata.fda.gov/drugsatfda_docs/label/2011/021991s002lbl.pdf.

［111］ZHANG L, LEBWOHL D, MASSON E, et al. Clinically relevant QTc prolongation is not associated with current dose schedules of LBH589(panobinostat)［J］. J Clin Oncol. 2008, 26(2): 332–333.

［112］GILES F, FISCHER T, CORTES J, et al. A phase I study of intravenous LBH589, a novel cinnamic hydroxamic acid analogue histone deacety lase inhibitor, in patients with refractory hematologic malignancies［J］. Clin Cancer Res. 2006, 12(15): 4628–4635.

［113］SHARMA S, VOGELZANG N, BECK J, Phase I pharmacokinetic and pharmacodynamic study of once-weekly iv panobinostat(LBH589)［J］. Barcelona: ECCO Poster; 2007, 23–27.

［114］WELLS S, ROBINSON B, GAGEL R, et al. Vandetanib(VAN)in locally advanced or metastatic medullary thyroid cancer(MTC): a randomized, double blind phase Ⅲ trial(ZETA)［J］. J Clin Oncol. 2010, 28(15_suppl): 5503.

［115］Food & Drug Administration US. CAPRELSA®(vandetanib)tablets. Prescription information［EB/OL］.（2011）［2011-11-14］. http://www.accessdata.fda.gov/drugsatfda_docs/label/2011/022405s001lbl.pdf.

［116］Food & Drug Administration US. SUTENT®. Prescription information［EB/OL］.（2011）［2011-11-14］. http://www.accessdata.fda.gov/drugsatfda_docs/label/2011/021938s13s17s18lbl.pdf.

［117］SHAH R R, MORGANROTH J. Update on cardiovascular safety of tyrosine kinase inhibitors: with a special focus on qt interval, left ventricular dysfunction and overall risk/benefit［J］. Drug Saf. 2015; 38(8): 693–710.

［118］KLOTH J S, PAGANI A, VERBOOM M C, et al. Incidence and relevance of QTc-interval prolongation caused by tyrosine kinase inhibitors［J］. Br J Cancer. 2015, 112(6): 1011–1016.

［119］Food & Drug Administration US. SPRYCEL® prescribing information［EB/OL］.（2011）［2011-11-14］. http://www.accessdata.fda.gov/drugsatfda_docs/label/2011/021986s009s010lbl.pdf.

［120］ABBAS R, CHALON S, LEISTER C, et al. Evaluation of the pharmaco kinetics and safety of bosutinib in patients with chronic hepatic impairment and matched healthy subjects［J］. Cancer Chemother Pharmacol. 2013, 71(1): 123–132.

［121］ARKENAU H-T, SACHDEV J C, MITA M M, et al. Phase(Ph)1/2a study of TSR-

011, a potent inhibitor of ALK and TRK, in advanced solid tumors includ ing crizotinib-resistant ALK positive non-small cell lung cancer［J］. ASCO Meeting Abstracts. 2015, 33(suppl 15): 8063.

［122］Food and Drug Administration. TAGRISSO ™ (osimertinib): highlights of prescribing infor mation［R］. 2015.

［123］GOLDMAN J W, SORIA J-C, WAKELEE H A, et al. Updated results from TIGER-X, a phase I / II open label study of rociletinib in patients(pts)with advanced, recurrent T790M-positive non-small cell lung cancer(NSCLC)［J］. ASCO Meeting Abstracts. 2016, 34(suppl 15): 9045.

［124］SPREAFICO A, DELORD J P, DE MATTOS-ARRUDA L, et al. A first in-human phase I, dose-escalation, multicentre study of HSP990 administered orally in adult patients with advanced solid malignancies［J］. Br J Cancer. 2015, 112(4): 650–659.

［125］SESSA C, SHAPIRO G I, BHALLA K N, et al. First-in-human phase I dose-escalation study of the HSP90 inhibitor AUY922 in patients with advanced solid tumors［J］. Clin Cancer Res. 2013, 19(13): 3671–3680.

［126］RAJAN A, KELLY R J, TREPEL J B, et al. A phase I study of PF-04929113(SNX-5422), an orally bioavailable heat shock protein 90 inhibitor, in patients with refractory solid tumor malignancies and lymphomas［J］. Clin Cancer Res. 2011, 17(21): 6831–6839.

［127］REDDY N, VOORHEES P M, HOUK B E, et al. Phase I trial of the HSP90 inhibitor PF-04929113(SNX5422)in adult patients with recurrent, refractory hematologic malignancies ［J］. Clin Lymphoma Myeloma Leuk. 2013, 13(4): 385–391.

［128］DENNIS A, WANG L, WAN X, et al. hERG channel trafficking: novel targets in drug-induced long QT syndrome［J］. Biochem Soc Trans. 2007, 35(5): 1060–1063.

［129］DAUD A I, ASHWORTH M T, STROSBERG J, et al. Phase I dose-escalation trial of checkpoint kinase1inhibitor MK-8776 as monotherapy and in combination with gemcitabine in patients with advanced solid tumors［J］. J Clin Oncol. 2015, 33(9): 1060–1066.

［130］QUINN D I, BAUDIN E, DEMEURE M J, et al. International randomized, double-blind, placebo-controlled, phase 3 study of linsitinib(OSI-906, L)in patients(pts)with locally advanced or metastatic adrenocortical carcinoma(ACC)［J］. ASCO Meeting Abstracts. 2014, 32(suppl 15): 4507.

［131］RADEMAKER-LAKHAI J M, BEEREPOOT L V, MEHRA N, et al. Phase I pharmacokinetic and pharmacodynamic studyof the oral protein kinase C β-inhibitor enzastaurin in combination with gemcitabine and cisplatinin patients with advanced cancer［J］. Clin Cancer Res. 2007, 13(15): 4474–4481.

［132］WELCH P A, SINHA V P, CLEVERLY A L, et al. Safety, toler ability, QTc evaluation, and pharmacokinetics of single and multiple doses of enzastaurin HCl(LY317615), a protein kinase C-β inhibitor, in healthy subjects［J］. J Clin Pharmacol. 2007, 47(9): 1138–1151.

［133］KREISL T N, KIM L, MOORE K, et al. A phase I trial of enzastaurin in patients with recurrent gliomas ［J］. Clin Cancer Res. 2009, 15(10): 3617–3623.

［134］KREISL T N, KOTLIAROVA S, BUTMAN J A, et al. A phase I / II trial of enzastaurin in patients with recurrent high-grade gliomas ［J］. Neuro-Oncology. 2010, 12(2): 181–189.

［135］OH Y, HERBST R S, BURRIS H, et al. Enzastaurin, an oral serine/ threonine kinase inhibitor, as second- or third-line therapy of non-small-cell lung cancer ［J］. J Clin Oncol. 2008, 26(7): 1135–1141.

［136］HANRAHAN E O, KIES M S, GLISSON B S, et al. A phase II study of Lonafarnib(SCH66336)in patients with chemorefractory, advanced squamous cell carci noma of the head and neck ［J］. Am J Clin Oncol. 2009, 32(3): 274–279.

［137］DOWLATI A, ROBERTSON K, COONEY M, et al. A phase I pharmacokinetic and translational study of the novel vascular targeting agent combreta statin A-4 phosphate on a single-dose intravenous schedule in patients with advanced cancer ［J］. Cancer Res. 2002, 62(12): 3408–3416.

［138］TABERNERO J, DIRIX L, SCHÖFSKI P, et al. A phase I first-in-human pharmacokinetic and pharmacodynamic study of serdemetan in patients with advanced solid tumors［J］. Clin Cancer Res. 2011, 17(19): 6313–6321.

［139］SLOVACEK L, ANSORGOVA V, MACINGOVA Z, et al. Tamoxifen-induced QT interval prolongation ［J］. J Clin Pharm Ther. 2008, 33(4): 453–455.

［140］GARNICK M B, PRATT C M, CAMPION M, et al. The effect of hormonal therapy for prostate cancer on the electrocardiographic QT interval: phase 3 results following treatment with leu prolide and goserelin, alone or with bicalutamide, and the GnRH antagonist abarelix ［J］. ASCO Meeting Abstracts. 2004, 22(14_suppl): 4578.

［141］GUGLIN M, ALJAYEH M, SAIYAD S, et al. Introducing a new entity: chemotherapy induced arrhythmia ［J］. Europace. 2009, 11(12): 1579–1586.

［142］ROWINSKY E K, DONEHOWER R C. Drug therapy: paclitaxel(taxol) ［J］. N Engl J Med. 1995, 332(15): 1004–1014.

［143］ROWINSKY E K, MCGUIRE W P, GUARNIERI T, et al. Cardiac disturbances during the administration of taxol ［J］. J Clin Oncol. 1991, 9(9): 1704–1712.

［144］Food & Drug Administration US. ABRAXANE® for injectable suspension(paclitaxel protein-bound particles for injectable suspension)labeling revision ［EB/OL］. (2009)［2011-11-14］. http://www.accessdata.fda.gov/drugsatfda_docs/label/2009/021660s022lbl.pdf.

［145］OU S H, TONG W P, AZADA M, et al. Heart rate decrease during crizotinib treatment and potential correlation to clinical response ［J］. Cancer. 2013, 119(11): 1969–1975.

［146］MAITLAND M L, KASZA K E, KARRISON T, et al. Ambulatory moni toring detects sorafenib-induced blood pressure elevations on the first day of treatment ［J］. Clin Cancer Res. 2009, 15(19): 6250–6257.

[147] MORERE J F, DES GUETZ G, MOURAD J, et al. Mechanism of bevacizumab-induced arterial hypertension: relation with skin capillary rarefaction in patients treated for metastatic colorectal cancer [J]. ASCO annual meeting; 2007. Abst 35572007.

[148] DE BOER M P, VAN DER, VELDT A A M, et al. Sunitinib-induced reduction in skin microvascular density is a reversible phenomenon [J]. Ann Oncol. 2010, 21(9): 1923–1924.

[149] STEEGHS N, GELDERBLOM H, ROODT J O, et al. Hypertension and rarefaction during treatment with telatinib, a small molecule angiogenesis inhibitor [J]. Clin Cancer Res. 2008, 14(11): 3470–3476.

[150] STEEGHS N, RABELINK T J, OP'T ROODT J, et al. Reversibility of capillary density after discontinuation of bevacizumab treatment [J]. Ann Oncol. 2010, 21(5): 1100–1105.

[151] VAN DER VELDT A A M, DE BOER M P, BOVEN E, et al. Reduction in skin microvascular density and changes in vessel mor phology in patients treated with sunitinib [J]. Anti-Cancer Drugs. 2010, 21(4): 439–446.

[152] DEMETRI G D, VAN OOSTEROM A T, BLACKSTEIN M, et al. Phase 3, multicenter, randomized, double-blind, placebo-controlled trial of SU11248 in patients following failure of imatinib for metastatic GIST [J]. ASCO annual meeting 2005, abst 4000.

[153] MOTZER R J, RINI B I, BUKOWSKI R M, et al. Sunitinib in patients with metastatic renal cell carcinoma [J]. J Am Med Assoc. 2006, 295(21): 2516–2524.

[154] KANE R C, FARRELL A T, SABER H, et al, Williams G, Jee JM, et al. Sorafenib for the treatment of advanced renal cell carcinoma [J]. Clin Cancer Res. 2006, 12(24): 7271–7278.

[155] KABBINAVAR F, HURWITZ H I, FEHRENBACHER L, et al. Phase Ⅱ, randomized trial comparing bevacizumab plus fluorouracil(FU)/leucovo rin(LV)with FU/LV alone in patients with metastatic colorectal cancer [J]. J Clin Oncol. 2003, 21(1): 60–65.

[156] HURWITZ H, FEHRENBACHER L, NOVOTNY W, et al. Bevacizumab plus irinotecan, fluorouracil, and leucovorin for metastatic colorectal cancer [J]. N Engl J Med. 2004, 350(23): 2335–2342.

[157] CZAYKOWSKI P M, MOORE M J, TANNOCK I F. High risk of vascular events in patients with urothelial transitional cell carcinoma treated with cisplatin based chemotherapy [J]. J Urol. 1998, 160(6, Part 1): 2021–2024.

[158] DUVIC M, TALPUR R, NI X, et al. Phase 2 trial of oral vori nostat(suberoylanilide hydroxamic acid, SAHA)for refractory cutaneous T-cell lymphoma (CTCL) [J]. Blood. 2007, 109(1): 31–39.

[159] Rajkumar S V. Thalidomide therapy and deep venous thrombosis in multiple myeloma [J]. Mayo Clin Proc. 2005, 80(12): 1549–1551.

[160] RODEGHIERO F, ELICE F. Thalidomide and thrombosis [J]. Pathophysiol

Haemost Thromb. 2003, 33(Suppl. 1): 15–18.

［161］Food & Drug Administration US. TARCEVA® prescribing information［EB/OL］. (2010)［2011-11-14］. http://www.accessdata.fda.gov/drugsatfda_docs/label/2010/021743s14s16lbl.pdf.

［162］QI W X, MIN D L, SHEN Z, et al. Risk of venous thromboembolic events associated with VEGFR-TKIs: a systematic review and meta-analysis［J］. Int J Cancer. 2013, 132(12): 2967–2974.

［163］SONPAVDE G, JE Y, SCHUTZ F, et al. Venous thromboembolic events with vascular endothelial growth factor receptor tyrosine kinase inhibitors: a systematic review and meta-analysis of randomized clinical trials［J］. Crit Rev Oncol Hematol. 2013, 87(1): 80–89.

［164］PALUMBO A, RAJKUMAR S V, DIMOPOULOS M A, et al. Prevention of thalidomide- and lenalidomide-associated thrombosis in myeloma［J］. Leukemia. 2008, 22(2): 414–423.

［165］DEITCHER S R, GOMES M P V. The risk of venous thromboembolic disease associated with adjuvant hormone therapy for breast carcinoma: a systematic review［J］. Cancer. 2004, 101(3): 439–449.

［166］THÜRLIMANN B, KESHAVIAH A, COATES A S, Mouridsen H, Mauriac L, Forbes JF, et al. A comparison of letrozole and tamoxifen in postmenopausal women with early breast cancer［J］. N Engl J Med. 2005, 353(26): 2747–2757.

［167］AL-MUBARAK M, SACHER A G, OCANA A, et al. Fulvestrant for advanced breast cancer: a meta-analysis［J］. Cancer Treat Rev. 2013, 39(7): 753–758.

［168］ADAMS M J, LIPSITZ S R, COLAN S D, et al. Cardiovascular status in long-term survivors of Hodgkin's disease treated with chest radiotherapy［J］. J Clin Oncol. 2004, 22(15): 3139–3148.

［169］HANCOCK S L, TUCKER M A, HOPPE R T. Factors affecting late mortality from heart disease after treatment of Hodgkin's disease［J］. J Am Med Assoc. 1993, 270(16): 1949–1955.

［170］CURIGLIANO G, CARDINALE D, DENT S, et al. Cardiotoxicity of anticancer treatments: epidemiology, detection, and management［J］. CA Cancer J Clin. 2016, 66(4): 309–325.

［171］MULROONEY D A, YEAZEL M W, KAWASHIMA T, et al. Cardiac outcomes in a cohort of adult survivors of childhood and adolescent cancer: retrospective analysis of the Childhood Cancer Survivor Study cohort［J］. BMJ. 2009, 339: b4606.

［172］MULROONEY D A, YEAZEL M W, KAWASHIMA T, et al. Cardiac outcomes in a cohort of adult survivors of childhood and adolescent cancer: retrospective analysis of the childhood cancer survivor study cohort［J］. BMJ. 2010, 340(7736): 34.

［173］BOVELLI D, PLATANIOTIS G, ROILA F. Cardiotoxicity of chemotherapeutic agents and radiotherapyrelated heart disease: ESMO clinical practice guidelines［J］. Ann

Oncol. 2010, 21(Suppl. 5): v277–v282.

［174］ESCHENHAGEN T, FORCE T, EWER M S, et al. Cardiovascular side effects of cancer therapies: a position statement from the Heart Failure Association of the European Society of Cardiology［J］. Eur J Heart Fail. 2011, 13(1): 1–10.

［175］SOTO-MATOS A, SZYLDERGEMAJN S, EXTREMERA S, et al. Plitidepsin has a safe cardiac profile: a comprehensive analysis［J］. Mar Drugs. 2011, 9(6): 1007–1023.

［176］CHENG H, FORCE T. Why do kinase inhibitors cause cardiotoxicity and what can be done about It［J］. Prog Cardiovasc Dis. 2010, 53(2): 114–120.

［177］FERNANDEZ A, SANGUINO A, PENG Z, et al. An anticancer C-Kit kinase inhibitor is reengineered to make it more active and less cardiotoxic［J］. J Clin Invest. 2007, 117(12): 4044–4054.

［178］International Conference on Harmonisation of Technical Requirements for Registration of Pharmaceuticals for Human Use. ICH harmonised tripartite guideline: the non-clinical evalu ation of the potential for delayed ventricular repolarization(QT interval prolongation)by human pharmaceuticals. S7B［EB/OL］. 2005. http://www.ich.org/fileadmin/Public_Web_Site/ICH_Products/Guidelines/Safety/S7B/Step4/S7B_Guideline.pdf.

［179］CARDINALE D, COLOMBO A, SANDRI M T, et al. Prevention of high-dose chemotherapy-induced cardiotoxicity in high-risk patients by angiotensin converting enzyme inhibition［J］. Circulation. 2006, 114(23): 2474–2481.

［180］KALAY N, BASAR E, OZDOGRU I, et al. Protective effects of carvedilol against anthracycline-induced cardiomyopathy［J］. J Am Coll Cardiol. 2006, 48(11): 2258–2262.

［181］VAN DALEN E C, CARON H N, DICKINSON H O, et al. Cardioprotective interventions for cancer patients receiving anthracyclines［J］. Cochrane Database Syst Rev. 2005, 1: CD003917.

［182］Food & Drug Administration US. ZINECARD® approved labeling［EB/OL］.(2005)［2011-11-14］. http://www.accessdata.fda.gov/drugsatfda_docs/label/2005/020212s008lbl.pdf.

［183］NEGISHI K, NEGISHI T, HARE J L, et al. Independent and incremental value of deformation indices for prediction of trastuzumab-induced cardiotoxicity［J］. J Am Soc Echocardiogr. 2013, 26(5): 493–498.

［184］ZAMORANO J L, LANCELLOTTI P, RODRIGUEZ MUNOZ D, et al. 2016 ESC Position Paper on cancer treatments and cardiovascular toxicity developed under the auspices of the ESC Committee for Practice Guidelines: The Task Force for cancer treatments and cardiovascular toxicity of the European Society of Cardiology(ESC)［J］. Eur Heart J. 2016, 37(36): 2768–2801.

［185］CARDINALE D, SANDRI M T, COLOMBO A, et al. Prognostic value of troponin I in cardiac risk stratification of cancer patients undergoing high-dose che motherapy［J］. Circulation. 2004, 109(22): 2749–2754.

［186］AUNER H W, TINCHON C, LINKESCH W, et al. Prolonged monitoring of troponin T for the detection of anthracycline cardiotoxicity in adults with hemato logical malignancies [J]. Ann Hematol. 2003, 82(4): 218–222.

[187] CARDINALE D, COLOMBO A, TORRISI R, et al. Trastuzumab induced cardiotoxicity: clinical and prognostic implications of troponin I evaluation [J]. J Clin Oncol. 2010, 28(25): 3910–3916.

[188] SAWAYA H, SEBAG I A, PLANA J C, et al. Assessment of echocardiography and biomarkers for the extended prediction of cardiotoxicity in patients treated with 405 anthracyclines, taxanes, and trastuzumab [J]. Circ Cardiovasc Imaging. 2012, 5(5): 596–603.

[189] SANDRI M T, SALVATICI M, CARDINALE D, et al. N-terminal pro-B-type natriuretic peptide after high-dose chemotherapy: a marker predictive of cardiac dysfunction? [J] Clin Chem. 2005, 51(8): 1405–1410.

[190] NOUSIAINEN T, VANNINEN E, JANTUNEN E, et al. Natriuretic peptides during the development of doxorubicin-induced left ventricular diastolic dysfunction [J]. J Intern Med. 2002, 251(3): 228–234.

[191] SUZUKI T, HAYASHI D, YAMAZAKI T, et al. Elevated B-type natriuretic peptide levels after anthracycline administration [J]. Am Heart J. 1998, 136(2): 362–363.

[192] CARDINALE D, COLOMBO A, LAMANTIA G, et al. Anthracycline-induced cardiomyopathy. Clinical relevance and response to pharmacologic therapy [J]. J Am Coll Cardiol. 2010, 55(3): 213–220.

[193] SIESWERDA E, VAN DALEN E C, POSTMA A, et al. Medical interventions for treating anthracycline-induced symptomatic and asymptomatic cardiotoxicity during and after treatment for childhood cancer. Cochrane Database Syst Rev [EB/OL]. 2011, 9: CD008011. http://www.mrw.interscience.wiley.com/cochrane/clsysrev/articles/CD008011/frame.html.

[194] LIPSHULTZ S E, LIPSITZ S R, SALLAN S E, et al. Long-term enalapril therapy for left ventricular dysfunction in doxorubicin-treated survivors of child hood cancer [J]. J Clin Oncol. 2002, 20(23): 4517–4522.

[195] RUDZINSKI T, CIESIELCZYK M, RELIGA W, et al. Doxorubicin-induced ventricular arrhythmia treated by implantation of an automatic cardioverter-defibrillator [J]. Europace. 2007, 9(5): 278–280.

[196] FRIDERICIA L S. Die Systolendauer im Elektrokardiogramm bei normalen Menschen und bei Herzkranken [J]. Acta Med Scand. 1920, 53(1): 489–506.

[197] BAZETT H C. An analysis of the time-relations of electrocardiograms [J]. Heart. 1920, 7: 353–370.

[198] BAZETT H C. An analysis of the time-relations of electrocardiograms. Ann Noninvasive Electrocardiol [J]. 1997, 2(2): 177–194.

[199] SAGIE A, LARSON M G, GOLDBERG R J, et al. An improved method for adjusting the QT interval for heart rate(the Framingham Heart Study) [J]. Am J Cardiol. 1992, 70(7): 797–801.

［200］OHNISHI K, YOSHIDA H, SHIGENO K, et al. Arsenic trioxide therapy for re-lapsed or refractory Japanese patients with acute promyelocytic leukemia: need for careful elec-trocardiogram monitoring ［J］. Leukemia. 2002, 16(4): 617–622.

［201］DE BONO J S, KRISTELEIT R, TOLCHER A, et al. Phase I pharmacokinetic and pharmacodynamic study of LAQ824, a hydroxamate histone deacetylase inhibitor with a heat shock protein-90 inhibitory profile, in patients with advanced solid tumors ［J］. Clin Cancer Res. 2008, 14(20): 6663–6673.

［202］TAMURA T, MINAMI H, YAMADA Y, et al. A phase I dose-escalation study of ZD6474 in Japanese patients with solid, malignant tumors ［J］. J Thorac Oncol. 2006, 1(9): 1002–1009.

［203］HEYMACH J V, JOHNSON B E, PRAGER D, et al. Randomized, placebo-con-trolled phase Ⅱ study of vandetanib plus docetaxel in previously treated non small-cell lung cancer ［J］. J Clin Oncol. 2007, 25(27): 4270–4277.

［204］HAZARIKA M, JIANG X, LIU Q, et al. Tasigna for chronic and accelerated phase Philadelphia chromosome-positive chronic myelogenous leukemia resistant to or intolerant of imatinib ［J］. Clin Cancer Res. 2008, 14(17): 5325–5331.

［205］JOHNSON F M, AGRAWAL S, BURRIS H, et al. Phase1pharmacokinetic and drug-interaction study of dasatinib in patients with advanced solid tumors ［J］. Cancer. 2010, 116(6): 1582–1591.

［206］CAMIDGE D R, GAIL ECKHARDT S, GORE L, et al. A phase I safety, tolera-bility, and pharmacokinetic study of enzastaurin combined with capecitabine I. Brana et al. in patients with advanced solid tumors ［J］. Anti-Cancer Drugs. 2008, 19(1): 77–84.

［207］TALAPATRA K, RAJESH I, RAJESH B, et al. Transient asymptomatic bradycar-dia in patients on infusional5-fluorouracil ［J］. J Cancer Res Ther. 2007, 3(3): 169–171.

［208］ALTUNDAĜ Ö, ÇELIK I, KARS A. Recurrent asymptomatic bradycardia epi-sodes after cisplatin infusion ［J］. Ann Pharmacother. 2001, 35(5): 641–642.

［209］CANOBBIO L, FASSIO T, GASPARINI G. Cardiac arrhythmia: possible compli-cation from treat ment with cisplatin ［J］. Tumori. 1986, 72(2): 201–204.

［210］HASHIMI L A, KHALYL M F, SALEM P A. Supraventricular tachycardia. A probable complication of platinum treatment ［J］. Oncology. 1984, 41(3): 174–175.

［211］GRIDELLI C, CIGOLARI S, GALLO C, et al. Activity and toxicity of gemcitabine and gemcitabine + vinorelbine in advanced non-small-cell lung cancer elderly patients: phase Ⅱ data from the Multicenter Italian Lung Cancer in the Elderly Study (MILES)randomized trial ［J］. Lung Cancer. 2001, 31(2–3): 277–284.

［212］SANTINI D, TONINI G, ABBATE A, et al. Gemcitabine induced atrial fibrillation: a hitherto unreported manifestation of drug toxicity ［J］. Ann Oncol. 2000, 11(4): 479–481.

［213］SAUER-HEILBORN A, KATH R, SCHNEIDER C P, et al. Severe non-haemato-logical toxicity after treatment with gemcitabine ［J］. J Cancer Res Clin Oncol. 1999, 125(11):

637–640.

［214］ZWITTER M, KOVAC V, SMRDEL U, et al. Phase I - II trial of low dose gemcitabine in prolonged infusion and cisplatin for advanced non-small cell lung cancer ［J］. Anti-Cancer Drugs. 2005, 16(10): 1129–1134.

［215］LIN L L, PICUS J, DREBIN J A, et al. A phase II study of alternating cycles of split course radiation therapy and gemcitabine chemotherapy for inoperable pancreatic or biliary tract carcinoma ［J］. Am J Clin Oncol. 2005, 28(3): 234–241.

［216］KILICKAP S, AKGUL E, AKSOY S, et al. Doxorubicin-induced second degree and complete atrioventricular block ［J］. Europace. 2005, 7(3): 227–230.

［217］KILICKAP S, BARISTA I, AKGUL E, et al. Early and late arrhythmogenic effects of doxorubicin ［J］. South Med J. 2007, 100(3): 262–265.

［218］MARGOLIN K A, RAYNOR A A, HAWKINS M J, et al. Interleukin-2 and lymphokine-activated killer cell therapy of solid tumors: analysis of toxicity and management guidelines ［J］. J Clin Oncol. 1989, 7(4): 486–498.

［219］LEE RE, LOTZE M T, SKIBBER J M, et al. Cardiorespiratory effects of immuno-therapy with interleukin-2 ［J］. J Clin Oncol. 1989, 7(1): 7–20.

［220］MOREAU P, MILPIED N, MAHÉ B, et al. Melphalan 220 mg/m^2 followed by peripheral blood stem cell transplantation in 27 patients with advanced multiple myeloma ［J］. Bone Marrow Transplant. 1999, 23(10): 1003–1006.

［221］PHILLIPS G L, MEISENBERG B, REECE D E, et al. Amifostine and autologous hematopoietic stem cell support of escalating-dose melphalan: a phase I study ［J］. Biol Blood Marrow Transplant. 2004, 10(7): 473–483.

［222］MILESHKIN L R, SEYMOUR J F, WOLF M M, et al. Cardiovascular toxicity is increased, but manageable, during high-dose chemotherapy and autologous peripheral blood stem cell transplantation for patients aged 60 years and older ［J］. Leuk Lymphoma. 2005, 46(11): 1575–1579.

［223］LONIAL S, KAUFMAN J, TIGHIOUART M, et al. A phase I/II trial combining high-dose melphalan and autologous transplant with bortezomib for multiple myeloma: a dose- and schedule-finding study ［J］. Clin Cancer Res. 2010, 16(20): 5079–5086.

［224］PALUMBO A, BRINGHEN S, CARAVITA T, et al. Oral melpha lan and predni-sone chemotherapy plus thalidomide compared with melphalan and prednisone alone in elderly patients with multiple myeloma: randomised controlled trial ［J］. Lancet, 2006, 367(9513): 825-831.

15　骨髓毒性：红细胞

Pere Gascon

摘　要

　　贫血是肿瘤患者常见的临床表现。多种原因可引起贫血：肿瘤本身、化疗、癌细胞侵及骨髓、溶血、营养不良、失血、炎症等。贫血导致的主要后果是疲劳，这种症状会影响癌症患者的生活质量，降低患者对治疗的依从性。靶向药物是目前广泛应用于肿瘤治疗中的新一代抗肿瘤药物，其中也有部分药物会引起贫血，其具体机制仍不清楚。

　　现在，我们有不同的方法来治疗由化疗或肿瘤治疗引起的贫血，如红细胞输注、补铁和使用促红细胞生成素（EPO）。如果我们知道何时以及如何使用它们，这些治疗方法的安全性就很好。

　　当患者出现有症状的严重贫血，处于紧急情况时，我们可使用红细胞输注。除了红细胞可能携带病毒和其他病原体外，近些年红细胞输注还出现了一些新的需要我们警惕和关注的问题。尤其是使用已在血库中保存了 2 周以上的红细胞时，很显然，这样的红细胞已失去了一些携氧能力和穿透毛细血管的能力。

　　长期以来，铁一直是纠正失血性贫血的药物。然而近年来，静脉注射铁剂变得越来越流行，因为新制剂不会诱发旧制剂所引起的过敏和类过敏反应。如今，静脉铁已与 ESA 结合使用，用来迅速纠正功能性铁缺乏症（一种与慢性病和炎症相关的贫血）。在这种情况下，需要可溶性铁，因为炎症过程中释放的因子之一铁调素（hepcidin）是一种阻碍十二指肠吸收口服铁的蛋白肽。

最后，肿瘤学家可以利用促红细胞生成剂（ESAs）治疗化疗引起的贫血。尽管它们已经使用了20多年，但在过去的8年中，一些需要警惕的问题显现出来。有几项临床试验结果显示：与没有使用ESAs的对照组相比，使用ESAs的患者预后较差。由此，人们开始对ESAs的安全性提出了质疑。目前存在多种假说。例如，ESAs通过癌细胞表面的EPO受体促进肿瘤的生长；然而这一假说在最近受到严重质疑；又如，ESAs可诱导血栓形成事件等。使用ESAs的另一个不良事件是纯红细胞发育不良，ESAs分子由于物理或化学条件而发生一些结构变化，从而导致抗EPO抗体的产生，这种情况仅在接受ESAs的慢性肾衰竭患者中有报道。关于ESAs不良事件的的最新荟萃分析显示：只要根据适应证使用，对于化疗引起的血红蛋白低于12g/dl的患者，使用ESAs是安全的。

关键词

　　红细胞输注　　铁　　促红细胞生存素　　不良事件　　纯红细胞发育不良血栓形成事件

15.1　肿瘤性贫血的发生率和原因

贫血是肿瘤患者的常见临床表现。超过80%接受化疗的肿瘤患者会出现贫血［血红蛋白（Hb）水平 < 12g/dl］[1]。关于贫血的发生率和影响的信息可以在有关贫血治疗或化疗的相关临床试验文献中找到[2-7]。这些研究的数据来自精心设计和选择的患者人群。然而，直到欧洲癌症贫血调查（ECAS）研究发表为止[1]，我们对真实世界贫血的发生情况一无所知。该研究纳入了15 367例患者，可能是了解当前肿瘤患者贫血发病率和患病率的最佳研究。这项前瞻性研究表明，入组时患者的贫血发病率为39.3%（Hb < 10.0g/dl，10%），研究过程中患者的贫血发病率为67.0%（Hb < 10.0g/dl，39.3%），低血红蛋白水平与较差的功能状态（PS）评分相关，血红蛋白 < 19g/dl 的贫血发生率为53.7%（Hb < 19g/dl，15.2%）。

肿瘤患者的贫血由多种因素引起，这些因素我们也称之为贫血综合征，要么是由肿瘤引起，要么是由肿瘤治疗或并发症导致的[1]。贫血的原因是多因素的：①癌细胞侵及骨髓；②营养缺乏，如维生素 B_{12}、叶酸或铁缺乏；③溶血；④继发于化疗或放疗的骨髓抑制；⑤新的靶向治疗引起的毒性；⑥内源性促红细胞生成素（简称促红素）水平低；⑦慢性疾病导致的贫血，也称为功能性铁缺乏症（图 15.1）[2, 8, 9]。1990 年，Miller 等意外发现肿瘤患者的促红细胞生成素水平低，再加上化疗诱导的毒性，构成了在肿瘤患者中使用促红素的基础。维生素 B_{12}、叶酸和铁是红细胞合成的必要因素。失血可能是常见的原因，尤其是在结直肠癌、子宫内膜癌（出血）或肺癌（咯血）中。在肿瘤患者中，由于特定的化疗药物继发的溶血作用，有时也会出现贫血，另外红细胞半衰期缩短也是导致贫血的原因之一[9]。

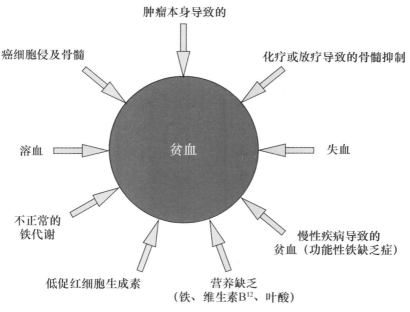

图 15.1　癌症患者贫血的原因

　　肿瘤患者的贫血也可以由与疾病相关的炎症进程间接引起。在这种情况下，会产生很多细胞因子，其中一些具有导致贫血的相关生物学功能。这其中作用较确切的是白细胞介素 -1（IL-1α，β）及肿瘤坏死因子（TNF-α），它们可抑制肾产生促红细胞生成素。另一个重要的细胞因子是 IL-6，它是一种促炎因子，可诱导肝产生铁调素（hepcidin），一种在铁代谢中起重要作用的小分子肽[10, 11]，它被认为是慢性疾病导致的贫血（功能性铁缺乏症）中最重要的因素。铁调素可引起铁转运蛋白的降解，后者是转运胃肠道细胞或网状内皮细胞（主要是巨噬细胞）中铁的重要转运蛋白。换句话说，铁调素作用于十二指肠，抑制铁的口服吸收，在骨髓中阻断巨噬细胞中铁的释放。因此，在这种情况下，原始红细胞形成新红细胞所需铁的两个主要来源都缺乏：①胃肠道，其中肠细胞无法吸收营养或治疗性的铁；②骨髓，骨髓中的巨噬细胞不会释放从衰老的红细胞中获得的结合铁[12]。

化疗引起贫血是众所周知的。由于处于分裂期的细胞是这些药物的作用对象，因此我们不仅观察到了化疗药对癌细胞的毒性，也观察到了它对骨髓细胞的毒性（骨髓毒性），因为这些细胞大多数处于持续的增殖状态。但是，自从新的靶向药物（酪氨酸激酶抑制剂、mTOR 抑制剂、单克隆抗体、抗血管生成药等）进入临床以来，现在在治疗癌症方面面临着截然不同的情况。有趣的是，最近发表的一些报告显示，这些新药中有一些会引起 1 ~ 2 级贫血（范围为 15% ~ 30%）。在单克隆抗体中，曲妥珠单抗会引起轻度贫血，贝伐珠单抗降低了贫血发生的风险[13-17]。对于所有新的靶向药物，贫血的机制仍然未知。最近的一些报道显示，在这些新药中，许多药物可自行引起各种程度的疲劳，并且与患者的血红蛋白水平无关。

15.2　贫血的治疗

15.2.1　输注红细胞

在引入人类重组蛋白之前，除输注红细胞或铁外，没有其他治疗贫血的方式。在许多情况下，是选择治疗都不做。艾滋病的流行把输血放在放大镜下，尽管我们现代血库的安全性前所未有的出色，但输血仍会带来不良后果。随输血量的不同，红细胞的输注会导致血红蛋白水平急剧增加以及血液黏度的增加。有趣的是，还没有大型的临床试验证明输血可像促红素一样，使用后患者生活质量可得到改善。

15.2.2 促红细胞生成剂

人类重组蛋白在 20 世纪 90 年代初开始使用。最初有 epoetin-α 和 epoetin-β 两种药物，它们都与内源性促红细胞生成素相似。10 年后，另一种新的促红细胞生成素分子 darbepoetin-α 产生。由于这 3 个分子都可刺激红细胞生成，因此它们目前被称为促红细胞生成剂（ESAs）（表 15.1）。在过去的 20 年中，已有超过 20000 名贫血癌症患者参加了 ESAs 的多项临床试验，以评估其疗效、不良反应和使用后患者的生活质量。ESAs 的大量临床经验表明，它们具有良好的耐受性，可以有效提高 Hb 水平并减少输血[3-7, 9, 18, 19]。最初，按照慢性肾衰竭患者透析所用的方式，每周 3 次使用 epoetin。最近，每周 1 次的方式已成为最受欢迎的方案。另外，darbepoetin-α 的给药方案为每 3 周 1 次[20]。一般而言，ESAs 可使输血需求显著降低，血红蛋白水平显著提高（4 周内约提升 1g/dl），造血反应率介于 55% ~ 74%[3-7, 9, 18, 19]。此外，通过 ESAs 对贫血的纠正显著改善了肿瘤患者的生活质量。疲劳是贫血的主要症状，与肿瘤相关的疲劳会对患者的生活质量产生深远影响，影响其身心健康以及与家人和朋友的关系。当血红蛋白水平从 11g/dl 增加到 13g/dl（11 ~ 13g/dl 范围），患者的生活质量将得到最大改善[21]。

15.1 促红细胞生成剂

	阿法达贝泊	α- 依泊汀	β- 依泊汀
适应证	实体瘤化疗导致贫血	实体瘤、淋巴瘤或多发性骨髓瘤中化疗引起的贫血	实体瘤、多发性骨髓瘤、低分级淋巴瘤、非霍奇金淋巴瘤和慢性淋巴细胞白血病的铂类化疗中贫血的治疗和预防
生物等效性	1μg	200U	200U
使用方位	150μg/sc QW = 30000U[a]	10000Usc/QW	10000Usc/QW
	500μg/sc QTW = 100000U[a]	30000Usc/QW	30000Usc/QW
		40000Usc/QW	

由于社会和医学的发展，贫血的治疗也发生了显著变化。从美国血液

病学会（ASH）与美国临床肿瘤学会（ASCO）、美国国家综合癌症网络（NCCN）及 ESMO 发布的贫血治疗指南中我们可以看到这种变化[22、23]，这 3 项指南强烈建议对 Hb < 10g/dl 的接受化疗的肿瘤患者需进行 ESAs 治疗[24]。但是，对于 Hb 水平为 10 ~ 12g/dl 的患者，3 项指南对治疗的建议有所不同，贫血的纠正不应超过 12g/dl（表 15.2）[25-28]。

表 15.2　肿瘤性贫血的国际循证指南综述

推荐	ASCO/ASH	NCCN	EORTC	ESMO
开始 ESAs 治疗	Hb ≤ 10g/dl（Hb 10 ~ 12g/dl 时需临床决策）	Hb ≤ 11gdl	Hb 9 ~ 11g/dl（Hb ≤ 11.9g/dl 时需临床决策）	Hb ≤ 10g/dl
治疗目标	避免输血所需的最低 Hb 浓度	维持 Hb 在 10 ~ 12g/dl	目标 Hb 应在 12g/dl 左右	Hb 不应超过 12g/dl

最近，新一代的类 ESAs 制剂已被欧洲监管机构（EMA）批准。原专利的过期产生了新一代类似但不完全相同的药物。这些药物在欧洲及美国被称为生物仿制药[29]。鉴于对贫血的改善作用，已经有 3 种药物获批：HX575、XM01 和 SB309。这些药物使用了不同的商品名，某些情况下它们可能是相同的制剂。例如 HX575 已注册了 3 个不同的名称：Binocrit、Epoetina Hexal 和 Abseamed。另一个生物仿制药 SB309 已注册为 epoetin-ζ，其商品名是 Silapo 和 Retacrit。贫血的第三个生物仿制药是 epoetin-θ。实际上，这个药是原研药，但通常包含在生物仿制药列表中，这可能是由于其上市时间与真正的生物仿制药相同。它的商品名为 Eporatio[29]。

对于化疗诱导的贫血患者，应给予 ESAs 治疗，以减少输血并提高生活质量。如果还有其他可治疗的贫血原因，如缺铁性贫血或维生素缺乏症，则不应给予 ESAs。当放射治疗作为唯一的抗肿瘤治疗方法时或者肿瘤相关的贫血缺乏积极的抗肿瘤治疗手段时，不应该使用 ESAs 纠正贫血。

15.2.3　铁

众所周知，在大多数已发表的临床试验文献中，ESAs 的有效率为

55% ~ 74%[30]。目前有几种解释，最为广泛接受的解释是功能性铁缺乏症。同时静脉注射铁对 ESAs 的有效率的显著改善有力地证明了这种可能性。功能性铁缺乏症（即缺乏生物可利用的铁）是一种临床疾病，红细胞生成受到损害，部分原因是巨噬细胞对铁释放的阻碍[31]和由铁调素介导的肠内铁吸收受阻[31]。换言之，口服铁制剂吸收不良或根本不吸收，骨髓铁虽然存在于骨髓中，但不能用于红细胞的生成。在接受化疗的癌症患者中，肠外铁疗法随后成为获得和维持足够血红蛋白水平的重要辅助手段。然而，尽管肠外铁疗法取得了良好的效果，但是许多肿瘤医师仍然不愿意使用它，因为在旧的铁制剂中，尤其是高分子量葡聚糖（HMWD）中安全性较差。新的静脉制剂（葡萄糖酸铁、羧麦芽糖铁、异麦芽糖苷铁、蔗糖铁）不仅具有更好的安全性，而且更易于使用。

在过去的几年里，已经进行了 9 项关于静脉补铁的研究并发表了他们的结果。在所有的病例中，静脉注射铁与 ESAs 同时用于治疗化疗后继发性贫血[32-38]。除了一项 Steensma 等进行的研究外[39]，其余均支持静脉使用铁剂。在 Steensma 等的这项研究中，作者比较了肠外、口服或不补铁联合 ESAs 治疗化疗相关性贫血患者[39]。有趣的是，这一结果与其他 6 个研究结果[32-38]和 2 个报告的临床试验结果相反[40, 41]，后者显示使用 ESAs 的同时补充铁制剂可使患者获益。第一个可能的解释是，与研究设计非常相似的 Bastit 研究[35]相比，Steensma 研究[39]中铁的总剂量似乎较低，大约为 650mg[42]。在前者中，总铁剂量增加了 400mg[42]。这一用法与该研究的设计有关，该研究计划使用铁的总剂量为 937mg，这是已公布试验中第二低的铁剂量（750 ~ 3000mg）。此外，如果按每周 62.5mg 计算，这将是最低剂量。这本身可能限制了静脉补铁在这项特殊研究中的潜在益处。

也有研究人员指出[42, 43]，在 Steensma 等的研究[39]中，静脉注射葡萄糖酸铁缺乏反应可能归因于不合理的给药方案（即非常低的平均剂量，但单次剂量太高）和缺乏静脉使用铁的效率。在这方面，有意思的是，最近两项荟萃分析证实了肠外静脉注射铁在改善造血反应和减少输血方面优于口服或不含铁补充剂[44, 45]。这两个荟萃分析已经包括了 Steensma 等提出的试验数据，在 2009 年美国血液学学会（ASH）大会上进行了报道[46]。

许多医师仍然不愿意常规使用静脉注射铁，这主要是因为对过去报道的不良事件的临床性质存在误解或不理解。所有这些不良事件均与静脉使用 HMW 右旋糖酐铁有关。因此，肠外铁在肿瘤性贫血患者中使用不足。在 1000 多例患者参与的临床评估中，大量的临床证据表明，新的静脉注射铁制剂具有良好的安全性和显著的效益。有趣的是，最近有一些报道指出，在接受化疗的妇科肿瘤患者中，与对照组相比，单用蔗糖铁静脉注射可显著提高这些患者的血红蛋白和血细胞比容[47]，输血需求更少[48, 49]。需要进一步的研究来阐明静脉注射铁在治疗肿瘤患者化疗所致贫血中的作用。

15.3　贫血治疗的不良反应

15.3.1　红细胞输注

红细胞输血比以往更安全。然而，输血并发症仍然是一个主要的问题：感染（病毒、细菌污染）、急性和迟发性溶血反应以及急性肺损伤是最常见的并发症。因此，输血在危重情况下才使用，而不是轻中度贫血时[50]。最近，随着红细胞在血库中储存时间的延长，使用血液后出现一些警示信号。重症监护、心脏病学和创伤领域已经报道了这些并发症[51-53]。大多数结果表明，当血液储存超过 2 周时，会出现严重的并发症（表 15.3）[54-57]。

表 15.3　红细胞输血：并发症的风险

危险因素	估计频率		死亡人数（每百万单位）
	每百万单位	每实际单位	
感染			
HIV			–
病毒	0.4 ~ 0.7	1/1400000 ~ 1/2400000	
甲型肝炎病毒	1	1/1000000	0
乙型肝炎病毒	7 ~ 32	1/30000 ~ 1/250000	0 ~ 0.14
丙型肝炎病毒	0.6 ~ 1.2	1/872000 ~ 1/1700000	–
Ⅰ/Ⅱ型人类嗜 T 细胞病毒	0.5 ~ 4	1/250000 ~ 1/2000000	0

危险因素	估计频率		死亡人数（每百万单位）
	每百万单位	每实际单位	
细小病毒 B19	100	1/10000	0
细菌污染			
红细胞	2	1/500000	0.1 ~ 0.25
其他			
急性溶血反应	1 ~ 4	1/250000 ~ 1/1000000	0.67
迟发性溶血反应	1000	1/1000	0.4
输血相关的急性肺损伤	200	1/5000	0.2
错误的输血（人为错误）	1/14000 ~ 19000		

15.3.2 促红细胞生成剂

在过去 10 年里，超过 15000 例患者参与了不同 ESAs 的临床试验。大量的临床经验表明，如果根据注册适应证使用，这些药物具有良好的耐受性和安全性。疗效已经在几项随机、安慰剂对照试验中得到证实[58-62]。这些药物可以减少输血次数，提高患者生活质量。所有数据都在荟萃分析中进行了收集和总结[63，64]。

15.3.3 纯红细胞性贫血

由于生物制药分子的复杂性和复杂的制备工艺，免疫原性是其潜在的不良反应，即可诱导抗体的形成。epoetin-α 就是这样的例子（1998 ~ 2003 年）。只有接受 epoetin-α 的慢性肾病患者才会受到影响，没有肿瘤患者的报道[65]。这种情况被称为纯红细胞贫血（PRCA），它是由抗内源性促红细胞生成素的抗体引起的。正如预期一样，这种疾病导致没有可用的促红细胞生成素，与严重贫血有关。抗体介导性贫血的临床过程的特点是，尽管接受了 ESAs 治疗，但血红蛋白浓度突然下降，网织红细胞计数降至极低水平（$< 20 \times 10^9/L$）。受影响的患者，由于贫血的严重程度，很快变得依赖输血。骨髓穿刺显示红

系祖细胞缺失或接近缺失。PRCA 的确认是在这些患者的血清中检测到中和抗体，这些抗体不仅中和了外源性 ESAs 的生物活性，而且还中和了内源性促红细胞生成素，从而阻止了骨髓中红细胞的产生。

与 ESAs 治疗相关的 PRCA 是一种非常罕见的医学现象，暴露调整后的发病率为 0.02 ~ 0.03/10000 例患者年[66]。与 ESAs 治疗相关的 PRCA 的发病率高峰出现在 2002 年和 2003 年，此前有少数慢性肾病患者的报告[67]。这种疾病的病因仍然不清楚，尽管有几个因素被认为与此有关[65]。最初最明显的原因是从 epoetin-α 制剂（Eprex，Janssen-Ortho，加拿大多伦多）中去除了人血清清蛋白（HSA），这是欧洲当局出于对克罗伊茨费尔特 – 雅各布病（Creutzfeldt-Jakob 病）（朊病毒）传播的担忧而提出的要求。HSA 被聚山梨酯 80 取代，最初认为这种物质可能参与了 PRCA 的形成。另一个假设是所谓的橡胶渗滤液。该公司推出了一种带有橡皮塞的预加载注射器。直到公司用特氟纶做的塞子替换了橡皮塞之后，这种病例才开始减少。第 3 个假设在当时貌似合理，是因为冷藏链中断使蛋白质分子不太稳定，导致分子 3 级结构的构象发生变化，这是导致其免疫原性的原因。在当时共有 200 多例被报道。

15.3.4　血栓形成

使用 ESAs 与血栓形成（TE）的高发生率相关。一般来说，风险增加 1.5% ~ 3%[68, 69]。最近一项对 epoetin-β（$n = 12$）[70] 的随机对照研究的荟萃分析评估了不同血红蛋白起始水平和不同目标血红蛋白水平的治疗对总体生存率、肿瘤进展和血栓形成的影响。我们还分析了在 epoetin-β 治疗下患者易发生血栓形成的危险因素。共有 2297 例患者被纳入分析。该研究表明，与对照组相比，使用 epoetin-β 的血栓形成发生率显著增加（0.22 个事件 / 患者年 vs 0.14 个事件 / 患者年），这些结果与 Cochrane 合作组织（Cochrane Collabroration）的荟萃分析报告的结果一致[68, 69]。基于血红蛋白起始水平的亚组分析表明，血红蛋白起始水平和血栓形成风险之间存在相关性。所有这些药物都会增加血栓形成的风险，并充分反映在所有经批准的 ESAs 的产品标签上。在血栓形成的几个危险因素中，最相关的因素包括年龄增长

（＞65岁）、久坐、恶性疾病、多发性创伤、大手术、既往静脉血栓形成和慢性心力衰竭。另一项评估与 ESAs 给药相关的静脉血栓形成事件的荟萃分析回顾了包括 8172 例患者在内的 38 项试验，发病风险率为 1.57（95% CI：1.31～1.87）[69]。对肺癌患者使用 ESAs 的获益和风险的荟萃分析报告显示，darbepoetin-α 组为 10.5%，安慰剂组为 7.2%。该研究纳入了 9 项试验、共计 2342 例患者[70, 71]。最近的一篇文章报道了红细胞和血小板输注可增加肿瘤患者 TE 发生率和死亡率[72]。有趣的是，藤坂等最近发表的另一篇文章显示，每周使用 epoetin-β 36000 IU 或安慰剂治疗 186 例癌症患者，为期 12 周，两组间不良事件比较差异无统计学意义[73]；两组 TE 的发生率均为 1.1%。由于参与本研究的患者数量较少，因此必须谨慎对待这些数据。Henry 等最近对肿瘤化疗诱导贫血患者发生血小板增多症和静脉血栓形成的高风险性给出了一个有争议的解释[74]。这些作者认为这些事件可能与 ESAs 诱导的铁限制性红细胞生成有关，而静脉注射铁可以逆转这种情况。

最后，值得注意的是对接受化疗的癌症患者静脉 TE 进行的前瞻性、多中心观察研究的结果。据观察，血小板计数 ≥ 350000/mm³ 的患者血栓形成率较高，它不依赖于促红细胞生成素的治疗[75]。这些结果表明，化疗前血小板计数偏高可以作为识别静脉血栓形成风险的生物标志物（表 15.4）[75]。

表 15.4　与红细胞生成刺激因子相关的不良反应

序　号	不良反应
1	血栓栓塞事件 [a]
2	动脉高血压 [b]
3	纯红细胞再生障碍 [c]
4	死亡率增加 [d]
5	卒中、癫痫发作 [e]
6	给药部位的疼痛和肿胀 [f]

注：a. 1.67（1.35～2.06）；b. 0.02～0.03/10000 病人年（曝光调整发病率）；c. 总生存率（OS）为 1.08，（95%CI：0.99～1.18）[69]，研究期间死亡率和总生存率分别为 1.04（95%CI：0.97～1.11）和 1.10（95%CI：0.98～1.24）[63]；d. 1% ≤死亡率＜10%；e. 0.1% ≤发生率＜1%；f. 发生率≥ 10%。

15.3.5 死亡率增加

在 21 世纪初，有两篇文章报道了接受 epoetin 治疗的肿瘤化疗患者的积极临床结果。一个临床试验使用了 epoetin-α，另一个使用了 darbepoetin-α；两者都与安慰剂组进行了比较[3, 61]。虽然这两项试验都没有以生存为终点，但就生存而言，这两项试验都认为 ESAs 治疗组生存获益。这一事实强化了过去的许多理论，即通过纠正贫血，ESAs 可以改善组织氧合。因此，肿瘤组织对治疗（放疗和化疗）更加敏感。这一研究的后续理论是，在肿瘤治疗过程中，通过保持较高的血红蛋白水平（更高的氧合），患者应该会有更好的预后。这种情况导致了一系列的临床试验，不仅旨在纠正贫血，而且旨在预防贫血。不幸的是，许多临床试验的设计都很糟糕，很快其中一些新设计的临床试验在安慰剂组显示出更好的结果。特别是其中 2 项研究的结果首次表明，促红细胞生成素治疗与死亡率增加之间存在关联[76, 77]。这一结果引起了人们对 ESAs 在对高 Hb 水平（13 ~ 14g/dl 或更高）患者治疗时的安全性的担忧。人们认为这些文章[76, 77]存在严重的方法缺陷。第一项研究是 epoetin-β 的超适应证使用，在对仅放疗的头颈部肿瘤患者中使用，使 Hb 水平达到 14 ~ 15.5g/dl 及更高水平；第二项研究是超适应证使用，在乳腺癌患者中使用 epoetin-α 进行贫血预防研究。这两个临床试验的设计可能会混淆结果，并能影响结论[78, 79]。此外，最近又有 3 项研究报告了 ESAs 治疗对生存的有害影响[80-82]。对这些意外结果的许多解释[83, 84]表明，死亡率的增加可能是因为使用 ESAs 疗法后发生 TE 的风险更高。这些超适应证使用药物可能由于达到高血细胞比容而导致高黏血症。另一种直到最近才非常流行的解释是，人们用抗 EpoR 多克隆抗体（A-20）发现肿瘤细胞表面存在 EpoR，ESAs 可能通过促红细胞生成素受体（EpoR）激活和 / 或刺激血管生成来促进肿瘤生长[85-88]。一些文献质疑这些数据的有效性。研究表明，多克隆抗体（A-20）可识别热休克蛋白 70（HSP70），而不是真正的 EpoR。该作者也发现了这两个分子之间的一些遗传同源性[89]。该作者也发表了 KO 小鼠的结果，因为在 KO 小鼠和对照组中，EpoR 显示多克隆抗体 A-20 染色，这清楚地表明 A-20 可非特异性结合[89]。最近，抗EpoR（A82）[90]的单克隆抗体显示不能识别 67 种不同肿瘤类型的人类细胞系[91]和来自不同肿瘤患者的 182 份新鲜人体组织样本中的 EpoR 蛋白[92]。

在过去的 7 年里，在肿瘤患者中进行了大量的 ESAs 试验，结果各不相同。因此进行了几次荟萃分析，为这一领域带来一些启示。Bohlius 等发表的荟萃分析纳入了 57 项临床试验和 9353 例肿瘤患者的资料[69]，分析包括随机、对照的临床试验，也包括一些前瞻性（超适应证）的临床试验以及未和抗肿瘤治疗同时进行的（超适应证）临床试验。对总生存率的影响为 1.08（95%CI：0.99 ~ 1.18）。2009 年，Bohlius 等发表了一项基于个体患者的荟萃分析[63]，纳入的是 53 项试验中的 13933 例患者。总生存率的最终结果为 ESAs 组患者的预后较差（HR = 1.06，95%CI：1.00 ~ 1.12）。研究中总生存率的 HR 为 1.17（95%CI：1.06 ~ 1.30）。有趣的是，在 10441 例只接受化疗的患者中，总生存率的 HR 为 1.04（95%CI：0.97 ~ 1.11）。在文中作者认为 ESAs 治疗化疗引起的贫血是安全的。其他 6 项荟萃分析中 5 项显示 ESAs 组的中性效应（对总生存率无显著影响）[64, 93–96]，1 项显示接受 ESAs 组的总生存率较差[97]。Ross 等分析了 49 项研究中的 21378 例患者，发现 ESAs 组和对照组的 TE 或死亡率比较差异无统计学意义[93]。Aapro 等分析了 8 项研究中的 1413 例患者（epoetin-β，n = 800；对照，n = 613）[94]。epoetin-β 显著降低了疾病快速进展性的风险（RR 0.78；95%CI：0.62 ~ 0.99；P = 0.042）。Glaspy 等评估了来自 60 项研究的 15323 例接受化疗 / 放疗、放疗或未接受治疗的肿瘤贫血患者[64]。结果表明，使用 ESAs 对死亡率（60 项研究，OR = 1.06；95%CI：0.97 ~ 1.15）或疾病进展（26 项研究：OR = 1.01；95%CI：0.90 ~ 1.14）没有显著影响。

在对所有随机、双盲、安慰剂对照试验的患者的汇总分析中，Ludwig 等发现这种药物不会增加死亡率，也不会影响无进展生存率和疾病进展[95]。与未达到 Hb > 12g/dl 或 > Hb 13g/dl 的患者相比，总生存率和无进展生存率似乎更好[95]。同一作者调查了输血对血红蛋白增加率的影响，在没有输血的情况下，达贝泊汀 -α 和安慰剂治疗患者，患者血红蛋白水平在 14 天内增加 1g/dl 或 28 天内增加 2g/dl 的有效率分别为 68.8% 和 52.3%、39.1% 和 19.2%。有趣的是，该研究结果表明，输血导致的血红蛋白水平增加 1g/dl 或 2g/dl 与死亡和疾病进展的风险增加有关。此外，当输血被排除在分析之外时，血红蛋白的增加与疾病进展或死亡风险的增加无关。总之，在两个治疗组中，输血与疾病进展和死亡的风险更大，而在达贝泊汀 -α 治疗组中，栓

塞 / 血栓形成的风险更大。

最近，Aapro 等报道了纳入 12 项 2301 例患者的倍他依泊汀的随机对照研究的最新荟萃分析结果[96, 97]，包括最近完成的头颈部癌患者[76]、转移性乳腺癌患者[98] 和宫颈癌患者的长期随访试验[99]。荟萃分析结果显示，接受倍他依泊汀治疗的患者与标准治疗的患者在总生存率方面比较差异无统计学意义。事实上，作者描述了接受这种药物的患者可延缓疾病进展风险的有利趋势[96]。Bennett 等报道了一项关于Ⅲ期试验的荟萃分析，比较了 ESAs 与安慰剂治疗组及标准治疗组肿瘤患者贫血的效果。51 项临床试验共有 13611 例患者接受了生存评估。接受 ESAs 治疗的癌症患者的死亡风险（HR = 1.10，95%CI：1.01 ~ 1.20）高于安慰剂组或标准治疗组。

有趣的是，在过去的几年里，研究报告的主要目标是 ESAs 的安全性。结果表明，要么是中性的结果，要么是有益的结果[19, 73, 100-105]。

在任何情况下，我们必须对 ESAs 在治疗肿瘤性贫血方面的安全性高度重视，在已上市的 ESAs 产品标签上警示大家，要求血红蛋白起始水平 < 10g/dl 才可以使用 ESAs，血红蛋白目标值不得超过 12g/dl。然而，最新的 EORTC 治疗指南建议：Hb 水平在 9 ~ 11g/dl 即可开始 ESAs 治疗，ESAs 治疗的目标是达到 12g/dl 左右[106]。ASCO 指南建议在 Hb 水平 < 10g/dl 时开始 ESAs 治疗，并使用 ESAs 达到避免输血所需的最低 Hb 浓度[22]。ESMO 指南还建议在 Hb ≤ 10g/dl 和 Hb 目标不超过 12g/dl 时开始使用 ESAs[25]。

需要进一步的研究来阐明 ESAs 治疗化疗所致贫血的安全性问题。几年前开始了两项以生存率为主要目标的大型多中心临床试验：一项用于乳腺癌，另一项用于肺癌。前者的研究结果最近发表了[107]。有趣的是，基于研究者确定的疾病进展（PD）的主要终点无进展生存期（PFS）不符合非劣效性标准。然而，基于独立评审委员会确定的 PD 的 PFS 符合非劣效性标准。从临床角度来看，结果不会影响临床实践。肺癌的研究仍在进行中，直到完成患者招募目标。

15.3.6　铁

旧的静脉注射铁制剂，特别是高分子量右旋糖酐（HMWD），由于经常出现从过敏到类过敏反应的严重不良反应，许多肿瘤科医生不愿意使用它。

过去在旧的铁制剂中观察到的不良安全状况是有充分记录的。新的静脉制剂（葡萄糖酸铁、羧麦芽糖铁、异麦芽糖苷铁、蔗糖铁）不仅具有更好的安全性，而且更易于使用。不良反应与非转铁蛋白结合铁（NTBI）有关：当结合铁释放受阻时毒性就会发生。这就是 HMWD 等旧制剂所发生的情况；新制剂具有非常强的铁结合能力，可产生更少的游离铁，这是过去导致严重事件的原因，尤其是过敏反应。新制剂最常见的不良反应是背痛、呼吸困难和低血压[39]。过去与静脉注射铁相关的其他不良反应（如肌痛、瘙痒、皮疹）在口服铁或安慰剂治疗中也常出现。

在 9 项已发表的随机试验中，静脉注射铁组的不良事件与不含铁组或口服铁组比较差异无统计学意义[32-39]。没有证据表明感染风险增加、心血管疾病发病率增加或肿瘤发病率或进展增加。当避免使用高分子量右旋糖酐铁时，静脉注射铁引起的危及生命的不良事件的发生率 < 1:70 万[108]。

最近，一种新的口服铁制剂已获得批准（Sucrosomal iron®），它是一种由磷脂和脂肪酸基质蔗糖酯覆盖的焦磷酸铁的制剂，这使得该分子能够不依赖于铁调素被胃肠道吸收，从而被肿瘤患者利用。因为它是一种脂质体铁，不会引起口服铁的常见不良反应。最近的一份报道显示[109]，在 Caco-2 细胞模型中，Sucrosomial Iron®（Sideral®）比微囊化焦磷酸铁成分、Lipofer® 和 Sunactive® 以及硫酸亚铁的生物利用度显著提高。

（刘 羽 译）

参考文献

［1］LUDWIG H, VAN BELLE S, BARRETT-LEE P, et al. The European Cancer Anaemia Survey(ECAS): a large, multinational, prospective survey defining the prevalence, incidence and treatment of anaemia in cancer patients［J］. Eur J Cancer. 2004, 40(15): 2293–2307.

［2］LUDWIG H, STRASSER K. Symptomatology of anemia［J］. Semin Oncol. 2001, 28(Suppl 8): 7–14.

［3］LITTLEWOOD T J, BAJETTA E, NORTIER J W, et al. Effects of epoetin alfa on hematologic parameters and quality of life in cancer patients receiving non platinum chemotherapy: results of a randomized, double-blind, placebo-controlled trial［J］. J Clin Oncol. 2001, 19: 2865–2874.

［4］GLASER C M, MILLESI W, KORNEK G V, et al. Impact of hemoglobin level and use of recombinant erythropoietin on efficacy of preoperative chemoradiation therapy for squamous cell carcinoma of the oral cavity and oropharynx［J］. Int J Radiat Oncol Biol Phys. 2001, 50: 705–715.

［5］GLASPY F, BUKOWSKI R, STEINBERG D, et al. Impact of therapy with epoetin alfa on clinical outcomes in patients with nonmyeloid malignancies during cancer chemotherapy in community oncology practice［J］. J Clin Oncol. 1997, 15: 1218–1234.

［6］DEMETRI GD, KRIS M, WADE J, et al. Quality-of-life benefit in chemotherapy patients treated with epoetin alfa is independent of disease response or tumor type: results from a prospective community oncology study［J］. J Clin Oncol. 1998, 16: 3412–3425.

［7］GABRILOVE J L, CLEELAND C S, LIVINGSTON R B, et al. Clinical evaluation of once-weekly dosing of epoetin alfa in chemotherapy patients: improvements in hemoglobin and quality of life are similar to three-times-weekly dosing［J］. J Clin Oncol. 2001, 19: 2875–2882.

［8］MILLER C B, JONES R J, PIANTADOSI S, et al. Decreased erythropoietin response in patients with the anemia of cancer［J］. N Engl J Med. 1990, 322(24): 1689–1692.

［9］GLASPY J. Erythropoietin in cancer patients［J］. Annu Rev Med. 2009, 60: 181–192.

［10］HAURANI F I. Hepcidin and the anemia of chronic disease［J］. Ann Clin Lab Sci. 2006, 36(1): 3–6.

［11］NEMETH E, GANZ T. The role of hepcidin in iron metabolism［J］. Acta Haematol. 2009, 122(2–3): 78–86.

［12］RIVERA S, LIU L, NEMETH F, et al. Hepcidin excess induces the sequestration of iron and exacerbates tumor-associated anemia［J］. Blood. 2005, 105: 1797–1802.

［13］JOHNSON D H, FEHRENBACHER L, NOVOTNY W F, et al. Randomized phase II trial comparing bevacizumab plus carboplatin and paclitaxel with carboplatin and paclitaxel alone in previously untreated locally advanced or metastatic non-small- celllung cancer［J］. J Clin Oncol. 2004, 22(11): 2184–2191.

［14］MILLER K D, CHAP L I, HOLMES F A, et al. Randomized phase III trial of capecitabine compared with bevacizumab plus capecitabine in patients with previously treated metastatic breast cancer［J］. J Clin Oncol. 2005, 23(4): 792–799.

［15］SHER A F. Effect of bevacizumab on the risk of chemotherapy-associated anemia in cancer patients. A meta-analysis［J］. J Clin Oncol. 2010, 28(Suppl): 15a. abstract 9136.

［16］EISEN T, STERNBERG CN, ROBERT C, et al. Targeted therapies for renal cell carcinoma: review of adverse event management strategies［J］. J Natl Cancer Inst. 2012, 104(2): 93–113.

［17］KEEFE D M, BATEMAN E H. Tumor control versus adverse events with targeted anticancer therapies［J］. Nat Rev Clin Oncol. 2011, 9(2): 98–109.

［18］HENRY D. The evolving role of epoetin alfa in cancer therapy［J］. Oncologist. 2004, 9: 97–107.

［19］BLOHMER J U, PAEPKE S, SEHOULI J, et al. Randomized phase Ⅲ trial of sequential adjuvant chemoradiotherapy with or without erythropoietin Alfa in patients with high-risk cervical cancer: results of the NOGGO-AGO intergroup study ［J］. J Clin Oncol. 2011, 29(28): 3791–3797.

［20］WAUTERS I, VANSTEENKISTE J. Darbepoetin alfa in the treatment of chemo-therapy-induced anaemia ［J］. Expert Opin Biol Ther. 2009, 9(2): 221–230.

［21］CRAWFORD J, CELLA D, CLEELAND C S, et al. Relationship between changes in hemoglobin level and quality of life during chemotherapy in anemic cancer patients receiving epoetin alfa therapy ［J］. Cancer. 2002, 95: 888–895.

［22］RIZZO J D, SOMERFIELD M R, HAGERTY K L, et al. Use of epoetin and darbe-poetin in patients with cancer: 2007 American Society of Clinical Oncology/American Society of Hematology clinical practice guideline update ［J］. J Clin Oncol. 2008, 26(1): 132–149.

［23］National Comprehensive Cancer Network. Practice guidelines in oncology. Cancer and treatment-related anemia. vol. 1 ［M］. Fort Washington: National Comprehensive Cancer Network, Inc; 2008.

［24］AAPRO M S, LINK H. September 2007 update on EORTC guidelines and anemia management with erythropoiesis-stimulating agents ［J］. Oncologist. 2008, 13(Suppl 3): 33–36.

［25］SCHRIJVERS D, DE SAMBLANX H, ROILA F, et al. Erythropoiesis-stimulating agents in the treatment of anaemia in cancer patients: ESMO Clinical Practice Guidelines for use ［J］. Ann Oncol. 2010, 21(Suppl5): v244–v247.

［26］RIZZO J D, BROUWERS M, HURLEY P, et al. American Society of Hematology/American Society of Clinical Oncology clinical practice guideline update on the use of epoetin and darbepoetin in adult patients with cancer ［J］. Blood. 2010, 116(20): 4045–4059.

［27］National Comprehensive Cancer Network ［R］. NCCN Clinical Practice Guide-lines in Oncology. 2012.

［28］LICHTIN A E. Clinical practice guidelines for the use of erythroid-stimulating agents: ASCO, EORTC, NCCN ［J］. Cancer Treat Res. 2011, 157: 239–248.

［29］KAMIONER D. Erythropoietin biosimilars currently available in hematology-oncology ［J］. Target Oncol. 2012, 7(Suppl 1): 25–28.

［30］BOHLIUS J, WEINGART O, TRELLE S, et al. Cancer-related anemia and recombi-nant human erythropoietin–an updated overview ［J］. Nat Clin Pract Oncol. 2006, 3: 152–164.

［31］GOODNOUGH L T. Erythropoietin and iron-restricted erythropoiesis ［J］. Exp Hematol. 2007, 35: 167–172.

［32］AUERBACH M, BALLARD H, TROUT J R, et al. Intravenous iron optimizes the response to recombinant human erythropoietin in cancer patients with chemotherapy-related anemia: a multicenter, open-label, randomized trial ［J］. J Clin Oncol. 2004, 22(7): 1301.

［33］HENRY D H, DAHL N V, AUERBACH M, et al. Intravenous ferric gluconate significantly improves response to epoetin alfa versus oral iron or no iron in anemic patients with cancer receiving chemotherapy [J] . Oncologist. 2007, 12: 231–242.

[34] HEDENUS M, BIRGEGARD G, NASMAN P, et al. Addition of intravenous iron to epoetin beta increases hemoglobin response and decreases epoetin dose requirement in anemic patients with lymphoproliferative malignancies: a randomized multicenter study [J] . Leukemia. 2007, 21: 627–632.

[35] BASTIT L, VANDEBROEK A, ALTINTAS S, et al. Randomized, multicenter, controlled trial comparing the efficacy and safety of darbepoetin alfa administered every 3 weeks with or without intravenous iron in patients with chemotherapy-induced anemia [J] . J Clin Oncol. 2008, 26: 1611–1618.

[36] PEDRAZZOLI P, FARRIS A, DEL P S, et al. Randomized trial of intravenous iron supplementation in patients with chemotherapy-related anemia without iron deficiency treated with darbepoetin alfa [J] . J Clin Oncol. 2008, 26: 1619–1625.

[37] AUERBACH M, SILBERSTEIN P T, WEBB R T, et al. Darbepoetin alfa 300 or500 μg once every 3 weeks with or without intravenous iron in patients with chemotherapy-induced anemia [J] . Am J Hematol. 2010, 85(9): 655–693.

[38] PETRELLI F, BORGONOVO K, CABIDDU M, et al. Addition of iron to erythropoiesis-stimulating agents in cancer patients: a meta-analysis of randoized trials [J] . J Cancer Res Clin Oncol. 2012, 138(2): 179–187.

[39] STEENSMA D P, SLOAN J A, DAKHIL S R, et al. Phase Ⅲ randomized study of the effects of parenteral iron, oral iron, or no iron supplementation on the erythropoietic response to darbepoetin alfa for patients with chemotherapy-associated anemia [J] . J Clin Oncol. 2011, 29: 97–105.

[40] BEGUIN Y, MAERTENS J, DE PRIJCK B, et al. Darbepoetin-alfa and intravenous iron administration after autologous hematopoietic stem cell transplantation: a prospective multicenter randomized trial [J] . Am J Hematol. 2013, 88(12): 990–996.

[41] BELLET R E, GHAZAL H, FLAM M, et al. A phase Ⅲ randomized controlled study comparing iron sucrose intravenously(Ⅳ)to no iron treatment of anemia in cancer patients undergoing chemotherapy and erythropoietin stimulating agent(ESA)therapy [J] . J Clin Oncol. 2007, 25 Suppl 18: 9109.

[42] AUERBACH M. Intravenous iron failed to improve erythropoietic response in patients with chemotherapy-induced anemia [EB/OL] . 2010. http://www.hemonctoday.com/article.aspx?rid = 78461.

[43] AAPRO M, BEGUIN Y, BIRGEGÄRD G, et al. Too low iron doses and too many dropouts in negative iron trials? [J] J Clin Oncol. 2011, 29(17): e525–e526.

[44] GAFTER-GVILI A, ROZEN-ZVI B, Vidal L, et al. Intravenous iron supplementation for the treatment of cancer-related anemia–systematic review and meta-analysis [J] . Blood. 2010, 116(21): 4249.

［45］MHASKAR R, WAO H, KUMAR A, et al. Role of iron supplementation to eryth-ropoiesis stimulating agents in the management of chemotherapy-induced anemia in cancer pa-tients: a systematic review and meta-analysis［J］. Blood. 2010, 116(21): 2055.

［46］STEENSMA D, DAKHIL S R, NOVOTNY P J, et al. A phase Ⅲ, randomized study of the effects of parenteral iron, oral iron, or no iron supplementation on the erythropoietic re-sponse to darbepoetin alfa for patients with chemotherapy-associated anemia: a study of the Mayo Clinic Cancer Research Consortium(MCCRC)［J］. Blood. 2009, 114: 22.

［47］DANGSUWAN P, MANCHANA T. Blood transfusion reduction with intravenous iron in gynecologic cancer patients receiving chemotherapy. Gynecol Oncol. 2010, 116(3): 522–525.

［48］KIM Y T, KIM S W, YOON B S, et al. Effect of intravenously administered iron su-crose on the prevention of anemia in the cervical cancer patients treated with concurrent chemo-radiotherapy［J］. Gynecol Oncol. 2007, 105(1): 199–204.

［49］STEINMETZ T, TSCHECHNE B, VIRGIN G, et al. Ferric carboxymaltose for the correction of cancerand chemotherapy-associated anemia in clinical practice［J］. Eur J Cancer. 2011, 47(S1): 221–222.

［50］HEBERT P C, WELLS G, BLAJCHMAN M A, et al. A multicenter, randomized, controlled clinical trial of transfusion requirements in critical care［J］. N Engl J Med. 1999, 340: 409–417.

［51］TAYLOR R W, O'BRIEN J, TROTTIER S J, et al. Red blood transfusions and nos-ocomial infections in critically ill patients［J］. Crit Care Med. 2006, 34: 2302–2308.

［52］BERNARD A C, DAVENPORT D L, CHANG P K, et al. Intraoperative transfusion of 1U to 2U packed red blood cells is associated with increased 30-day mortality, surgical-site infection, pneumonia and sepsis in general surgery patients［J］. J Am Coll Surg. 2009, 208: 931–937.

［53］GORMAN KOCH C, LI L, SESSLER D I, et al. Duration of red-cell storage and complications after cardiac surgery［J］. N Engl J Med. 2008, 358: 1229–1239.

［54］GOODNOUGH L T, BRECHER M E, KANTER M H, et al. Transfusion medicine ［J］. N Engl J Med. 1999, 340(6): 438–447.

［55］KLEIN H G, SPAHN D R, CARSON J L. Red blood cell transfusion in clinical practice［J］. Lancet. 2007, 370(9585): 415–426.

［56］YAZDANBAKHSH K, BAO W, ZHONG H. Immunomodulatory effects of stored red blood cells in transfusion medicine: adverse complications of stored blood［J］. Hematolo-gy Am Soc Hematol Educ Program. 2011, 2011: 466–469.

［57］ROBACK J D. Vascular effects of red blood cell storage lesion in transfusion medi-cine: adversecomplications of stored blood［J］. Hematology Am Soc Hematol Educ Program. 2011, 2011: 475–479.

［58］CASCINU S, FEDELI A, DEL FERRO E, et al. Recombinant human erythropoietin treatment in cisplatin-associated anemia: a randomized, double-blind trial with placebo [J]. J Clin Oncol. 1994, 12, 1058–1062.

[59] CAZZOLA M, MESSINGER D, BATTISTEL V, et al. Recombinant human erythropoietin in the anemia associated with multiple myeloma or non-Hodgkin's lymphoma: dose finding and identification of predictors of response [J]. Blood. 1995, 86(12): 4446–4453.

[60] WITZIG T E, SILBERSTEIN P T, LOPRINZI C L, et al. Phase Ⅲ, randomized, double-blind study of epoetin alfa compared with placebo in anemic patients receiving chemotherapy [J]. J Clin Oncol. 2005, 23(12): 2606–2617.

[61] VANSTEENKISTE J, PIRKER R, MASSUTI B, et al. Double-blind, placebo-controlled, randomized phase Ⅲ trial of darbepoetin alfa in lung cancer patients receiving chemotherapy [J]. J Natl Cancer Inst. 2002, 94(16): 1211–1220.

[62] HEDENUS M, ADRIANSSON M, SAN MIGUEL J, et al. Efficacy and safety of darbepoetin alfa in anaemic patients with lymphoproliferative malignancies: a randomized, double-blind, placebo-controlled study [J]. Br J Haematol. 2003, 122(3): 394–403.

[63] BOHLIUS J, SCHMIDLIN K, BRILLANT C, et al. Recombinant human erythropoiesis-stimulating agents and mortality in patients with cancer: a meta-analysis of randomised trials [J]. Lancet. 2009, 373(9674): 1532–1542.

[64] GLASPY J, CRAWFORD J, VANSTEENKISTE J, et al. Erythropoiesis-stimulating agents in oncology: a study-level meta-analysis of survival and other safety outcomes [J]. Br J Cancer. 2010, 102(2): 301–315.

[65] MACDOUGALL I C, ROGER S D, DE FRANCISCO A, et al. Antibody-mediated pure red cell aplasia in chronic kidney disease patients receiving erythropoiesis-stimulating agents: new insights [J]. Kidney Int. 2012, 81(8): 727–732.

[66] MCKOY J M, STONECASH R E, COURNOYER D, et al. Epoetin-associated pure red cell aplasia: past, present, and future considerations [J]. Transfusion. 2008, 48: 1754–1762.

[67] CASADEVALL N, NATAF J, VIRON B, et al. Pure red-cell aplasia and antierythropoietin antibodies in patients treated with recombinant erythropoietin [J]. N Engl J Med. 2002, 346: 469–475.

[68] BOHLIUS J, LANGENSIEPEN S, SCHWARZER G, et al. Recombinant human erythropoietin and overall survival in cancer patients: results of a comprehensive meta-analysis [J]. J Natl Cancer Inst. 2005, 97: 489–498.

[69] BOHLIUS J, WILSON J, SEIDENFELD J, et al. Erythropoietin ordarbepoetin for patients with cancer [J]. Cochrane Database Syst Rev. 2006, 3: CD003407.

[70] AAPRO M, OSTERWALDER B, SCHERHAG A, et al. Epoetin-beta treatment in patients with cancer chemotherapy-induced anaemia: the impact of initial haemoglobin and target haemoglobin levels on survival, tumour progression and thromboembolic events [J]. Br J Cancer. 2009, 101(12): 1961–1971.

［71］ANDERSON F A, SPENCER F A. Risk factors for venous thromboembolism［J］. Circulation. 2003, 107: I9–I16.

［72］KHORANA A A, FRANCIS C W, BLUMBERG N, et al. Blood transfusions, thrombosis, and mortality in hospitalized patients with cancer［J］. Arch Intern Med. 2008, 168(21): 2377–2381.

［73］FUJISAKA Y, SUGIYAMA T, SAITO H, et al. Randomised, phase Ⅲ trial of epoetin-β to treat chemotherapy-induced anaemia according to the EU regulation［J］. Br J Cancer. 2011, 105(9): 1267–1272.

［74］HENRY D H, DAHL N V, AUERBACH M A. Thrombocytosis and venous thromboembolism in cancer patients with chemotherapy induced anemia may be related to ESA induced iron restricted erythropoiesis and reversed by administration of Ⅳ iron［J］. Am J Hematol. 2012, 87(3): 308–310.

［75］KHORANA AA, FRANCIS CW, CULAKOVA E, et al. Risk factors for chemotherapy-associated venous thromboembolism in a prospective observational study［J］. Cancer. 2005, 104: 2822–2829.

［76］HENKE M, LASZIG R, RUBE C, et al. Erythropoietin to treat head and neck cancer patients with anaemia undergoing radiotherapy: randomised, double-blind, placebo-controlled, trial［J］. Lancet. 2003, 362: 1255–1260.

［77］LEYLAND-JONES B, SEMIGLAZOV V, PAWLICKI M. Maintaining normal hemoglobin levels with epoetin alfa in mainly nonanemic patients with metastatic breast cancer receiving first-line chemotherapy: a survival study［J］. J Clin Oncol. 2005, 23: 5960–5972.

［78］LEYLAND-JONES B, MAHMUD S. Erythropoietin to treat anaemia in patients with head and neck cancer［J］. Lancet. 2004, 363: 80.

［79］VAUPEL P, MAYER A. Erythropoietin to treat anaemia in patients with head and neck cancer［J］. Lancet. 2004, 363: 992.

［80］OVERGAARD J, HOFF C, SAND HANSEN H, et al. Randomized study of the importance of novel erythropoiesis stimulating protein(Aranesp)for the effect of radiotherapy in patients with primary squamous cell carcinoma of the head and neck(HNSCC)–the Danish Head and Neck Cancer Group DAHANCA 10［J］. Eur J Cancer Suppl. 2007, 5(6): 7.

［81］SMITH R E JR, AAPRO M S, LUDWIG H, et al. Darbepoetin alfa for the treatment of anemia in patients with active cancer not receiving chemotherapy or radiotherapy: results of a phase Ⅲ multicenter, randomized, double-blind, placebo-controlled study［J］. J Clin Oncol. 2008, 26(7): 1040–1050.

［82］WRIGHT J R, UNG Y C, JULIAN J A, et al. Randomized, double-blind, placebo-controlled trial of erythropoietin in non-small-cell lung cancer with disease-related anemia［J］. J Clin Oncol. 2007, 25(9): 1021–1023.

［83］BESARAB A, BOLTON W K, BROWNE J K, et al. The effects of normal as compared with low hematocrit values in patients with cardiac disease who are receiving hemodialysis and epoetin［J］. N Engl J Med. 1998, 339: 584–590.

［84］LUKSENBURG H, WEIR A, WAGER R. FDA Briefing Document: Safety Concerns Associated with Aranesp(darbepoetin alfa)Amgen, Inc. and Procrit(epoetin alfa)Ortho Biotech, L. P. , for the Treatment of Anemia Associated with Cancer Chemotherapy［EB/OL］. 2004. http://www.fda.gov/ ohrms/dockets/ac/cder04.html#oncologic.

［85］KELLEHER D K, THEWS O, VAUPEL P. Can erythropoietin improve tumor oxygenation?［J］Strahlenther Onkol. 1998, 174(Suppl Ⅳ): 20–23.

［86］ACS G, ACS P, BECKWITH S M, et al. Erythropoietin and erythropoietin receptor expression in human cancer［J］. Cancer Res. 2001, 61: 3561–3565.

［87］ARCASOY M O, AMIN K, KARAYAL A F, et al. Functional significance of erythropoietin receptor expression in breast cancer［J］. Lab Invest. 2002, 82(7): 911–918.

［88］YASUDA Y, FUJITA Y, MATSUO T, et al. Erythropoietin regulates tumour growth of human malignancies［J］. Carcinogenesis. 2003, 24: 1021–1029.

［89］ELLIOTT S, BUSSE L, BASS MB, et al. Anti-Epo receptor antibodies do not predict Epo receptor expression. Blood. 2006, 107(5): 1892–1895.

［90］ELLIOTT S, BUSSE L, MCCAFFERY I, et al. Identification of a sensitive anti-erythropoietin receptor monoclonal antibody allows detection of low levels of EpoR in cells［J］. J Immunol Methods. 2010, 352(1–2): 126–139.

［91］SWIFT S, ELLISON A R, KASSNER P, et al. Absence of functional EpoR expression in human tumor cell lines. Absence of functional EpoR expression in human tumor cell lines［J］. Blood. 2010, 115(21): 4254–4263.

［92］MCCAFFERY I, ROSSI J, PAWELETZ K, et al. Analysis of cell surface erythropoietin receptor(EpoR)expression and function in human epithelial tumor tissues reveals no detectable expression or function［J］. J Clin Oncol. 2009, 27(15_Suppl.): 11104.

［93］ROSS S D, ALLEN I E, HENRY D H, et al. Clinical benefits and risks associated with epoetin and darbepoetin in patients with chemotherapy-induced anemia: a systematic review of the literature［J］. Clin Ther. 2006, 28(6): 801–831.

［94］AAPRO M, COIFFIER B, DUNST J, et al. Effect of treatment with epoetin beta on short-term tumour progression and survival in anaemic patients with cancer: a meta-analysis［J］. Br J Cancer. 2006, 95(11): 1467–1473.

［95］LUDWIG H, CRAWFORD J, OSTERBORG A, et al. Pooled analysis of individual patient-level data from all randomized, double-blind, placebo-controlled trials of darbepoetin alfa in the treatment of patients with chemotherapy-induced anemia［J］. J Clin Oncol. 2009, 27(17): 2838–2847.

［96］AAPRO M, SCHERHAG A, BURGER H U. Effect of treatment with epoetin beta on survival, tumour progression and thromboembolic events in patients with metastatic cancer: an updated meta-analysis of 12 randomized controlled studies including 2301 patients［J］. Br J Cancer. 2008, 99(1): 14–22.

［97］BENNETT C L, SILVER S M, DJULBEGOVIC B, et al. Venous thromboembolism and mortality associated with recombinant erythropoietin and darbepoetin administration for the treatment of cancer-associated anemia ［ J ］. JAMA. 2008, 299(8): 914–924.

［98］AAPRO M, LEONARD R C, BARNADAS A, et al. Effect of once weekly epoetin beta on survival in patients with metastatic breast cancer receiving anthracycline- and/or taxane-based chemotherapy–results of the BRAVE study ［ J ］. J Clin Oncol. 2008, 26: 592–598.

［99］STRAUSS H G, HAENSGEN G, DUNST J. Effects of anemia correction with epoetin beta in patients receiving radiochemotherapy for advanced cervical cancer ［ J ］. Int J Gynecol Cancer. 2008, 18(3): 515–524.

［100］CANTRELL L A, WESTIN S N, VAN LE L. The use of recombinant erythropoietin for the treatment of chemotherapy-induced anemia in patients with ovarian cancer does not affect progression-free or overall survival ［ J ］. Cancer. 2011, 117(6): 1220–1226.

［101］PRONZATO P, CORTESI E, VAN DER RIJT C C, et al. Epoetin alfa improves anemia and anemia-related, patient-reported outcomes in patients with breast cancer receiving myelotoxic chemotherapy: results of a European, multicenter, randomized, controlled trial ［ J ］. Oncologist. 2010, 15(9): 935–943.

［102］MOEBUS V, JACKISH C, LUECK H-J, et al. Intense dose-dense equential chemotherapy with epirubicin, paclitaxel, and cyclophosphamide compared with conventional scheduled chemotherapy in high-risk primary breast cancer: mature results of an AGO phase Ⅲ study ［ J ］. J Clin Oncol. 2010, 28(17): 2874–2880.

［103］UNTCH M, VON MINCKWITZ G, KONECNY G, et al. PREPARE trial. A randomized phase Ⅲ trial comparing preoperative, dose-dense, dose intensified chemotherapy with epirubicin, paclitaxel and CMF versus a standard dosed epirubicin/cyclophosphamide followed by paclitaxel ± darbepoetin alfa in primary breast cancer–long-termresults ［ J ］. Ann Oncol. 2011, 22: 1999–2006.

［104］NITZ U, GLUZ O, OBERHOFF C, et al. Adjuvant chemotherapy with or without darbepoetin alfa in node-positive breast cancer: survival and quality of life analysis from the prospective randomized WSG ARA Plus trial. San Antonio Breast Cancer symposium ［ J ］. Cancer Res. 2011, 71(s24): PD07.

［105］DELARUE R. Survival effect of darbepoetin alfa in patients with diffuse large B-cell lymphoma(DLBCL)treated with immunochemotherapy. The LNH03-68 study ［ J ］. J Clin Oncol. 2011, 29: 561s.

［106］BOKEMEYER C, AAPRO M S, COURDI A, et al. EORTC guidelines for the use of erythropoietic proteins in anaemic patients with cancer: 2006 update ［ J ］. Eur J Cancer. 2007, 43(2): 258–270.

［107］LEYLAND-JONES B, BONDARENKO I, NEMSADZE G, et al. A andomized, open-label, multicenter, phase Ⅲ study of Epoetin Alfa versus best standard of care in anemic patients with metastatic breast cancer receiving standard chemotherapy ［J］. J Clin Oncol. 2016, 34(11): 1197–1207.

［108］CHERTOW G M, MASON P D, VAAGE-NILSEN O, et al. Update on adverse drug events associated with parenteral iron ［J］. Nephrol Dial Transplant. 2006, 21(2): 378–382.

［109］TARANTINO G, BRILLI E, ZAMBITO Y, et al. Sucrosomial Iron?–a new highly bioavaible oral iron supplement ［J］. Blood. 2015, 126(23): 4561.

16 骨髓毒性：白细胞

Matti S. Aapro

摘 要

化疗诱导的发热性嗜中性粒细胞减少症（febrile neutropenia，FN）可能导致给药剂量减少和/或延迟治疗，从而减少化疗敏感性肿瘤患者治愈或延长生存时间的机会，并增加患者死亡率。这种并发症通常需要住院治疗，部分低危患者也可以门诊治疗。欧洲肿瘤医学学会（European Society of Medical Oncology，ESMO）和欧洲癌症研究与治疗组织（European Organisation for Research and Treatment of Cancer，EORTC）发布的指南以及其他指南指出，使用粒细胞集落刺激因子（granulocyte colony-stimulating factors，G-CSFs），如非格司亭（包括已经批准的生物仿制药和tbo-非格司亭）、来格司亭、培非格司亭和利培非格司亭，进行预防性治疗可降低化疗引起的白细胞计数减少及其后果的风险。指南建议发热性嗜中性粒细胞减少症风险高于20%的化疗患者预防性使用粒细胞集落刺激因子。与患者相关的危险因素（尤其是年龄≥65岁）可能会增加化疗患者发热性嗜中性粒细胞减少症的整体风险，因此需要对这些危险因素进行评估，以决定对发热性嗜中性粒细胞减少症中度（10%～20%）风险患者的治疗方案中是否需要采用预防措施。

关键词

粒细胞集落刺激因子　非格司亭和tbo-非格司亭　来格司亭　培非

格司亭　利培非格司亭　生物仿制药　嗜中性粒细胞减少　发热性嗜中
性粒细胞减少症　化学疗法　指南　欧洲癌症研究与治疗组织　欧洲肿
瘤医学学会

16.1　引言

化疗引起的发热性嗜中性粒细胞减少症（febrile neutropenia，FN）并
发感染可能会增加患者的死亡率，通过适当使用粒细胞集落刺激因子
（granulocyte colony-stimulating factors，G-CSFs）可以预防发热性嗜中性粒
细胞减少症、降低死亡风险[1]。发热性嗜中性粒细胞减少症最常见于骨髓抑
制治疗的第 1 个周期；根据记录，在前 3 个化疗周期中，成年癌症患者中有
287 例患者（10.7%）出现嗜中性粒细胞减少症[2]。在治疗过程中，因发热
性嗜中性粒细胞减少症导致急诊住院、使用抗生素、减少化疗剂量或延迟化
疗与预后不良相关，而预防发热性嗜中性粒细胞减少症可以减少这些情况的
发生[3]。

2010 年，欧洲癌症研究与治疗组织（EORTC）的指南专家组系统地
审查了可用的已发表数据，并提出了"在接受化疗的成年患者中适当使用
G-CSF"的循证建议[4]。这些建议与其他组织的建议非常相似，如最新的美
国临床肿瘤学会（ASCO）指南[5]和最新的欧洲肿瘤医学学会（ESMO）临
床实践指南[6]。

本文将使用 EORTC 指南提出的六项建议来讨论，并对其进行更新[4]。

16.2　发热性嗜中性粒细胞减少症的定义及其并发症的风险评估

FN 通常被定义为"嗜中性粒细胞绝对值（ANC）$< 0.5 \times 10^9$/L 或 $< 1.0 \times 10^9$/L 但预计在 48 小时内会降至 0.5×10^9/L 以下，并伴有发热或败血症的临
床体征"。目前，ESMO 将发热性嗜中性粒细胞减少症中的发热定义为"持
续至少 1 小时的口腔温度 > 38.3℃"。指南建议，如果温度 > 38.0℃持续至少
2 小时或单次测量读数 > 38.3℃，则应开始治疗[6]。

评估患者发热性嗜中性粒细胞减少症并发症风险非常重要，因为这决定了患者是选择门诊治疗还是住院治疗。可以使用风险指数来评估，其中一个由癌症支持疗法多国学会（Multinational Association of Supportive Care in Cancer，MASCC）研发（表 16.1）[7]，在临床上较为常用。根据 MASCC 评分，除了得分 ≥ 21 分的患者被视为低风险，所有其他患者被认为具有并发感染的高风险。

表 16.1 （MASCC）预测模型（1386 例发热性嗜中性粒细胞减少症患者）

决定因素	分　数
疾病负担	
没有或轻微症状	5
中度症状	3
无低血压	5
无慢性阻塞性肺疾病	4
实体瘤或先前没有真菌感染的血液系统肿瘤	4
门诊治疗	3
无脱水	3
年龄 < 60 岁	2

阈值：得分 ≥ 21（最高 26），表示严重并发症的发生率低于 5%

16.3　使用粒细胞集落刺激因子的不良反应和注意事项

骨痛、关节痛或肌肉痛是与粒细胞集落刺激因子治疗相关的常见不良事件（发生率 20%），无论药物是否被聚乙二醇化，其发生率几乎相同。通常情况下使用标准镇痛剂便可缓解。很少观察到粒细胞集落刺激因子给药后出现白细胞增多症（白细胞计数 > 100×10^9/L），使用培非格司亭发生的频率也不会更高。粒细胞集落刺激因子可以诱导癌胚抗原 15-3（CA15-3，常用于监测乳腺癌）水平升高[8]。

ESMO 不建议在胸部放化疗周期内使用粒细胞集落刺激因子[6]；ASCO 甚至认为，没有进行胸部放疗时，也不建议使用 G-CSF，因为会增加并发症和死亡的风险[5]；在化疗时或化疗前突然使用这些药物会增加血小板减少症的风险。

16.4　使用粒细胞集落刺激因子是否会增加白血病风险

自从 G-CSF 的开发以来，一直存在有关该产品潜在致白血病风险的讨论。

对年龄 ≥ 65 岁乳腺癌患者进行的监测、流行病学和最终结果（surveillance，epidemiology，and end results，SEER）分析表明，在接受 G-CSF 治疗的 906 例患者中，骨髓增生异常综合征（myelodysplastic syndrome，MDS）/急性髓性白血病（acute myeloid leukemia，AML）的发生率为 1.77%，而同期 4604 例未接受集落刺激因子的患者中这一比例为 1.04%。必须注意的是，接受 G-CSF 治疗的患者往往具有阳性淋巴结，并且接受了更强的放射治疗或大剂量的环磷酰胺治疗[9]。这些发现确实引起了人们的担忧，即在乳腺癌患者中高剂量使用粒细胞集落刺激因子可能与继发 MDS 或 AML 的风险增高有关。然而，一份美国注册的数据分析报告显示，其引发白血病的总体风险很小（即使是在老年患者中）[10]。

一项对随机对照试验的荟萃分析表明，与特定化疗方案联合使用粒细胞集落刺激因子支持时，相关的 AML/MDS 风险略有增加（每 1000 例中约 4 例）。值得注意的是，当粒细胞集落刺激因子支持与更大剂量的化疗联合使用时，AML/MDS 风险显著增加（RR = 2.334，P = 0.009）；但如果使用粒细胞集落刺激因子时计划的化疗总剂量在每个研究组都相同，如剂量密集疗法，AML/MDS 风险就不会显著增加。此外，接受粒细胞集落刺激因子支持的化疗患者的全因死亡率降低。化疗剂量越大，观察到的死亡率降低越明显[1]。

现有数据不支持健康志愿者使用粒细胞集落刺激因子与发生粒细胞集落刺激因子诱导的恶性转化之间存在关联。一份重要的报告显示，在 1999 ~ 2004 年，2408 名非亲缘外周血干细胞捐献者参与了国家骨髓捐赠计划（NMDP）的前瞻性研究：6% 的捐献者经历了 3 ~ 4 级 CALGB 毒性，0.6%

的捐献者经历了严重且出乎意料的不良事件。但是，这些患者普遍能够完全恢复健康，而且尚未发现归因于骨髓捐赠的晚期不良事件。作者得出的结论是，在非亲缘捐献者中收集外周血干细胞通常是安全的；但几乎所有捐献者都会出现骨痛，1/4 的人会出现严重的头痛、恶心或枸橼酸盐中毒，而一小部分人会经历严重的短期的不良事件[11]。

16.5 为什么不使用抗生素预防发热性嗜中性粒细胞减少症

EORTC、ESMO 或 ASCO 指南均不建议使用抗生素来预防有嗜中性粒细胞减少风险癌症患者的感染和与感染相关的并发症。在一些分析中，有作者提出了预防性使用抗生素有益的建议[12, 13]，但是其他组织认为目前可用的证据有限，尚不足以就抗生素与集落刺激因子一级预防的相对优点得出结论[14-16]。

在一项研究中，在接受多烯紫杉醇为基础治疗的乳腺癌患者中，预防性使用环丙沙星对发热性嗜中性粒细胞减少症没有效果，但将其与培非格司亭联合使用时观察到一些益处[17]。EORTC 建议 1 是考虑了以下发现：在接受化疗患者的随机对照试验中，与不使用预防措施的对照组相比，在常规氟喹诺酮类药物预防组中已经观察到了革兰阳性和革兰阴性菌耐药性的增强[13]。细菌耐药性的增强是当今临床上的一个主要问题，避免不必要地使用抗生素以降低耐药性的风险非常必要。

最后，有人提到粒细胞集落刺激因子的潜在益处：在某些研究中，它可能有助于预防或治疗黏膜炎和口腔炎并减少腹泻[17-19]。

16.5.1 EORTC 建议 1：发热性嗜中性粒细胞减少症发生率增加的患者相关危险因素

在进行每个化疗周期之前，应在发热性嗜中性粒细胞减少症风险的总体评估中评估患者相关的风险因素。应特别考虑到老年患者（65 岁及以上）的发热性嗜中性粒细胞减少症风险增加。其他可能影响发热性嗜中性粒细胞减少症风险的不利因素包括疾病晚期、之前有发热性嗜中性粒细胞减少症发作的经历、未使用粒细胞集落刺激因子和预防性抗生素。但是请注意，该专家组或 EORTC 传染病小组不建议对正在接受实体瘤或淋巴瘤治疗的患者不加选择地使用抗生素预防措施（推荐等级 B）[4]。

讨论 EORTC 建议 1：发热性嗜中性粒细胞减少症及其并发症发生率增加的患者相关危险因素。

高龄（尤其是 ≥ 65 岁）是与发热性嗜中性粒细胞减少症风险增加最相关的患者相关因素，并且该患者组始终受益于粒细胞集落刺激因子预防性疗法[20]。

一些研究者已经根据当前的危险因素开发了预测嗜中性粒细胞减少的模型。这样的模型可能会是宝贵的临床工具。已经进行了一项研究，以开发和验证接受化疗的癌症患者并发嗜中性粒细胞减少症的风险预测模型。研究人群包括 3760 例患有常见实体瘤或恶性淋巴瘤的患者，他们正在接受新的化疗方案。在第一周期中发生嗜中性粒细胞减少症的风险被确认为最高。在对癌症类型和年龄进行调整后，多因素分析中的主要独立危险因素包括既往化疗、肝肾功能异常、白细胞计数低、化疗和计划分娩[21]。

16.5.2　EORTC 建议 2：与发热性嗜中性粒细胞减少症风险增加相关的化疗方案

使用某些化疗方案时，应考虑 FN 的风险增加（推荐等级：A/B（取决于每种化疗方案的证据）。应当指出的是，这份清单并不全面，可能还有其他药物或治疗方案与发热性嗜中性粒细胞减少症风险增加有关[4]。

讨论 EORTC 建议 2：与发热性嗜中性粒细胞减少症风险增加相关的化疗方案。

EORTC 委员会的文献综述提供了化疗方案清单，有助于临床医师评估预防性干预措施的必要性。ASCO 和 NCCN 指南提供了更新的清单。一个重要的考虑因素是靶向药物可能会加剧骨髓抑制的风险。必须考虑到对于许多方案而言，发热性嗜中性粒细胞减少症的报告采用了不同定义，在许多情况下风险可能被低估了。同样重要的是，要认识到接受这些方案治疗的患者要接受筛查和各种纳入 / 排除标准，因此一般情况比普通患者要好。因此，发热性嗜中性粒细胞减少症的风险可能高于研究报告中观察到的风险。最后，在发表的论文中通常不会涉及预防性抗生素甚至粒细胞集落刺激因子的使用。

16.5.3 EORTC 建议 3：粒细胞集落刺激因子支持治疗与化疗

在高频率注射给药或者大剂量给药方案具有生存获益的情况下，应预防性使用粒细胞集落刺激因子作为支持治疗（推荐等级 A）[4]。

如果发现化疗剂量减少或频率降低与预后不良有关，则应使用一级预防性粒细胞集落刺激因子来维持化疗（如患者正在接受辅助治疗或可能的治愈性治疗或者治疗目的是延长生存期时）（推荐等级 A）。如果治疗目的是姑息性的，则应考虑使用较少的骨髓抑制化学疗法或调整剂量（或频率）方案（推荐等级 B）[4]。

讨论 EORTC 建议 3：粒细胞集落刺激因子支持密集化疗方案。

临床上采用高频率注射给药或者大剂量给药化学疗法来强化化疗方案越来越常见，并且在某些情况下已显示出这种方案可以改善长期临床疗效。多项研究表明，由于嗜中性粒细胞的恢复时间约为 12 天，因此在接受化疗的患者中，间隔 14 天进行化疗的患者可安全给予培非格司亭（如乳腺癌研究中所示）[22]。

通过对 9 项关于恶性淋巴瘤的随机对照试验（7 项使用粒细胞集落刺激因子）进行的 I 级荟萃分析，证实了使用 G-CSF 维持预期剂量频率和强度的益处。其中 8 项试验显示，G-CSF 组的剂量强度优于对照组[23]。

Kuderer 等的另一项荟萃分析选择了 10 项以相对剂量强度（RDI）为结果的试验。对照患者的平均 RDI 为 71.0% ~ 95.0%，平均值为 86.7%。在接受粒细胞集落刺激因子治疗的患者中，平均 RDI 为 91.0% ~ 99.0%，平均值为 95.1%。在 10 个粒细胞集落刺激因子治疗组中，没有一个报告平均 RDI 小于 90%，而 10 个对照组中有 6 个报告平均 RDI 小于 90%，4 个对照组平均 RDI ≤ 85%。这意味着剂量强度增加了 8.4%。与对照组患者相比，接受粒细胞集落刺激因子支持的患者平均 RDI 显著高于对照组（$P < 0.001$）[24]。

由于缺乏证据表明剂量调整会降低姑息治疗的益处，因此 EORTC 小组不建议使用 G-CSF 来维持姑息治疗方案。

16.5.4 EORTC 建议 4：发热性嗜中性粒细胞减少症总体风险对粒细胞集落刺激因子使用的影响

每一个治疗周期开始前都应该针对每一位患者单独进行 FN 相关并发症的风险评估。在评估发热性嗜中性粒细胞减少症风险时，临床医师应考虑患者相关的风险因素（建议 1）、化疗方案和相关并发症（建议 2 和建议 3）以及治疗目的（建议 3）。当发热性嗜中性粒细胞减少症的整体风险为 20% 时，建议预防性使用粒细胞集落刺激因子。当化疗方案的发热性嗜中性粒细胞减少症风险为 10%～20% 时，应特别注意评估可能增加发热性嗜中性粒细胞减少症总体风险的患者特征（推荐等级 A）[4]。

讨论 EORTC 建议 4：发热性嗜中性粒细胞减少症总体风险对粒细胞集落刺激因子使用的影响。

3 项 I 级荟萃分析显示，有强有力的证据支持使用粒细胞集落刺激因子来预防新生儿脑膜炎。然而，应当指出，虽然这些荟萃分析支持使用粒细胞集落刺激因子来减少发热性嗜中性粒细胞减少症，但这些荟萃分析所包括的一些个别研究并不支持[23-25]。

有一项淋巴瘤的荟萃分析对 4 项研究进行分析发现，发热性嗜中性粒细胞减少症（嗜中性粒细胞 $< 1.0 \times 10^9$/L）的潜在风险至少为 36%，粒细胞集落刺激因子可使 *RR* 降低约 26%（RR 0.74；95% CI：0.62～0.89）。在一项对实体瘤的回顾性研究中，发热性嗜中性粒细胞减少症的潜在风险约为 50%，而粒细胞集落刺激因子可使 RR 降低约 50%。在对淋巴瘤或实体瘤患者进行的最大的综合荟萃分析中，研究者共纳入了 15 个随机对照试验（9 项试验用非格司亭，5 项用来格司亭，1 项用培非格司亭），其中发热性嗜中性粒细胞减少症的总体基础风险为 37%，粒细胞集落刺激因子的 *RR* 降低率为 46%（RR 0.54；95% CI：0.43～0.67；$P \leqslant 0.001$）[24]。

综上所述，EORTC 的建议 1～3 确定了一些影响临床医师在考虑是否为预定接受化疗的患者进行粒细胞集落刺激因子的预防措施时应考虑的因素。这些因素中的每一个因素都应该被纳入到对每例患者的发热性嗜中性粒细胞减少症总体风险评估中，并根据具体情况进行评估。

16.5.5 EORTC 建议 5：在现症发热性嗜中性粒细胞减少症的患者中使用粒细胞集落刺激因子

仅在特殊情况下才建议使用粒细胞集落刺激因子对实体瘤和恶性淋巴瘤以及持续性发热性嗜中性粒细胞减少症进行治疗。这些仅限于对适当的抗生素治疗无反应并且正在威胁生命的感染性并发症（如严重的败血症或败血性休克）的患者（推荐等级 B）[4]。

讨论 EORTC 建议 5：在现症发热性嗜中性粒细胞减少症的患者中使用粒细胞集落刺激因子。

目前还没有在现有发热性嗜中性粒细胞减少症患者中使用 G-CSF 的大型随机研究。一项荟萃分析显示，对于进行性发热性嗜中性粒细胞减少症的患者，与单纯的标准治疗相比，当将粒细胞集落刺激因子或粒 – 巨细胞集落刺激因子与标准疗法（静脉抗生素和其他支持性护理）联合使用时，在发热性嗜中性粒细胞减少症相关事件方面有轻微但统计学上显著的改善[26]。但是，该荟萃分析的作者指出，该结果需要进一步研究，因为该分析没有足够的效能来证实使用集落刺激因子对持续性发热性嗜中性粒细胞减少症患者的影响。

EORTC 的建议与 ASCO 的建议类似并偏向谨慎，因为在患者处于高风险的情况下，显然更好的做法是使用一种能同时增强白细胞活性和刺激白细胞生成的药物。

16.5.6 EORTC 建议 6：药物的选择

非格司亭、来格司亭和培非格司亭都有临床疗效，根据目前的用药指南，我们推荐使用这些药物中的任何一种来预防发热性嗜中性粒细胞减少症和发热性嗜中性粒细胞减少症相关的并发症。非格司亭生物仿制药目前在欧洲也是一种治疗选择（推荐等级 A）[4]。

EORTC 建议 6 的讨论：药物选择。

EORTC 指南并没有针对粒细胞集落刺激因子的不同类型给出建议。欧洲已批准了两种常用的非格司亭的生物仿制药，由不同公司以不同的商品名销售。

指南指出，由于生物仿制药不是通用产品，因此从非格司亭向生物仿制药的转变被认为是临床管理的一种变化。为了确保可追溯性，从而确保强有力的药物安全警戒，鼓励临床医师通过品牌名称来识别产品，并确保在未告知医师和患者的情况下不对治疗进行任何更改。我们已经在本文的其他地方讨论了生物仿制药[27]以及生产欧洲药品管理局认可的产品的严格标准，并提到生物仿制药的成本较低，这应该使临床医师能够遵守国际准则[28]。值得注意的是，从技术上讲，tbo-非格司亭不是生物仿制药[29]。

与粒细胞集落刺激因子需要每天给药不同，培非格司亭在人体内不会被迅速消除，并且其转换率受嗜中性粒细胞水平的调节。培非格司亭的活性水平持续约14天或直至嗜中性粒细胞恢复。一些研究表明，培非格司亭比非格司亭对发热性嗜中性粒细胞减少症的保护作用可能更好。有一些荟萃分析的结论与此相同[30]。当然，每周期1次的培非格司亭给药在很多临床环境中可能很重要。这些指南发布后，又有一种长效制剂（利培非格司亭）被开发出来，并已获多家注册机构批准使用。这个药与培非格司亭有一些差异，可能没有显著的临床意义[31]。EORTC指南专家组发现，除了一项研究外，在相对较短的5~7天内用药时，培非格司亭的疗效较非格司亭好，这与当前指南不符。ESMO建议，粒细胞集落刺激因子的给药应在化疗后24~72小时开始，每天给药，持续到嗜中性粒细胞绝对值恢复，通常需要10~11天[6]。

16.6 小结

总之，EORTC专家组已就粒细胞集落刺激因子的使用提出了与当前欧洲临床实践相关的最新建议，如图16.1所示。最近的ESMO临床实践指南参考了该指南，应能够改善整个欧洲肿瘤学中的患者管理策略[6]。然而，正如本文中所讨论的，指南委员会仍有许多领域缺乏足够的Ⅰ级支持性证据来明确一些建议。此外，我们认为，本文中没有讨论粒细胞集落刺激因子在儿科适应证或某些血液学恶性肿瘤中的应用，也没有讨论ASCO讨论的关于暴露于致命剂量（但不足以损坏其他器官进而导致死亡）的全身放疗的患者的管理问题。在这种情况下，应包括迅速给予集落刺激因子或聚乙二醇化粒细胞集落刺激因子[5]。

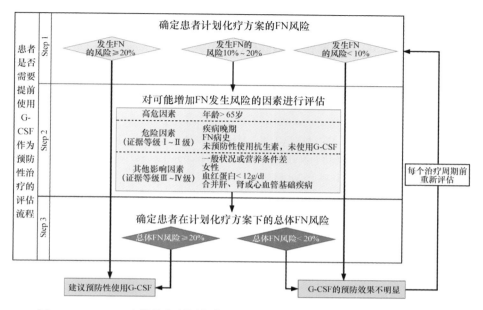

图 16.1　EORTC 建议的患者评估流程用以判断粒细胞集落刺激因子的初级预防

注：二级预防，如果在前一个周期中观察到嗜中性粒细胞减少事件，则启用粒细胞集落刺激因子。FN，发热性嗜中性粒细胞减少症；G-SCF，粒细胞集落刺激因子（改编自参考文献［4］）。

（陈克终　译）

参考文献

［1］LYMAN G, DALE D, WOLFF D A, et al. Acute myeloid leukemia or myelodysplastic syndrome in randomized controlled clinical trials of cancer chemotherapy with granulocyte colony-stimulating factor: a systematic review［J］. J Clin Oncol. 2010, 28: 2914–2924.

［2］CRAWFORD J, DALE D C, KUDERER NM, et al. Risk and timing of neutropenic events in adult cancer patients receiving chemotherapy: the results of a prospective nationwide study of oncology practice［J］. J Natl Compr Cancer Netw. 2008, 6: 109–118.

［3］KRELL D, JONES A L. Impact of effective prevention and management of febrile neutropenia［J］. Br J Cancer. 2009, 101(Suppl 1): S23–S26.

［4］AAPRO M S, BOHLIUS J, CAMERON D A, et al. 2010 update of EORTC guidelines for the use of granulocyte-colony stimulating factor to reduce the incidence of chemotherapy-induced febrile neutropenia in adult patients with lymphoproliferative disorders and solid tumours［J］. Eur J Cancer. 2011, 47: 8–32.

［5］SMITH T J, BOHLKE K, LYMAN G H, et al. Recommendations for the use of WBC growth factors: American Society of Clinical Oncology clinical practice guideline update ［J］. J Clin Oncol. 2015, 33(28): 3199–3212.

［6］KLASTERSKY J, DE NAUROIS J, ROLSTON K, et al. Management of febrile neu-tropaenia: ESMO clinical practice guidelines ［J］. Ann Oncol. 2016, 27(Suppl 5): v111–v118.

［7］KLASTERSKY J, PAESMANS M, RUBENSTEIN E B, et al. The multinational as-sociation for supportive care in cancer risk index: a multinational scoring system for identifying low-risk febrile neutropenic cancer patients ［J］. J Clin Oncol. 2000, 18: 3038–3051.

［8］AAPRO M, CRAWFORD J, KAMIONER D. Prophylaxis of chemotherapy-induced febrile neutropenia with granulocyte colony-stimulating factors: where are we now? ［J］ Support Care Cancer. 2010, 18(5): 529–541.

［9］HERSHMAN D, NEUGUT A I, JACOBSON J S, et al. Acute myeloid leukemia or myelodysplastic syndrome following use of granulocyte colony-stimulating factors during breast cancer adjuvant chemotherapy ［J］. J Natl Cancer Inst. 2007, 99: 196–205.

［10］TOUW I P, BONTENBAL M. Granulocyte colony-stimulating factor: key(f)actor or innocent bystander in the development of secondary myeloid malignancy? ［J］J Natl Cancer Inst. 2007, 99: 183–186.

［11］PULSIPHER M A, CHITPHAKDITHAI P, MILLER J P, et al. Adverse events among 2408 unrelated donors of peripheral blood stem cells: results of a prospective trial from the National Marrow Donor Program ［J］. Blood. 2009, 113: 3604–3611.

［12］CULLEN M, STEVEN N, BILLINGHAM L, et al. Antibacterial prophylaxis after chemotherapy for solid tumors and lymphomas ［J］. N Engl J Med. 2005, 353: 988–998.

［13］BUCANEVE G, MICOZZI A, MENICHETTI F, et al. Levofloxacin to prevent bacterial infection in patients with cancer and neutropenia ［J］. N Engl J Med. 2005, 353: 977–987.

［14］GAFTER-GVILI A, FRASER A, PAUL M, et al. Meta-analysis: antibiotic prophy-laxis reduces mortality in neutropenic patients ［J］. Ann Intern Med. 2005, 142: 979–995.

［15］HERBST C, NAUMANN F, KRUSE E B, et al. Prophylactic antibiotics or G-CSF for the prevention of infections and improvement of survival in cancer patients undergoing chemotherapy ［J］. Cochrane Database Syst Rev. 2009, 1: CD007107.

［16］VAN DE WETERING M D, DE WITTE M A, KREMER L C, et al. Efficacy of oral prophylactic antibiotics in neutropenic afebrile oncology patients: a systematic review of randomised controlled trials ［J］. Eur J Cancer. 2005, 41: 1372–1382.

［17］VON MINCKWITZ G, KUMMEL S, BOIS A D, et al. Pegfilgrastim +/− ciproflox-acin for primary prophylaxis with TAC(docetaxel/doxorubicin/cyclophosphamide)chemotherapy for breast cancer. Results from the GEPARTRIO study ［J］. Ann Oncol. 2008, 19: 292–298.

［18］STERNBERG C N, DE MULDER P H, SCHORNAGEL J H, et al. Randomized phase Ⅲ trial of high-dose intensity methotrexate, vinblastine, doxorubicin, and cisplatin (MVAC)chemotherapy and recombinant human granulocyte colony-stimulating factor versus classic MVAC in advanced urothelial tract tumors: European Organization for Research and Treatment of Cancer Protocol no. 30924［J］. J Clin Oncol. 2001, 19: 2638–2646.

［19］MARTIN M, LLUCH A, SEGUI M A, et al. Toxicity and health-related quality of life in breast cancer patients receiving adjuvant docetaxel, doxorubicin, cyclophosphamide(TAC) or5–fluorouracil, doxorubicin and cyclophosphamide(FAC): impact of adding primary prophylactic granulocyte-colony stimulating factor to the TAC regimen［J］. Ann Oncol. 2006, 17: 1205–1212.

［20］AAPRO M, SCHWENKGLENKS M, LYMAN G H, et al. Pegfilgrastim primary prophylaxis vs. current practice neutropenia management in elderly breast cancer patients receiving chemotherapy［J］. Crit Rev Oncol Hematol. 2010, 74: 203–210.

［21］LYMAN G, KUDERER N, CRAWFORD J, et al. Predicting individual risk of neutropenic complications in patients receiving cancer chemotherapy［J］. Cancer. 2011, 117: 1917–1927.

［22］PIEDBOIS P, SERIN D, PRIOU F, et al. Dose-dense adjuvant chemotherapy in node-positive breast cancer: docetaxel followed by epirubicin/cyclophosphamide(T/EC), or the reverse sequence(EC/T), every 2 weeks, versus docetaxel, epirubicin and cyclophosphamide(TEC)every 3 weeks. AERO B03 randomized phase Ⅱ study［J］. Ann Oncol. 2007, 18: 52–57.

［23］BOHLIUS J, HERBST C, REISER M, et al. Granulopoiesis-stimulating factors to prevent adverse effects in the treatment of malignant lymphoma(review)［J］. Cochrane Database Syst Rev. 2008, 4: CD003189.

［24］KUDERER N M, DALE D C, CRAWFORD J, et al. Impact of primary prophylaxis with granulocyte colony-stimulating factor on febrile neutropenia and mortality in adult cancer patients receiving chemotherapy: a systematic review［J］. J Clin Oncol. 2007, 25: 3158–3167.

［25］LYMAN G H, KUDERER N M, DJULBEGOVIC B. Prophylactic granulocyte colony-stimulating factor in patients receiving dose-intensive cancer chemotherapy: a meta-analysis［J］. Am J Med. 2002, 112: 406–411.

［26］CLARK O A, LYMAN G H, CASTRO A A, et al. Colony-stimulating factors for chemotherapy-induced febrile neutropenia: a meta-analysis of randomized controlled trials［J］. J Clin Oncol. 2005, 23: 4198–4214.

［27］AAPRO M S. What do prescribers think of biosimilars?［J］Target Oncol. 2012; 7(Suppl 1): S51–S55.

［28］AAPRO M, CORNES P, ABRAHAM I. Comparative cost-efficiency across the European G5 countries of various regimens of filgrastim, biosimilar filgrastim, and pegfilgrastim to reduce the incidence of chemotherapy-induced febrile neutropenia［J］. J Oncol Pharm Pract. 2012, 18(2): 171–179.

［29］COOPER K L, MADAN J, WHYTE S, et al. Granulocyte colony-stimulating factors for febrile neutropenia prophylaxis following chemotherapy: systematic review and meta-analysis

[J] . BMC Cancer. 2011, 23: 404–411.

[30] BLAIR H A, SCOTT L J. Tbo-Filgrastim: a review in neutropenic conditions [J] . BioDrugs. 2016, 30(2): 153–160.

[31] BOND T C, SZABO E, GABRIEL S, et al. Meta-analysis and indirect treatment comparison of lipegfilgrastim with pegfilgrastim and filgrastim for the reduction of chemothera-py-induced neutropenia-related events [J] . J Oncol Pharm Pract. 2017.

17 恶性肿瘤中骨靶向药物的毒性

Caroline Wilson, Fiona Taylor, and Robert Coleman

摘 要

双膦酸盐药物已经在临床使用了 30 余年。在此期间，我们已经确定了这类药物的毒性不良反应和患者的风险 – 获益比，并且制定了相应的策略将这些不良反应降至最低。地舒单抗目前已经应用于临床，不良反应轻微而且可以处理，其长期不良反应较少但值得关注。

在本文中，我们综述了 4 种已经批准用于恶性肿瘤的双膦酸盐药物的不良反应，包括氯膦酸盐、伊班膦酸盐、帕米膦酸盐和唑来膦酸，另外还有新的靶向药物地舒单抗。

关键词

双膦酸盐 唑来膦酸 地舒单抗 毒性 急性期 反应 肾功能不全 颌骨坏死 不典型股骨骨折

17.1 引言

骨转移是许多恶性肿瘤（包括乳腺癌、前列腺癌、肾癌、肺癌和多发性骨髓瘤）的常见特征。骨转移可导致骨骼相关事件（SRE），包括恶性高钙血症、脊髓压迫、病理性骨折以及骨手术，进而对晚期恶性肿瘤患者的生活质量产生不利影响[1]。

在过去的三十年中，针对骨转移的治疗一直是药物研发的重点。其中包括在破骨细胞骨吸收过程中发挥骨基质归巢作用的双膦酸盐以及最近开发的防止破骨细胞活化的 RANK 配体抑制剂地舒单抗。抑制破骨细胞活性可增强骨骼，从而在很大程度上预防与骨转移有关的破坏性并发症。

17.2 双膦酸盐

17.2.1 临床适应证和药理学

双膦酸盐可有效治疗已确诊的转移性骨疾病和预防骨骼相关事件，包括恶性高钙血症、脊髓压迫、病理性骨折以及骨手术。欧洲目前批准了 4 种双膦酸盐用于恶性肿瘤相关的转移性骨病，包括口服氯膦酸盐、口服或静脉注射伊班膦酸盐、静脉注射帕米膦酸盐和唑来膦酸[2]。美国仅批准了帕米膦酸盐和唑来膦酸盐用于肿瘤治疗（表 17.1）。

表 17.1　批准用于恶性肿瘤的双膦酸盐

项目	氯膦酸盐	伊班膦酸盐	帕米膦酸盐	唑来膦酸
剂量（mg）	1600 ~ 3200	6 50	90	4
用药途径	口服	静脉滴注 口服	静脉滴注	静脉滴注
给药频率	每天 2 次	每 3 ~ 4 周 1 次 每天 1 次	每 3 ~ 4 周 1 次	每 3 ~ 4 周 1 次

续表

项目	氯膦酸盐	伊班膦酸盐	帕米膦酸盐	唑来膦酸
化学结构				
已获批适应证	骨转移、恶性高钙血症	骨转移、恶性高钙血症	骨转移、骨癌、恶性高钙血症	骨转移、骨癌、恶性高钙血症
相关效能	1	100	1000	>10000
关键试验（引用）	[27, 39, 89-91]	[40, 41, 92]	[93-95]	[30, 31, 35, 96]

注：* 化学结构摘自 medicines complete.com。

双膦酸盐也已用于防止与肿瘤治疗有关的骨质流失的辅助治疗。这种情况下使用的双膦酸盐还包括阿仑膦酸盐、依替膦酸盐和利塞膦酸盐。美国 FDA 没有批准任何一种双膦酸盐可用于这种用途，但批准这些药物用于治疗高危人群的骨质疏松症，因此，临床上已将这些药物的用途外推至肿瘤治疗期间有骨质流失高风险的患者。目前已经有明确的证据证明双膦酸盐可预防绝经的乳腺癌女性患者发生骨转移[3]，但也存在着争议。

双膦酸盐是焦磷酸盐的稳定合成类似物，具有 P-C-P 主链和充当"骨钩"的 R_1 侧链，可以与骨骼表面牢固结合在一起。双膦酸盐主要分两类：含有 R_2 共价键合的氮原子的氨基双膦酸盐，即唑来膦酸、帕米膦酸盐和伊班膦酸盐；以及不含氮的化合物，如氯膦酸盐。这两类药物的作用机制是不同的。含氮的双膦酸盐抑制甲羟戊酸途径中的法尼焦磷酸合成酶，导致信号转导的 GTP 酶减少，而不含氮的双膦酸盐则代谢成耐水解的 ATP 类似物[4]。

在骨吸收期间，双膦酸盐被破骨细胞吸收，导致破骨细胞凋亡，从而减少骨转换。它们的生物利用度取决于给药途径，经口吸收时吸收率很低（0.5%~3%）。静脉内给药后，血清的半衰期小于 1 小时，30%~60% 的注入剂量迅速结合到骨表面，其余部分被肾排泄。然而，骨骼中药物半衰期更长，甚至在几年内也可检测到。有证据表明，单次输注 4mg 超过 3 年后，其生物学活性仍在持续[5]。

17.2.2 动物毒理学和致畸性

双膦酸盐以非代谢形式在哺乳动物的肾中排泄。大鼠的临床前研究表明，肾毒性不仅与肾排泄率有关，而且还因特定的双膦酸盐药物而异。每天 2 次伊班膦酸 10～20mg/kg、唑来膦酸 3～10mg/kg 和腹膜内氯膦酸盐注射 200mg/kg 的比较显示，在给药的第 4 天，唑来膦酸显示出最强的小管变性和近曲小管的单细胞坏死的药物剂量 – 效应关系[6]。在大鼠模型中，使用临床相当剂量的唑来膦酸（1mg/kg 或 3mg/kg）和伊班膦酸（1mg/kg）则进一步支持了这些数据。每 3 周 1 次输注方案或间歇静脉内给药方案对大鼠进行治疗。伊班膦酸在两种给药方案中均引起相似的近端肾小管损伤。但是，唑来膦酸在间歇给药方案中肾毒性增加。因此，唑来膦酸的累积使用似乎会增加对大鼠的毒性，但是反复使用伊班膦酸可能更安全[7]。肾半衰期更长的唑来膦酸（150～200 天）与伊班膦酸（24 天）相比可能可以解释累积毒性的差异，因为唑来膦酸需要更长的时间才能排泄[8]。

在动物实验中，双膦酸盐与各种生殖毒性有关，包括难产、牙齿异常、内脏异常和胚胎着床失败。因此，在妊娠期间禁止使用这类药物。但这类药物在人类中的使用通常是安全的[9]。一篇纳入了 15 项研究的综述总结了妊娠期间使用双膦酸盐的安全性，其中包括 65 对母子，没有出现骨骼或先天性异常的不良事件。不良事件只包括了可能与双膦酸盐相关的出生体重降低和短暂的新生儿电解质异常；没有任何婴儿长期健康影响的报道。此外，与对照组相比，在妊娠早期间接受过双膦酸盐治疗的 21 例孕妇，在妊娠期间没有发生任何不良事件，表明双膦酸盐类药物可能不会对人类构成重大致畸风险[10]。但考虑到潜在的致畸风险，必须权衡妊娠风险与双膦酸盐治疗的益处。

体内实验证据表明双膦酸盐可以进入乳汁中，因此建议在母乳喂养期间避免使用双膦酸盐。一项临床病例报道表明，哺乳期间每月使用帕米膦酸的妇女，在接受治疗后的 48 小时检测不到乳汁中存在帕米膦酸，提示帕米膦酸在人类泌乳期间使用可能是安全的[11]。

17.2.3 全身急性反应

17.2.3.1 急性期反应

急性期反应是一种全身性炎症反应，其特征是出现类似流感的症状，包括发热、关节痛、肌痛、乏力和白细胞增多。这些反应最常发生在第一次静脉注射双膦酸盐、唑来膦酸、伊班膦酸和帕米膦酸盐之后，并随着后续输注症状消失。治疗包括解热镇痛药和非甾体抗炎药。急性期反应的所有表现都在 1 天内达到高峰，中位持续时间为 3 天。90% 的病例[12]严重程度在轻度到中度之间，本质上是自限性的。

急性期反应的原因被认为是由于使用氨基双膦酸盐后，γ/δ（γ/Δ）T 淋巴细胞的一过性增加以及肿瘤坏死因子 -α 和白细胞介素 -6 的释放[13、14]。急性期反应与对白细胞的长期影响有关，在经历急性时相反应的患者中，白细胞减少持续 1 年，不仅是 γ/Δ T 淋巴细胞，而且淋巴细胞和嗜酸性粒细胞总数也是如此[15]。

急性期反应的发生率似乎与静脉注射双膦酸盐相似。在接受唑来膦酸或帕米膦酸盐治疗的乳腺癌和骨髓瘤患者中，发热的频率分别为 38% 和 31%[16]。在乳腺癌患者的Ⅲ期试验中，当将唑来膦酸（每 4 周 4mg）与口服伊班膦酸（每天 50mg）进行比较时，唑来膦酸组发热更频繁（唑来膦酸 16.8% vs. 口服伊班膦酸 0）[17]。然而，尽管静脉注射伊班膦酸急性期反应频率低于唑来膦酸，但依然表明其与急性期反应相关[18]，同时表明急性期反应可能与给药途径相关，而不是特定类型的氨基双膦酸盐[19]。在免疫功能低下的癌症患者中，急性期反应的发生率可能低于健康受试者或没有转移的恶性肿瘤患者[20]。

17.2.3.2 代谢性不良反应

长时间使用双膦酸盐可能伴随着钙、镁、磷和维生素 D 代谢的改变。低钙血症是双膦酸盐最常见的代谢不良反应。在不补充钙和维生素 D 的双膦酸盐研究中，与安慰剂组相比，唑来膦酸组的低钙血症发生率更高（39% vs 7%）[20]，但仅略高于含有伊班膦酸、帕米膦酸盐和氯膦酸盐的安慰剂组[21]。推荐与唑来膦酸同时口服钙和维生素 D 补充剂，这两种补充剂常用于癌症患者，如果觉得饮食摄入和阳光暴露不足，建议服用伊班膦酸或帕米膦酸盐[22]。

尽管患者偶尔会出现持续性的严重低钙血症，但低钙血症的严重程度通常较轻，通常是亚临床性的。公认的加剧因素包括肾损伤、同时使用可降低钙和镁的氨基糖苷类药物、先前存在的维生素 D 缺乏症、低镁血症和甲状旁腺功能减退症[23]。在一项探索性研究中，比较了长期接受双膦酸盐治疗的转移性乳腺癌患者和年龄、性别、肾功能匹配的健康对照组的骨生化变化。结果表明，当血清钙处于较低范围时，双膦酸盐的使用与甲状旁腺激素水平升高相关（5.7 vs 4.8 pmol/L，$P = 0.043$）。62% 患者的维生素 D 水平低于最佳水平，尽管每天补充 400 IU 的维生素 D，仍有 18% 的患者缺乏 25-羟基维生素 D[24]。

低镁血症、低钾血症和低磷血症在使用唑来膦酸的过程中都会出现，但比低钙血症少见。

17.2.3.3　肾毒性

大鼠肾毒性模型显示近端肾小管坏死是几种双膦酸盐所致肾损伤的主要机制。在临床研究中，不同的双膦酸盐表现出不同的肾损害模式。唑来膦酸所致的肾毒性以急性肾小管坏死和细胞凋亡为特征[25]。帕米膦酸钠可能会导致局灶性节段性肾小球硬化[26]。

毒性既取决于剂量、时间安排，也取决于静脉制剂的输液速度（表17.2）。口服双膦酸盐在人类研究中尚未被证明会导致临床相关的肾损害。氯膦酸钠在乳腺癌中的肾损害率与安慰剂相似[27]。在转移性乳腺癌患者中，使用伊班膦酸治疗（1～2 小时注射 6mg，每 3～4 周 1 次）的肾不良事件似乎与安慰剂治疗相似（伊班膦酸 4.5% vs 安慰剂 4%）。帕米膦酸钠在剂量高于 90mg 时可能会导致肾损害[28]，但是在标准剂量下偶尔也可能会发生这种情况[29]。

使用唑来膦酸治疗骨转移的早期剂量探索研究表明，注射 8mg 或 4mg且时间超过 5 分钟是有效的，这一剂量在 Ⅲ 期试验中被采用。然而，因为肾功能对剂量和时间有依赖性，所以放弃了 8mg 的剂量，并将输注时间延长到 15 分钟。采用了 4mg 的剂量和更长的输注时间后，唑来膦酸在前列腺癌、乳腺癌、骨髓瘤和肺癌患者中的 Ⅲ 期随机试验显示肾损害的发生率为 10%～15%［肾损伤定义为血清肌酐增加 ≥ 0.5mg/dl（如果基线 < 1.4mg/dl）或 1.0mg/dl（如果基线 ≥ 1.4mg/dl）以及与基线相比肾小球滤过率增加

≥ 25%]。这与接受安慰剂治疗的晚期癌症患者的肾损伤发生率相似[30,31]。唑来膦酸引起的临床上显著的肾功能损伤并不常见，以前使用过双膦酸盐、潜在的恶性肿瘤、年龄增加、脱水、累积剂量以及同时使用非甾体抗炎药和顺铂等肾毒性药物会加剧肾功能损伤[32]。然而，强烈建议所有患者在静脉注射唑来膦酸之前定期监测肾功能。

我们对双膦酸盐进行了比较研究以确定最安全的肾影响情况。对333 例乳腺癌、骨髓瘤、前列腺癌和非小细胞肺癌患者应用伊班膦酸与唑来膦酸进行回顾性比较，发现唑来膦酸对所有肿瘤部位的肾损伤发生率（每例患者每年接受双膦酸盐治疗的事件数）均显著高于伊班膦酸（血肌酐评估：0.56 vs 0.21，$P < 0.0001$；肾小球滤过率评估：1.92 vs 1.01；$P < 0.0001$）。即使在调整了两组患者的特征后，与伊班膦酸相比，唑来膦酸导致肾功能下降的危险比（HR）仍然存在（血肌酐评估：HR 1.99，$P = 0.08$；肾小球滤过率评估：HR 1.94，$P = 0.02$）[33]。在骨髓瘤患者中也有类似的结果，如果患者先前接受过唑来膦酸治疗，那么伊班膦酸造成肾损害的风险会增加[34]。在乳腺癌和骨髓瘤患者中，每 3～4 周注射帕米膦酸盐 90mg 且输注时间大于 2 小时与注射唑来膦酸 4mg 且输注时间大于 15 分钟组比较，结果显示，在长达 2 年的时间里，这两种药物在肾安全性方面没有显著差异[35]。

一般来说，只要双膦酸盐按推荐剂量和时间使用，肾毒性发生率并不高，严重并发症也很少见，发生率 < 0.5%（表 17.2）[36]。如果要辨别哪种双膦酸盐肾毒性较低，是"更安全"的选择，则需要进行进一步的药代动力学研究来前瞻性地比较分析[19]。

表 17.2　根据肌酐清除率推荐的双膦酸盐用量和时间表

双磷酸盐	基线肌酐清除率（ml/min）	恶性骨病推荐剂量（输液时间）
氯膦酸钠	> 30	每天 1600mg
	10～30	每天 800mg
	< 30	不推荐

续表

双磷酸盐	基线肌酐清除率（ml/min）	恶性骨病推荐剂量（输液时间）
伊班膦酸	> 50	每3~4周6mg（15分钟）
	≥ 30	每3~4周4mg（1小时）
	< 30	每3~4周2mg（1小时）
帕米膦酸	≥ 30	每3~4周90mg（1.5~4小时，根据肌酐水平）
	< 30	不推荐
唑来膦酸	> 60	每3~4周4mg
	50~60	每3~4周3.5mg
	40~49	每3~4周3.3mg
	30~39	每3~4周3mg
	< 30	不推荐

17.2.3.4　胃肠道毒性

口服双膦酸盐最常见的不良反应是胃肠道毒性，尤其是食管或结肠毒性。建议口服双膦酸盐随水空腹服用，以防止与食物产生相互作用，患者在服药后应保持直立至少30~60分钟。

氯膦酸盐的安慰剂对照试验报告胃肠疾病的发生率为3%~10%[37]，在最初的治疗阶段主要是腹泻概率增加，而不是上消化道不良反应[38]。进一步的研究报告表明，相较于安慰剂10%的腹泻概率，氯膦酸盐腹泻发生率为19.9%，并且只有轻微的上消化道毒性，包括恶心和吞咽药片困难[39]。

伊班膦酸–安慰剂试验报告显示，总体上胃肠道毒性发生率为10%，上消化道症状主要为腹痛（2.1%）、消化不良（7%）、恶心（3.5%）和食管炎（2.1%），伊班膦酸组所有这些症状的发生率都是安慰剂组的两倍；腹泻发生率与安慰剂相似[40]。Coleman等曾报告，与安慰剂30%发生率相比，伊班膦酸在5mg、10mg、20mg和50mg 4种递增剂量的用药方案中，第1个月发生消化道不良反应事件的频率分别为33%、39%、41%和50%[41]。

胃肠道毒性可能导致患者对口服双膦酸盐的依从性差，恶性肿瘤的相关研究表明，高达 1/3 的患者会因为不耐受而停止治疗[42]。因此，如果口服制剂不能耐受，静脉注射制剂可能更好。

也有人提出使用口服双膦酸盐会增加食管癌的风险[43, 44]，然而，最近的一项荟萃分析指出，口服双膦酸盐后无论是食管癌［优势比（OR）1.11；95%CI：0.97 ~ 1.27］还是胃癌（OR 0.96；95%CI：0.82 ~ 1.12）的风险都没有增加[45]。

此外，口服双膦酸盐的研究证明其可降低结肠癌风险。一项超过 900 例确诊直肠癌的绝经后女性的病例对照研究表明，综合考虑饮食、体重指数和小剂量阿司匹林的使用等因素，在确诊前 1 年内使用双膦酸盐的患者结肠癌风险显著降低[46]。这些发现得到了一个汇总 6 项基于人群的观察性研究的荟萃分析的支持，这些研究报告了 392106 例患者中的 20001 例结直肠癌病例。在这个荟萃分析中，结直肠癌发病率减少了 17%（OR：0.83；95%CI：0.76 ~ 0.90）[47]。

17.2.3.5 心血管不良反应

心房颤动（AF）是唯一可能与双膦酸盐相关的心血管不良反应。未经治疗的房颤会增加脑卒中、血栓栓塞和心力衰竭的风险。房颤与帕米膦酸和唑来膦酸的使用有关。首个关于房颤不良反应的数据来自于一项骨质疏松症的试验。在一项每年对 3800 例绝经后妇女进行唑来膦酸对比安慰剂治疗骨质疏松症的临床试验中，发现由于唑来膦酸引起的房颤所导致的严重不良事件的发生率增加（1.3% vs 0.6%，$P < 0.001$）。这些病例大多在唑来膦酸输注后 30 天之后发生，当时无法检测到血清水平，因此作用机制不清楚。房颤的发生增加并没有伴随患者脑卒中或血栓风险的增加[48]。

一项关于双膦酸盐应用于超过 26000 名骨质疏松症患者的安慰剂对照试验的系统回顾和荟萃分析表明，使用双膦酸盐的患者产生房颤相关严重不良反应的风险增加（OR 1.47；95%CI：1.01 ~ 2.14，$P = 0.04$）[49]。另一项荟萃分析对最近的 58 项使用长于 6 个月双膦酸盐治疗的随机试验进行分析，发现了双膦酸盐治疗与包括心房颤动、心肌梗死和心血管死亡在内的心血管事件之间可能存在的联系[50]。双膦酸盐治疗对心血管相关死亡（14 项试验 OR 0.98；95%CI：0.84 ~ 1.14）或心肌梗死（10 项试验 OR 0.96；95%CI：0.69 ~ 1.34）没有任何影响。对于房颤，虽然在那些用唑来膦酸治疗的病例中发现了临界值超标（26 项试验 OR 1.24；95% CI：0.96 ~ 1.61），但总体上看不到任何关联（41 项试验 OR1.08；95%CI：0.92 ~ 1.05）。因此，它们的关联性似乎都非常微弱，也可能在临床上是不相关的。

将这些数据外推到肿瘤患者身上是很困难的，截至目前没有一项研究表明运用双膦酸盐会增加房颤风险。最近的一项大型的唑来膦酸辅助治疗乳腺癌研究表明，对比标准治疗方案，接受唑来膦酸的患者没有表现出过多的心脏毒性（0.8% vs 0.6%）[51]。

17.2.3.6 眼睛

眼并发症包括白内障、眼部炎症、结膜炎、葡萄膜炎、巩膜炎、巩膜外层炎及眼外肌水肿引起的颅神经麻痹[52]。眼部并发症比较罕见[21]，但最近的研究表明它们可能比先前预料的更易发生。例如，对于随机选择唑来膦酸 5mg 治疗骨质疏松的患者（无安慰剂对照），大约 8/1001（0.8%）的患者会在治疗 7 天内经眼科医师确诊出现急性前葡萄膜炎[53]。非氨基双膦酸盐、氯膦酸盐[54] 以及已上市的伊班膦酸也被报道有眼部毒性。

眼部炎症的发生在双膦酸盐给药后不久，其作用机制可能与急性期反应炎症细胞因子浸润进入眼外肌有关，这些细胞因子包括白细胞介素 -1 和白细胞介素 -6[55]。

对并发症的管理包括转诊到眼科进一步就诊。结膜炎通常具有自限性，并且随着双膦酸盐的持续使用严重程度会降低。几种眼部不良反应可能会同时发生，但通常在治疗后几个星期内可得到缓解[52]。虽然局部皮质类固醇通常是足够的[53]，但是严重的眼部整体炎症、巩膜炎或葡萄膜炎可能需要住院并静脉注射类固醇进行治疗；不推荐再次使用致病性双膦酸盐[21]。

17.2.3.7 中央神经系统

既往曾报道 1 例唑来膦酸相关癫痫发作的病例，在所有病例中患骨质疏松症的老年患者都存在潜在的神经系统紊乱[56]。在许多报告中，恶性肿瘤患者使用双膦酸盐出现的头痛、头晕和嗜睡，可能与前面讨论的急性期反应有关。

17.2.4 长期不良反应

17.2.4.1 颌骨坏死

颌骨坏死（ONJ）于 2003 年首次报道，与帕米膦酸和唑来膦酸的使用有关[57]，具体描述为上颌骨与下颌骨的疼痛性骨暴露，通常发生在拔牙后，牙龈或颌骨疾病、确诊肿瘤、年龄增长、吸烟、糖尿病、同时接受化疗或类固醇药物治疗以及双膦酸盐使用的效力和持续时间均可加剧病情。坏死区域无法愈合，抗生素治疗或清创术效果不佳。ONJ 是一种临床诊断，定义为在没有接受过颅颌面部放射治疗的患者中，确认颌骨坏死后 8 周内没有愈合的颌面部骨暴露区域[58]。

在恶性肿瘤中，ONJ 的发生可能与多种因素有关，潜在的机制包括氨基双磷酸盐抑制血管生成和骨转换的过度抑制，但上述致病因素的依据尚不充分。抗肿瘤治疗期间的免疫功能紊乱也可为口腔感染和炎症提供契机，这可能加剧双膦酸盐对颌骨的潜在有害影响[59]。

受市场份额影响，大多数 ONJ 案例都与使用帕米膦酸和 / 或唑来膦酸有关。有个别案例使用静脉注射伊班膦酸，但报道数较少，发病是否与之相关尚不明确。ONJ 在口服双膦酸盐中很少见，在长期接受口服双膦酸盐药物治疗的良性疾病患者中，发病率低于 0.1%，恶性肿瘤患者中相应的发生率目前仍不明确[60]。近期一项双膦酸盐辅助治疗早期乳腺癌患者的大型随机临床研究比较了 3 种双膦酸盐治疗方案，中位随访时间 5.4 年，治疗时间持续 3 年，静脉注射唑来膦酸组、每天口服氯膦酸盐组、每天口服伊班膦酸钠组的 ONJ 发生率为分别为 27/2094（1.3%）、7/2151（0.3%）以及 11/1507（0.7%）[61]。

根据回顾性研究分析，晚期骨转移肿瘤患者每月静脉注射双膦酸盐发生 ONJ 的概率约为 5%，但唑来膦酸与地舒单抗的前瞻性随机临床研究表明，使用双膦酸盐 2 ~ 3 年后，发病率可能较低，为 1.5% ~ 3%[62, 63]。双膦酸盐预防性治疗抗肿瘤治疗相关骨质疏松时，给药频率较低，ONJ 的发生率也随之降低。在一项研究唑来膦酸治疗早期乳腺癌的大型前瞻性随机临床研究中，中位随访时间约 7 年，ONJ 的发生率为 2.1%（95% CI：0.9%~3.3%）[64]。尽管静脉注射双膦酸盐在治疗期间有发生 ONJ 的潜在风险，双膦酸盐治疗转移性恶性肿瘤的益处仍远远高于此风险。

尽管可尝试局部清创、抗生素和氧疗，ONJ 的治疗仍然很困难。因此，管理的重点应该是通过提高肿瘤医师、牙医和颌面外科医师对该病的认识来预防。良好的口腔卫生以及在治疗期间避免牙科手术可以显著降低使用唑来膦酸发生 ONJ 的风险[65, 66]。

17.2.4.2 非典型股骨骨折

尽管双膦酸盐能显著降低骨质疏松性骨折的风险，并已成为骨质疏松症治疗的基石，但在过去的 10 余年中，人们逐渐关注到骨质疏松抗吸收疗法与自发性非椎体骨折（尤其是股骨）的相关性，被称为非典型股骨骨折（AFF）[67]。AFF 的特点是骨横向或轻微倾斜，发生在股骨外侧皮质或张力侧，影像学检查可见股骨转子下区弥漫性皮质增厚及骨折。AFF 可以发生在双侧。虽然鲜见，但 AFF 的风险限制了双膦酸盐治疗骨质疏松症的持续时间[68]。随着晚期癌症患者使用双膦酸盐持续时间的延长和强度增高，近年来肿瘤骨转移治疗导致 AFF 的病例报道亦趋于增多。一项回顾性分析显示 2004~2013 年在 MD 安德森医院接受治疗的 10587 例肿瘤患者中，共发现 23 例 AFF 病例。AFF 的发生风险非常低，仅为 0.05 每 100000 人年。和其他双膦酸盐治疗转移性骨肿瘤相比，阿仑膦酸钠在用于治疗相关性骨质疏松时，发生 AFF 的概率增加了 5 倍左右[69]。

由于发生 AFF 的风险极低，不应限制肿瘤患者使用双磷酸盐药物，但临床医师应了解该疾病的特点，当患者发生无法解释的大腿疼痛时，应对患者实施合适的影像学检查，并进行骨科评估。

17.2.5 总结

双膦酸盐在恶性肿瘤中的应用已经得到临床试验的明确证据的支持，这些证据表明使用双磷酸盐可减少乳腺癌、前列腺癌、骨髓瘤、肺癌和其他实体肿瘤骨转移引起的骨相关事件。双膦酸盐在减少辅助治疗引起的骨质疏松方面也有疗效[19]，并在预防乳腺癌转移方面发挥作用[2]。

临床医师必须仔细考虑双膦酸盐在姑息性和辅助性应用中的益处和风险，以确保患者获益大于风险。尽管双膦酸盐偶尔会出现严重的毒性反应（表 17.3），但通过提高对潜在不良反应的认识、适当的监测以及严格遵守推荐的给药方案和剂量，大多数毒性反应都可以避免。

虽然肾损害和 ONJ 是两类潜在的严重不良反应，但它们通常只是偶尔导致患者停止使用双膦酸盐。适当的牙科卫生管理、改变输液时间和 / 或剂量，以上不良反应多可耐受并具有自限性。从风险 - 获益比考虑，患者使用唑来膦酸减少骨相关事件的获益远高于 ONJ 的风险，风险 - 获益系数 > 10[70]。双膦酸盐作为肿瘤相关骨疾病治疗的重要组成部分，具有良好的安全性，有助于提高肿瘤患者的生活质量。

表 17.3　双膦酸盐与地舒单抗不良反应总结

发生频率	口服双膦酸盐	静脉注射双膦酸盐	地舒单抗
常见 ≥ 1/100 < 1/10	无症状低钙血症 AST/ALT ↑（正常范围内） 腹泻 腹痛 恶心 / 消化不良 呕吐 便秘 头痛 肌肉骨骼疼痛	症状性低钙血症 低磷血症 低镁血症 甲状旁腺疾病 GGT ↑ 肌酐 ↑ 腹泻 腹痛 恶心 / 消化不良 呕吐 便秘 咽炎 流感样疾病 头痛 骨 / 关节疼痛 白内障 / 结膜炎 束支传导阻滞	尿路感染 上呼吸道感染 坐骨神经痛 白内障 便秘 皮疹 四肢疼痛

续表

发生频率	口服双膦酸盐	静脉注射双膦酸盐	地舒单抗
不常见 ≥ 1/1000 < 1/100	虹膜炎 胃炎 食管炎 吞咽困难 十二指肠炎 食管溃疡	颌骨坏死 [a] 葡萄膜炎 胃炎 胃肠炎 口腔溃疡 吞咽困难 胆石症 肌痛 贫血 / 血液异常 精神障碍 偏头痛 / 神经痛 耳聋 心肌缺血 心房颤动 肺水肿 皮疹 / 瘙痒 脱发 尿潴留 /ARF	颌骨坏死 [a] 憩室炎 蜂窝织炎 耳朵感染 湿疹
少见 ≥ 1/10000 < 1/1000	症状性低钙血症 甲状旁腺激素↑ 碱性磷酸酶↑ AST/ALT ↑（ > 2 倍正常范围） 轻度皮肤过敏，如瘙痒、荨麻疹 支气管痉挛 舌炎 食管狭窄 颌骨坏死	眼部炎症 局灶性节段性肾小 球硬化症 肾病综合征	低钙血症 （ < 1.88mmol/L ）
罕见 < 1/10000		过敏反应 支气管痉挛 颌骨坏死 感染 白细胞计数减少 巩膜炎 巩膜外层炎 黄视病 高钾血症 高钠血症	

续表

发生频率	口服双膦酸盐	静脉注射双膦酸盐	地舒单抗
发生率尚不明确	葡萄膜炎 严重的骨骼、关节和 / 或肌肉疼痛 严重超敏反应，包括血管性水肿、大疱性反应、史 - 约综合征、中毒性表皮坏死松解症，过敏反应 脱发 肾功能受损		

注：表格改编自 Medicines Compendium；a. 颌骨坏死发生率可能与年度风险相关。

17.3 地舒单抗

17.3.1 临床适应证和药理学

地舒单抗是一种靶向核因子 -κB 受体激活蛋白配体（RANKL）的完全人 IgG2 单克隆抗体。RANKL 通过与破骨细胞及其前体上的 RANK 受体结合，控制破骨细胞的分化和激活[71, 72]。RANKL 介导的骨吸收在骨质疏松症以及由乳腺癌和前列腺癌导致的恶性骨病中发病率不断增加[73]。地舒单抗抑制 RANK 配体与受体间的相互作用，从而导致破骨细胞的活性和存活率降低。因此，骨吸收减少，骨密度（BMD）增加。目前已在患者的骨小梁和骨皮质中观察到这种作用[74]。此外，有证据表明 RANKL 可能促进乳腺癌的骨转移[75]。每 6 个月皮下注射 60mg 的地舒单抗用于治疗骨质疏松症的绝经后女性患者，以及接受芳香化酶抑制剂或雄激素剥夺治疗的癌症患者。对于骨转移患者，推荐使用每 3 ~ 4 周 120mg 皮下注射这样更高的剂量和频率。

地舒单抗已获得美国食品药品监督管理局和欧洲药物评估机构的批准。目前，它被批准为 Prolia™每 6 个月 60mg 的剂量，以增加骨质疏松的绝经后女性的骨量，减少骨折的发生[76]。地舒单抗被批准用于接受过激素消融治疗的非转移性前列腺癌患者[77]和芳香化酶抑制剂辅助治疗的乳腺癌患者[78]，以减少治疗引起的骨丢失和骨折。相比唑来膦酸，地舒单抗每 4 周 120mg 的用药剂量（Xgeva™）已被证实能更有效地预防乳腺癌、前列腺癌和其他实体肿瘤骨转移患者的骨骼发病率[62, 63, 79]。目前正在进行试验以确定地舒单抗作为辅助治疗在接受化疗的高危乳腺癌患者中能否预防癌症复发（NCT01077154）以及治疗双膦酸盐难治性高钙血症的益处（NCT0896454）。

与静脉注射双膦酸盐相反，对于肾损伤患者没有要求减少地舒单抗的用药剂量。在肝损伤患者中，地舒单抗的安全性尚未被研究，但由于单克隆抗体被认为是通过网状内皮系统内的"免疫球蛋白清除"途径分解为肽和氨基酸而被消除的，并不是由肝排泄，因此似乎不需要具体的剂量建议。重要的是，抗地舒单抗的中和抗体的显著水平尚未在临床试验中得到证实[62, 63, 74]。在用药过量方面暂无经验之谈。一项Ⅱ期试验中的骨转移乳腺癌患者，在使用超过 21 周、每 4 周 1 次 180mg 的最高剂量后的耐受性良好，尽管在此剂量下患者低钙血症的发生率比获批的 120mg 剂量更常见[80]。

17.3.2　动物毒理学和致畸性

RANK/RANKL 基因敲除小鼠表现出淋巴结形成减少，T 淋巴细胞和 B 淋巴细胞早期发育受到部分抑制，骨生长减少，牙齿萌出缺乏[81]。体外观察到乳腺形成抑制[82]。在食蟹猴中，尽管发现死胎和产后死亡率过高，体重增长和生长 / 发育暂时降低，但地舒单抗似乎没有引起母体毒性、胎儿伤害或致畸性，也没有影响哺乳和胎儿生长[83]。

目前，没有关于地舒单抗对生育率或发育中胎儿的影响的数据，因此，在妊娠期间或打算妊娠的受试者中不推荐使用地舒单抗。此外，还不清楚地舒单抗是否在母乳中代谢，如果有母乳喂养的计划，也不推荐使用地舒单抗。在患有成骨不全和骨巨细胞肿瘤的儿童中使用地舒单抗后的骨骼状况正在被评估，由于其长期安全性和有效性仍有待确定，且对骨骼发育的影响可能是有害的，目前不推荐使用。

17.3.3　全身急性不良反应

17.3.3.1　代谢

低钙血症是最常见的代谢不良反应。然而，在同时接受钙和维生素 D 补充剂的临床试验中，即使延长治疗时间，该临床表现并不常见。在 3933 例使用超过 3 年、每 6 个月 60mg 地舒单抗加钙和维生素 D 补充剂治疗的绝经后患者中，没有低钙血症（调整钙 < 2mmol/L）的病例报道[84]。在用地舒单抗 120mg/3 ~ 4 周治疗实体肿瘤骨转移患者的试验中，低钙血症的总发生率分别为 10.8% 和 13%，3 级或 4 级低钙血症（< 1.75mmol/L）的发生率分别为 2.3% 和 5%[85]。大多数事件是无症状的，只发生过 1 次，偶尔需要静脉液体置换。所有不良代谢事件中没有致命的。在一项研究中，5.7% 和 2.7% 的患者分别在使用地舒单抗和唑来膦酸治疗期间需要静脉注射钙[63]。因为骨转换减少，磷酸盐水平也可以被视为瞬时下降，尽管没有大型临床试验报道这一不良代谢反应。

在有异常钙代谢史，如甲状旁腺功能减退、甲状腺手术或严重肾损伤的患者中，低钙血症的风险增加。最近的一项研究表明，血清碱性磷酸酶水平较高的患者，对地舒单抗诱导的低钙血症具有预测作用[86]。此外，肌酐清除率 < 30ml/min 或肾透析风险较高的患者，必须密切监测钙水平。在低钙血症患者中禁忌使用地舒单抗，但一旦纠正血钙水平，治疗可开始或恢复。制造商建议所有患者应充分补充钙和维生素 D。

17.3.3.2 肌肉骨骼

除了服用芳香化酶抑制剂辅助治疗的乳腺癌患者，在接受每 6 个月 60mg 地舒单抗治疗的患者中很少报道肌肉骨骼不良事件[78]。大多数病例归因于芳香化酶抑制剂，只有少数归因于研究者的研究药物。此外，与安慰剂相比，发病率或严重程度比较差异无统计学意义[78]。事实上，与高剂量地舒单抗相比，唑来膦酸用于治疗乳腺癌骨转移患者的背痛和关节痛更常见[62]。

17.3.3.3 皮肤

皮肤不良反应，如皮疹、湿疹和注射部位皮肤反应发病率很低。只有湿疹的发病率与安慰剂相比有显著性差异（3% 地舒单抗 vs 1.7% 安慰剂，$P < 0.001$）[76]。然而，在其他试验中还没有报告过湿疹的发生。

17.3.3.4 胃肠道

在 3 项骨转移试验中，实体肿瘤骨转移患者的便秘发生率分别为 17.3%、24% 和 25%[62, 63, 79]。然而，每项试验都显示便秘更常见于使用唑来膦酸的患者。在低剂量的地舒单抗中，便秘尚未被报道为不良反应。

17.3.3.5 眼科

在接受雄激素剥夺治疗和每6个月60mg地舒单抗治疗的前列腺癌患者中，白内障发生率为4.7%，而安慰剂组的发病率为1.2%[77]。虽然这些病例被认为与地舒单抗治疗无关，但目前正在进行一项前瞻性研究，以评估与地舒单抗使用相关的白内障的风险（NCT00925600）。

17.3.3.6 感染和免疫功能

在作为FREEDOM试验[76]一部分的使用低剂量地舒单抗患者中，严重不良感染率为4.1%，安慰剂组为3.4%（$P = 0.14$）。使用地舒单抗后蜂窝织炎的发病率增加，但总体发病率仍然很低（0.3%地舒单抗 vs < 0.1%安慰剂，$P = 0.002$）。在骨转移试验中，感染更常见的原因是潜在的恶性肿瘤和伴随治疗，并未观察到地舒单抗带来的显著不良反应。目前还没有大型随机试验证明地舒单抗增加感染风险这一猜测。

在新的原发性肿瘤、癌症复发或疾病进展方面，不同患者组和试验中使用地舒单抗与安慰剂或唑来膦酸的显著差异尚未被报道。

17.3.4 晚期不良事件

ONJ在上一章已经定义过。与双膦酸盐治疗一样，ONJ在使用每6个月60mg地舒单抗治疗的患者中发生率很低[78]，这似乎与剂量、给药频率和作用时间有关。其发生率在接受每4周120mg治疗的癌症晚期患者中仍然很低，与使用唑来膦酸治疗的患者相似。在一项2046例乳腺癌骨转移患者的试验中，地舒单抗的ONJ发生率为2.0%，唑来膦酸为1.4%（$P = 0.39$）[62]。在一项1904例前列腺癌骨转移患者的试验中，地舒单抗组的ONJ发生率为2.0%，唑来膦酸组为1.0%（$P = 0.09$）[79]。在其他实体肿瘤（乳房和前列腺除外）骨转移或骨髓瘤患者的试验中也可以看到类似的病变。在本研究中，地舒单抗组的ONJ发病率为1.3%，唑来膦酸组为1.1%（$P = 1.0$）[63]。在上述3项研究中，发生ONJ的危险因素包括不良的口腔卫生、同步放化疗、并发症、拔牙和先前曾使用双膦酸盐[58]治疗。大部分病例可通过口腔冲洗和使用抗生素进行治疗，偶发病例需要手术清创或骨切除术。大约40%的病例得以解决。与双膦酸盐的使用一样，在治疗时，定期的牙科检查、患者教育和避免侵入性牙科手术是至关重要的。

地舒单抗对长期骨抑制的作用仍在研究中。绝经后女性接受持续 2 年 60mg 每 6 个月 1 次地舒单抗治疗，其髂嵴活检显示骨结构正常，无骨矿化缺陷、编织骨或骨髓纤维化的迹象[84]。地舒单抗治疗期间会出现 AFF[87]，AFF 发生率增加和骨折延迟愈合的风险令人担忧。此外，有研究表明因治疗骨质疏松而停止地舒单抗治疗的患者中出现了非常多的反弹性椎体骨折[88]，这反映了抗体作用时间较短以及在停止治疗后发生的骨代谢抑制的过度代偿。

结论

总的来说，地舒单抗的耐受性很好。地舒单抗相比唑来膦酸，低钙血症发生率更高。ONJ 的发生率与静脉注射唑来膦酸近似。低钙血症在有充足钙和维生素 D 摄入的情况下是可控的。对于有肾功能损害的患者，地舒单抗是安全的，无须改变剂量。骨抑制的长期影响尚不清楚，这在辅助治疗中尤其重要。在肾功能恶化的患者中，易管理、低毒性和可以持续性使用这些特性使得地舒单抗成为一种非常有吸引力的治疗药物。

（储天晴　译）

参考文献

[1]COLEMAN R E. Skeletal complications of malignancy[J]. Cancer. 1997, 80(Suppl 8): 1588–1594.

[2] Early Breast Cancer Clinical Trials Collaborative Group(EBCTCG). Adjuvant bisphosphonate treatment in early breast cancer: meta-analyses of individual patient data from randomised trials [J]. Lancet. 2015, 386(10001): 1353–1361.

[3] HADJI P, COLEMAN R E, WILSON C, et al. Adjuvant bisphosphonates in early breast cancer: consensus guidance for clinical practice from a European panel [J]. Ann Oncol. 2016, 27(3): 379–390.

[4] ROGERS M J, GORDON S, BENFORD H L, et al. Cellular and molecular mechanisms of action of bisphosphonates [J]. Cancer. 2000, 88(Suppl 12): 2961–2978.

[5] BROWN J E, ELLIS S P, LESTER J E, et al. Prolonged efficacy of a single dose of the bisphosphonate zoledronic acid [J]. Clin Cancer Res. 2007, 13(18 Pt 1): 5406–5410.

[6] PFISTER T, ATZPODIEN E, BOHRMANN B, et al. Acute renal effects of intrave-

nous bisphosphonates in the rat [J]. Basic Clin Pharmacol Toxicol. 2005, 97(6): 374–381.

[7] PFISTER T, ATZPODIEN E, BAUSS F. The renal effects of minimally nephrotoxic doses of ibandronate and zoledronate following single and intermittent intravenous administration in rats [J]. Toxicology. 2003, 191(2–3): 159–167.

[8] BODY J J, PFISTER T, BAUSS F. Preclinical perspectives on bisphosphonate renal safety [J]. Oncologist. 2005, 10(Suppl 1): 3–7.

[9] GREEN S B, PAPPAS A L. Effects of maternal bisphosphonate use on fetal and neonatal outcomes [J]. Am J Health Syst Pharm. 2014, 71(23): 2029–2036.

[10] LEVY S, FAYEZ I, TAGUCHI N, et al. Pregnancy outcome following in utero exposure to bisphosphonates [J]. Bone. 2009, 44(3): 428–430.

[11] SIMINOSKI K, FITZGERALD A A, FLESCH G, et al. Intravenous pamidronate for treatment of reflex sympathetic dystrophy during breast feeding [J]. J Bone Miner Res. 2000, 15(10): 2052–2055.

[12] REID I R, GAMBLE G D, MESENBRINK P, et al. Characterization of and risk factors for the acute-phase response after zoledronic acid [J]. J Clin Endocrinol Metab. 2010, 95(9): 4380–4387.

[13] DICUONZO G, VINCENZI B, SANTINI D, et al. Fever after zoledronic acid administration is due to increase in TNF-alpha and IL-6 [J]. J Interf Cytokine Res. 2003, 23(11): 649–654.

[14] SAUTY A, PECHERSTORFER M, ZIMMER-ROTH I, et al. Interleukin-6 and tumor necrosis factor alpha levels after bisphosphonates treatment in vitro and in patients with malignancy [J]. Bone. 1996, 18(2): 133–139.

[15] ROSSINI M, ADAMI S, VIAPIANA O, et al. Acute phase response after zoledronic acid is associated with long-term effects on white blood cells [J]. Calcif Tissue Int. 2013, 93(3): 249–252.

[16] ROSEN L S, GORDON D, KAMINSKI M, et al. Long-term efficacy and safety of zoledronic acid compared with pamidronate disodium in the treatment of skeletal complications in patients with advanced multiple myeloma or breast carcinoma: a randomized, double-blind, multicenter, comparative trial [J]. Cancer. 2003, 98(8): 1735–1744.

[17] BODY J J, LICHINITSER M, TJULANDIN S, et al. Oral ibandronate is as active as intravenous zoledronic acid for reducing bone turnover markers in women with breast cancer and bone metastases [J]. Ann Oncol. 2007, 18(7): 1165–1171.

[18] SIEBER P, LARDELLI P, KRAENZLIN C A, et al. Intravenous bisphosphonates for postmenopausal osteoporosis: safety profiles of zoledronic acid and ibandronate in clinical practice [J]. Clin Drug Investig. 2013, 33(2): 117–122.

[19] COLEMAN R E. Risks and benefits of bisphosphonates [J]. Br J Cancer. 2008, 98(11): 1736–1740.

[20] KOHNO N, AOGI K, MINAMI H, et al. Zoledronic acid significantly reduces skel-

etal complications compared with placebo in Japanese women with bone metastases from breast cancer: a randomized, placebo-controlled trial [J]. J Clin Oncol. 2005, 23(15): 3314–3321.

[21] TANVETYANON T, STIFF P J. Management of the adverse effects associated with intravenous bisphosphonates [J]. Ann Oncol. 2006, 17(6): 897–907.

[22] PEARCE S H, CHEETHAM T D. Diagnosis and management of vitamin D deficiency [J]. BMJ. 2010, 340: b5664.

[23] CHENNURU S, KODURI J, BAUMANN M A. Risk factors for symptomatic hypocalcaemia complicating treatment with zoledronic acid [J]. Intern Med J. 2008, 38(8): 635–637.

[24] SIMMONS C, AMIR E, DRANITSARIS G, et al. Altered calcium metabolism in patients on long-term bisphosphonate therapy for metastatic breast cancer [J]. Anticancer Res. 2009, 29(7): 2707–2711.

[25] MARKOWITZ G S, FINE P L, STACK J I, et al. Toxic acute tubular necrosis following treatment with zoledronate(Zometa) [J]. Kidney Int. 2003, 64(1): 281–289.

[26] MARKOWITZ G S, APPEL G B, FINE P L, et al. Collapsing focal segmental glomerulosclerosis following treatment with high-dose pamidronate [J]. J Am Soc Nephrol. 2001, 12(6): 1164–1172.

[27] KRISTENSEN B, EJLERTSEN B, GROENVOLD M, et al. Oral clodronate in breast cancer patients with bone metastases: a randomized study [J]. J Intern Med. 1999, 246(1): 67–74.

[28] BANERJEE D, ASIF A, STRIKER L, et al. Short-term, high-dose pamidronate-induced acute tubular necrosis: the postulated mechanisms of bisphosphonate nephrotoxicity [J]. Am J Kidney Dis. 2003, 41(5): E18.

[29] KUNIN M, KOPOLOVIC J, AVIGDOR A, et al. Collapsing glomerulopathy induced by long- term treatment with standard-dose pamidronate in a myeloma patient [J]. Nephrol Dial Transplant. 2004, 19(3): 723–726.

[30] SAAD F, GLEASON D M, MURRAY R, et al. A randomized, placebo-controlled trial of zoledronic acid in patients with hormone-refractory metastatic prostate carcinoma [J]. JNCI. 2002, 94(19): 1458–1468.

[31] ROSEN L S, GORDON D, TCHEKMEDYIAN N S, et al. Long- term efficacy and safety of zoledronic acid in the treatment of skeletal metastases in patients with nonsmall cell lung carcinoma and other solid tumors: a randomized, phase Ⅲ, double- blind, placebo-controlled trial [J]. Cancer. 2004, 100(12): 2613–2621.

[32] MCDERMOTT R S, KLOTH D D, WANG H, et al. Impact of zoledronic acid on renal function in patients with cancer: clinical significance and development of a predictive model [J]. J Support Oncol. 2006, 4(10): 524–529.

[33] DIEL I J, WEIDE R, KOPPLER H, et al. Risk of renal impairment after treatment with ibandronate versus zoledronic acid: a retrospective medical records review [J]. Support

Care Cancer. 2009, 17(6): 719–725.

[34] WEIDE R, KOPPLER H, ANTRAS L, et al. Renal toxicity in patients with multiple myeloma receiving zoledronic acid vs. ibandronate: a retrospective medical records review [J]. J Cancer Res Ther. 2010, 6(1): 31–35.

[35] ROSEN L S, GORDON D, KAMINSKI M, et al. Zoledronic acid versus pamidronate in the treatment of skeletal metastases in patients with breast cancer or osteolytic lesions of multiple myeloma: a phase Ⅲ, double-blind, comparative trial [J]. Cancer J. 2001, 7(5): 377–387.

[36] GUARNERI V, DONATI S, NICOLINI M, et al. Renal safety and efficacy of i. v. bisphosphonates in patients with skeletal metastases treated for up to 10 years [J]. Oncologist. 2005, 10(10): 842–848.

[37] DIEL I J, BERGNER R, GROTZ K A. Adverse effects of bisphosphonates: current issues [J]. J Support Oncol. 2007, 5(10): 475–482.

[38] ATULA S, POWLES T, PATERSON A, et al. Extended safety profile of oral clodronate after long-term use in primary breast cancer patients [J]. Drug Saf. 2003, 26(9): 661–671.

[39] POWLES T, PATERSON S, KANIS J A, et al. Randomized, placebo- controlled trial of clodronate in patients with primary operable breast cancer [J]. J Clin Oncol. 2002, 20(15): 3219–3224.

[40] TRIPATHY D, LICHINITZER M, LAZAREV A, et al. Oral ibandronate for the treatment of metastatic bone disease in breast cancer: efficacy and safety results from a randomized, double-blind, placebo-controlled trial [J]. Ann Oncol. 2004, 15(5): 743–750.

[41] COLEMAN R E, PUROHIT O P, BLACK C, et al. Double-blind, randomised, placebo-controlled, dose-finding study of oral ibandronate in patients with metastatic bone disease [J]. Ann Oncol. 1999, 10(3): 311–316.

[42] HADJI P, ZILLER V, KYVERNITAKIS J, et al. Persistence with bisphosphonates in patients with metastatic breast cancer: a retrospective database analysis [J]. J Cancer Res Clin Oncol. 2013, 139(7): 1149–1155.

[43] CARDWELL C R, ABNET C C, CANTWELL M M, et al. Exposure to oral bisphosphonates and risk of esophageal cancer [J]. JAMA. 2010, 304(6): 657–663.

[44] GREEN J, CZANNER G, REEVES G, et al. Oral bisphosphonates and risk of cancer of oesophagus, stomach, and colorectum: case-control analysis within a UK primary care cohort [J]. BMJ. 2010, 341: c4444.

[45] WRIGHT E, SCHOFIELD P T, MOLOKHIA M. Bisphosphonates and evidence for esophageal and gastric cancer: a systematic review and meta-analysis [J]. BMJ Open. 2015, 5(12): e007133.

[46] RENNERT G, PINCHEV M, RENNERT H S, et al. Use of bisphosphonates and reduced risk of colorectal cancer [J]. J Clin Oncol. 2011, 29(9): 1146–1150.

[47] SINGH S, SINGH A H, MUSAD M H, et al. Bisphosphonates are associated with

reduced risk of colorectal cancer: a systematic review and meta-analysis ［J］. Clin Gaastroen-terol Hepatol. 2013, 11(3): 232–239.

［48］BLACK D M, DELMAS P D, EASTELL R, et al. Once-yearly zoledronic acid for treatment of postmenopausal osteoporosis ［J］. N Engl J Med. 2007, 356(18): 1809–1822.

［49］LOKE Y K, JEEVANANTHAM V, SINGH S. Bisphosphonates and atrial fibrilla-tion: systematic review and meta-analysis ［J］. Drug Saf. 2009, 32(3): 219–228.

［50］KIM D H, ROGERS J R, FULCHINO L A, et al. Bisphosphontaes and risk of car-diovascular events: a meta-analysis ［J］. PLoS One. 2015, 10(4): e0122646.

［51］COLEMAN R E, MARSHALL H, CAMERON D, et al. Breast- cancer adjuvant therapy with zoledronic acid ［J］. N Engl J Med. 2011, 365: 1396–1405.

［52］FRAUNFELDER F W. Ocular side effects associated with bisphosphonates ［J］. Drugs Today(Barc). 2003, 39(11): 829–835.

［53］PATEL D V, HORNE A, HOUSE M, et al. The incidence of acute antrioruveitis after intravenous zoledronate ［J］. Opthalmology. 2103, 120(4): 773–776.

［54］FIETTA P, MANGANELLI P, LODIGIANI L. Clodronate induced uveitis ［J］. Ann Rheum Dis. 2003, 62(4): 378.

［55］SHARMA N S, OOI J L, MASSELOS K, et al. Zoledronic acid infusion and orbital inflammatory disease ［J］. N Engl J Med. 2008, 359(13): 1410–1411.

［56］TSOURDI E, RACHNER T D, GRUBER M, et al. Seizures associated with zole-dronic acid for osteoporosis ［J］. J Clin Endocrinol Metab. 2011, 96(7): 1955–1959.

［57］MARX R E. Pamidronate(Aredia)and zoledronate(Zometa)induced avascular necro-sis of the jaws: a growing epidemic ［J］. J Oral Maxillofac Surg. 2003, 61(9): 1115–1117.

［58］KHOSLA S, BURR D, CAULEY J, et al. Bisphosphonate- associated osteonecrosis of the jaw: report of a task force of the American Society for Bone and Mineral Research ［J］. J Bone Miner Res. 2007, 22(10): 1479–1491.

［59］YAMASHITA J, MCCAULEY L K, VAN POZNAK C. Updates on osteonecrosis of the jaw ［J］. Curr Opin Support Palliat Care. 2010, 4(3): 200–206.

［60］LO J C, O'RYAN F S, GORDON N P, et al. Prevalence of osteonecrosis of the jaw in patients with oral bisphosphonate exposure ［J］. J Oral Maxillofac Surg. 2010, 68(2): 243–253.

［61］GRALOW J, BARLOW W, PATERSON A H G, et al. Phase Ⅲ trial of bisphospho-nates as adjuvant therapy in primary breast cancer: SWOG/Alliance/ECOG-ACRIN/NCIC Clin-ical Trials Group/NRG Oncology study S0307 ［J］. 2015 ASCO Annual Meeting. 2015.

［62］STOPECK A T, LIPTON A, BODY J J, et al. Denosumab compared with zoledronic acid for the treatment of bone metastases in patients with advanced breast cancer: a randomized, double-blind study ［J］. J Clin Oncol. 2010, 28(35): 5132–5139.

［63］HENRY D H, COSTA L, GOLDWASSER F, et al. Randomized, double- blind study of denosumab versus zoledronic acid in the treatment of bone metastases in patients with advanced cancer(excluding breast and prostate cancer)or multiple myeloma［J］. J Clin Oncol. 2011, 29(9): 1125–1132.

［64］RATHBONE E J, BROWN J E, MARSHALL H C, et al. Osteonecrosis of the jaw and oral health-related quality of life after adjuvant zoledronic acid: an adjuvant zoledronic acid to reduce recurrence trial subprotocol(BIG01/04)［J］. J Clin Oncol. 2013, 31(21): 2685–2691.

［65］DIMOPOULOS M A, KASTRITIS E, BAMIA C, et al. Reduction of osteonecrosis of the jaw(ONJ)after implementation of preventive measures in patients with multiple myeloma treated with zoledronic acid［J］. Ann Oncol. 2009, 20(1): 117–120.

［66］RIPAMONTI C I, LUCCHESI M, GIUSTI R. Prevention and management of osteonecrosis of the jaw secondary to bone-targeted therapy in patients with kidney cancer［J］. Curr Opin Support Palliat Care. 2016, 10(3): 273–280.

［67］SINGER F R. Metabolic bone disease: atypical femoral fractures［J］. J Biomech. 2011, 44(2): 244–247.

［68］ADLER R A, EL-HAJJ FULEIHAN G, BAUER D C, et al. Managing osteoporosis in patients on long-term bisphosphonate treatment: report of a task force of the American Society for Bone and Mineral Research［J］. J Bone Miner Res. 2016, 31(1): 16–35.

［69］EDWARDS B J, SUN M, WEST D P, et al. Incidence of atypical femur fractures in cancer patients: the MD Anderson Cancer Center experience［J］. J Bone Miner Res. 2016, 31(8): 1569–1576.

［70］COLEMAN R, BURKINSHAW R, WINTER M, et al. Zoledronic acid［J］. Expert Opin Drug Saf. 2011, 10(1): 133–145.

［71］LACEY D L, TIMMS E, TAN H L, et al. Osteoprotegerin ligand is a cytokine that regulates osteoclast differentiation and activation［J］. Cell. 1998, 93(2): 165–176.

［72］NAKAGAWA N, KINOSAKI M, YAMAGUCHI K, et al. RANK is the essential signalling receptor for osteoclast differentiation factor in osteoclastogenesis［J］. Biochem Biophys Res Commun. 1998, 253(2): 395–400.

［73］KEARNS AE, KHOSLA S, KOSTENUIK P J. Receptor activator of nuclear factor kB ligand and osteoprotegerin regulation of bone remodeling in health and disease［J］. Endocr Rev. 2008, 29(2): 155–192.

［74］ELLIS G K, BONE H G, CHLEBOWSKI R, et al. Randomised trial of denosumab in patients receiving adjuvant aromatase inhibitors for nonmetastatic breast cancer［J］. J Clin Oncol. 2008, 26(30): 4875–4882.

［75］JONES D H, NAKASHIMA T, SANCHEZ O H, et al. Regulation of cancer cell migration and bone metastasis by RANKL［J］. Nature. 2006, 440(7084): 692–696.

［76］CUMMINGS S R, SAN MARTIN J, MCCLUNG M R, et al. Denosumab for prevention of fractures in postmenopausal women with osteoporosis［J］. N Engl J Med. 2009, 361(8): 756–765.

［77］SMITH M R, EGERDIE B, TORIZ N, et al. Denosumab in men receiving androgen-deprivation therapy for prostate cancer［J］. N Engl J Med. 2009, 361(8): 745–755.

［78］GNANT M, PFEILER G, DUBSKY P C, et al. Adjuvant denosumab in breast cancer(ABCSG-18): a multicentre, randomised, double-blind, placebo-controlled trial［J］. Lancet. 2015, 386(9992): 433–443.

［79］FIZAZI K, CARDUCCI M, SMITH M, et al. Denosumab versus zoledronic acid for treatment for bone metastases in men with castration-resistant prostate cancer: a randomised, double-blind study［J］. Lancet. 2011, 377: 813–822.

［80］LIPTON A, STEGER G G, FIGUERIA J, et al. Extended efficacy and safety of denosumab in breast cancer patients with bone metastases not receiving prior bisphosphonate therapy［J］. Clin Cancer Res. 2008, 14: 6690–6696.

［81］DOUGALL W C, GLACCUM M, CHARRIER K, et al. RANK is essential for osteoclast and lymph node development［J］. Genes Dev. 1999, 13(18): 2412–2424.

［82］FATA J E, KONG Y Y, LI J, et al. The osteoclast differentiation factor osteoprotegerin-ligand is essential for mammary gland development［J］. Cell. 2000, 103(1): 41–50.

［83］BUSSIERE J L, PYRAH I, BOYCE R, et al. Reproductive toxicity of denosumab in cynomolgus monkeys［J］. Reprod Toxicol. 2013, 42: 27–40.

［84］REID I R, MILLER P D, BROWN J P, et al. Effects of denosumab on bone histomorphometry: the FREEDOM and STAND studies［J］. J Bone Miner Res. 2010, 25(10): 2256–2265.

［85］BODY J J, BONE H G, DE BOER R H, et al. Hypocalcaemia in patients with metastatic bone disease treated with denosumab［J］. Eur J Cancer. 2015, 51(13): 1812–1821.

［86］KINOSHITA Y, ARAI M, ITO N, et al. Hish serum ALP level is associated with increased risk of denosumab-related hypocalcemia in patients with bone metastases from solid tumors［J］. Endocr J. 2016, 63(5): 479–484.

［87］SELGA J, NUÑEZ J H, MINGUELL J, et al. Simultaneous bilateral atypical femoral fracture in a patient receiving denosumab: case report and literature review［J］. Osteoporos Int. 2016, 27(2): 827–832.

［88］POPP A W, ZYSSET P K, LIPPUNER K. Rebound-associated vertebral fractures after discontinuation of denosumab-from clinic and biomechanics［J］. Osteoporos Int. 2016, 27(5): 1917–1921.

［89］MCCLOSKEY E V, MACLENNAN I C, DRAYSON M T, et al. A randomized trial of the effect of clodronate on skeletal morbidity in multiple myeloma. MRC working party on leukaemia in adults［J］. Br J Haematol. 1998, 100(2): 317–325.

［90］LAHTINEN R, LAAKSO M, PALVA I, et al. Randomised, placebo-controlled multicentre trial of clodronate in multiple myeloma. Finnish Leukaemia Group［J］. Lancet. 1992, 340(8827): 1049–1052.

［91］DEARNALEY D P, MASON M D, PARMAR M K, et al. Adjuvant therapy with oral sodium clodronate in locally advanced and metastatic prostate cancer: long-term overall survival results from the MRC PR04 and PR05 randomised controlled trials［J］. Lancet Oncol. 2009, 10(9): 872–876.

［92］DIEL I J, BODY J J, LICHINITSER M R, et al. Improved quality of life after long-term treatment with the bisphosphonate ibandronate in patients with metastatic bone disease due to breast cancer［J］. Eur J Cancer. 2004, 40(11): 1704–1712.

［93］BERENSON J R, LICHTENSTEIN A, PORTER L, et al. Efficacy of pamidronate in reducing skeletal events in patients with advanced multiple myeloma. Myeloma Aredia Study Group［J］. N Engl J Med. 1996, 334(8): 488–493.

［94］HORTOBAGYI G N, THERIAULT R L, PORTER L, et al. Efficacy of pamidronate in reducing skeletal complications in patients with breast cancer and lytic bone metastases. Protocol 19 Aredia Breast Cancer Study Group［J］. N Engl J Med. 1996, 335(24): 1785–1791.

［95］THERIAULT R L, LIPTON A, HORTOBAGYI G N, et al. Pamidronate reduces skeletal morbidity in women with advanced breast cancer and lytic bone lesions: a randomized, placebo-controlled trial. Protocol 18 Aredia Breast Cancer Study Group［J］. J Clin Oncol. 1999, 17(3): 846–854.

［96］ROSEN L S, GORDON D, TCHEKMEDYIAN S, et al. Zoledronic acid versus placebo in the treatment of skeletal metastases in patients with lung cancer and other solid tumors: a phase Ⅲ, double-blind, randomized trial--the Zoledronic Acid Lung Cancer and Other Solid Tumors Study Group［J］. J Clin Oncol. 2003, 21(16): 3150–3157.

18 镇吐治疗的前沿进展

Sonia Fatigoni and Fausto Roila

摘 要

　　尽管在过去 30 年间，临床上在预防化疗引起的呕吐方面取得了一定的进展，但恶心／呕吐仍然是化疗引起的最令人痛苦的不良反应之一。呕吐是一种复杂的现象，化疗引起恶心／呕吐的确切机制尚不清楚。许多神经递质参与其中，临床上目前可供选择的镇吐药物有几类。使用更好的镇吐药组合，70%～90% 的患者可以完全控制呕吐。

　　最近，预防化疗引起的恶心／呕吐的国际指南已经更新，了解这些建议并在我们的临床实践中正确使用它们是非常重要的。在未来几年，镇吐治疗的以下几个方面将被更深入地研究：对于恶心感的控制，预防口服化疗引起的呕吐以及预防同步放化治疗引起的呕吐。

关键词

　　镇吐药　化疗　恶心／呕吐　不良反应　化疗受体触发区（CTZ）

18.1 引言

近年来，临床上在预防化疗引起的恶心 / 呕吐方面取得了重大进展。然而，呕吐（特别是恶心）仍然是最重要的化疗引起的不良反应，严重影响了患者的生活质量和治疗依从性。

基于以上原因，在临床实践中，了解不同化疗药物引起呕吐的风险差别、可供选择的镇吐药物和最新的国际镇吐指南至关重要。

20 世纪 90 年代，一些专业组织就已发表了关于化疗和放疗患者镇吐治疗的建议。接下来的几年里，这些建议不断地被更新，最后一次更新是在 2016 年[1]，由欧洲肿瘤医学学会（ESMO）和癌症支持疗法多国学会（MASCC）发表，这些建议也更新在 MASCC 网站[2] 上以供查阅。大多数建议仅涉及静脉化疗药物，因为在接受口服抗肿瘤药物的患者中没有进行随机试验（表 18.1）。美国临床肿瘤学会（ASCO）指南也已经更新，相关建议类似于欧洲指南[3]。

表 18.1　ESMO 和 MASCC 预防化疗性呕吐的指南

致吐程度	化疗方案	建　议
高 （> 90%）	顺铂	第 1 天：5-HT3 受体阻滞剂 + DEX + NK1 受体阻滞剂
		第 2～3 天：DEX（或在第 1 天加入 125mg 阿瑞匹坦，mcp + dex 或 apr + dex）
		第 4 天：DEX
	多柔比星，环磷酰胺	第 1 天：5-HT3 受体阻滞剂 + DEX + NK1 受体阻滞剂
		第 2～3 天：无（或在第 1 天使用阿瑞匹坦 125mg，阿瑞匹坦或 dex）
中度 （30%～90%）	卡铂为基础的化疗	第 1 天：5-HT3 受体阻滞剂 + DEX + NK1 受体阻滞剂
		第 2～3 天：无（或在第 1 天使用阿瑞匹坦 125mg，阿瑞匹坦）
	其他 （表 18.2）	第 1 天：5-HT3 受体阻滞剂 + DEX
		第 2～3 天：无常规预防（如果使用奥沙利铂、蒽环类药物或环磷酰胺，可以考虑 dex）

续表

致吐程度	化疗方案	建　议
低 （10%~30%）	见表 18.2	第 1 天：5-HT3 受体阻滞剂或 DEX 或多巴胺受体阻滞剂
		第 2~3 天：无常规预防
最小 （＜10%）	见表 18.2	第 1 天：无常规预防
		第 2~3 天：无常规预防

注：DEX，地塞米松；MCP，甲氧氯普胺；AC，蒽环奎和环磷酰胺。

　　美国国家综合癌症网络（NCCN）镇吐指南也已更新，但与 ESMO-MASCC 和 ASCO 的建议不同，这些建议是基于专家意见，而不是基于研究证据[4]。

18.2　定义和分类

　　恶心是一种可能发生呕吐的感觉，它只能由患者本人来评估。恶心通常与呕吐伴发，但比呕吐的发生率更高。呕吐是迫使胃内容物通过食管从口腔吐出；无论是否伴发恶心，均可发生。化疗引起的恶心/呕吐可粗略地根据发病的时间分为急性、迟发性和预期性：急性恶心/呕吐发生在化疗后的 24 小时内；迟发性恶心/呕吐发生在化疗后 24 小时；预期性恶心/呕吐则发生在化疗前，通常发生在既往化疗有过急性和/或迟发性恶心/呕吐经历的患者。当患者返院接受下一周期的化疗时，呕吐可能是由治疗室的气味、环境和声音引起的。

　　以下几项因素可能影响化疗所致呕吐的发生率和严重程度。

　　与患者相关的因素：性别、年龄（女性和年轻患者更常常发生恶心/呕吐）、饮酒史、妊娠期间呕吐史或因晕动症和焦虑而呕吐。

　　与治疗有关的因素：化疗药物类型和剂量、输注速度和给药途径。然而，最重要的因素是在既往的化疗过程中是否存在急性恶心/呕吐。

　　抗肿瘤药物的致吐潜力可分为高（＞90% 的发生率）、中等（30%~90%）、低（10%~30%）和最小（＜10%）。然而，此种分类比较粗略，因为许多化疗药物，尤其是口服抗肿瘤药物，其致吐潜力的相关特征（频率、强度、持续时间、潜伏期）尚不清楚。最近，关于抗肿瘤药物致吐潜力的分类也得到了更新（表 18.2）。

表 18.2 静脉和口服抗肿瘤药物的致吐潜力 [a]

	高（>90%）	中度（30%-90%）	低（10%-30%）	最小（<10%）
静脉化疗	蒽环/环磷酰胺联合，卡莫司汀，顺铂，磷酰胺≥1500mg/m²，甲氯乙胺，达卡巴嗪，链脲霉素	阿仑单抗，阿扎胞苷，苯达莫司汀，卡铂，氯法拉滨，阿磷酰胺<1500mg/m²，阿糖胞苷>1000mg/m²，柔红霉素，多柔比星，表柔比星，伊达比星，异环磷酰胺，奥沙利铂，罗米地辛，替莫唑胺，曲贝替定	阿帕西普，贝贝利司他，博纳吐单抗，硼替佐米，本妥昔单抗，卡非佐米，卡妥索单抗，西妥昔单抗，阿糖他滨，多烯紫杉醇，艾日布林，依托泊苷，5-氟尿嘧啶，伊沙匹隆，伊匹单抗，氨甲蝶呤，丝裂霉素，米托蒽醌，清蛋白结合型紫杉醇，紫杉醇，帕尼单抗，培美曲塞，聚乙二醇化脂质体，帕妥珠单抗，替西罗莫司，拓扑替康，曲妥珠单抗-美坦，长春氟宁	贝伐珠单抗，博来霉素，白消安，2-氯脱氧腺苷，氟达拉滨，纳武拉滨，克拉屈滨，奥托单抗，帕博利珠单抗，普拉曲沙，利妥昔单抗，pixantrone，利妥珠单抗，曲妥珠单抗，长春新碱，长春瑞滨
口服化疗	六甲基三聚氰胺，丙卡巴嗪	博舒替尼，色瑞替尼，环磷酰胺，伊马替尼，替莫唑胺，长春瑞滨	阿法替尼，阿沙替尼，达沙替尼，依维莫司，卡培他滨，卡博替尼，达布非尼，伊鲁替尼，伊德拉西布，伊鲁替尼，来那度胺，拉帕替尼，帕唑帕尼，奥拉帕尼，尼洛替尼，帕纳替尼，舒尼替尼，替加氟尿嘧啶，端戈非尼，凡德他尼，沙利度胺，伏立诺他	苯丁酸氮芥，厄洛替尼，吉非替尼，羟基脲，美法仑，氨甲蝶呤，L-苯丙氨酸氮芥，鲁索替尼，索拉非尼，度胺，6-硫鸟嘌呤，维莫非尼，维莫德吉，德昔

注：a. 据 MASCC 网站修改。

18.3　化疗所致呕吐的生理机制

呕吐是一种非常复杂的生理反应，化疗所致恶心 / 呕吐的具体作用机制尚不清楚。可能有两条主要的通路：中枢性和外周性[5]，相关激活机制将在下面的章节中阐述。

18.3.1　中枢性通路

其主要机制是激活位于脑后区的化疗受体触发区（CTZ）。该 CTZ 通过释放各种神经递质而发挥作用，包括 P 物质、多巴胺、5- 羟色胺、组胺、去甲肾上腺素、阿扑吗啡、神经降压肽、血管紧张素Ⅱ、促胃液素和升压素。这些神经递质激活位于大脑的呕吐中心，靠近 CTZ。CTZ 可以接收和传输来自其他中枢和外周通路的信息。

孤束核是延髓的一个区域，也起着重要的作用，因为它可能是大脑中含有最高浓度的 5- 羟色胺 3 型（5-HT3）和神经激肽 1（NK1）受体的结构。

此外，可能还存在一种皮质机制，可直接或间接（心理）激活脑组织，如有恶心 / 呕吐经验的患者更有可能发生呕吐。

18.3.2　外周性通路

主要是通过胃肠道黏膜的损伤并释放神经递质或通过外周神经递质受体的直接激活而激活的。5- 羟色胺起着关键作用：它是由肠嗜铬细胞释放的，激活了胃肠道迷走神经沿线的 5- 羟色胺 3 型（5-HT3）受体。

许多化疗药物可以引起味觉和嗅觉的改变，这也可能导致恶心 / 呕吐。

此外，前庭系统也可能参与化疗引起的呕吐，有晕动症病史的患者更有可能发生化疗引起的呕吐。

18.4　镇吐药

目前有几种镇吐药物可供选择，最佳组合可在 80% ~ 90% 的患者中实现呕吐控制，不良反应最小。最主要的药物如下[6, 7]。

皮质类固醇（地塞米松、甲泼尼龙）：镇吐机制尚不清楚；可能在不阻断特定神经递质的情况下起作用。当作为镇吐药物使用时，其不良事件可能仅限于静脉快速输注时的失眠、兴奋、面部潮红、食欲增加和肛门瘙痒。此外，还可能导致糖尿病失代偿或重新激活胃 / 十二指肠溃疡，但这些不良反应在短期使用中是不会发生的，仅在糖尿病酮症酸中毒和活动性消化性溃疡的情况下禁用。

5-HT3 受体阻滞剂（格拉司琼，昂丹司琼，帕洛诺司琼，托烷司琼）：它们阻断 5- 羟色胺 3 型受体，包括中枢和外周（小肠）。帕洛诺司琼是这些药物中最新的一种，具有强效和选择性的 5-HT3 受体阻滞剂作用，其血浆消除半衰期约为 40 小时，长于昂丹司琼（4～6 小时）、格拉司琼（5～8 小时）和托烷司琼（7 小时）。主要的不良反应是便秘和头痛，约 10% 的患者出现。所有 5-HT3 受体阻滞剂均具有相似的耐受性。

NK1 受体阻滞剂（NK1 RA：阿瑞匹坦，福沙匹坦，奈妥匹坦，罗拉匹坦）：NK1 RA 需要与其他镇吐剂联合使用，其早期是片剂，需连续服用 3 天，但最近作为静脉单剂量（福沙匹坦）或口服单剂量（罗拉匹坦或奈妥匹坦）在化疗前使用一次。这种受体通常与 P 物质结合，P 物质是一种 11- 氨基酸神经肽，主要位于胃肠道和中枢神经系统内。在动物实验中，当向雪貂体内注入 P 物质时，可通过与 NK1 受体结合而诱导呕吐。NK1 受体阻滞剂能够对抗 P 物质的作用以及吗啡、化疗、放疗和麻醉诱导的呕吐刺激。NK1 受体阻滞剂耐受性也很好。

一种新型的长效 NK1 受体阻滞剂，罗拉匹坦，最近被批准的剂量为 180mg 口服。

一种新型的 NK1 受体阻滞剂，奈妥匹坦加上帕洛诺司琼（NEPA）的组合最近也被批准。NEPA 是一种口服药物，含有 300mg 的奈妥匹坦和 0.5mg 的帕洛诺司琼。

NK1 受体阻滞剂可能存在多种药物相互作用。因此，在镇吐治疗过程中对此进行验证很重要。阿瑞匹坦、福沙匹坦和奈妥匹坦由细胞色素 P-450 同工酶 3A4（CYP3A4）代谢，这是药物在人类体内的主要代谢途径[8]；它们降低一些药物的血浆暴露水平，如口服避孕药和甲苯磺丁脲；也可能增加苯二氮䓬类和皮质类固醇的血浆水平，同时服用可以按减少 50% 左右的剂量服用；它们可以影响华法林的血浆暴露水平和一些化疗药物的代谢（多烯紫杉醇、长春瑞滨，但一般不需要剂量调整）。罗拉匹坦是一种中等的CYP2D6 抑制剂，它可能会增加右美沙芬、地高辛、匹莫齐特和硫利达嗪的血浆暴露水平（与硫利达嗪的同时使用是禁忌）；它也可能影响某些化疗药物（氨甲蝶呤、拓扑替康或伊立替康）的血浆暴露水平。

多巴胺受体阻滞剂（甲氧氯普胺，多潘立酮，氯丙嗪，氟哌啶醇）：通过阻断多巴胺受体发挥镇吐作用。甲氧氯普胺可能引起锥体外系不良反应，特别是在年轻患者中以及在高剂量使用时。

苯二氮䓬类（氯雷西泮，阿普唑仑）：它们作为镇静、抗焦虑和镇吐作用的联合治疗是有用的。可能引起嗜睡。

奥氮平：这是一种抗精神病药物，它阻断中枢神经系统中的几种神经递质，如多巴胺受体 D_1、D_2 和 D_3；5- 羟色胺受体 5-HT_{2a}、5-HT_{32c}、5-HT_{3e} 和 5-HT_6；以及 α_1 肾上腺素能、毒蕈碱和组胺 H_1 受体。

18.5　高致吐性化疗引起的恶心 / 呕吐

18.5.1　顺铂：预防急性呕吐

在引入阿瑞匹坦之前，联合 5-HT3 受体阻滞剂加地塞米松用于预防顺铂治疗引起的急性恶心 / 呕吐。

在几个 Ⅱ 期双盲研究和两个设计相同的 Ⅲ 期试验中，阿瑞匹坦显示了镇吐活性。2003 年发表的两项 Ⅲ 期研究[9, 10]对比了昂丹司琼联合地塞米松与昂丹司琼联合地塞米松再加阿瑞匹坦的疗效。第 1 天昂丹司琼 32mg 加地塞米松 20mg，第 2 ~ 4 天地塞米松 8mg，每天 2 次。另一组第 1 天昂丹司琼 32mg、地塞米松 12mg 和阿瑞匹坦 125mg，第 2 ~ 4 天地塞米松 8mg，第 2 ~ 3 天阿瑞匹坦 80mg。在第一项研究中，入组了 530 例患者，在第二项研究中，入组了 569 例患者。

在阿瑞匹坦组减少地塞米松剂量，因为阿瑞匹坦可增加地塞米松血浆浓度，在血浆暴露水平上大约增加了两倍。由于不同的地塞米松剂量可以改变镇吐方案的疗效，因此在阿瑞匹坦组中口服地塞米松剂量减少了

40% ~ 50%。

主要终点是在 5 天的研究期间完全缓解率（没有呕吐，没有使用挽救抗呕吐药）。在这两项研究中，阿瑞匹坦组的完全缓解率明显更优（73% vs 52%，63% vs 43%）。第 1 天完全缓解率也明显优于对照组（89% vs 78%，83% vs 68%）。仅在第二项研究中，阿瑞匹坦组的恶心完全缓解率明显优于对照组。在这两项研究中，不良反应都是轻微的，两组之间比较差异无统计学意义。

另一项研究[11]使用了类似的设计，但在第 2 ~ 4 天，对照组延长昂丹司琼的使用时间，剂量为 8mg，每天 2 次口服。在这种情况下，阿瑞匹坦组效果也是更好。

关于 5-HT3 受体阻滞剂的类型，目前认为所有类型的 5-HT3 受体阻滞剂均具有相似的疗效和耐受性[12]。建议在化疗前单次使用，验证的最低有效剂量，静脉或口服。

随后，一种静脉注射 NK1 受体阻滞剂福沙匹坦被批准。福沙匹坦静脉给药时，在 30 分钟内将转化为阿瑞匹坦。一项 III 期随机研究比较了地塞米松、昂丹司琼和阿瑞匹坦（第 1 天 125mg 口服，第 2 ~ 3 天 80mg 口服）的标准组合与地塞米松、昂丹司琼和福沙匹坦组合（第 1 天静脉注射 150mg）[13]。这项研究，2 322 例患者被纳入，福沙匹坦组显示了非劣效性。

最近，另外两个 NK1 受体阻滞剂已被批准，奈妥匹坦（与帕洛诺司琼联合叫 NEPA）和罗拉匹坦。在一项剂量研究中评估了 NEPA 的疗效，在使用顺铂的 694 例患者中，3 个剂量的奈妥匹坦（100mg、200mg 和 300mg）和帕洛诺司琼 0.5mg 联合使用[14]。地塞米松在第 1 天和第 2 ~ 5 天分别加入帕洛诺司琼单药或 NEPA 组合。与在第 1 ~ 5 天和第 2 ~ 5 天单独使用帕洛诺司琼相比，所有剂量的奈妥匹坦都表现出优势，其有效百分比类似于阿瑞匹坦 + 地塞米松 + 昂丹司琼组合。在乳腺癌患者的 III 期试验中选择了 300mg 剂量，这是基于 300mg 的优势，即使在第 1 天，更多的患者无呕吐 / 恶心，并在第 1 ~ 5 天能够完全保护。

罗拉匹坦联合格拉司琼和地塞米松对比格拉司琼和地塞米松单药，已在两项随机试验（HEC-1 和 HEC-2）中进行了评估，这两项试验已发表了一篇论文[15]。这两项试验分别入组 532 例和 555 例使用顺铂的患者。主要终点是在 2～5 天对迟发性呕吐的完全保护。罗拉吡坦第 1 天口服剂量为 180mg；格拉司琼第 1 天剂量为 10μg/kg，静滴，地塞米松第 1 天口服剂量为 20mg，第 2～4 天口服剂量为 8mg，每天 2 次。在第 2～5 天，罗拉匹坦组表现出明显的更好的完全保护（HEC-1，73% vs 58%；HEC-2，70% vs 62%）。仅在 HEC-1 研究中第 1 天（HEC-1，84% vs 74%；HEC-2，83% vs 79%）和第 1～5 天（HEC-1，70% vs 56%；HEC-2，68% vs 60%）反应非常优秀。在第 2～5 天和第 1～5 天接受罗拉匹坦的患者也表现出较少的恶心，但不良反应相似。

一项Ⅲ期随机试验评估了在 251 例接受顺铂或环磷酰胺加多柔比星治疗的患者中使用奥氮平对比阿瑞匹坦防止恶性呕吐的疗效[16]。患者随机接受第 1 天奥氮平 10mg 口服 + 帕洛诺司琼 0.25mg 静滴、地塞米松 20mg，第 2～4 天口服奥氮平 10mg 或口服 125mg 阿瑞匹坦，静滴帕洛诺司琼 0.25mg 和地塞米松 12mg，第 2～3 天口服阿瑞匹坦 80mg，第 2～4 天口服地塞米松 4mg。第 1 天的完全缓解率相似（97% vs 87%），第 2～5 天（77% vs 73%）也是如此。第 1～5 天恶心的完全缓解率阿瑞匹坦优于奥氮平（69% vs 38%）。但是这项研究结果也有不足之处：首先不是一项双盲的研究，虽然登记的患者数量能够显示出很大的差异（≥ 1～5 天完全反应的 15%），研究设计没有具体说明，最后进行了一次非计划的中期分析。

最近，两项研究（一项Ⅱ期研究和一项Ⅲ期研究）评估了奥氮平与 3 种药物的组合（5-HT3 受体阻滞剂、地塞米松和阿瑞匹坦）联合应用于顺铂或多柔比星、环磷酰胺化疗的患者[17, 18]。这些研究显示出了对恶心的较高的完全缓解率和较高的保护率。

根据这些结果，建议联合 5-HT3 受体阻滞剂、地塞米松和 NK1 受体阻滞剂的方案，以防止高致吐性化疗引起的急性恶心 / 呕吐。

18.5.2 顺铂：预防迟发性呕吐

迟发性恶心 / 呕吐的主要危险因素是急性恶心 / 呕吐的发生，因此在经历急性呕吐的患者中，迟发性呕吐的发生率很高。因此，指南建议所有使用顺铂化疗的患者应接受足够的预防措施防止急性和迟发性呕吐。

在引入 NK-1 受体阻滞剂之前，推荐的治疗方法是地塞米松（第 2～3 天 8mg 每天 2 次，第 4～5 天 4mg 每天 2 次）和口服甲氧氯普胺（第 2～5

天每天 4 次 0.5mg/kg）或 1 种 5-HT3 受体阻滞剂。

在两个先前提到的Ⅲ期试验中，阿瑞匹坦联合地塞米松第 2~5 天的完全缓解率明显优于单纯地塞米松（分别为 75% vs 56% 和 68% vs 47%）。

这两项研究的不足之处是，患者接受了两种不同组合的急性呕吐预防药物，急性呕吐保护剂的差异可能影响两组迟发性呕吐的发生率。

此外，阿瑞匹坦联合地塞米松比较的是地塞米松单药，而不是与标准的迟发性呕吐预防方案地塞米松联合甲氧氯普胺相比较。

意大利抗呕吐研究小组（IGAR）的一项随机、双盲试验比较了这两种方案[19]。首次接受顺铂化疗的患者（288 例）在第 1 天接受了阿瑞匹坦、地塞米松和帕洛诺司琼的联合治疗后。随机接受第 2~4 天地塞米松 8mg 口服 1 天 2 次联合甲氧氯普胺 20mg 口服 1 天 4 次，对比第 2~3 天阿瑞匹坦 80mg 联合第 2~4 天地塞米松 8mg 口服。第 1 天和第 2~5 天的完全缓解率比较差异无统计学意义。

需要强调的是，EMA 警告，甲氧氯普胺最大日剂量为 30mg，因为有发生锥体外系综合征的风险。

在其他 NK-1 受体阻滞剂批准后，相关指南推荐地塞米松单独用于迟发性呕吐控制。在第 1 天使用阿瑞匹坦的情况下，阿瑞匹坦或甲氧氯普胺和地塞米松联用应该用来预防迟发性呕吐的发生。

18.5.3 蒽环类药物和环磷酰胺：预防急性呕吐

蒽环类联合环磷酰胺方案代表了一种特殊的情况，具有很高的恶心 / 呕吐的风险，特别是在年轻女性乳腺癌患者中。

一项随机双盲研究[20]，入选 866 例接受蒽环类和环磷酰胺治疗的患者，评估了阿瑞匹坦联合 5-HT3 受体阻滞剂和地塞米松的疗效。患者一组于第 1 天口服阿瑞匹坦 125mg，加地塞米松静脉注射 12mg，加用昂丹司琼，化疗前后各 8mg；另一组地塞米松静脉注射 20mg，加用昂丹司琼，化疗前后各 8mg。第 2~3 天，患者口服阿瑞匹坦 80mg，每天 1 次或昂丹司琼 8mg，每天 2 次。

在 5 天的研究期间，阿瑞匹坦完全缓解率明显优于对照组（51% vs 42%）；在第 1 天（76% vs 69%）和第 2~5 天（55% vs 49%），阿瑞匹坦完全缓解率也明显优于对照。恶心的完全缓解没有显著性差异。在这两项研究中，不良反应都是轻微的，两组之间比较差异无统计学意义。

最近，NEPA 第一次在一项随机临床试验中被评估，这项试验是在1455 例接受蒽环类＋环磷酰胺治疗的女性乳腺癌患者中开展[21]。该研究比较了 NEPA 与帕洛诺司琼两种药物，在剂量分别为 12mg 和 20mg 的情况下与口服地塞米松联合使用。主要终点是第 2～5 天的完全缓解率。在第 2～5 天（77% vs 70%）、第 1 天（88% vs 85%）和第 1～5 天（74% vs 67%），NEPA 均明显优于对照组。

另一项试验评估了罗拉匹坦在 1332 名接受中度致吐性化疗患者中的疗效（80% 为女性患者，50% 以上的乳腺癌患者接受了蒽环类＋环磷酰胺为基础的化疗）[22]。第 1 天口服罗拉匹坦 200mg、地塞米松 20mg，第 1～3天口服格拉司琼 2mg。主要终点是第 2～5 天的完全缓解率。在第 2～5 天（71.3% vs 61.6%）和第 1～5 天（68.6% vs 57.8%），罗拉匹坦组明显优于对照组。第一天的缓解率也较好，但无统计学意义（83.5% vs 80.3%）。恶心缓解率和不良反应发生率相似。

此外，如前所述，在接受蒽环类和环磷酰胺方案的患者中，奥氮平也有一定的作用。

总之，为了防止接受蒽环类和环磷酰胺联合治疗的女性患者急性恶心／呕吐，建议采用三药方案，包括化疗前给予的单剂 5-HT3 受体阻滞剂、地塞米松和一种 NK1 受体阻滞剂。

18.5.4 蒽环类和环磷酰胺方案：预防迟发性呕吐

对于接受蒽环类和环磷酰胺联合治疗的女性患者，可使用阿瑞匹坦加5-HT3 受体阻滞剂加地塞米松预防急性呕吐，建议使用阿瑞匹坦或地塞米松预防迟发性呕吐。

地塞米松对比阿瑞匹坦在意大利抗呕吐研究小组的随机双盲试验中进行了比较。首次接受蒽环类＋环磷酰胺化疗的患者，在第 1 天使用阿瑞匹坦、地塞米松和帕洛诺司琼；他们被随机分为第 2～3 天接受阿瑞匹坦或地塞米松组[23]。结果显示在第 1 天和第 1～5 天完全保护的结果相似。次要终点也取得了类似的结果（无呕吐、无明显恶心和完全保护率）。关于不良反应，地塞米松组失眠和胃灼热更频繁（分别为 2.9% vs 0.4%，8.1% vs 3.6%），但在临床实践中影响最小。

两个随机 III 期非劣性试验评估了减少地塞米松持续用药时间治疗迟发性呕吐的可能性，使用帕洛诺司琼作为 5-HT3 受体阻滞剂，以尽量减少皮质类固醇相关的不良反应。

在第一项研究中[24]，纳入 300 例初次化疗的女性乳腺癌患者。患者接受蒽环类 + 环磷酰胺化疗，并在第 1 天接受帕洛诺司琼 0.25mg 静脉注射和地塞米松 8mg 联合治疗；然后，他们被随机分为安慰剂或地塞米松组，在第 2 ~ 3 天口服 4mg。在整个 5 天的研究期间，两组的完全缓解相似：分别为 53.6% 和 53.7%；预防急性（69.5% vs 68.5%）和迟发性呕吐（62.3% vs 65.8%）取得了相似的非劣效结果。

在第二项研究中[25]，纳入 322 例首次接受中度致吐性化疗患者。这些化疗方案包括蒽环类联合环磷酰胺、奥沙利铂、卡铂或伊立替康。患者在第 1 天接受帕洛诺司琼 0.25mg 静脉注射、地塞米松 8mg 静脉注射；然后，他们被随机分配，一组不用其他治疗方案，一组第 2 ~ 3 天用地塞米松 8mg 口服。

在整个 5 天的研究期间，两组的完全缓解结果相似：分别为 67.5% 和 71.1%；在急性期和迟发期也取得了相似的非劣性结果（88.6% vs 84.3%）和（68.7% vs 77.7%）。因此，这两项研究似乎表明，在接受帕洛诺司琼治疗的患者中，地塞米松缺乏对迟发性呕吐的疗效。另一方面，这些研究是非劣性研究，在样本量计算时，是基于实验组比对照组的完全反应率的差别不大于 15%，则认为两者药物疗效相同。此外，在组合中没有 NK1 受体阻滞剂。我们认为应该进一步开展更大样本量试验来进一步阐明该问题。

18.6 中度致吐性化疗引起的恶心 / 呕吐

18.6.1 预防急性呕吐

为了预防中度致吐性化疗引起的急性呕吐，应使用地塞米松和 5-HT3 受体阻滞剂联合。

三项研究和随机试验的荟萃分析评估了帕洛诺司琼在这种情况下的

疗效[26-29]。

在前两项试验中，在初治或曾化疗的患者中，接受中度致吐性化疗，比较两种不同剂量的帕洛诺司琼（0.25mg 和 0.75mg 静脉注射）与格拉司琼[26]和昂丹司琼[27]的疗效。帕洛诺司琼在两次试验中都是出色的。不足之处是，在这些试验中，5-HT3 受体阻滞剂没有按照指南的建议与地塞米松联合使用。此外，在这两项研究中，只有 5% 的患者在急性期接受地塞米松联合 5-HT3 受体阻滞剂，而在延迟期则没有使用，这可能是一个令人困惑的因素。

在第三项试验中[28]，在接受高致吐性顺铂或蒽环类和环磷酰胺为基础化疗的患者中，都联合地塞米松情况下，将 0.75mg 静脉滴注帕洛诺司琼与格拉司琼进行比较。急性呕吐控制在两组相似，而帕洛诺司琼对迟发性呕吐控制表现出更好的疗效。在本研究中，具有不同致吐风险的患者被随机化，地塞米松根据指南推荐使用不同的剂量。

总之，当不同的 5-HT3 受体阻滞剂与 NK1 受体阻滞剂和地塞米松联用时，帕洛诺司琼的优越性还没有得到明确证明。

最近，在一个随机Ⅲ期试验中，对阿瑞匹坦疗效进行了评估，这个研究纳入 297 例接受卡铂联合紫杉醇治疗的妇科癌症患者[30]。患者接受了阿瑞匹坦联合 5-HT3 受体阻滞剂和地塞米松对比安慰剂联合 5-HT3 受体阻滞剂和地塞米松。在所有主要终点，阿瑞匹坦均优于安慰剂：完全缓解率（61.6% vs 47.3%）、无呕吐（78.2% vs 54.8%）、无明显恶心（85.4% vs 74.7%）。

其他亚组分析评估新的 NK1 受体阻滞剂的研究表明，NK1 受体阻滞剂在卡铂治疗的患者中可能是有用的。

根据这些试验，NK1 受体阻滞剂，结合 5-HT3 受体阻滞剂和地塞米松，应用于使用卡铂为基础的化疗患者。

对于其他中度致吐性化疗，NK1 受体阻滞剂的作用还没有完全被证明。

18.6.2　预防迟发性呕吐

迟发性呕吐的发生率取决于急性呕吐的发生率。事实上，如果患者没有急性呕吐，则迟发性呕吐发生率比较低（12% 的迟发性呕吐和 14% 的迟发性恶心）；相反，如果患者有急性呕吐，则迟发性呕吐发生率很高（55% 的迟发性呕吐和 75% 的迟发性恶心）。

指南建议考虑使用地塞米松预防中度致吐性化疗引起的迟发性呕吐，中度致吐性化疗（奥沙利铂、多柔比星、环磷酰胺）有可能引起迟发性呕吐。

这一建议是基于意大利抗呕吐研究小组的一项大型试验，该试验表明口服地塞米松优于安慰剂，完全响应差异为 10%[31]。建议剂量为第 2~4 天 4mg 口服，每天 2 次。

18.7 低度或最小致吐性化疗引起的恶心 / 呕吐

只有少数试验是在使用低度和最小致吐性化疗的患者中进行的，因此这一剂量化疗中缺乏证据。此外，随着几种靶向治疗的增加，低度和最小致吐性风险药物数量增加，有可能不使用镇吐剂或过度使用镇吐剂。

尽管如此，指南建议接受低度致吐性化疗的患者应接受一种镇吐剂，如地塞米松或 5-HT3 受体阻滞剂或多巴胺受体阻滞剂，以防止急性呕吐。

接受最小致吐性化疗的患者，如果没有恶心 / 呕吐的病史，在化疗前不应常规地接受镇吐预防。

不应使用镇吐预防方法来预防化疗所致的迟发性呕吐，其致吐风险低且极小。

18.8 化疗：引起预期性恶心 / 呕吐

预期性呕吐发生在化疗前，通常是在以前的化疗过程中经历过恶心 / 呕吐的患者。其他几个因素可能与预期性恶心 / 呕吐的发生有关：化疗周期数、年龄、性别和焦虑。事实上，年轻患者、女性、有焦虑史，有较高的预期性呕吐发生率。

指南建议控制好急性和迟发性呕吐是预防预期性恶心 / 呕吐的最佳方法。通常用于预防急性和迟发性恶心 / 呕吐的镇吐剂在治疗预期性呕吐方面无效。行为疗法可以有效地减少预期性呕吐症状，包括渐进放松技术、脱敏和催眠。苯二氮䓬类药物可能有助于降低预期性呕吐的发生率，但在治疗过程中其疗效会逐渐降低。

18.9 放疗：引起恶心 / 呕吐

放疗也常与恶心 / 呕吐有关。放疗引起的呕吐的发生率和严重程度取决于几个因素，类似于化疗引起的呕吐。一些因素与患者有关（年龄、性别、健康状况、既往呕吐史），另一些因素与治疗有关（辐照部位、单次和总剂量、分割、辐照体积、放疗技术）。同步或近期化疗也是重要因素。据估计，在接受放疗的患者中，呕吐的总累积发生率为 50% ~ 80%。

这可能是一个主要的问题，考虑到分割放疗需要 6 ~ 8 周的时间，长时间的恶心 / 呕吐可能会显著降低患者的生活质量。

只有少数随机研究评估放疗引起的呕吐问题，常常患者数也不多，因此只有少量的证据可循。研究个体风险因素、迟发性恶心 / 呕吐的发生率、NK1 受体阻滞剂的潜在作用以及抗呕吐预防的最佳持续用药时间是非常重要的[32]。

然而，指南提出了新的建议，考虑到 4 个风险水平（高、中、低和最小），照射面积是最重要的风险因素（表 18.3）。在同步放化疗的情况下，镇吐方案建议用相应风险水平的化疗镇吐建议，除非放疗相关风险更高。

表 18.3 ESMO 和 MASCC 预防放疗致呕吐的指南[a]

致吐潜力	放 疗	建 议
高度（> 90%）.	全身照射	5-HT3 受体阻滞剂 + 地塞米松
中度（60% ~ 90%）	上腹部，颅腔	5-HT3 受体阻滞剂 + 可选地塞米松
低度（30% ~ 60%）	颅，头颈，胸部区域，骨盆.	预防或挽救性 5-HT3 受体阻滞剂
最小（< 30%）	四肢，乳房	用多巴胺受体阻滞剂或 5-HT3 受体阻滞剂

注：a. 从 MASCC 网站修改。

18.10 专题

18.10.1 多天顺铂治疗引起的恶心 / 呕吐

只有少数研究评估了这类患者的镇吐疗法。在化疗期间每天使用地塞米松联合 5-HT3 受体阻滞剂，55% ~ 83% 的患者实现呕吐完全保护。

既往指南推荐地塞米松和 5-HT3 受体阻滞剂联合应用预防急性呕吐，地塞米松预防迟发性呕吐，但地塞米松和 5-HT3 受体阻滞剂的最佳剂量以及镇吐治疗的最佳持续时间尚不清楚[33]。

无论是在评估顺铂治疗的每一天使用或仅在第 1 天和第 2 天使用地塞米松 20mg 的临床实验中，均观察到患者在第 4 天和第 5 天会发生更严重的恶心/呕吐，还不清楚这是否能反映第 1 天和第 2 天的迟发性呕吐。连续使用地塞米松 5 天，然后在第 6 ~ 8 天额外使用 3 次剂量（用于预防迟发性呕吐），可能是过度治疗，特别是如果每 3 周重复 1 次，持续 3 ~ 4 个疗程，有失眠、激越、体重增加、上腹部不适和股骨坏死风险等不良反应。

一些 Ⅱ 期试验和一项小型 Ⅲ 期试验已经评估了 NK1 受体阻滞剂的可能作用。

该 Ⅲ 期试验是一项双盲可交叉研究，在接受 5 天顺铂化疗的 69 例生殖细胞癌患者中进行[34]。患者随机一组接受阿瑞匹坦，第 3 天 125mg、第 4 ~ 7 天 80mg、第 6 ~ 8 天加地塞米松口服 4mg 每天 2 次；一组接受安慰剂加地塞米松，第 6 ~ 7 天地塞米松 8mg 每天 2 次、第 8 天 4mg 每天 2 次。两组第 1 ~ 5 天都使用一种 5-HT3 受体阻滞剂加地塞米松，在第 1 天和第 2 天 20mg。阿瑞匹坦组有 42% 的患者出现了完全缓解，安慰剂组 13% 的患者出现完全缓解。

基于这些数据，推荐使用镇吐剂 + 5-HT3 受体阻滞剂 + 地塞米松；然而，需要进一步的更大样本的研究来证实这些有意思的结果，并阐明在这些患者中使用镇吐药物的更好的组合、剂量和时间表。

18.10.2 多日化疗所致呕吐

最近，格拉司琼贴剂已被批准在一些患者中用于预防恶心/呕吐，这些患者指连续 3 ~ 5 天接受中/高度致吐性化疗，有吞咽药物困难的患者。该贴片含有 34.3mg 格拉司琼，每 24 小时释放 3.1mg 格拉司琼，持续 7 天。在一项随机、平行、双盲、双模拟的研究中，对经皮格拉司琼贴剂的有效性进行了评价[35]。本研究在 641 例接受多日化疗的患者中进行，比较经皮格拉司琼贴剂和 2mg 口服格拉司琼片的疗效、耐受性和安全性。格拉司琼贴剂在第 1 次化疗前 24 ~ 48 小时应用，并保持 7 天。在化疗期间每天口服格拉司琼。

试验的主要终点是从第 1 次给药到最后 1 天化疗开始后 24 小时的完全缓解率，结果显示格拉司琼贴剂非劣效于格拉司琼口服（60% vs 65%）。不良反应相似（便秘 7% vs 3%，头痛分别为 0.3% 和 2.5%）。

18.10.3 儿童恶心 / 呕吐

儿童化疗所致呕吐的治疗的这一方面往往评价不足。据估计，大约 70% 接受化疗的儿童会出现恶心 / 呕吐。发表的研究有许多问题，如患者数量少和设计不理想，因此不可能对镇吐治疗的很多方面给出具体的建议。此外，成人治疗方案直接用于儿童是不合适的，因为止叶药的疗效和不良反应可能不同。

最近发表了两项试验，评估 NK1 受体阻滞剂的作用，指南建议将阿瑞匹坦和 5-HT3 受体阻滞剂联合地塞米松应用，以防止接受高度致吐性化疗的儿童急性恶心 / 呕吐；不能接受地塞米松的儿童应使用阿瑞匹坦联合 5-HT3 受体阻滞剂。其他一些研究正在进行中。儿童镇吐药物的最佳剂量和应用时间尚不清楚，如对迟发性呕吐或预期性呕吐的最佳治疗方法。

18.10.4 高剂量化疗

目前很少有数据表明镇吐剂能有效地应用于干细胞支持的大剂量化疗患者。5-HT3 受体阻滞剂联合地塞米松代表了旧的护理标准，在少数患者中达到了完全的保护。研究大剂量化疗的镇吐措施主要问题之一是，在这些患者中，恶心 / 呕吐取决于几个因素，包括预防性抗生素、麻醉性镇痛药、连续几天服用几种高致吐性抗肿瘤药物和使用放疗。所有这些因素使研究更加困难；然而，评估新的镇吐药物的随机试验是必要的，以优化预防措施。

最近，在两个随机临床试验中评估了阿瑞匹坦。

在第一项试验中，179 例患者使用预处理方案，然后进行了自体干细胞移植[36]，化疗完成后 3 天每天随机接受昂丹司琼和地塞米松加阿瑞匹坦或安慰剂，完全缓解率为 82% vs 66%；恶心发生率比较差异无统计学意义。

第二项试验评估了使用高剂量美法仑和自体干细胞移植的 362 名多发

性骨髓瘤患者[37]。患者被随机分配接受阿瑞匹坦（第1天口服 125mg，第 2~4 天口服 80mg）、格拉司琼（第 1~4 天口服 2mg）和地塞米松（第 1 天口服 4mg，第 2~3 天口服 2mg）或安慰剂、格拉司琼（第 1~4 天口服 2mg）和地塞米松（第 1 天口服 8mg，第 2~3 天口服 4mg）。阿瑞匹坦的完全缓解率较好（59% vs 42%），如呕吐发生率（22% vs 35%）、明显恶心发生率（6% vs 12%）。阿瑞匹坦尚未获得该适应证的批准，但可建议使用。

18.10.5　暴发性呕吐（化疗引起）和难治性呕吐

暴发性呕吐（化疗引起）的定义为尽管有足够的预防，呕吐和/或恶心仍有发生，这仍然是一个未解决的问题，如难治性呕吐，定义为在先前的化疗周期中发生过呕吐，但在随后的化疗周期之前没有呕吐。

最近，在一项针对暴发性呕吐的患者中对奥氮平进行了评估[38]。这项研究将 108 例患者随机分为口服奥氮平 10mg 3 天或甲氧氯普胺 10mg 3 天每天口服 3 次。奥氮平与甲氧氯普胺相比，无进一步呕吐的发生率为 70% vs 31%，无恶心的发生率为 68% vs 23%；奥氮平可引起轻度至中度镇静。

另一项 II 期研究支持这些结果[39]，因此，这些数据表明奥氮平可能可以用于应对暴发性呕吐的发生。

18.11　总结

在过去的 20 年里，在化疗引起的呕吐方面取得了重大进展，特别是在控制呕吐方面。然而，化疗引起的恶心仍难以控制，是未来几年最重要的挑战之一。未来的试验应着眼于开发新的防止恶心的药物，并将新的药物纳入目前的镇吐方案。

尽管越来越多地使用新的低致吐性抗肿瘤药物（如单克隆抗体或酪氨酸激酶抑制剂），而且有多种镇吐药物可供选择，但恶心/呕吐仍然对患者的正常生活影响很大。因此，指南的推广和正确使用是很有必要的。

未来对镇吐治疗的改进需要精心设计的临床试验来解决几个悬而未决的问题：控制恶心的最佳方案，预防多天顺铂引起的迟发性呕吐，控制口

服化疗引起的恶心 / 呕吐，同步放化疗引起的呕吐以及儿童抗肿瘤治疗的呕吐等。

（孟 睿 泽）

参考文献

［1］ROILA F, MALOSSOTIOS A, HERRSTEDT J, et al. 2016 MASCC and ESMO guideline update for the prevention of chemotherapy- and radiotherapy-induced nausea and vomiting and of nausea and vomiting in advanced cancer patients［J］. Ann Oncol. 2016, 27(Suppl5): v119–v133.

［2］MASCC/ESMO. antiemetic guideline 2016［R］. MASCC website saw in May 2nd, 2016.

［3］BASCH E, PRESTRUD A A, HESKETH P J, et al. Antiemetics: American Society of Clinical Oncology clinical practice guideline update［J］. J Clin Oncol. 2011, 29: 4189–4198.

［4］ETTINGER D S, ARMSTRONG D K, BARBOUR S, et al. Antiemesis［J］. J Natl Compr Cancer Netw. 2009, 7: 572–595.

［5］FRAME D G. Best practice management of CINV in oncology patients: physiology and treat ment of CINV［J］. J Support Oncol. 2010, 8(Suppl 1): 5–9.

［6］HERRSTEDT J, DOMBERNOWSKY P. Anti-emetic therapy in cancer chemothera-py: current status［J］. Basic Clin Pharmacol Toxicol. 2007, 101: 143–150.

［7］HERRSTEDT J, MATTI A S, JOHN F. Corticosteroids, dopamine antagonists and other drugs［J］. Support Care Cancer. 1998, 6: 204–214.

［8］AAPRO M S, WALKO C M. Aprepitant: drug-drug interactions in perspective［J］. Ann Oncol. 2010, 21: 2316–2323.

［9］POLI-BIGELLI S, RODRIGUES-PEREIRA J, CARIDES A D, et al. Addition of the neurokinin1receptor antagonist aprepitant to standard antiemetic therapy improves control of chemotherapy-induced nausea and vomiting［J］. Cancer. 2003, 97: 3090–3098.

［10］HESKETH P J, GRUNBERG S M, GRALLA R J, et al. The oral neurokinin-1 antagonist aprepitant for the prevention of chemotherapy-induced nausea and vomiting: a multi-national, randomized, double-blind, placebo-controlled trial in patients receiving high-dose cis-platin—the Aprepitant Protocol 052 Study Group［J］. J Clin Oncol. 2003, 21(22): 4112–4119.

［11］SCHMOLL H J, AAPRO M S, POLI-BIGELLI S, et al. Comparison of an aprepi-tant regimen with multiple-day ondansetron regimen, both with dexamethasone, for antiemetic efficacy in high dose cisplatin treatment［J］. Ann Oncol. 2006, 17(6): 1000.

［12］KRIS M G, TONATO M, BRIA E, et al. Consensus recommendations for the pre-vention of vomiting and nausea following high-emetic-risk chemotherapy［J］. Support Care Cancer. 2011, 19(Suppl 1): 25–32.

［13］GRUNBERG S M, CHUA D, MARU A, et al. Single-dose fosa prepitant for the prevention chemotherapy-induced nausea and vomiting associated with cisplatin therapy: randomized, double-blind study protocol-EASE ［ J ］. J Clin Oncol. 2011, 29: 1495–1501.

［14］HESKETH P J, ROSSI G, RIZZI G, et al. Efficacy and safety of NEPA, an oral combination of netupitant and palonosetron, for prevention of chemotherapy-induced nausea and vomiting following highly emetogenic chemotherapy: a randomized dose-ranging pivotal study ［ J ］. Ann Oncol. 2014, 25: 1340–1346.

［15］RAPOPORT B L, CHASEN M R, GRIDELLI C, et al. Safety and efficacy of rolapitant for prevention of chemotherapy-induced nausea and vomiting after administration of cisplatin-based highly emetogenic chemotherapy in patients with cancer: two randomised, active-controlled, double blind, phase 3 trials ［ J ］. Lancet Oncol. 2015, 16: 1079–1089.

［16］NAVARI R M, GRAY S E, KERR A C. Olanzapine versus aprepitant for the prevention of chemotherapy-induced nausea and vomiting: a randomized phase Ⅲ trial ［ J ］. J Support Oncol. 2011, 9: 188–195.

［17］ABE M, HIRASHIMA Y, KASAMATSU Y, et al. Efficacy and safety of olanzapine combined with aprepitant, palonosetron and dexamethasone for preventing nausea and vomiting induced by cisplatin-based chemotherapy in gynecological cancer: KCOG-G1 phase Ⅱ trial ［ J ］. Support Care Cancer. 2016, 24: 675–682.

［18］NAVARI R M, QIN R, RUDDY K J, et al. Olanzapine for the prevention of chemotherapy-induced nausea and vomiting ［ J ］. N Engl J Med. 2016, 375: 134–142.

［19］ROILA F, RUGGERI B, BALLATORI E, et al. Aprepitant versus metoclopramide, both combined with dexamethasone, for the prevention of cisplatin-induced delayed emesis: a randomized, doubleblind study ［ J ］. Ann Oncol. 2015, 26: 1248–1253.

［20］WARR D G, HESKETH P J, GRALLA R J, et al. Efficacy and tolerability of aprepitant for the prevention of chemotherapy-induced nausea and vomiting in patients with breast cancer after moderately emetogenic chemotherapy ［ J ］. J Clin Oncol. 2005, 23: 2822–2830.

［21］AAPRO M, RUGO H, ROSSI G, et al. A randomized phase Ⅲ study evaluating the efficacy and safety of NEPA, a fixed-dose combination of netupitant and palonosetron, for prevention of chemotherapy-induced nausea and vomiting following moderately emetogenic chemotherapy ［ J ］. Ann Oncol. 2014, 25: 1328–1333.

［22］SCHWARTZBERG L S, MODIANO M R, RAPOPORT B L, et al. Safety and efficacy of rolapitant for prevention of chemotherapy-induced nausea and vomiting after administration of moder ately emetogenic chemotherapy or anthracycline and cyclophosphamide regimens in patients with cancer: a randomised, active-controlled, double-blind, phase 3 trial ［ J ］. Lancet Oncol. 2015, 16: 1071–1078.

［23］ROILA F, RUGGERI B, BALLATORI E, et al. Aprepitant versus dexamethasone for preventing chemotherapy-induced delayed emesis in patients with breast cancer: a randomized double blind study ［ J ］. J Clin Oncol. 2013, 32: 101–106.

［24］AAPRO M, FABI A, NOLÈ F, et al. Double-blind, ran domized, controlled study of the efficacy and tolerability of palonosetron plus dexa-479 methasone for1day with or without dexamethasone on days 2 and 3 in the prevention of nausea and vomiting induced by moderately emetogenic chemotherapy［J］. Ann Oncol. 2010, 21(5): 1083–1088.

［25］CELIO L, FRUSTACI S, DENARO A, et al. Palonosetron in combination with 1-day versus 3-day dexamethasone for prevention of nausea and vomiting following moderately emetogenic chemotherapy: a randomized, metacentre, phase Ⅲ trial［J］. Support Care Cancer. 2011, 19: 1217–1225.

［26］EISENBERG P, FIGUEROA-VADILLO J, ZAMORA R, et al. Improved prevention of moderately emetogenic chemotherapy-induced nausea and vomiting with palonosetron, a pharmacologically novel5-HT3 receptor antagonist. Results of a phase Ⅲ, singledose trial versus dolasetron［J］. Cancer. 2003, 98: 2473–2482.

［27］GRALLA R, LICHINITSER M, VAN DER VEGT S, et al. Palonosetron improves prevention of chemotherapy-induced nausea and vomiting following moderately emetogenic chemotherapy: results of a double-blind randomized phase Ⅲ trial comparing single doses of palonosetron with ondansetron［J］. Ann Oncol. 2003, 14: 1570–1577.

［28］SAITO M, AOGI K, SEKINE I, et al. Palonosetron plus dexamethasone versus granisetron plus dexamethasone for prevention of nausea and vomiting during chemotherapy: a double-blind, double-dummy, randomised, comparative phase Ⅲ trial. Lancet Oncol［J］. 2009, 10: 115–124.

［29］POPOVIC M, WARR DG, DEANGELIS C, et al. Efficacy and safety of palonosetron for the prophylaxis of chemotherapy-induced nausea and vomiting(CINV): a system atic review and meta-analysis of randomized controlled trials［J］. Support Care Cancer. 2014, 22: 1685–1697.

［30］YAHATA H, KOBAYASHI H, SONODA K, et al. Efficacy of aprepitant for the prevention of chemotherapy-induced nausea and vomiting with a moderately emetogenic chemo therapy regimen: a multicenter, placebo-controlled, double-blind, randomized study in patients with gynecologic cancer receiving paclitaxel and carboplatin［J］. Int J Clin Oncol. 2016, 21: 491–497.

［31］The Italian Group for Antiemetic Research. Dexamethasone alone or in combination with ondansetron for the prevention of delayed nausea and vomiting induced by chemotherapy ［J］. N Engl J Med. 2000, 342: 1554–1559.

［32］FEYER P C, MARANZANO E, MOLASSIOTIS A, et al. Radiotherapy induced nausea and vomiting(RINV): MASCC/ESMO guideline for antiemetics in radiother apy: update 2009［J］. Support Care Cancer. 2011, 19(Suppl 1): 5–14.

［33］EINHORN L H, GRUNBERG S M, RAPOPORT B, et al. Antiemetic therapy for multiple-day chemotherapy and additional topics consisting of rescue antiemetics and high dose chemotherapy with stem cell transplant: review and consensus statement［J］. Support Care

Cancer. 2011, 19(Suppl 1): 1–4.

［34］ALBANY C, BRAMES M J, FAUSEL C, et al. Randomized double-blind placebo controlled phase Ⅲ crossover study evaluating the oral neurokinin-1 antagonist aprepitant in combination with a 5-HT3 receptor antagonist and dexamethasone in patients with germ cell tumors receiving5 day-cisplatin combination chemotherapy regimens: a Hoosier Oncology Group(HOG)study［J］. J Clin Oncol. 2012, 30: 3998–4003.

［35］BOCCIA R V, GORDAN L N, CLARK G, et al. Sancuso Study Group. Efficacy and tolerability of transdermal granisetron for the control of chemotherapy-induced nausea and vomiting associated with moderately and highly emetogenic multi-day chemotherapy: a randomized, double-blind, phase Ⅲ study［J］. Support Care Cancer. 2011, 19: 1609–1617.

［36］STIFF P J, FOX-GEIMAN M P, KILEY K, et al. Prevention of nausea and vomiting associ ated with stem cell transplant: results of a prospective, randomized trial of aprepitant used with highly emetogenic preparative regimens［J］. Biol Blood Marrow Transplant. 2013, 19: 49–55.

［37］SCHMITT T, GOLDSCHMIDT H, NEBEN K, et al. Aprepitant, granisetron, and dexamethasone for prevention of chemotherapy-induced nausea and vomiting after high-dose melphalan in autologous transplantation for multiple myeloma: results of a randomized, place-bo-controlled phase Ⅲ trial［J］. J Clin Oncol. 2014,32:3413–3420.

［38］NAVARI R M, NAGY C K, GRAY S E, et al. The use of olanzapine versus meto-clopramide for the treatment of breakthrough chemotherapy-induced nausea and vomiting in patients receiving highly emetogenic chemotherapy［J］. Supp Care in Cancer. 2013,21:1655–1663.

［39］CHANTHAWONG S, SUBONGKOT S, SOOKPRASERT A, et al. Effective of olanzapine for the treatment of breakthrough chemotherapy-induced nausea and vomiting［J］. J Med Assoc Thail. 2014,97:349–355.

19 成人伤害性癌痛治疗的不良反应

Ivan Krakowski and Aline Henry

摘 要

　　不幸的是，疼痛是癌症的常见症状，特别是在疾病的晚期。它的治疗必须纳入全面的支持治疗，需要与特定的癌症治疗药物同时进行，如果需要，在疾病的晚期阶段还需要进行姑息性治疗。

　　以下是几种可供选择的镇痛药物：

　　伤害性疼痛：可选择非阿片类药物、弱阿片类药物和强阿片类药物，在 WHO 三阶梯镇痛原则中进行了描述。

　　"纯粹的"神经性疼痛：可选择不同种类的药物，如抗抑郁药、抗癫痫药以及一些麻醉药（如氯胺酮）。WHO 三阶梯中的镇痛药，包括阿片类药物，对于这一适应证通常效果较差，这些镇痛药和非药物治疗可以在顽固性疼痛的情况下尝试使用。

　　对于这两种类型的疼痛，镇痛药常与辅助镇痛药（抗焦虑药、皮质类固醇药物、破骨细胞抑制剂、解痉药等）联合使用。

　　显然，了解这些不同药物的主要不良反应对于预防这些不良反应的产生至关重要，同时可以告知患者应用这些镇痛药物后可能会发生的情况，从而获得更好的依从性。依从性问题在疼痛治疗领域确实尤其严重，因为患者经常将疼痛作为疾病可能进展的指标和对癌症特定治疗的反应，而且他们担心镇痛药的不良反应，尤其是阿片类药物的不良反应。本文讨论了镇痛药的主要不良反应。

关键词

癌症　疼痛　不良反应　镇痛　镇痛药

19.1　引言

不幸的是，疼痛是癌症的常见症状，特别是在疾病的晚期。它的治疗必须纳入全面的支持治疗，需要与特定的癌症治疗药物同时进行，如果需要，在疾病的晚期阶段还需要进行姑息性治疗。

在癌症诊断时和癌症的早期阶段，30%～45% 的患者会有中度至重度疼痛[1, 2]。

晚期患者出现疼痛的比例高达 75%。关于疼痛强度，40%～50% 的患者有中度或重度疼痛，25%～30% 的患者有非常强烈的疼痛感[3]。然而，在一项前瞻性的法国多中心研究中，评估了法国癌症患者中存在或不存在神经病理性特征的慢性疼痛的患病率和发病率。来自 12 个肿瘤中心、1885 例连续门诊患者中有 1805 例参与了此项研究，初诊时无疼痛的患者纳入发病率研究，分别于初诊后 3 个月和 6 个月随访。慢性疼痛的总体患病率为 28.2%（95% CI：26.3～30.5；范围：22.5%～35.4%），取决于原发肿瘤的位置。这些患者中有 20.9% 存在神经病理性特征，根据原发肿瘤位置[4]，患病率为 2.9%～9.7%。

最后，许多治愈的患者（很难估计数量）由于癌症和 / 或使用的治疗而出现后遗症疼痛[5, 6]。

我们传统上将癌痛的主要机制分为两种，因为这两种机制经常与晚期疾病相伴随。

伤害性疼痛，占癌痛的 70%[7]。

神经性疼痛，占癌痛的 30%～40%[7]。

可供选择的几类药物：

伤害性疼痛的治疗可选择非阿片类镇痛药、弱阿片类药物和强阿片类药物，这在 WHO 三阶梯中都有描述（图 19.1）。

伤害性疼痛的治疗使用非阿片类镇痛药、弱阿片类药物和强阿片类药物，这在 WHO 三阶梯中都有描述（经麦克米伦出版公司许可，《英国癌症杂志》，Krakowski 等[8]，版权所有 2003 ）。

"纯粹的"神经性疼痛可选择不同类别的药物，至少一线治疗是这样的，比如抗抑郁药、抗癫痫药和某些麻醉药（如氯胺酮）。WHO 三阶梯中的镇痛药，包括阿片类药物，对于这一适应证通常效果较差，这些镇痛药和非药物治疗可以在顽固性疼痛的情况下尝试使用。

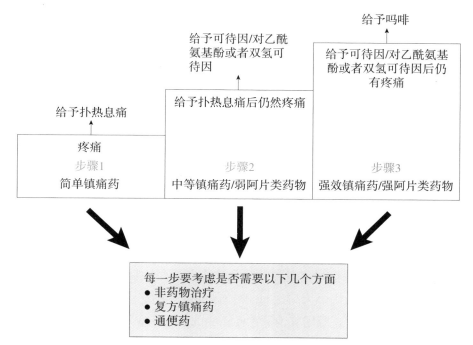

图 19.1　WHO 三阶梯镇痛药物治疗：镇痛药是与癌症治疗相平行的重要治疗手段
注：尽管同时使用其他干预措施在许多患者中很有价值，也是必不可少的，但大部分患者都需要镇痛药。根据临床惯例，镇痛药可分为三类：①非阿片类镇痛药，②阿片类镇痛药，③辅助镇痛药。

对于这两种类型的疼痛，镇痛药常与辅助镇痛药（抗焦虑药、皮质类固醇、破骨细胞抑制剂、解痉药等）联合使用。

显然，了解这些不同药物的主要不良反应对于预防这些不良反应的产生至关重要，同时可以告知患者应用这些镇痛药物后可能会发生的情况，从而获得更好的依从性。依从性问题在疼痛治疗领域确实尤其严重，因为患者经常将疼痛作为疾病可能进展的指标和对癌症特定治疗的反应，而且他们担心镇痛药的不良反应，尤其是阿片类药物的不良反应。

19.2 非阿片类镇痛药的不良反应（WHO Ⅰ级）

非阿片类镇痛药主要用于轻度疼痛的治疗（图 19.1）。主要药物有扑热息痛、非甾体类抗炎药（低剂量的非甾体类抗炎药；大剂量时主要作用是抗炎）和奈福泮。

19.2.1 扑热息痛

扑热息痛是轻至中度疼痛的首选药物，剂量为每 4～6 小时服用 1000mg[9]。当过量服用扑热息痛时，会产生肝毒性，因此在肝衰竭时应采取预防措施。大多数作者的观点是，单次大剂量使用 8～10g 时，肝细胞很少发生坏死[10]。该药物不改变出血时间，不会引起血小板减少或白细胞计数减少，仅在特殊情况下会引起嗜中性粒细胞减少症[11]。极少数情况下，会引起支气管哮喘的发生[12]。该药物不改变水和盐的肾排泄，有利于化疗患者和肾功能不全的患者。肝细胞坏死可在以下 3 种情况下发生：过量服用；成人日剂量超过 6g 或单次剂量超过 6g；急性酒精中毒[9]。

罕见的过敏反应，如过敏性休克、血管性水肿、皮疹、荨麻疹已被报道。这些患者不建议使用本药及相关药物进行治疗[10]。

总的来说，口服标准剂量的扑热息痛患者耐受性良好[13]，如果患者病情确实需要短期内应用每天高达 6g 的扑热息痛，要充分考虑获益 - 风险比。但对于有肝损伤或正在服用其他肝毒性药物的患者，应特别注意。

19.2.2 非甾体抗炎药

抗炎药物包括所有抑制前列腺素合成的药物。前列腺素广泛分布于人体的各个组织中，在许多生理和病理过程中发挥着重要作用[9]。

前列腺素是由花生四烯酸通过环氧合酶（COX）同工酶合成。

COX1 促进前列腺素的形成，参与胃黏膜的细胞保护和肾功能的保护，并通过血小板产生血栓素 A_2（缩血管性前列腺素和促聚集素）。

COX2 本质上是一种诱导型同工酶，导致前列腺素的释放，具有病理作用（如发热、疼痛、炎症、细胞增殖），但在一些过程中也是有益的（如伤口愈合、肾功能、排卵）。它控制着内皮细胞合成前列环素（扩张血管性前列腺素和抗聚集剂）。

非甾体类抗炎药对前列腺素合成的抑制作用或多或少与 COX 同工酶的选择性抑制有关。这种非甾体类抗炎药的共同作用机制赋予了它们的特性和不良反应。

COX2 抑制剂（昔布类药物）还没有在癌痛的背景下进行研究，也没有获批[5]。

非甾体类抗炎药常见的不良反应，可分为以下几类[14]。

19.2.2.1 胃肠道不良反应

需要区分以下几种不同的不良反应：

功能性症状（消化不良、胃痛、恶心）：停药后频繁、迅速出现，该症状与食管或胃十二指肠黏膜病变的存在没有系统的相关性。

内镜检查中发现的消化性溃疡：服用非甾体类抗炎药的患者比服用选择性环氧合酶 -2 抑制剂（昔布类）的患者更常见，但是多数患者没有症状。小肠溃疡已经被报道过。

简单或复杂的症状性溃疡（消化道出血、穿孔）：偶尔快速发病，应用传统非甾体类抗炎药的患者每年发生率为 2% ~ 4%。

主要的诱发因素是服用大剂量的非甾体类抗炎药、老年、活动期溃疡或既往溃疡病史，同时服用抗凝药、皮质类固醇或其他非甾体类抗炎药，包括阿司匹林。应用选择性环氧合酶 -2 抑制剂（昔布类）药物出现这种风险的比例比常规非甾体类抗炎药低两倍，但当患者服用阿司匹林时，就不存在这种优势了。

胃肠道不良反应的治疗主要是通过质子泵抑制剂[5]。

当患者服用非甾体类抗炎药后出现胃肠道症状时，应该提醒患者重新考虑非甾体类抗炎药治疗的有效性，同时开具质子泵抑制剂的处方，考虑是否需要行胃镜检查。

最后，预防这些不良反应的出现是优先事项，可以通过合理开具非甾体类抗炎药的处方来实现，尤其要遵守以下原则。

限制处方时间。

不要与其他非甾体类抗炎药联用。

不要与抗血小板药物、抗凝药同时应用。

观察其效果，尤其老年患者。

19.2.2.2 皮肤黏膜反应

皮肤黏膜反应包括瘙痒、各种皮疹、口腔炎、鼻炎、支气管痉挛以及轻度血管性水肿或过敏性休克。这些症状是对分子或特异状态过敏的表现，包括阿司匹林不耐受三联症（支气管哮喘、鼻息肉和阿司匹林不耐受）。

19.2.2.3 肾并发症

常见的肾并发症特点是早期出现、剂量依赖性，持续抑制肾环氧合酶。

水钠潴留会导致下肢水肿、血压升高或充血性心力衰竭。

急性肾功能衰竭，早期少尿，停用非甾体类抗炎药后可逆。肾灌注不足（肾病、脱水、利尿剂等）、服用血管紧张素转换酶抑制剂或血管紧张素 Ⅱ 受体阻滞剂等因素容易导致急性肾衰竭的发生。

因为非甾体类抗炎药与相关肾毒性药物（如顺铂）联用会增加肾功能衰竭的风险，因此不建议两种药物联合[15]。

19.2.2.4 血管并发症

所有非甾体类抗炎药几乎都可能会通过增加收缩压而导致血栓事件的发生（心肌梗死、脑卒中）。当与抗凝剂联合应用时，出血风险增加。

血细胞减少症以及有临床症状的肝炎很少出现[15]。多形性红斑（中毒性表皮坏死松解症和史 - 约综合征）是个例外。

非甾体类抗炎药有时会引起神经感觉障碍（头痛、头晕、耳鸣等）。

19.2.2.5 非甾体类抗炎药的诸多相互作用

一些药物联合使用可能会很危险，如果需要联合用药，治疗小组应该讨论后再用药。例如，非甾体类抗炎药和低分子量肝素联用治疗长期难以控制的骨痛卧床患者。

除了前面提到的大家都知道的与顺铂相互作用之外，应该牢记以下几种药物相互作用。

抗凝剂和抗血小板药物：因为竞争性的与蛋白质结合或干扰止血，应用非甾体类抗炎药会增加出血风险。

氨甲蝶呤：同时使用非甾体类抗炎药会在数小时至数天内导致氨甲蝶呤的总体毒性增加（不建议联合使用）[16]。

锂：原则上，必须承认，除了水杨酸盐，所有非甾体类抗炎药都会降低锂的肾清除率，并有过量使用的风险。

地高辛：由于肾清除率下降导致药物血浆水平升高。

降压药和利尿剂：服用非甾体类抗炎药时，利尿剂、β受体阻滞剂、血管紧张素转换酶抑制剂和钙离子通道阻滞剂的降压作用会减弱。

非甾体类抗炎药联合用药：两种非甾体类抗炎药联合用药没有药理学优势。

特殊情况：临床经验表明，一些骨痛患者和正在服用皮质类固醇药物的患者，联合应用非甾体类抗炎药可能会减轻患者的疼痛。但是由于缺乏相关研究，不进行此类推荐，并建议预防胃肠道不良反应的产生。

最后，尽管非甾体类抗炎药的作用强大，尤其是在炎症性疼痛方面，但由于其大量的不良反应和药物相互作用的风险，非甾体类抗炎药仍然是治疗癌症疼痛的二线用药。长期应用此类药物只能用于单独或联合使用对乙酰氨基酚、类固醇或阿片类药物治疗失败的慢性疼痛患者。在急性情况下或早期突发性疼痛（例如骨痛）时，非甾体类抗炎药效果明显，而且相对较安全。无论何种非甾体类抗炎药，其剂量、潜在的不良反应、使用注意事项和禁忌证基本都是一样的。

对于任何非甾体类抗炎药，应限制处方时间，避免两种非甾体类抗炎药联合使用，避免产生危险的药物相互作用，同时对应用多种药物的患者、老年患者和肾衰竭患者应当格外注意。

19.2.3　奈福泮

奈福泮的作用机制尚不清楚。它不具有阿片类性质和抗炎活性，也不是解热药。它抑制去甲肾上腺素、5-羟色胺和多巴胺的再摄取[17]。它有不依赖镇痛的抗胆碱能作用。常见的不良反应包括嗜睡、恶心/呕吐，多汗[18]。

经常有头晕、心动过速、心悸、口干和尿潴留的病例被报道。

很少有兴奋、易怒、幻觉、药物依赖、癫痫、全身不适和超敏反应的不良反应报道。

对于有心肌缺血和癫痫病史的患者慎用[19]。它与三环类抗抑郁药联合应用可以降低癫痫发作阈值。

19.3　弱阿片类药物不良反应（WHO Ⅱ级）

阿片类药物用于治疗中度疼痛。代表药物包括可待因、双氢可待因、可待因/对乙酰氨基酚、曲马多和曲马多/对乙酰氨基酚。

19.3.1 曲马多和曲马多 / 对乙酰氨基酚

曲马多的主要不良反应有恶心 / 呕吐、嗜睡、头痛、兴奋、出汗、口干和便秘[5, 20]。

恶心通常是剂量依赖性的，在治疗的早期降低用药剂量可以提高耐受性。其便秘、兴奋和呼吸抑制的严重程度低于Ⅲ级镇痛药[21]。

由于其作用机制（通过抑制神经元对 5- 羟色胺和去甲肾上腺素的再摄取而产生的优先阿片受体激动剂活性和中枢单胺能效应），曲马多不能与单胺氧化酶抑制剂联合使用。当与抗抑郁药联合用药时，应该采取预防措施。实际上，两种药物联合用药可导致 5- 羟色胺综合征，主要临床表现包括：神经肌肉功能异常（震颤、肌阵挛、腱反射亢进、椎体强直）、自主神经功能亢进（高热、出汗、心动过速、呼吸急促、瞳孔扩大、腹泻）和精神状态改变（激动、兴奋、意识模糊）[22]。引起 5- 羟色胺综合征最常见的药物包括帕罗西汀、舍曲林、西酞普兰、氟西汀和文拉法辛[23, 24]。尽管曲马多的作用仍然存在争议，但是在给有癫痫发作风险的患者应用此药时应该采取预防措施。对有头部外伤史、脑卒中或者酗酒史患者用药时应格外小心[22]。

19.3.2 可待因，可待因 / 对乙酰氨基酚和双氢可待因

可待因和双氢可待因这两种药物虽然镇痛强度不高，但它们通常都具有阿片类药物的不良反应（见下文）[25]。此类药物由肝代谢，因此在肝衰竭的情况下使用此类药物应格外小心。

19.4 强阿片类药物的不良反应（WHO Ⅲ级）

在治疗中度至重度疼痛时，应使用强阿片类药物。
分为以下几类，总结在表 19.1 中。
强阿片类激动剂。
强阿片类部分激动剂或激动剂 – 阻滞剂。
强阿片类阻滞剂。
阿片类药物通常具有相同的不良作用。文献中报道的主要不良反应详见表 19.2[26]。

表 19.1   强阿片类药物的分类（WHO Ⅲ 级）

强阿片类激动剂	强阿片类部分激动剂或激动剂 - 阻滞剂	强阿片类阻滞剂
吗啡	丁丙诺啡	
羟考酮	盐酸纳布啡	
芬太尼		
二氢吗啡酮		纳洛酮
美沙酮	喷他佐辛（镇痛新）	
哌替啶（杜冷丁）		
舒芬太尼		

表 19.2   阿片类药物常见不良反应

系　　统	常见不良反应
消化系统	恶心
	呕吐
	便秘
自主神经系统	口干
	尿潴留
	直立性低血压
中枢神经系统	嗜睡
	认知障碍
	幻觉
	谵妄
	呼吸抑制
	肌阵挛
	癫痫
	痛觉过敏
皮肤症状	瘙痒
	多汗

19.4.1 恶心 / 呕吐

慢性癌痛患者口服吗啡后有 15% ~ 30% 会出现恶心 / 呕吐[26]。

相关研究表明没有哪一种止吐药物有特定的优势。常用止吐药物包括甲氧氯普胺（胃复安）、氟哌啶醇、吩噻嗪类药物、东莨菪碱贴剂和皮质类固醇。应用 5- 羟色胺受体阻滞剂（Setrons）治疗肿瘤患者使用阿片类药物引起的恶心 / 呕吐，还没有被专门评估[5]。

对于无法控制的恶心 / 呕吐，应该进行药物轮换[27-32]或改为不同的给药途径[33, 34]。皮下给药途径可能较少致呕吐[33, 34]。

19.4.2 便秘

便秘常见，应用阿片类药物时需要预防便秘的发生[5]。

预防便秘发生，需要根据经验改变生活饮食方式和使用泻药。

19.4.3 饮食措施

饮食措施包括以下几方面。

尽量多活动。

增加液体摄入，尤其口服吗啡后常常会引起口干。

饮食摄入要均衡，包括新鲜或煮熟的蔬菜、新鲜或煮熟的水果、果干和坚果（梅干、花生、榛子、核桃等）和果脯等。通过摄入大量的膳食纤维来对抗吗啡引起的便秘并不是一种有效的预防措施。根据经验，建议限制摄入排空速度慢的食物（大米、巧克力等）。

排便的舒适条件（私密场所，舒适的马桶）。

19.4.4 泻药

没有一种泻药比另一种更有优势[26]。泻药的疗效因人而异。如果口服泻药效果欠佳，必要时使用直肠给药。根据患者的舒适度和所选择的药物，临床医师要根据临床经验和临床观察合理用药。

直肠给药通常是在口服泻药效果不佳的情况下使用。直肠指诊有助于开具以下处方[35, 36]。

硬便：软化泻药（石蜡油、纤维素、甘油灌肠剂、乳果糖、聚乙二醇等）。

软便：增加直肠内压的泻药（含蒽的化合物、新斯的明等）。

直肠壶腹排空：讨论未做准备的腹部平片，增加口服泻药治疗（结肠镜检查前肠道准备），重新考虑口服吗啡治疗，不使用直肠泻药。

甲基纳曲酮和羟考酮 – 纳洛酮联合剂型对阿片药物引起的便秘有效[37-39]。

naloxegol 是一种外周阿片受体阻滞剂。在两个随机对照双盲的临床研究中，naloxegol 治疗成人因服用阿片类药物引起的便秘且泻药效果不佳的患者，没有发现任何临床获益。经过 12 周的治疗后，与安慰剂相比，naloxegol 12.5mg/d 和 25mg/d 的疗效并不明显，在非癌症疼痛患者中，12.5mg/d 的剂量临床疗效也不明显。尚未对癌症疼痛患者的疗效和安全性进行评估[40]。

最近的 3 项研究显示，与口服吗啡相比，接受芬太尼透皮贴剂治疗的患者便秘发生率较低[41-43]。

19.4.5 疲乏

相关研究显示，20%～60% 的患者会出现嗜睡[26]。嗜睡主要发生在治疗的调整阶段，几天内就可以消失。嗜睡重复出现或持续存在提示代谢紊乱（肾衰竭、高钙血症等），也可能是其他镇静剂的增强作用。安非他明和精神兴奋剂的益处是有限的。一些研究表明哌醋甲酯可以减少嗜睡的发生[44-49]。并非所有国家都批准哌醋甲酯用于这一适应证。改为口服给药或皮下给药会减少嗜睡的发生[34]。嗜睡的严重程度和发生率可以通过更换阿片类药物来降低[28, 30, 31, 50, 51]。

19.4.6 神经精神障碍

这些障碍可以是认知障碍（意识障碍、定向障碍、记忆障碍、注意力障碍）、行为障碍（焦虑、激动）、感知障碍（幻觉、梦幻现象）和情绪障碍（抑郁、欣喜、兴奋）。引起这些障碍的原因通常是多因素的，应该首先除外器质性因素。

如果可以，减少 20%～30% 的药物剂量可以减少这些不良反应的产生。

如果还不够，可以使用镇静剂或抗抑郁药[5, 26]。

19.4.7 肌阵挛

肌阵挛是不自主的肌肉运动，通常是剂量依赖性的。减少剂量可能会使肌阵挛得到控制。地西泮、巴氯芬、咪达唑仑、氯硝西泮和丙戊酸钠等药物似乎能够减少这种不良反应的产生[26]。

19.4.8 瘙痒

有 2%～10% 的患者会出现瘙痒。目前关于瘙痒、5-羟色胺的释放和组胺诱导的吗啡之间存在联系的假设已经被提出[5]。

抗组胺药物被推荐用于治疗瘙痒[26]。相关研究显示帕罗西汀有良好的治疗效果[43]。除了纳洛酮外，还可以讨论使用西酮片[5]。请注意，芬太尼和氢吗啡酮比其他药物释放的组胺要少[26]，因此改变药物剂型可能会更有意义。

19.4.9 对呼吸系统的影响

吗啡可以释放组胺，可以使支气管和肺的分泌物变黏稠，并且抑制咳嗽反射。吗啡有抑制呼吸的作用，但疼痛可以对抗这种呼吸抑制。因此，对接受剂量规律递增的癌痛患者进行定期评估，可以降低出现呼吸抑制的风险[5]。

哮喘或限制性呼吸功能障碍的患者不建议使用阿片类药物。在这种情况下建议评估阿片类药物治疗的优势，慢性阻塞性肺疾病呼吸衰竭的患者治疗期间要格外小心。可以应用化痰药、雾化的方法稀释痰液，促进痰液排出，尽可能解除呼吸道梗阻。纳洛酮作为阿片类拮抗剂，可以快速有效地解除呼吸抑制。静脉注射纳洛酮后作用时间约为 30 分钟，皮下给药作用时间为 2～3 小时，纳洛酮的剂量要根据其半衰期进行调整[5]。

19.4.10 其他不良反应

排尿困难、尿潴留和出汗的发生率目前仍不明确，降低用药剂量会改善这些症状的发生。

对于与膀胱逼尿肌和括约肌张力增加相关的泌尿问题，导尿或者应用新斯的明就可以很容易地解决此类问题[5]。

对于出汗，可以尝试应用非甾体类抗炎药或者皮质类固醇药，虽然这两种药物没有获批这一适应证[5]。

耐受性或习惯性是指需要增加药物剂量来维持特定的治疗效果。阿片类药物的镇痛作用耐受性低。大多数情况下，需要增加药物剂量与疼痛增加有关。但是对于一些不良反应（如嗜睡、呼吸抑制、恶心／呕吐等），出现耐受性还是有好处的。

像其他药物一样，长期应用吗啡会引起特定受体发生生理变化。产生躯体依赖性就是这些变化之一。如果突然停止使用阿片类药物或者使用阿片类拮抗剂，就会导致出现阿片类药物戒断综合征，这种现象不要与成瘾相混淆。戒断综合征的特点是焦虑、易怒、寒战、勃起、面色发红、出汗、流泪、流鼻涕、打哈欠、恶心／呕吐、腹痛、腹泻、关节痛和瞳孔散大。

成瘾和躯体依赖是阿片类药物治疗癌痛患者的两个问题。躯体依赖需要持续开具处方，并且避免联合应用阿片类受体激动剂－阻滞剂，心理依赖则不是这样的[5]。

心理依赖或成瘾是上瘾行为的发展，是对药品产生的强烈渴求感。应用阿片类药物治疗的癌痛患者中成瘾现象很少见[5, 52]。

应用吗啡时，可能会出现痛觉过敏。尽管有一些基于动物实验的有趣的假设，但目前对这一现象的解释还很少[53]。降低用药剂量或者更换阿片类药物有时可使此类症状减轻或消失。

19.5　用于治疗伤害性疼痛的其他药物的不良反应

19.5.1　氯胺酮

氯胺酮是一种非巴比妥类全麻药，起效迅速，已有 40 多年的历史。静脉注射氯胺酮后，可以产生一种所谓的分离麻醉状态，即失去知觉、木僵、遗忘、镇静和镇痛，但没有催眠作用。自 20 世纪 90 年代以来，亚麻醉剂量的氯胺酮就开始用于疼痛的治疗[54-56]，通常以持续低剂量静脉给药与阿片类药物联合应用。它的作用机制涉及多种受体，主要是 N- 甲基 -D- 天冬氨酸（NMDA）受体的非竞争性阻滞剂[55]。目前已经确定，通常神经病理性顽固性疼痛都与中枢神经系统中的 NMDA 受体有关。由于中枢神经纤维反复刺激和疼痛难以缓解，这些受体就会导致中枢敏化，致使疼痛增加和放大。在刺激中枢神经纤维的过程中，患者会有夸大的疼痛反应[57, 58]。

氯胺酮的主要不良反应是神经系统的精神症状[59]。使用亚麻醉剂量的氯胺酮，患者会出现幻觉、意识模糊、唾液分泌增加、支气管分泌物增加等。给与苯二氮䓬类药物、氟哌啶醇或抗胆碱能药物或逐渐增加该药物剂量和逐渐减少其他镇痛药剂量，会减轻这种不良反应的发生[54, 55, 58]。

19.5.2 安桃乐

安桃乐即 50% 氧气和 50% 一氧化二氮的混合气体，是一种无色、无味的麻醉气体，通过面罩吸入。一氧化二氮（又称笑气）的主要作用是使人愉悦和缓解焦虑，使用 50% 的一氧化二氮不适合麻醉，因为这个浓度不足以诱导全身麻醉。吸入安桃乐气体后，患者仍然是清醒状态，不会引起呼吸抑制和血流动力学改变，并且喉反射得以保留[60]。

安桃乐的不良反应少，停止给药后不良反应很快就会消失[61]。在应用过程中可能会出现以下影响，并在停止吸入后几分钟内消失。

欣快感和梦幻。

感觉异常。

镇静。

头晕。

恶心 / 呕吐。

感觉异常。

焦虑和烦躁。

对服用抑制中枢神经系统药物（主要是阿片类药物和苯二氮䓬类药物）的患者应用此类气体，会导致嗜睡、血氧饱和度降低、呕吐和低血压的风险增加，需要专业的麻醉医师进行评估和监测。

长期应用大剂量的安桃乐患者可能会出迟发性神经系统疾病，如脊髓神经病。在成瘾情况下长期吸入安桃乐的病例中观察到了神经毒性。在长期或反复暴露后，已有巨幼细胞性贫血伴白细胞计数减少的报道。持续吸入超过

6 小时，间断给药超过 9 小时，可引起骨髓巨幼细胞增生症，但可以没有临床症状，停药后是可逆的[62]。

以下情况不建议使用安桃乐。

病情需要吸入纯氧的患者。

颅压增高的患者。

有意识障碍无法配合的患者。

气胸，肺气肿。

腹胀。

19.5.3 齐考诺肽

齐考诺肽是一种鞘内使用的 N 型电压依赖性钙离子通道阻滞剂（NACC），适用于需要鞘内注射的严重慢性疼痛的患者[63]。齐考诺肽的主要不良反应包括神经系统（如头晕、眼球震颤、意识模糊、异常步态、记忆障碍、视物模糊、头痛、嗜睡）和消化系统（如恶心 / 呕吐和乏力等）。这些不良反应主要是轻到中度的，并且随着时间的推移通常会慢慢消失[63, 64]。

以下 3 个研究对以上的问题进行了总结，在表 19.3 中进行了描述[65-67]。

表 19.3　关于齐考诺肽的随机安慰剂对照临床研究概述

滴定计划	Staats[65]	Wallace 等[66]	Rauck[67]
	快速滴定 a	快速滴定 a	慢速滴定 b
治疗持续时间（天）	10 ~ 11	6 ~ 11	21
受试人群	与癌症或艾滋病相关的疼痛患者（VASPI 评分 ≥ 50mm）	非恶性原因引起的重度慢性疼痛患者（VASPI 评分 ≥ 50mm）	任何原因引起的严重慢性疼痛患者（VASPI 评分 ≥ 50mm）
接受齐考诺肽 / 安慰剂患者人数	71/40	169/86	112/108
疼痛			
神经性疼痛（齐考诺肽 / 安慰剂）	NR	75.7%/76.7%	75.9%/71.3%

续表

滴定计划	Staats[65]	Wallace 等[66]	Rauck[67]
	快速滴定[a]	快速滴定[a]	慢速滴定[b]
非神经性疼痛（齐考诺肽 / 安慰剂）	NR	13.0%/12.8%	35.7%/32.4%
齐考诺肽 / 安慰剂 VASPI 评分平均值（mm）	74/78	80/77	81/81
齐考诺肽 / 安慰剂治疗后 VASPI 评分改善情况	51.4%/18.1%（$P < 0.001$）	31.2%/6.0%（$P < 0.001$）	14.7%/7.2%（$P = 0.036$）

不良反应

神经系统[c]	头晕（50.0%） 眼球震颤（45.8%）[d] 嗜睡（23.6%） 意识模糊（20.8%）[d] 步态异常（12.5%）[d]	头晕（53.5%） 眼球震颤（40.0%）[d] 步态异常（27.1%）[d] 嗜睡（12.4%）[d] 意识模糊（11.8%）[d] 弱视（10.6%）[d]	头晕（47.3%） 嗜睡（22.3%）[d] 意识模糊（17.9%） 共济失调（16.1%）[d] 步态异常（15.2%）[d] 记忆障碍（11.6%）[d]
消化系统[c]	恶心（29.2%） 呕吐（18.1%）[d] 便秘（12.5%）[c]	恶心（48.8%） 呕吐（14.1%） 便秘（18.2%）[d]	恶心（41.1%） 腹泻（18.8%） 呕吐（15.2%）
其他系统[c]	发热（25.0%） 直立性低血压（23.6%）[d] 尿潴留（18.1%） 头痛（15.3%）[d]	疼痛（16.5%） 头痛（16.5%）[d] 尿潴留（15.3%） 直立性低血压（11.8%）[d]	乏力（22.3%） 头痛（15.2%） 疼痛（10.7%）

注：改编自 Schmidtko 等[64]，版权所有 2010 年，经爱思唯尔的许可。NR：未报道。a. 快速滴定：起始剂量 9.6（mu）µg/d，剂量每周增加 7 ~ 14 次，直至第 5 ~ 6 天时达到最大推荐剂量 57.6（mu）µg/d；b. 缓慢滴定：起始剂量 2.4（mu）µg/d，剂量每周增加 2 ~ 3 次，直至第 21 天时达到最大推荐剂量 21.6µg/d；c. 使用齐考诺肽治疗的患者中有超过 10% 的患者报告了不良事件；d. 使用齐考诺肽的发生率明显高于使用安慰剂（$P < 0.05$）。

总结

镇痛药是支持性治疗的重要组成部分，并且用于治疗一些与癌症或其治疗相关的症状。在本文中，我们讨论了镇痛药的镇痛效果。最好的治疗效果就是最大限度地改善症状，同时尽可能减少不良反应的产生，以免出现比疾病本身更严重的不良反应，这就需要专业的临床医师熟练掌握癌症的支持治疗及姑息性治疗方法。为了实现这一目标，应该鼓励发展这一领域的继续教育。简单回顾一下，阿片类药物是癌症疼痛治疗的一个关键因素，其处理遵循一些适用于整个药物类别的简单规则。这类药物是非常安全的，即使服药过量，有效的解毒药物总是有效的，在我们的药典中很少药物有这样的优势。

（裴国田　黄宇清　译）

参考文献

［1］DAULT R L, CLEELAND C S. The prevalence and severity of pain in cancer［J］. Cancer. 1982, 50: 1913–1918.

［2］VAN DEN BEUKEN-VAN EVERDINGEN M H J, DE RIJKE J M, KESSELS A G, et al. Prevalence of pain in patients with cancer: a systematic review of the past 40 years［J］. Ann Oncol. 2007, 18: 1437–1449.

［3］BONICA J J. The management of pain. 2nd ed［M］. Philadelphia: Lea & Febiger. 1990.

［4］BOUHASSIRA D, LUPORSI E, KRAKOWSKI I. Prevalence and incidence of chronic pain with or without neuropathic characteristics in patients with cancer［J］. Pain. 2017, 158(6): 1118–1125.

［5］KRAKOWSKI I, THEOBALD S, BALP L, et al. Standards, options, et recommandations: traitements antalgiques médicamenteux des douleurs can céreuses par excès de nociception chez l'adulte, mise à jours 2002［M］. Paris: Fédération Nationaledes Centres de Lutte Contre le Cancer. 2002.

［6］VAN DEN BEUKEN-VAN EVERDINGEN M H J, DE RIJKE J M, KESSELS A G, et al. High prevalence of pain in patients with cancer in a large population-based study in The Netherlands［J］. Pain. 2007, 132: 312–320.

［7］GARCIA B. Prise en charge de la douleur en cancérologie digestive［J］. Post'U. 2011, 169–172.

［8］KRAKOWSKI I, THEOBALD S, BALP L, et al. Summary version of the standards, options, and recommendations for the use of analgesia for the treat ment of nociceptive pain in adults with cancer(update 2002)［J］. Br J Cancer. 2003, 89(Suppl 1): S67–S72.

［9］GRAHAM G G, SCOTT K F, DAY R O. Tolerability of paracetamol［J］. Drug Saf.

2005, 28(3): 227–240.

［10］LE DICTIONNAIRE Vidal［M］. Paris: Edition du Vidal. 2011.

［11］BOUGIE D, ASTER R. Immune thrombocytopenia resulting from sensitivity to metabolites of naproxen and acetaminophen［J］. Blood. 2001, 97(12): 3846–3850.

［12］NUTTALL S L, WILLIAMS J, KENDALL M J. Does paracetamol cause asthma?［J］J Clin Pharm Ther. 2003, 28(4): 251–257.

［13］GRAHAM G G, SCOTT K F, DAY R O. Tolérance du paracétamol［J］. Drugs. 2003, 63(2): 43–46.

［14］Prescriptions et surveillance des antiinflammatoires stéroïdiens et non stéroïdiens. Support de cours. Université Médicale Virtuelle Francophone 2008–2009［EB/OL］. http://sist. education.gov. mg/UMVFmiroir/campus-cours-c/rhumato25/site/html/cours.pdf.

［15］SUNSHINE A, OLSON N Z. Non-narcotic analgesics. In: Wall PD, Melzack R, editors. Textbook of pain. 2nd ed［M］. New York: Churchill Livingstone; 1989. 670–685.

［16］FRENIA M L, LONG K S. Methotrexate and nonsteroidal antiinflammatory drug interactions［J］. Ann Pharmacother. 1992, 26: 234–237.

［17］HEEL R C, BROGDEN R N, PAKES G E, et al. Nefopam: review of its pharmacological properties and therapeutic efficacy［J］. Drugs. 1980, 19: 249–267.

［18］DURRIEU G, OLIVIER P, BAGHERI H, et al. Overview of adverse reactions to nefo pam: an analysis of the French Pharmacovigilance database［J］. Fundam Clin Pharmacol. 2007, 21(5): 555–558.

［19］PILLANS P I, WOODS D J. Adverse reactions associated with nefopam［J］. N Z Med J. 1995, 108(1008): 382–384.

［20］LEPPERT W. Tramadol as an analgesic for mild to moderate cancer pain: review［J］. Pharmacol Rep. 2009, 61: 978–992.

［21］DAYER P, DESMEULES J, COLLART L. Pharmacology of tramadol［J］. Drugs. 1997, 53(Suppl 2): 18–24.

［22］COULOMBE A, THIFFAULT R. Le syndrome sérotoninergique secondaire à l'association du tramadol et des inhibiteurs sélectifs du recaptage de la sérotonine［J］. Pharmactuel. 2008, 41(1): 30–35.

［23］GILLMAN P K. A review of serotonin toxicity data: implications for the mechanisms of antide pressant drug action［J］. Biol Psychiatry. 2006, 59: 1046–1051.

［24］BOYER E W, SHANNON M. The serotonin syndrome［J］. N Engl J Med. 2005, 352: 1112–1120.

［25］LEPPERT W. Pain management in patients with cancer: focus on opioid analgesics［J］. Curr Pain Headache Rep. 2011, 15: 271–279.

［26］CHERNY N, RIPAMONTI C, PEREIRA J, et al. Strategies to manage the adverse effects of oral morphine: an evidence-based report［J］. J Clin Oncol. 2001, 19(9): 2542–2554.

［27］CHERNY N J, CHANG V, FRAGER G, et al. Opioid pharmacotherapy in the management of cancer pain: a survey of strategies used by pain physicians for the selection of analgesic drugs and routes of administration [J]. Cancer. 1995, 76: 1283–1293.

[28] DE STOUTZ N D, BRUERA E, SUAREZ-ALMAZOR M. Opioid rotation for toxicity reduction in terminal cancer patients [J]. J Pain Symptom Manag. 1995, 10: 378–384.

[29] MADDOCKS I, SOMOGYI A, ABBOTT F, et al. Attenuation of morphine-induced delirium in palliative care by substitution with infusion of oxycodone [J]. J Pain Symptom Manag. 1996, 12: 182–189.

[30] VIGANO A, FAN D, BRUERA E. Individualized use of methadone and opioid rotation in the comprehensive management of cancer pain associated with poor prognostic indicators [J]. Pain. 1996, 67: 115–119.

[31] ASHBY M A, MARTIN P, JACKSON K A. Opioid substitution to reduce adverse effects in cancer pain management [J]. Med J Aust. 1999, 170: 68–71.

[32] DONNER B, ZENZ M, TRYBA M, et al. Direct conversion from oral morphine to transdermal fentanyl: a multicenter study in patients with cancer pain [J]. Pain. 1996, 64: 527–534.

[33] MCDONALD P, GRAHAM P, CLAYTON M, et al. Regular subcutaneous bolus morphine via an indwelling cannula for pain from advanced cancer [J]. Palliat Med. 1991, 5: 323–329.

[34] DREXEL H, DZIEN A, SPIEGEL R W, et al. Treatment of severe cancer pain by low-dose continuous subcutaneous morphine [J]. Pain. 1989, 36: 169–176.

[35] DERBY S, PORTENOY R K. Assessment and management of opioid-induced constipation. In: Portenoy RK, Bruera E, editors. Topics in palliative care [M]. New York: Oxford University Press; 1997, 95–112.

[36] SYKES N P. The relationship between opioid use and laxative use in terminally ill cancer patients [J]. Palliat Med. 1998, 12: 375–382.

[37] SYKES N P. An investigation of the ability of oral naloxone to correct opioid-related constipation in patients with advanced cancer [J]. Palliat Med. 1996, 10: 135–144.

[38] SYKES N P. Oral naloxone in opioid-associated constipation. Lancet. 1991, 337: 1475.

[39] CULPEPPER-MORGAN J A, INTURRISI C E, PORTENOY R K, et al. Treatment of opioid-induced constipation with oral naloxone: a pilot study [J]. Clin Pharmacol Ther. 1992, 52: 90–95.

[40] CHEY WD, WEBSTER L, SOSTEK M, et al. Naloxegol for opioid-induced constipation in patients with noncancer pain [J]. N Engl J Med. 2014, 370: 2387–2396.

[41] AHMEDZAI S, BROOKS D, The TTS-Fentanyl Comparative Trial Group. Transdermal fentanyl versus sustained release oral morphine in cancer pain: preference, efficacy, and quality of life [J]. J Pain Symptom Manag. 1997, 13: 254–261.

[42] PAYNE R, MATHIAS S D, PASTA D J, et al. Quality of life and cancer pain: sat-

isfaction and side effects with transdermal fentanyl versus oral morphine [J]. J ClinOncol. 1998, 16: 1588–1593.

[43]ZYLICZ Z, SMITS C, KRAJNIK M. Paroxetine for pruritus in advanced cancer[J]. J Pain Symptom Manag. 1998, 16: 121–124.

[44] BRUERA E, CHADWICK S, BRENNEIS C, et al. Methylphenidate associated with narcotics for the treatment of cancer pain [J]. Cancer Treat Rep. 1987, 71: 67–70.

[45] BRUERA E, BRENNEIS C, PATERSON A H, et al. Narcotics plus methylpheni-date(Ritalin)for advanced cancer pain [J]. Am J Nurs. 1988, 88: 1555–1556.

[46] BRUERA E, BRENNEIS C, PATERSON A H, et al. Use of methylphenidate as an adjuvant to narcotic analgesics in patients with advanced cancer [J]. J Pain Symptom Manag. 1989, 4: 3–6.

[47] BRUERA E, MILLER M J, MACMILLAN K, et al. Neuropsychological effects of methylphenidate in patients receiving a continuous infusion of narcotics for cancer pain [J]. Pain. 1992. 48: 163–166.

[48] BRUERA E, FAINSINGER R, MACEACHERN T, et al. The use of methylpheni-date in patients with incident cancer pain receiving regular opiates: a preliminary report [J]. Pain. 1992, 50: 75–77.

[49] WILWERDING M B, LOPRINZI CL, MAILLIARD J A, et al. A randomized, crossover evaluation of methylphenidate in cancer patients receiving strong nar cotics [J]. Support Care Cancer. 1995, 3: 135–138.

[50] BRUERA E, FRANCO J J, MALTONI M, et al. Changing pattern of agitated im-paired mental status in patients with advanced cancer: association with cognitive monitoring, hydration, and opioid rotation [J]. J Pain Symptom Manag. 1995, 10: 287–291.

[51] GALER B S, COYLE N, PASTERNAK G W, et al. Individual variability in the re-sponse to different opioids: report of five cases [J]. Pain. 1992, 49: 87–91.

[52] Organisation Mondiale de la Santé. Traitement de la douleur cancéreuse: complétée par uneanalyse des problèmes liés à la mise à disposition des opioïdes [M]. Genève: OMS. 1997.

[53] SIMONNET G, RIVAT C. Opioid-induced hyperalgesia: abnormal or normal pain? Neuroreport. 2003, 14(1): 1–7.

[54] MERCADENTE S, LODI F, SAPIO M, et al. Long-term ketamine subcutaneous continuous infusion in neuropathic cancer pain [J]. J Pain Symptom Manag. 1995, 10: 564–568.

[55] FITZGIBBON E J, SCHRODER C, VIOLA R. Low dose ketamine as an analgesic adjuvant in difficult pain syndromes: a strategy for conversion from parenteral to oral ketamine [J]. J Pain Symptom Manag. 2002, 23: 165–170.

[56] BENITEZ-ROSARIO M A, FERIA M, SALINAS-MARTIN A. A retrospective comparison of the dose ratio between subcutaneous and oral ketamine [J]. J Pain Symptom

Manag. 2003, 25: 400–401.

[57] MERCADANTE S. Ketamine in cancer pain: an update [J] . Palliat Med. 1996, 10: 225–230.

[58] FITZGIBBON EJ, VIOLA R. Parenteral ketamine as an analgesic adjuvant for severe pain: development and retrospective audit of a protocol for palliative care unit [J] . J Palliat Med. 2005, 8(1): 49–57.

[59] HUOT A-M. La kétamine dans le soulagement des douleurs [J] . Pharmactuel. 60. 2006, 39(4): 229–230.

[60] BAUER C, LAHJIBI-PAULET H, SOMME D, et al. Tolerability of an equimolar mix of nitrous oxide and oxygen during painful procedures in very elderly patients [J] . Drugs Aging. 2007, 24(6): 501–507.

[61] ONODY P, GIL P, HENNEQUIN M. Safety of inhalation of a 50% nitrous oxide/ oxygen premix: a prospective survey of 35, 828 administrations [J] . Drug Saf. 2006, 29(7): 633–640.

[62] SANDERS R D, WEIMANN J, MAZE M. Biologic effects of nitrous oxide: a mechanistic and toxicologic review [J] . Anesthesiology. 2008, 109: 707–722.

[63] PRIALT. HAS, Commission de la transparence [M] . 2008.

[64] SCHMIDTKO A, LÖTSCH J, FREYNHAGEN R, et al. Ziconotide for treatment of severe chronic pain [J] . New drug class. Lancet. 2010, 375: 1569.

[65] STAATS P. Intrathecal ziconotide in the treatment of refractory pain in patients with cancer or AIDS [J] . JAMA. 2003, 291: 63–70.

[66] WALLACE M S, CHARAPATA S G, FISHER R, et al. Intrathecal ziconotide in the treatment of chronic nonmalignant pain: a randomised double blind placebo controlled clinical trial [J] . Neuromodulation. 2006, 9(2): 75–86.

[67] RAUCK R L. A randomized, double-blind, placebo-controlled study of intrathecal ziconotide in adults with severe chronic pain [J] . J Pain Symptom Manag. 2006, 31: 393-406.

20 完全植入式输液导管：适应证和并发症预防

Didier S. Kamioner

摘 要

临床上，反复的静脉穿刺往往是侵入性的、痛苦的，有时也是很危险的，特别是在输注抗肿瘤化疗药期间有严重外渗的风险。植入式中心静脉导管（implanted central catheter，ICC）可用于化疗、输液、输血和抽取血液样本和管理其他药物或肠外营养的静脉输注，ICC 必须由训练有素的专业人员在无菌条件下完成。为预防操作并发症，建议专业人员操作前必须进行培训、做好评估、了解规则、知晓相关信息。然而，在整个操作过程中可能会出现一些重要的并发症（如血肿、气胸、血栓形成、外渗、感染、无回血等）。

关键词

植入式输液导管 静脉穿刺 血栓形成 导管感染 外渗 放射治疗回忆反应 Huber 针 静脉回流 夹闭综合征 肋锁骨夹

20.1　引言

反复的静脉穿刺往往是侵入性的、痛苦的，有时也是很危险的，特别是在输注抗肿瘤化疗药期间有严重外渗的风险。

目前，在临床上常用的静脉输液工具有静脉留置针、中心静脉导管、外周中心静脉导管、输液港（PORT，置入式静脉给药装置）。留置针使用频率较低，目前仅用于短期化疗（少于3个周期）、晚期姑息性治疗和重症监护等特殊情况。一些国家经常使用外周中心静脉导管（peripherally inserted central catheter，PICC）。这项技术于20世纪90年代在北美发展起来，现在临床反复化疗穿刺已经不选择留置针；但是，PICC目前还没有推广到所有医院。此外，PICC导管感染的发生率为1~2/1000天，相比之下，输液港感染发生率为0.1~0.2/1000天，两者都非常之低。同样，输液港血栓形成的发生率也较低（OR = 0.4395；95% CI：0.23~0.80）。因此，植入式中心静脉导管（ICC）是目前首选的中心静脉通路。[1]

ICC可用于化疗、输液、输血和血液样本的抽取，也可用于需要重复进入静脉系统的各种药物或肠外营养的管理。

必须严格遵守操作指南（专家共识）所规定的操作规范，这个操作已经受法律保护。

20.2　ICC 操作流程

一旦决定进行化疗，就必须迅速进行ICC留置[2]，遵守以周围静脉为首选的原则。

通常建议化疗前留置ICC，化疗开始后不建议再留置。只有在紧急情况下，如由于淋巴瘤（纵隔大肿块）或小细胞肺癌纵隔淋巴结肿大引起的上腔静脉综合征时，才可以不通过ICC输注化疗药物。如果化疗1个周期后，肿瘤体积缩小，导管容易插入，建议此时留置ICC化疗。

与其他手术一样，术前抗血小板药物和抗凝药物的管理也遵循同样的规则。血小板计数应 > 50000/mm^3，国际标准化比率（INR）应 < 1.5 才可以留

置 ICC。

在选择要使用的麻醉类型时（通常是局部麻醉），必须考虑患者的感受及其身体和精神状态。

穿刺部位的选择必须与诊疗相关人员协商，如患者、外科医师、麻醉师和使用者（包括肿瘤医师、护士和治疗师）。不建议在预照射区（评估后的对侧乳腺癌除外）或感染的皮肤转移灶附近留置 ICC，且必须将 ICC 管插入肿瘤的对侧部位（放射治疗的原因）。血管选择必须根据操作者的经验选择静脉（PICC 首选贵要静脉；PORT 首选锁骨下静脉或颈内静脉，导管的末端位于上腔静脉的中下 1/3 处）。PICC 穿刺时穿刺点尽量选择在上臂，PORT 穿刺时穿刺点尽量选择在颈部或上臂，如果穿刺点太低的话，会增加血栓形成和感染的风险。以下特殊情况下：上腔静脉压迫或血栓形成、双侧颈静脉锁骨下血栓形成、广泛的皮肤转移、淋巴管炎和双侧癌症，不建议留置 ICC。

ICC 有两种操作方式：经皮 / 外周静脉置入的中心静脉导管（PICC）和手术 / 置入式静脉给药装置（totally implantable venous access port systems，PORT），操作必须在手术室或专用房间完成，由受过培训的医务人员在外科无菌条件下操作，需要超声引导下进行，操作结束后无须预防性使用抗生素。

在患者离开操作间前，医师必须检查有无回流血液，并用生理盐水冲洗管道以确保管路的通畅。操作结束时应进行胸部 X 线检查，以检查导管在右心房和上腔静脉交界处的正确位置，观察是否存在气胸，护士可以在安装后即时或几天内使用 ICC。

管路必须注明批号，批号单贴在病历里保存在患者档案中，另外还提供了一本说明书，针对患者或其家属进行宣教。

20.3 培训、相关信息、知情同意和评估

推荐采用以下步骤[3-5]。

在互联网护理板块共享操作规范，定期审查，所有操作人员必须严格执行，并对其进行考核评估。

对工作人员进行导管的安装、操作和维护方面的培训。

监测导管相关的感染并予以记录。

为了保护工作人员，必须做到以下几项。

防止由患者的血液或体液携带的传染原传播。

遵守一般卫生安全措施，消毒方法以乙醇加碘伏（洗必泰消毒）作为首选。

提供安全的设备，以防止意外接触血液。

20.3.1　无菌

建议操作人员在输液管路组装、Huber 针安装和贴膜更换过程中戴上无菌手套、戴口罩。患者也需要戴口罩。如果患者有嗜中性粒细胞减少，操作人员必须另外加穿防护隔离衣。

必须确保符合封闭系统的要求，检查连接部位和阀门操作，不得重新连接断开的输液管路。

优先使用带有安全连接部分（有防裂膜）的 22 号 Ⅱ 型 Huber 针（配有延长管）。

Huber 针的长度必须与患者的血管相适应。为避免压力过大而损坏 ICC，建议使用大于 10 毫升的注射器。应当用无菌的、透明或半透膜性质的、封闭的贴膜保护进针处。每周更换 1 次贴膜和 Huber 针，最长 8 天必须更换 1 次。除非 Huber 针被污染或已拔出。输液管主管路需要每 96 小时更换 1 次，不推荐使用肝素冲洗。

由于中心静脉管路的相关操作有感染的风险，因此不建议在术中或治疗后保留植入式静脉输液系统。临床监测（感染和血栓的标记）是必要的。然而，每 3～4 个月需要进行 1 次系统检查，以发现导管血栓形成、导管脱落、导管移位进入心腔的夹闭综合征或纤维蛋白凝块堵塞管路。

20.3.1.1　无菌操作

冲洗 3 次。

冲洗过程中将针旋转 360°。

封管时保持正压。

拔针后立即将针头放入锐器盒，将导管泡在盐水容器中。

拔针后无菌敷料按压穿刺点 1 小时。

20.3.1.2 正常的指标

以下四个条件之一不符合，则需要立即检查植入式静脉输液系统。

有静脉回流。

无注射部位疼痛。

输液流速良好。

注射器注射无阻力。

20.4 主要并发症

尽管严格遵守有关安装和使用 ICC 的规范，但临床上还是会出现并发症。

20.4.1 机械并发症 [1, 2, 6]

20.4.1.1 无回血

出现无回血要找原因，它可能与针头位置不正、导管破裂或移位、血栓形成、导管部分或完全阻塞或纤维蛋白凝块有关。需要进行以下检查：胸部 X 线检查；导管阻塞，尤其是在伴随注射时疼痛的情况下，需要多普勒超声辅助。

20.4.1.2 夹闭综合征

无论夹闭综合征有无危险，必须将导管拔出和更换。

1 级：锁骨和第一肋骨之间的导管变窄，导管腔未变窄。

2 级：导管腔变窄。

3 级：导管破损和断裂，应使用介入技术取出断裂碎片。

如果导管被纤维蛋白凝块堵塞，按照正确程序使用纤溶剂可以"挽救"导管。预防导管阻塞的最佳方法是两次注射之间以及使用后进行"强制性"冲洗。

ICC 安装或使用过程中的并发症 [1, 2, 5]

手术部位血肿。

气胸。

血胸。

误穿动脉。

空气栓塞（发生率 15/7000 ）。

夹闭综合征或肋锁夹

血栓形成。

感染。

外渗。

20.4.1.3　穿刺上方皮肤溃疡[1, 6]

皮肤溃疡通常是由于皮下注射部位的异常情况造成的，可能是由于安装过程中的技术错误、置管成功后穿刺部位愈合不良、消瘦患者的严重皮肤溃疡、未注意到的微渗漏甚至是对材料的排斥反应。在以上所有情况下，都需要及时更换设备和 / 或导管。

20.4.1.4　外渗[6]

化疗药物引起的外渗通常是一种严重的并发症，可导致组织坏死和溃疡，严重损害神经、关节和肌腱，有时会引起严重的反应（慢性疼痛、肌肉萎缩、功能丧失、影响美观）(表 20.1)。

表 20.1　外渗药物潜在风险

药物	I. Krämer	Cytotoxic handbook	Mader 等	Quapos 3	CHNIM	CCO	AFSOS St. Paul
出版年份	2002	2002	2002	2003	2004	2007	2009
贝伐珠单抗	-	-	-	-	-	非炎性	非炎性
卡铂	炎性	炎性	非炎性	非炎性	坏死性	非炎性	炎性
顺铂 ≤ 0.4mg/ml	炎性	剥离素	炎性	炎性	坏死性	炎性	炎性
顺铂 > 0.4mg/ml	-	-	坏死性	坏死性	-	-	坏死性
环磷酰胺	非炎性	非炎性	非炎性	非炎性	炎性	非炎性	非炎性
多烯紫杉醇	坏死性	剥离素	炎性	炎性	炎性	炎性	炎性

续表

药物	I. Krämer	Cytotoxic handbook	Mader 等	Quapos 3	CHNIM	CCO	AFSOS St. Paul
多柔比星	坏死性	坏死性	坏死性	坏死性	坏死性	坏死性	坏死性
多柔比星脂质体	-	炎性	炎性	炎性	-	炎性	炎性
表柔比星	坏死性	坏死性	坏死性	坏死性	坏死性	坏死性	坏死性
氟尿嘧啶	炎性	炎性	无炎性	无炎性	无炎性	无炎性	炎性
氨甲蝶呤	无炎性	炎性	无炎性	无炎性	无炎性	低炎性	无炎性
紫杉醇	坏死性	坏死性	坏死性	坏死性	炎性	炎性	坏死性
曲妥珠单抗	-	-	-	-	-	无炎性	无炎性
长春瑞滨	坏死性	坏死性	坏死性	坏死性	坏死性	坏死性	坏死性

这种情况往往是前期评估不足和未留置深静脉中心管导致的紧急情况。一旦发生，可能导致化疗中断，疾病治疗延迟，严重的将会引起法律纠纷。因此，对医护人员进行预防和管理外渗的培训是非常必要的。

早期引流冲洗和抽吸是防止不可逆软组织损伤和/或瘢痕形成的关键因素。这应在外渗发生后4~6小时内尽早启动。如果不早期干预，亲脂药物（如多柔比星）可在外渗发生后在皮下组织中留存5个月。

每个一次性植入装置里都有一个急救包，急救包里包含一支笔以标记渗出区域，一台摄像机拍摄渗出照片，还有紧急呼救联系电话，以便于第一时间和术者联系。

出现外渗时，立即停止化疗药物输注，不要拔除针头。

蒽环类药物外渗目前还没有特效解毒剂，右雷佐生（dexrazoxane，DEX）已获准上市（AMM），能有效地预防蒽环类药物诱发的心脏毒性，并被美国FDA批准用于蒽环类药物外渗唯一的治疗药物，但是，它依然不能完全解决蒽环类药物外渗问题。

放射回忆反应是指在注射部位以外的区域出现的皮肤损伤[1,6]。这种情况多见于放疗部位和既往输注过化疗药物的皮肤区域。尤其是毒性化疗药物（蒽环类、顺铂、丝裂霉素 C 和紫杉醇）。

外渗相关风险分级[6]

坏死性抗癌药物：少量的血管渗漏即可能造成发红、肿胀、疼痛、坏死或顽固性溃疡，如蒽环类、长春瑞滨、曲贝替定、更生霉素、丝裂霉素 C、长春花碱等。

非坏死性抗癌药物（环磷酰胺、多柔比星脂质体、吉西他滨、氨甲蝶呤）。

炎性抗癌药物：可造成局部发红、肿胀，但不导致溃疡的抗癌药物。但血管外渗量过多时也发生溃疡。

非炎性药物：即使发生外渗也不太可能引起炎症和坏死的抗癌药物。

20.4.2 感染性并发症[7, 8]

在肿瘤科，平均导管相关感染发生率为 0.2/1000 天（0 ~ 2.7/1000 天）。中心静脉管感染是院内感染的主要原因，也是发病率和死亡率过高的原因之一。无论是否保留 ICC，导管感染都需要立即处理和及时治疗。

必须进行同一时间不同时间段的中心和外周血培养，可以保留 ICC，除非有严重并发症（败血症、局部感染、深静脉血栓形成或导管问题）。观察 48 小时后，视临床感染情况决定下一步策略，看看是否有继发的感染、血培养情况、细菌的种类等，再决定是否拔出 ICC。

约 13% 的感染是由院内感染引起的。这些感染会延长住院时间，延缓抗肿瘤等治疗的实施，增加抗生素使用时间，并增加住院费用。

20.4.2.1 血栓并发症[9-11]

ICC 有症状的血栓形成的发生率约为 4%。症状包括疼痛、无回血、手臂水肿等。如果出现上述症状，建议进行胸部 X 线检查和血管超声多普勒检查，以观察导管情况和明确有无血栓。

对导管血栓进行一级预防是不推荐的，一旦形成血栓，长期使用低分子量肝素的治疗是必须的。

20.4.2.2 导管拔除[1, 2]

如果说植入 ICC 必须由一个专门的团队来操作，那么拔除同样也需要。因此，应充分告知患者拔除原因（治疗结束、并发症的发生或耐受性差）以及拔除的后果。快速尽早拔除不再使用的导管是常规推荐。

20.5　总结

植入式静脉输液导管在临床上已经广泛使用，要重视安装和操作技术，以避免严重并发症的发生。

（赵　军　译）

参考文献

［1］KAMIONER D, KRIEGEL I. Abord veineux de longue durée. Référentiels interrégionaux des réseaux de cancérologie［M］. Paris: AFSOS. 2010.

［2］ACKERMANN M, COSSET-DELAIGUE M F, KAMIONER D, et al. L'abord veineux de longue durée dans le cancer du sein. Dispositifs veineux implantables(DVI): indications, pose et complications［J］. Oncologie 2009, 11(12): 621-634.

［3］MARCY P Y. Central venous access: techniques and indications in oncology［J］. Eur Radiol. 2008, 18(10): 2333-2344.

［4］VESCIA S, BAUMGÄRTNER A K, JACOBS V R, et al. Management of venous port systems in oncology: a review of current evidence［J］. Ann Oncol. 2008, 19(1): 9-15.

［5］BIFFI R, ORSI F, POZZI S, et al. Best choice of central venous insertion site for the prevention of catheter-related complications in adult patients who need cancer therapy: a randomized trial［J］. Ann Oncol. 2009, 20(5): 935-940.

［6］ACKERMANN M, COSSET-DELAIGUE M F, KAMIONER D, et al: Extravasation［J］. Oncologie. 2009, 11(12): 634-641.

［7］MAKI D G, KLUGER D M, CRNICH C J. The risk of bloodstream infection in adults with different intravascular devices: a systematic review of 200 published prospective studies［J］. Mayo Clin Proc. 2006, 81(9): 1159–1171.

［8］CRISINEL M, MAHY S, ORTEGA-DEBALON P, et al. Incidence, prevalence and risk factors for a first infectious complication on a totally implantable venousaccess port［J］. Med Mal Infect. 2009, 39(4): 252-258.

［9］SABER W, MOUA T, WILLIAMS E C, et al. Risk factors of catheterrelated thrombosis(CRT)in cancer patients: a patient-level data(IPD)meta-analysis of clinical trials and prospective studies［J］. J Thromb Haemost. 2011, 9(2): 312-319.

［10］BECKERS M M, RUVEN H J, SELDENRIJK C A, et al. Risk of thrombosis and infections of central venous catheters and totally implanted access ports in patients treated for cancer［J］. Thromb Res. 2010, 125(4): 318-321.

　　［11］DEBOURDEAU P, KASSAB CHAHMI D, LE GAL G, et al. 2008 SOR guidelines for the prevention and treatment of thrombosis associated with central venous catheters in patients with cancer: report from the working group［J］. Ann Oncol. 2009, 20(9): 1459-1471.

中英名词对照

英文	中文	英文	中文
Abiraterone	阿比特龙	Daratumumab	达雷木单抗
Afatinib	阿法替尼	Darbepoetin	达依泊汀
Aflibercept	阿柏西普	Dasatinib	达沙替尼
Alectinib	阿来替尼	Decitabine	地西他滨
Alemtuzumab	阿仑单抗	Doxil	盐酸多柔比星脂质体
Amifostine	氨磷汀	Durvalumab	度伐利尤单抗
Amsacrine	安吖啶	Elotuzumab	埃罗妥珠单抗
Anaplastic lymphoma kinase (ALK)		Encephalitis	脑炎
	间变性淋巴瘤激酶	Enzalutamide	恩杂鲁胺
Anti-CTLA4	抗 CTLA4	Epidermal growth factor receptor (EGFR)	
Atezolizumab	阿替利单抗		表皮生长因子受体
Avelumab	阿维鲁单抗	Epoetin	依泊汀
Axitinib	阿西替尼	Epothilones	埃博霉素
Bevacizumab	贝伐珠单抗	Erlotinib	厄洛替尼
Brigatinib	布加替尼	Etirinotecan	PEG 修饰的伊立替康
Brentuximab	本妥昔单抗	Everolimus	依维莫司
Cabazitaxel	卡巴他赛	Farletuzumab	法利珠单抗
Cabozantinib	卡博替尼	Fibroblast growth factor receptor(FGFR)	
Caelyx	多柔比星脂质体		成纤维细胞生长因子受
Capecitabine	卡培他滨		体 (FGFR)
Carfilzomib	卡非佐米	Fotemustine	福莫司汀
CCNU	洛莫司汀	Gemtuzumab	吉妥珠单抗
Cediranib	西地尼布	Ibritumomab	替伊莫单抗
Ceritinib	色瑞替尼	Ifosfamide	异环磷酰胺
Clofarabine	氯法拉滨	Imatinib	伊马替尼
Cobimetinib	考比替尼	Irinotecan	伊立替康
Crizotinib	克唑替尼	Isocitrate dehydrogenase (IDH)	
Dabrafenib	达拉非尼		异柠檬酸脱氢酶
Dacomitinib	达克替尼	Ixzaomib	伊沙佐米

英文	中文	英文	中文
Lapatinib	拉帕替尼	Pertuzumab	帕妥珠单抗
Letrozole	来曲唑	Pomalidomide	波莫利度胺
Liposomal doxorubicin		Ponatinib	普纳替尼
	多柔比星脂质体	Procarbazine	甲基苄肼
Lonafarnib	洛钠法尼	Programmed cell death-1 (PD-1)	
Lorlatinib	劳拉替尼		细胞程序性死亡受体 -1
Mammalian target of rapamycin (mTOR)		Ramucirumab	雷莫芦单抗
	雷帕霉素靶蛋白	Regorafenib	瑞戈非尼
mTOR inhibitor	雷帕霉素靶蛋白抑制剂	Rolapitant	罗拉吡坦
MGMT		Ruxolitinib	鲁索替尼
	O6- 甲基鸟嘌呤 -DNA-	Sorafenib	索拉非尼 ,
	甲基转移酶	Sunitinib	舒尼替尼
Mylotarg	吉妥珠单抗	Telatinib	替拉替尼
Nab-paclitaxel	白蛋白结合型紫杉醇	Temozolomide (TMZ)	
Necitumumab	耐昔妥珠单抗		替莫唑胺
Nefopam	奈福泮	Temsirolimus	坦罗莫司
Netupitant	奈妥匹坦	Thyroiditis	甲状腺炎
Nilotinib	尼洛替尼	Topotecan	拓扑替康
Nintedanib	尼达尼布	Tositumomab	托西莫单抗
Nivolumab	纳武利尤单抗 ,	Trabectedin	曲贝替定
Obinutuzumab	阿托珠单抗	Trametinib	曲美替尼
Ofatumumab	奥法木单抗	Trastuzumab	曲妥珠单抗
Olanzapine	奥氮平	Trastuzumab emtansine (T-DM1)	
Olaparib	奥拉帕利		恩美曲妥珠单抗
Osimertinib	奥希替尼	Tremelimumab	曲美木单抗
Ozogamicin	奥加米星	Uveitis	葡萄膜炎
Panobinostat	帕比司他	Vedotin	本妥昔单抗
PARP	聚 ADP- 核糖聚合酶	Vemurafenib	维莫非尼
PARP inhibitors		Vincristine	长春新碱
	聚 ADP- 核糖聚合酶抑	Vinorelbine	长春瑞滨
	制剂	Vitiligo	白癜风
Pazopanib	帕唑帕尼	Vitritis	玻璃体炎
Programmed cell death 1 ligand 1（PDL-1）		Vorinostat	伏立诺他
	细胞程序性死亡配体 -1	Ziconotide	齐考诺肽
Pembrolizumab	帕博利珠单抗	5-Azacytidine	阿扎胞苷
Pemetrexed	培美曲塞	1,3-bis(2chloroethyl)-nitrosourea (BCNU)	
			卡莫司汀 (BCNU)